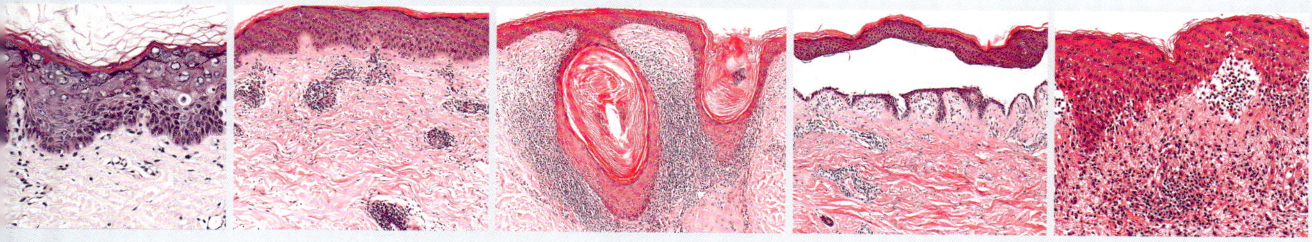

炎症性皮肤病
病理图谱

PATHOLOGICAL ATLAS OF INFLAMMATORY SKIN DISEASES

常建民　编著

北京大学医学出版社

YANZHENGXING PIFUBING BINGLI TUPU

图书在版编目（CIP）数据

炎症性皮肤病病理图谱 / 常建民编著. —北京：北京大学医学出版社，2021.8

ISBN 978-7-5659-2445-3

Ⅰ. ①炎… Ⅱ. ①常… Ⅲ. ①皮肤病－病理学－图谱 Ⅳ. ① R751.02-64

中国版本图书馆 CIP 数据核字（2021）第 129270 号

炎症性皮肤病病理图谱

编　　著：常建民
出版发行：北京大学医学出版社
地　　址：（100191）北京市海淀区学院路38号　北京大学医学部院内
电　　话：发行部 010-82802230；图书邮购 010-82802495
网　　址：http：//www.pumpress.com.cn
E-mail：booksale@bjmu.edu.cn
印　　刷：北京金康利印刷有限公司
经　　销：新华书店
责任编辑：王智敏　　**责任校对**：靳新强　　**责任印制**：李　啸
开　　本：787mm × 1092mm　1/16　　**印张**：18.75　　**字数**：476千字
版　　次：2021年8月第1版　2021年8月第1次印刷
书　　号：ISBN 978-7-5659-2445-3
定　　价：185.00元

作者简历

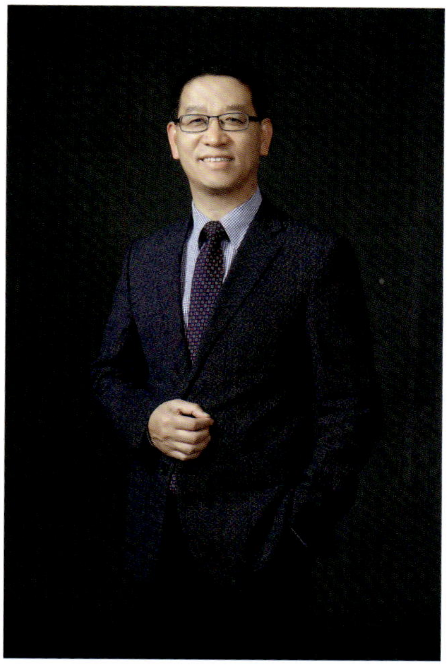

常建民，主任医师，医学博士，北京医院皮肤科主任，北京大学医学部教授，北京大学皮肤性病学系副主任，北京协和医学院博士研究生导师，中国医师协会皮肤科医师分会常委，中国医师协会皮肤科医师分会皮肤病理学组组长，中国医疗保健国际交流促进会皮肤科分会副主任委员，北京医学会皮肤性病学分会副主任委员，北京市政协委员。1988年考入北京医科大学（现北京大学医学部），1997年毕业获医学博士学位。2005年晋升为主任医师。2001年至2003年在英国卡迪夫大学医学院作访问学者，2016年12月至2017年3月在美国加州大学洛杉矶分校（UCLA）作访问学者。2011年被中国医师协会皮肤科医师分会评为优秀中青年医师，2012年被评为北京市优秀中青年医师。担任《中华皮肤科杂志》《临床皮肤科杂志》、*International Journal of Dermatovenerology*、*British Journal of Dermatology* 编委。已经在皮肤病专业国内外核心期刊上发表论文350余篇。主编《皮肤病理入门图谱》《皮肤附属器肿瘤病理图谱》《皮肤黑素细胞肿瘤病理图谱》《色素增加性皮肤病》《色素减退性皮肤病》《色素性皮肤病临床及病理图谱》《少见色素性皮肤病病例精粹》《女性外阴疾病》《皮肤病病例精粹》等专著。主要专业领域：（1）白癜风及其他色素性皮肤病，（2）女性外阴性皮肤病，（3）皮肤病理诊断。

前　言

言由心生。前言亦应如此。

记得十余年前我在北京医院图书馆，偶遇 David Weedon 编著的 *Skin Pathology*（第2版），翻阅后便果断借出，惴惴焉摩玩之不已，此后多年对此著一直爱不释手。全书一千余页，重量四公斤之多，内容全面，资料丰富，图片精美。该书参考文献甚多，可以想见作者查阅了大量的资料，花费了大量的精力。2017年本人于美国 UCLA 访学时，病理系 Scott Binder 教授每当在皮肤病理诊断中遇到困难时，翻阅最多的参考书就是该著，其次便是 Bernard Ackerman 教授编著的皮肤病理书籍。数年前我赴欧洲参加学术会议，于会议展台见到该书第4版，便毫不犹豫地买回。

曾经也“自信人生二百年，会当水击三千里”。随着年龄的增长，越来越感觉到吾辈难以望 David Weedon 项背。每每看到 David Weedon 这部专著，便怅怅然深感人生虚度。行走于江湖之上，各样诱惑令人眼花缭乱，无尽杂事令人心烦意乱，熙熙攘攘热热闹闹忙忙碌碌中，便渐渐偏离了为学初心。多年之后，看似繁花似锦，实则表面浮华，清风一吹，如浮尘落地。

择一事，终一生。不忘初心，方得始终。

本书介绍了一百种炎症性皮肤病的病理学特征。既然名曰图谱，文字应尽量精少，图则多多益善。尽量提供不同倍数、不同视野、不同病例的病理图片。

皮肤病理对于临床皮肤科医生尤为重要。很多年轻皮肤科医生对皮肤病理有浓厚的兴趣，并渴望学好。但是当看到厚厚的皮肤病理专著，一些人便望而却步。这本书权当炎症性皮肤病病理方面的一盒“快餐”或者是在享受“大餐”之前的“开胃小点”。该书如有不足或错误之处，敬请读者指正。

常建民

2021年7月1日于北京医院

目 录

1. 寻常疣
Verruca vulgaris

- 角化过度
- 可见角化不全
- 棘层肥厚，表皮突向下延长
- 乳头瘤样增生
- 表皮上部细胞空泡化，称为挖空细胞或鸡眼样细胞
- 两个乳头状嵴之间的底部可见较多的透明角质颗粒
- 真皮乳头毛细血管扩张
- 真皮浅层淋巴细胞为主的炎症细胞浸润
- 临床表现为角化性丘疹
- 好发于手足部位
- 单发或多发

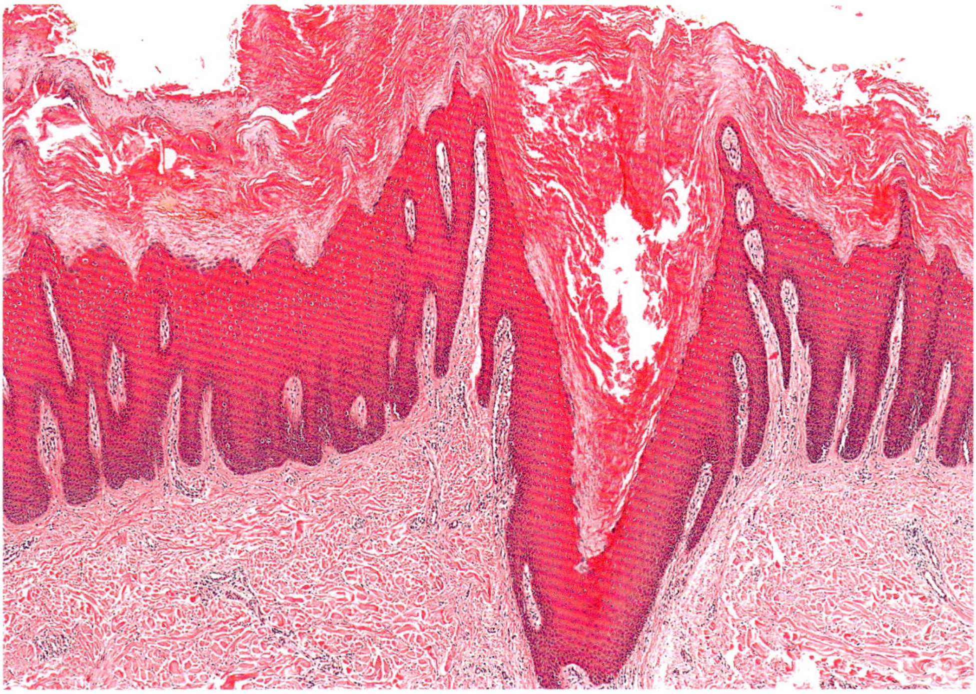

寻常疣：角化过度，棘层肥厚，表皮突向下延长，乳头瘤样增生

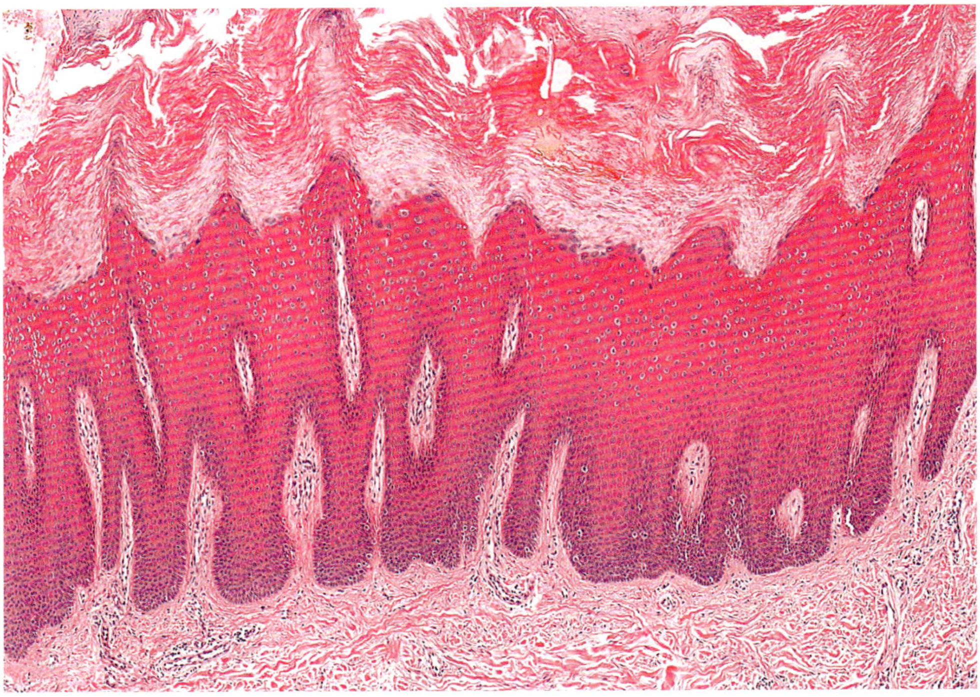

寻常疣：角化过度，棘层肥厚，表皮突向下延长，乳头瘤样增生，表皮上部细胞空泡化

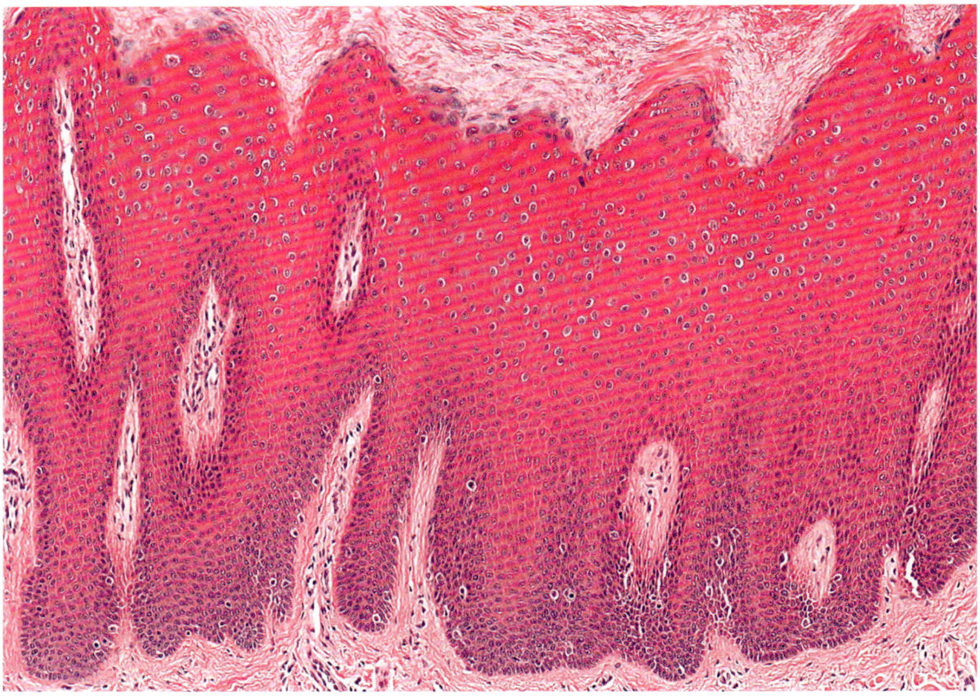

寻常疣：表皮上部有较多鸡眼样细胞

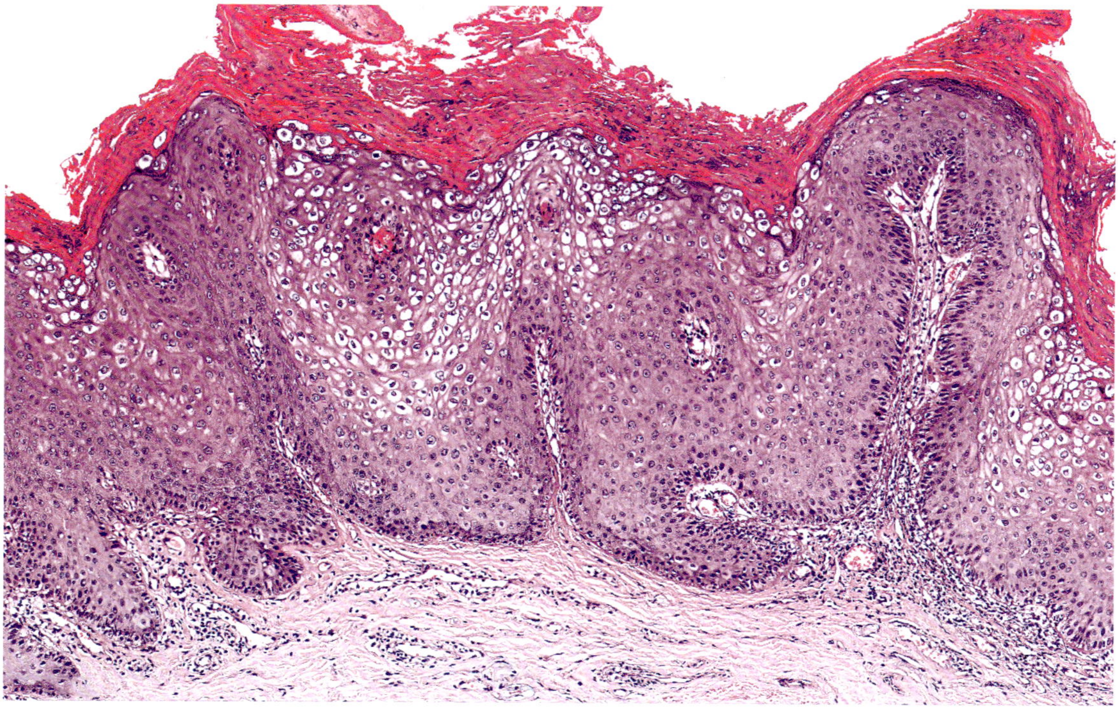

寻常疣：角化过度伴角化不全，棘层肥厚，表皮上部有较多鸡眼样细胞

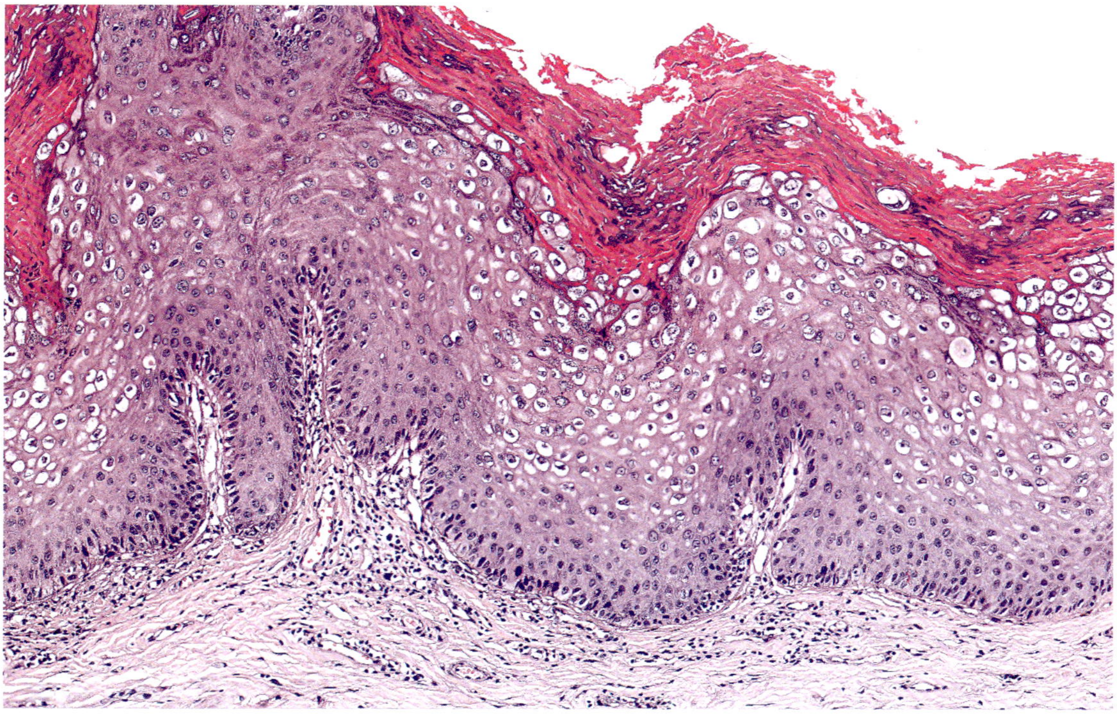

寻常疣：角化过度伴角化不全，棘层肥厚，表皮上部有较多鸡眼样细胞

2. 鲍恩样丘疹病 Bowenoid papulosis

- 表皮棘层肥厚
- 颗粒层增厚
- 表皮角质形成细胞有轻度异型性，可见核丝分裂象
- 表皮可见散在不典型角质形成细胞及角化不良细胞
- 棘细胞排列轻度紊乱
- 真皮浅层毛细血管扩张，血管周围中等密度淋巴细胞、浆细胞浸润
- 临床表现为褐色扁平小丘疹，常多发
- 慢性病程，可自行消退
- 中青年好发
- 多见于外阴

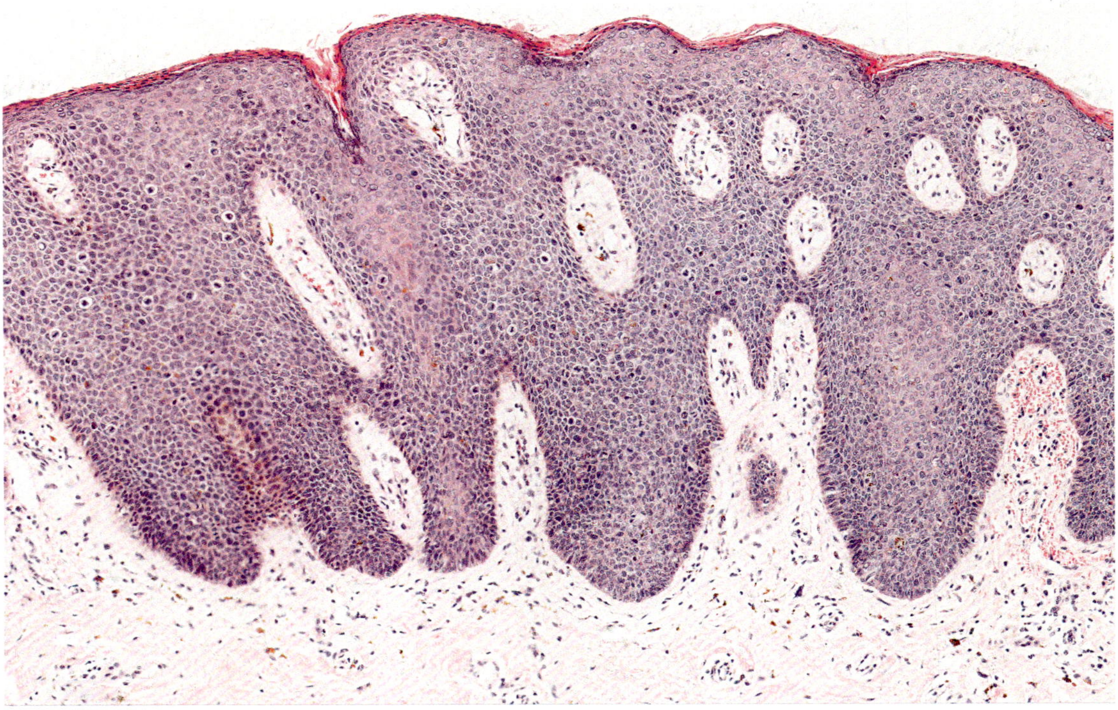

鲍恩样丘疹病：棘层肥厚，表皮散在不典型角质形成细胞及角化不良细胞

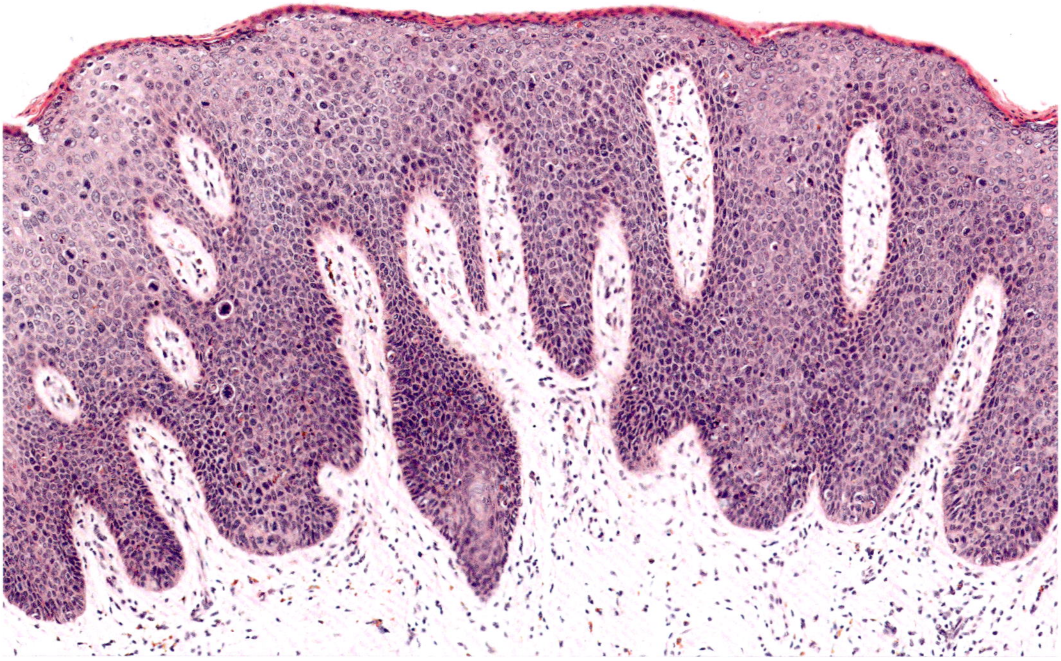

鲍恩样丘疹病： 棘层肥厚，表皮散在不典型角质形成细胞及角化不良细胞

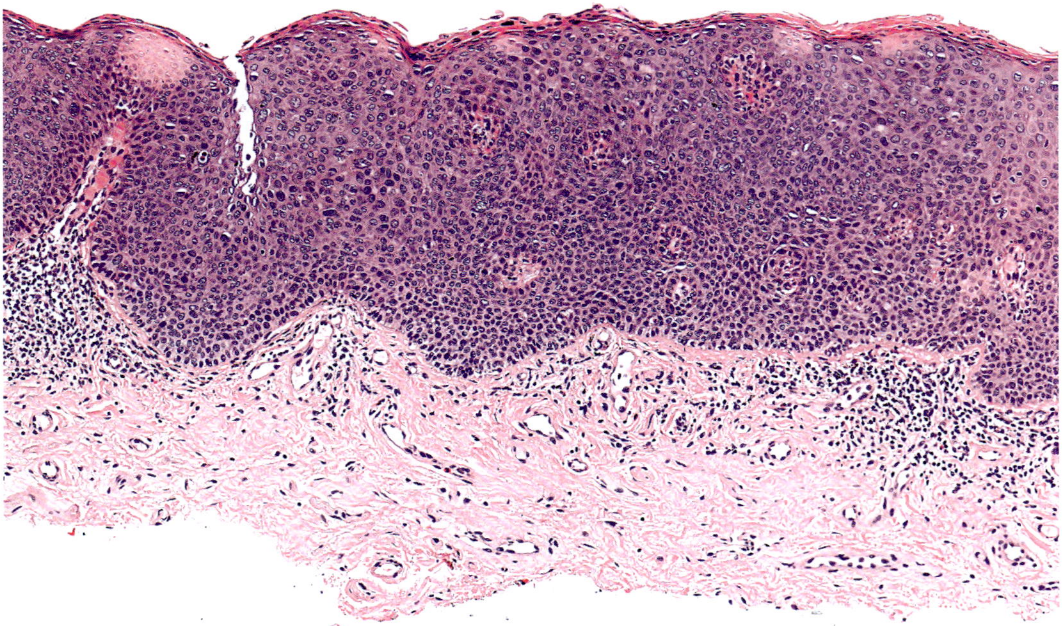

鲍恩样丘疹病： 棘层肥厚，棘层细胞轻度排列紊乱，表皮散在不典型角质形成细胞及角化不良细胞

3. 疣状表皮发育不良
Epidermodysplasia verruciformis

- 表皮角化过度，棘层肥厚
- 棘层上部及颗粒层内可见异常细胞
- 异常细胞体积大，胞质呈淡蓝色，也可呈泡沫状
- 异常细胞在表皮内可散在分布，也可聚集成群
- 真皮浅层血管周围少许淋巴细胞浸润
- 人乳头瘤病毒（HPV）感染引起
- HPV-3、5、8型感染多见
- 临床表现为米粒到黄豆大小扁平或疣状丘疹
- 褐色或红棕色
- 也可表现为花斑癣样皮损
- 好发于面颈部、手背及前臂
- 皮疹多广泛发生
- 患者发病较早，多有家族史

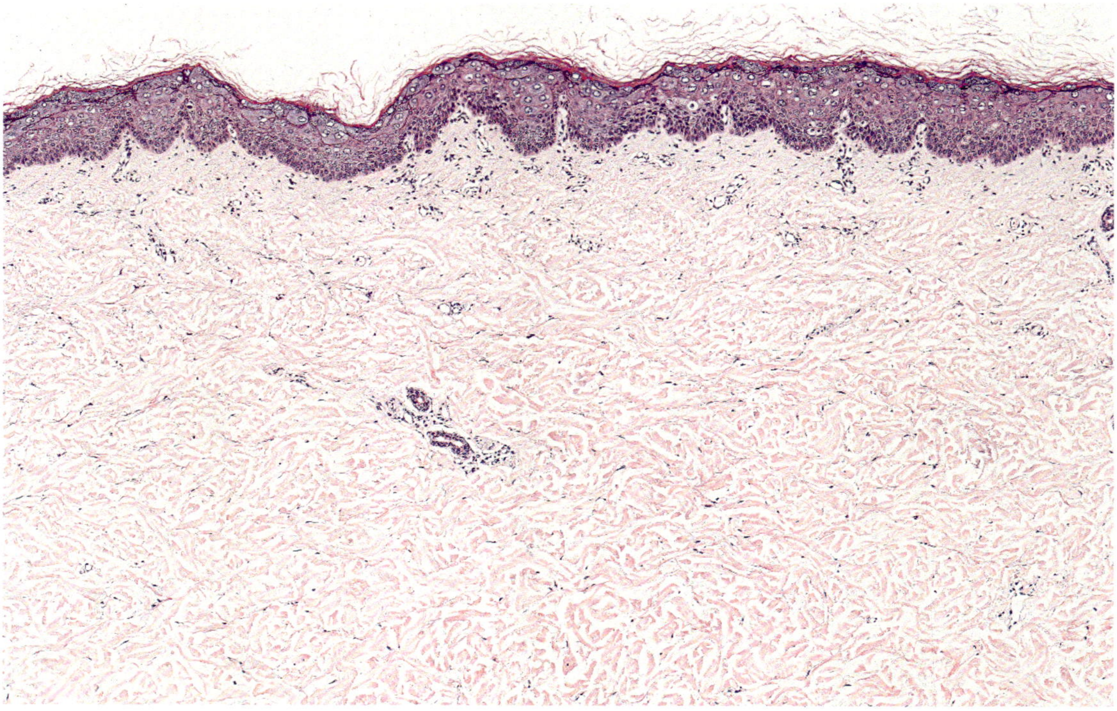

疣状表皮发育不良：棘层上部及颗粒层内可见异常细胞

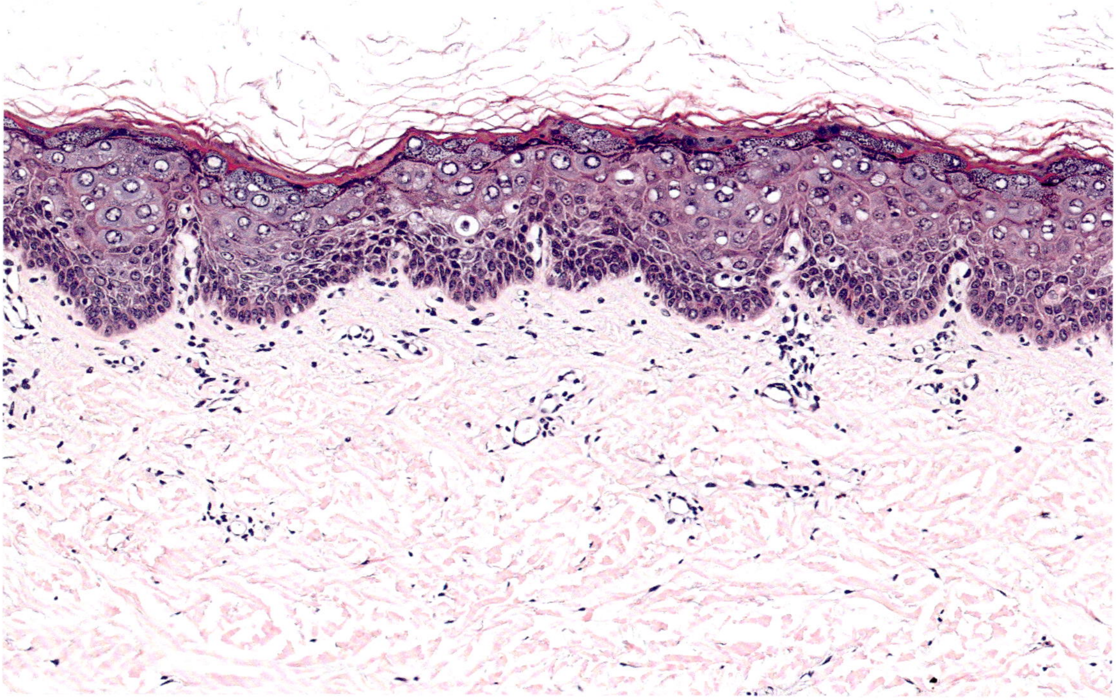

疣状表皮发育不良：棘层上部及颗粒层内异常细胞体积大，胞质呈淡蓝色

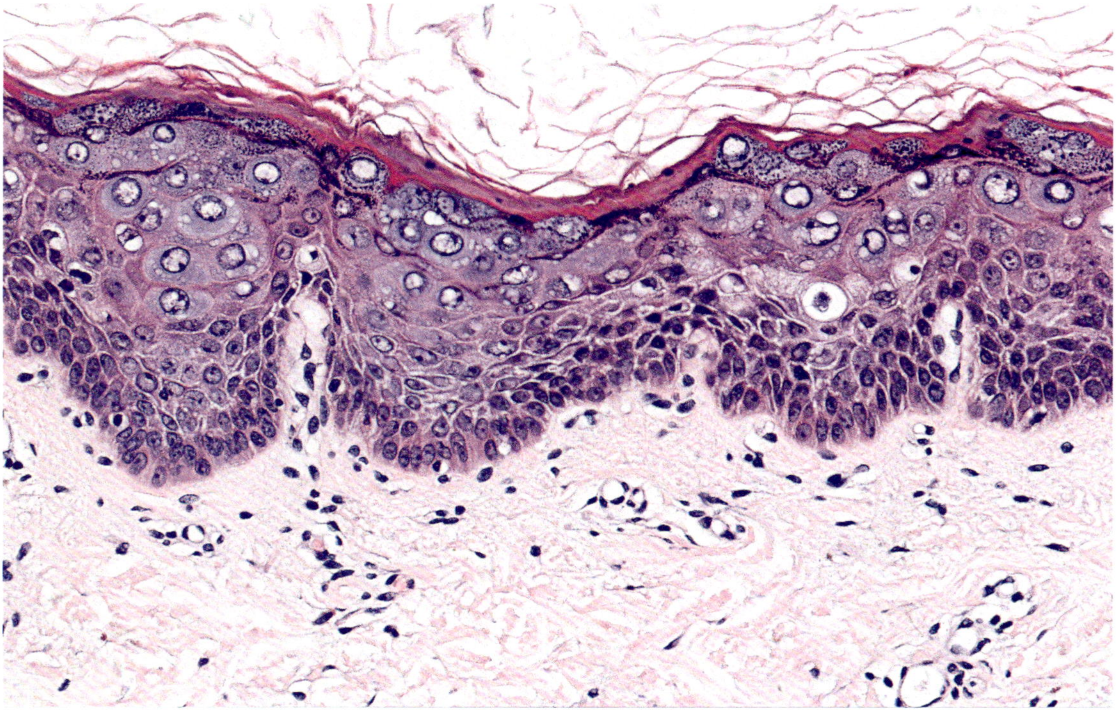

疣状表皮发育不良：棘层上部及颗粒层内异常细胞体积大，胞质呈淡蓝色，散在或成群分布

4. 传染性软疣
Molluscum contagiosum

- 表皮增生，呈梨形伸入真皮
- 皮肤表面呈火山口样
- 增生的表皮团块内可见较多的软疣小体
- 软疣小体为棘细胞内红染嗜酸性的小体
- 典型皮疹为半球形的丘疹
- 有蜡样光泽
- 中央有脐窝

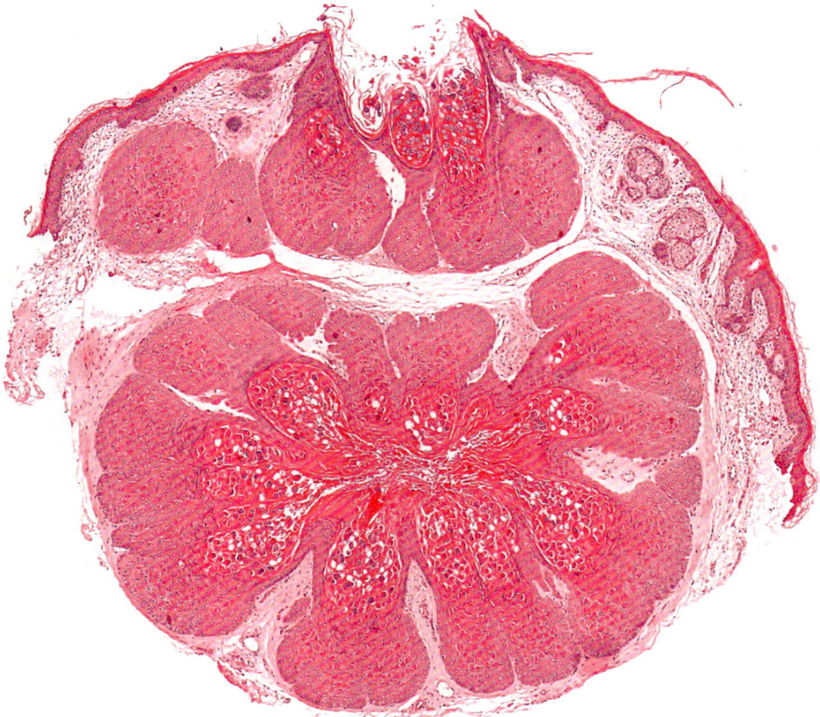

传染性软疣：表皮增生，呈梨形伸入真皮，皮肤表面呈火山口样

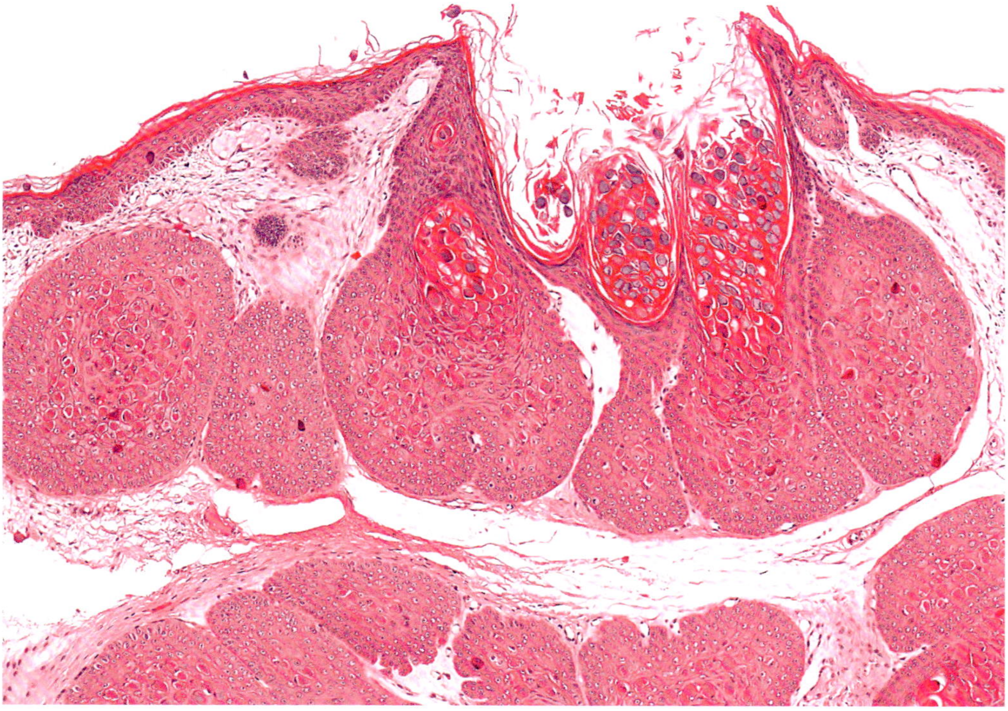

传染性软疣：皮肤表面呈火山口样，增生的表皮团块内有较多的软疣小体

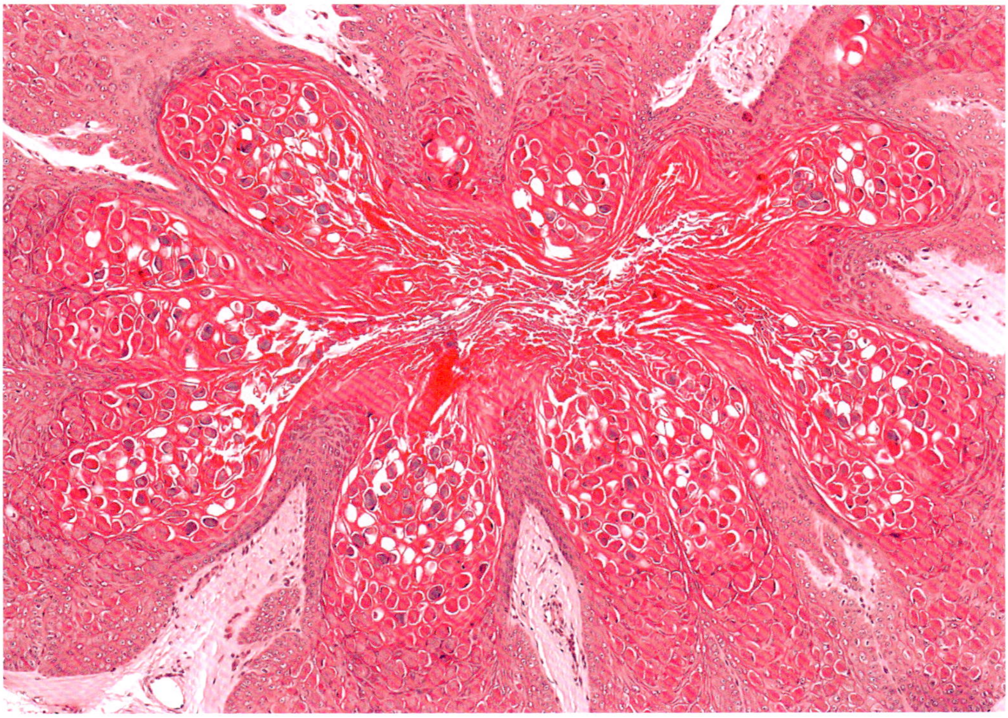

传染性软疣：增生的表皮团块内有较多的软疣小体

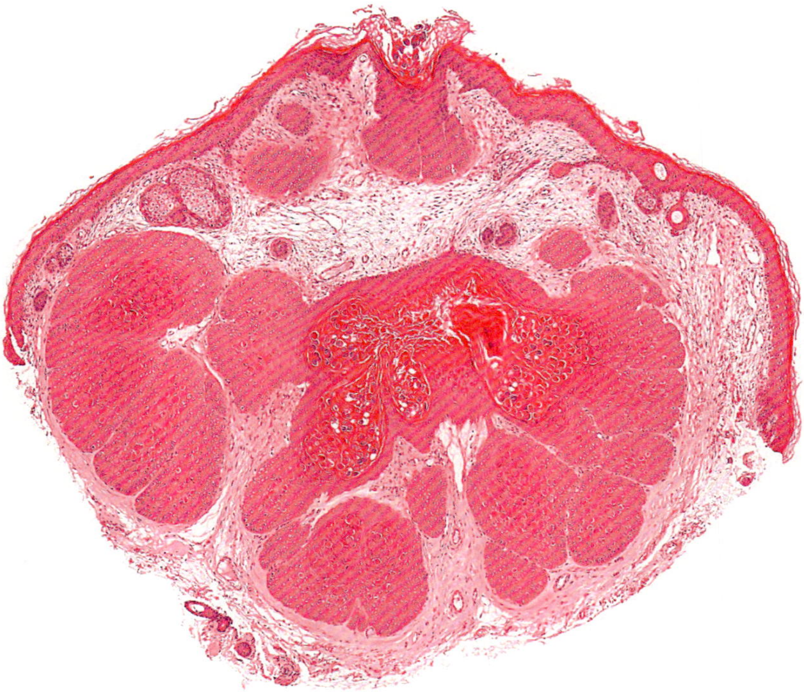

传染性软疣： 表皮增生，伸入真皮内形成多个团块

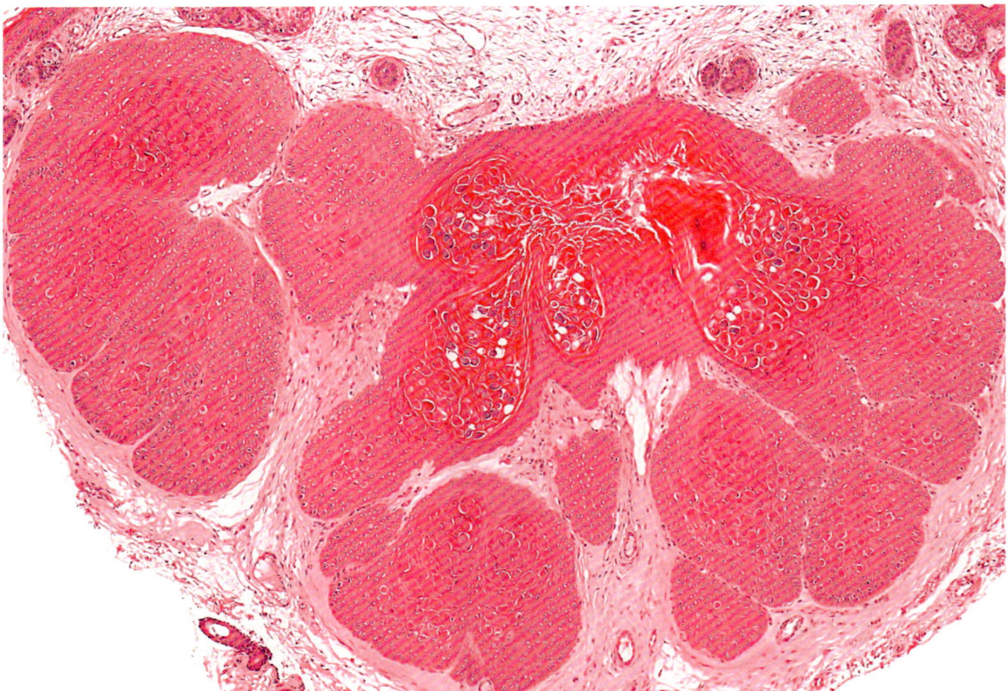

传染性软疣： 增生的表皮团块内有较多的软疣小体

5. 水痘
Varicella

- 表皮内水疱
- 表皮坏死，角质形成细胞气球样变
- 肿胀、苍白的角质形成细胞相互融合，形成多核巨细胞
- 可见嗜酸性包涵体
- 真皮内不同程度淋巴细胞、中性粒细胞及嗜酸性粒细胞浸润
- 为水痘-带状疱疹病毒感染所致
- 儿童好发
- 临床表现为散在水疱或丘疱疹，数量多少不等
- 疱液清亮，周围有红晕

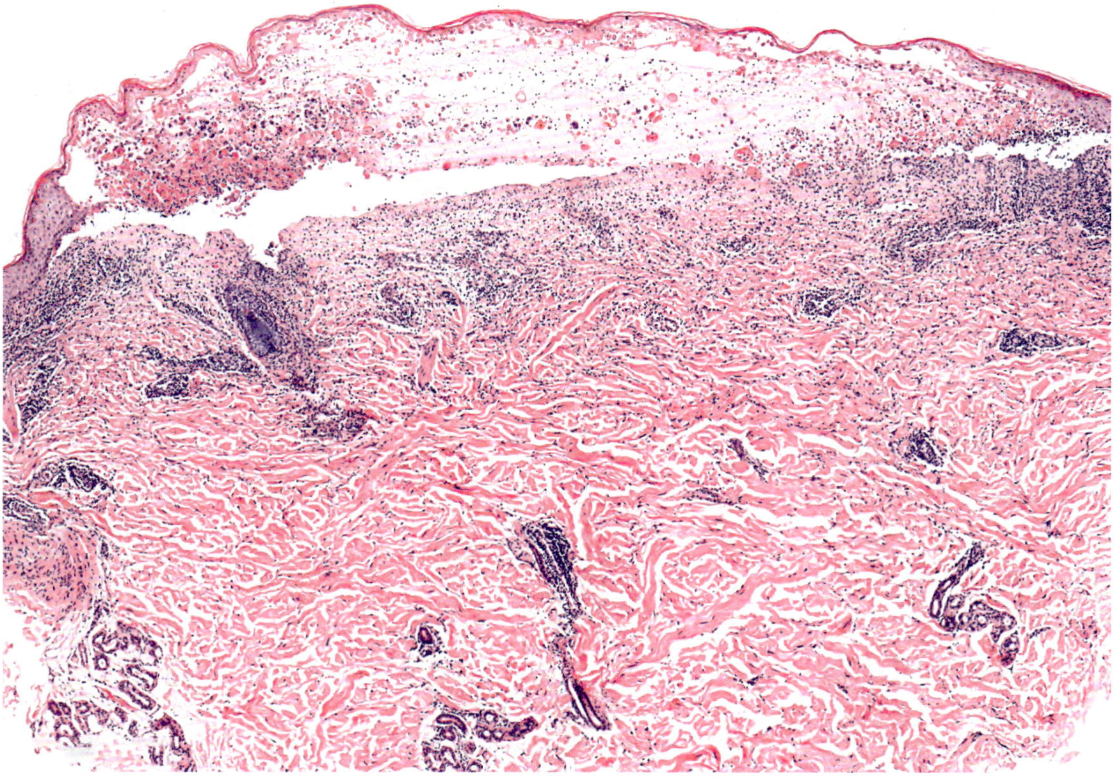

水痘：表皮内水疱，真皮内血管周围炎症细胞浸润

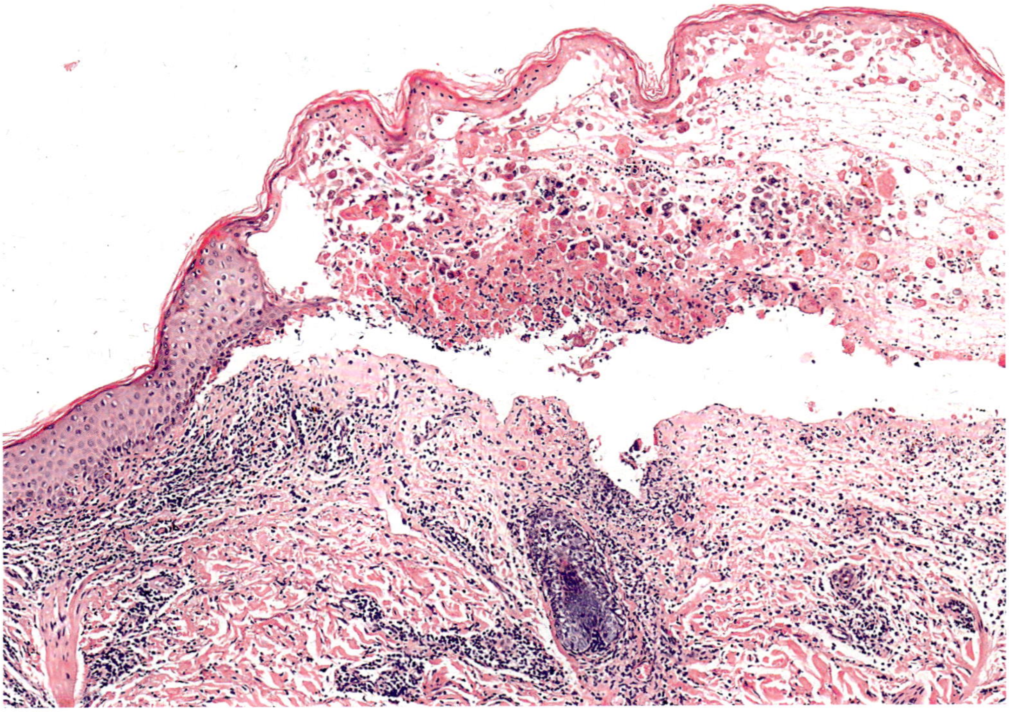

水痘：表皮内水疱，表皮坏死，可见较多坏死的角质形成细胞

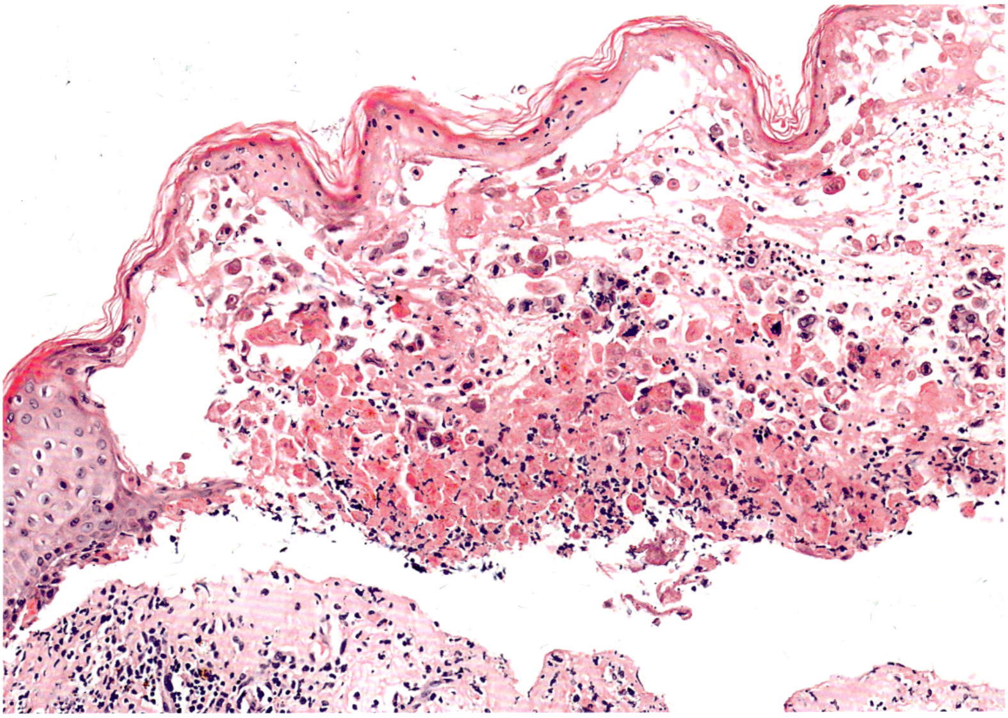

水痘：表皮内水疱，表皮坏死，可见较多坏死的角质形成细胞

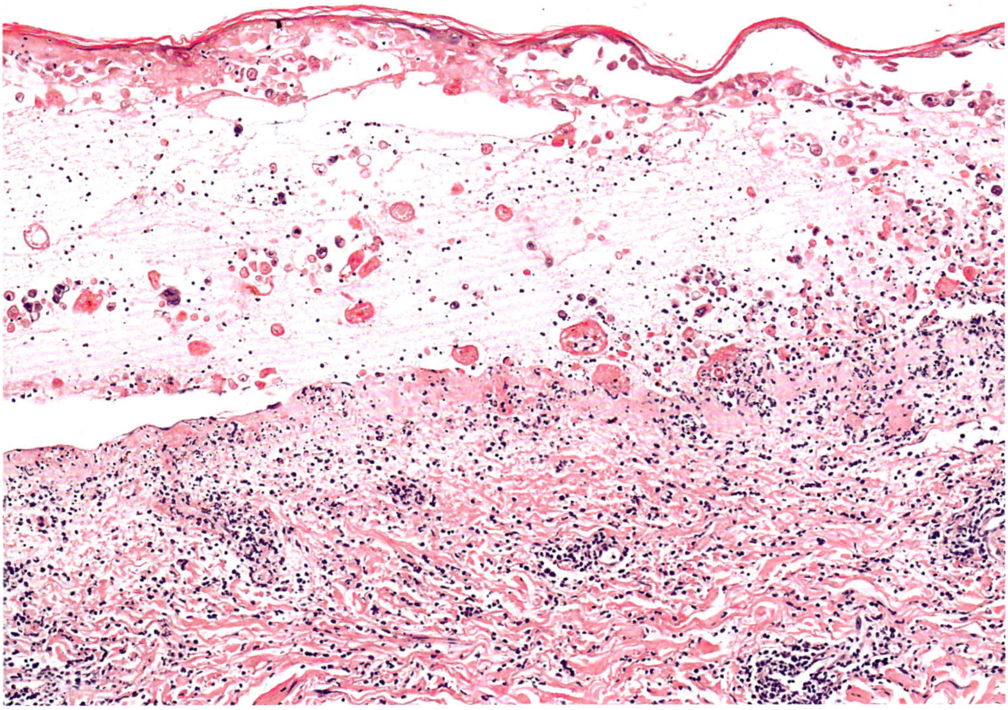

水痘：表皮内水疱，可见嗜酸性包涵体

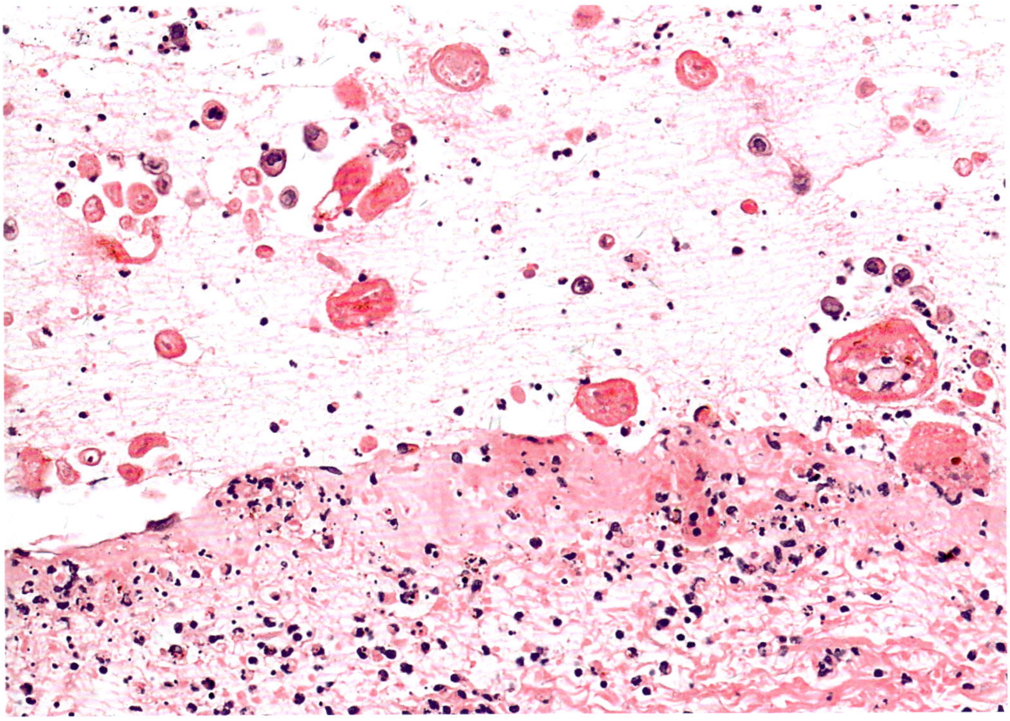

水痘：可见嗜酸性包涵体，真皮内可见淋巴细胞、中性粒细胞及核尘

6. 浅表感染性毛囊炎 Superficial infectious folliculitis

- 炎症仅限于毛囊漏斗部
- 表现为毛囊漏斗部数量不等的中性粒细胞浸润，可形成脓疱
- 毛囊漏斗部周围及真皮浅层可见浆细胞、淋巴细胞、组织细胞及嗜酸性粒细胞浸润
- 临床表现为与毛囊一致的丘疹或脓疱
- 多为金黄色葡萄球菌感染
- 愈后不留瘢痕

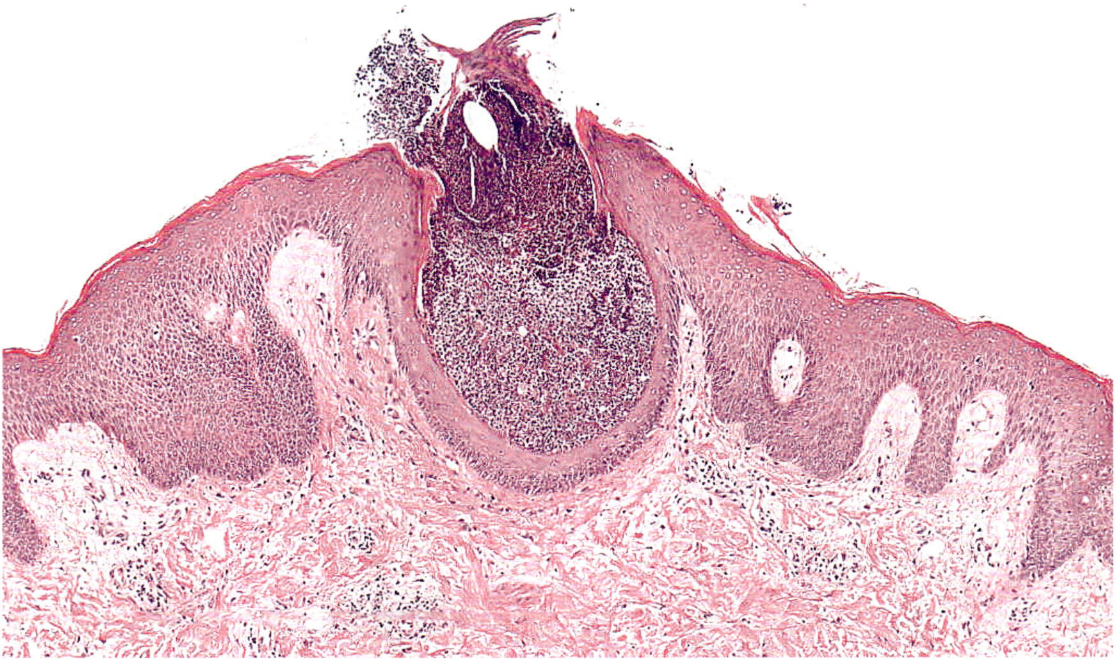

浅表感染性毛囊炎：毛囊漏斗内脓疱

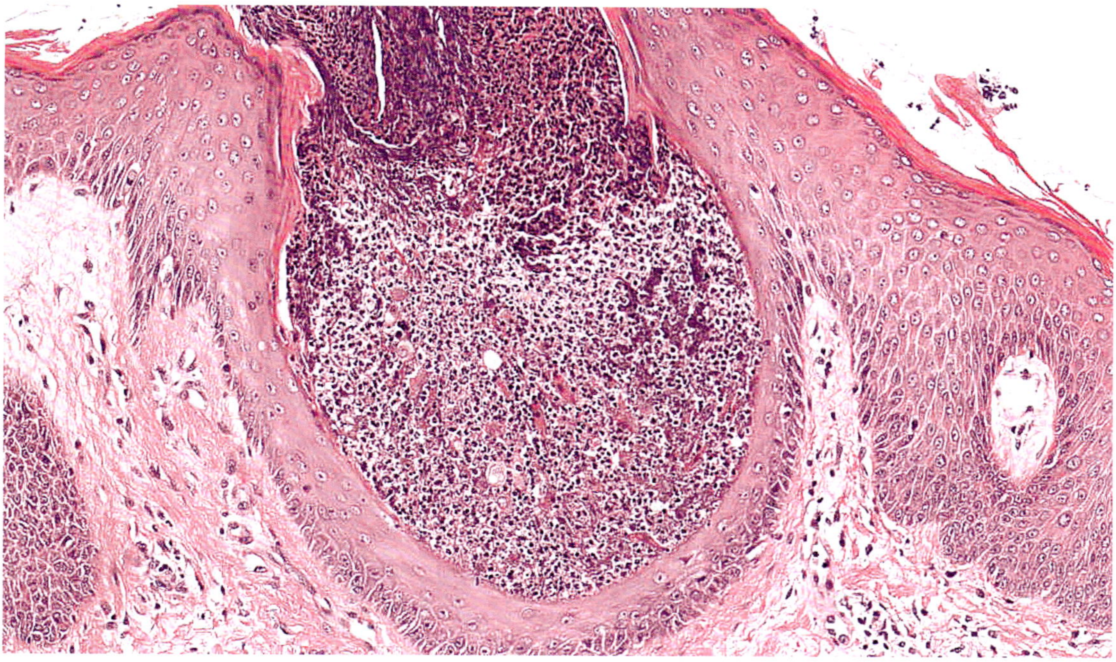

浅表感染性毛囊炎： 毛囊漏斗内脓疱

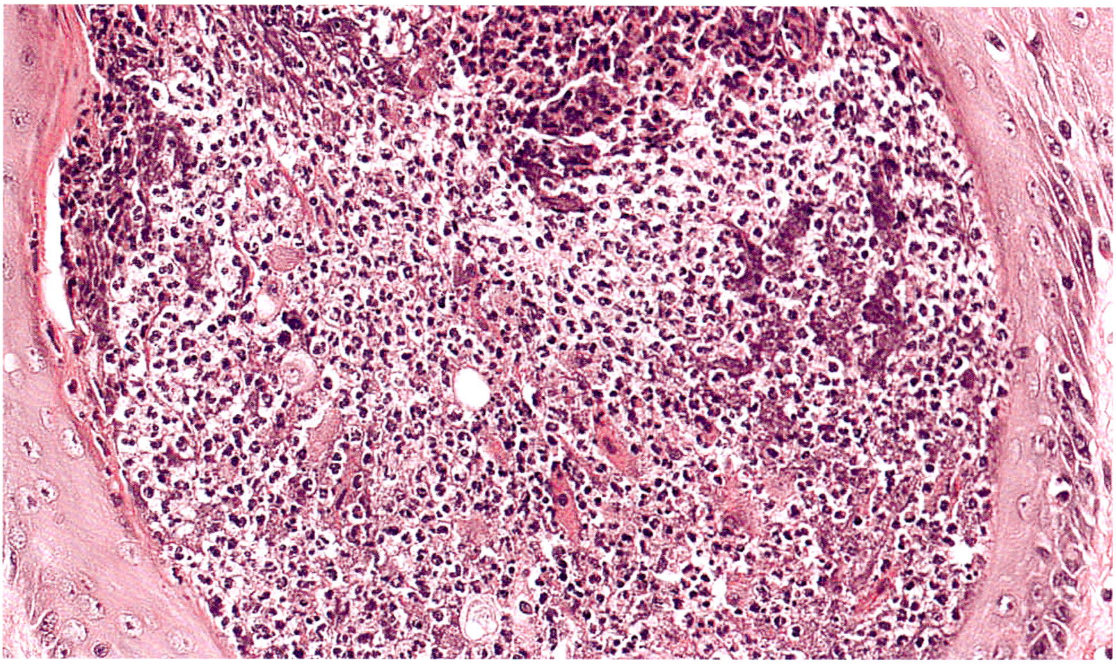

浅表感染性毛囊炎： 大量中性粒细胞及浆细胞

7. 深在感染性毛囊炎
Deep infectious folliculitis

- 多由浅表感染性毛囊炎发展而来
- 表现为毛囊及毛囊周围较多的中性粒细胞为主的炎症细胞浸润
- 可形成中性粒细胞脓肿
- 周围伴有淋巴细胞及浆细胞浸润
- 毛囊多受到破坏
- 毛囊周围可出现异物肉芽肿反应
- 临床上表现为丘疹、结节甚至脓肿形成

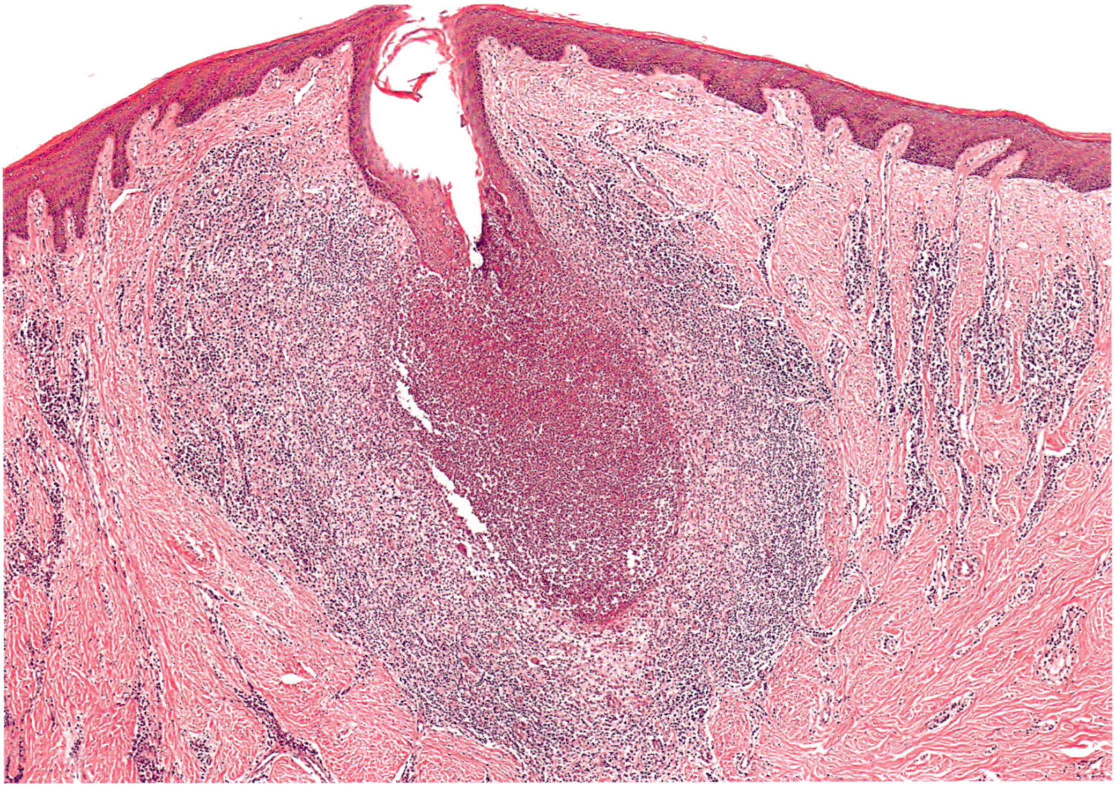

深在感染性毛囊炎：毛囊及毛囊周围较多的中性粒细胞为主的炎症细胞浸润，形成中性粒细胞脓肿，毛囊受到破坏

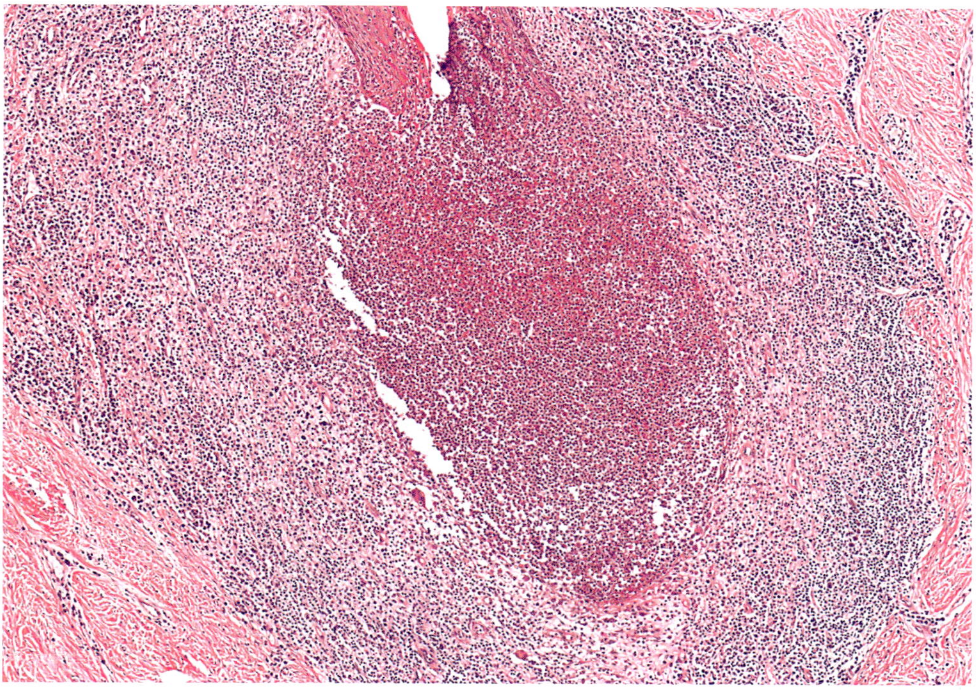

深在感染性毛囊炎： 中性粒细胞脓肿，毛囊受到破坏

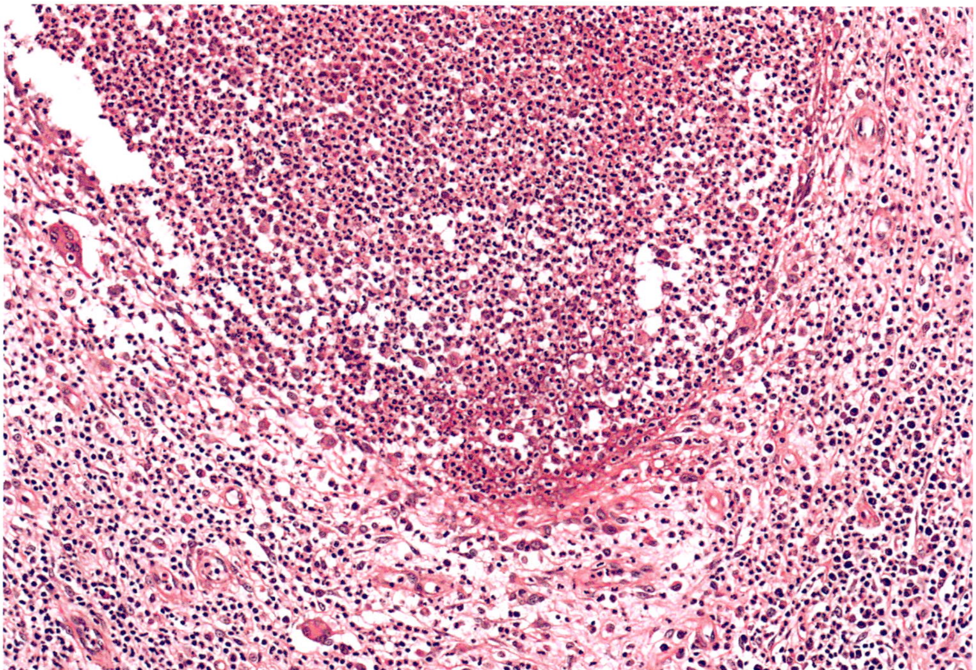

深在感染性毛囊炎： 中性粒细胞脓肿，毛囊受到破坏，周围可见较多浆细胞及淋巴细胞浸润

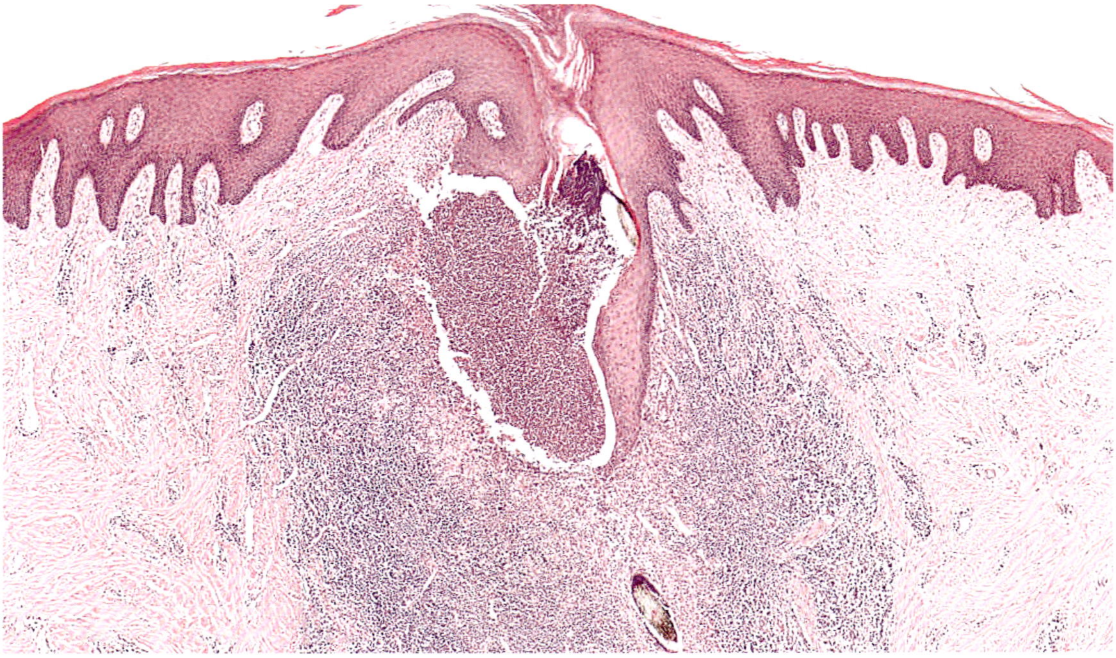

深在感染性毛囊炎： 毛囊及毛囊周围较多的中性粒细胞为主的炎症细胞浸润，形成中性粒细胞脓肿，毛囊受到破坏

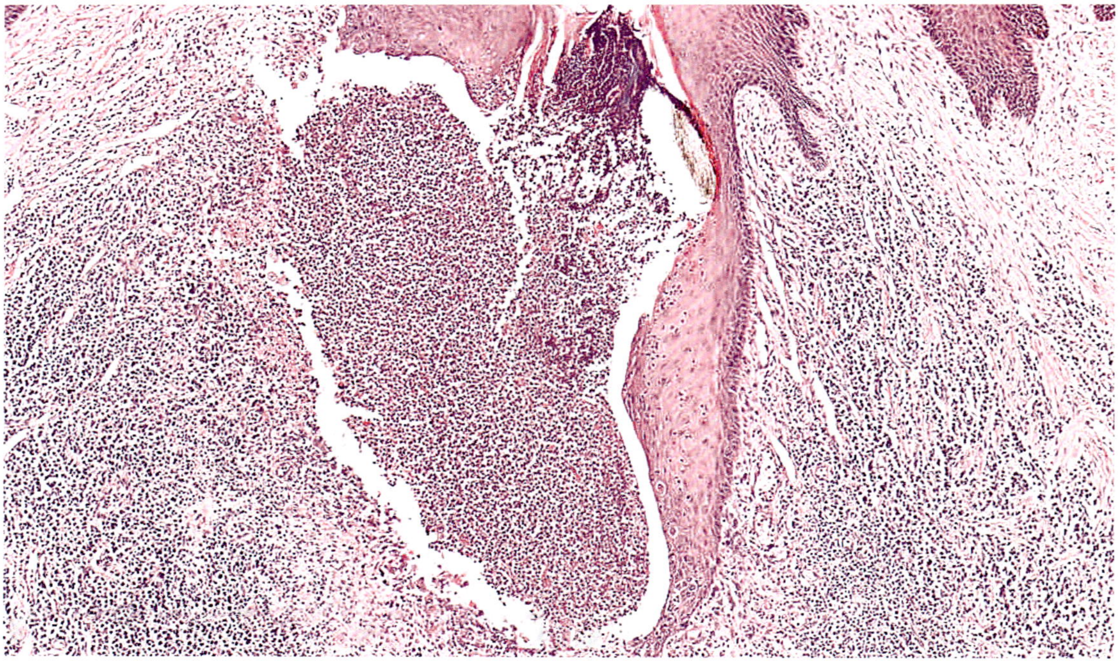

深在感染性毛囊炎： 毛囊及毛囊周围较多的中性粒细胞为主的炎症细胞浸润，形成中性粒细胞脓肿，毛囊受到破坏

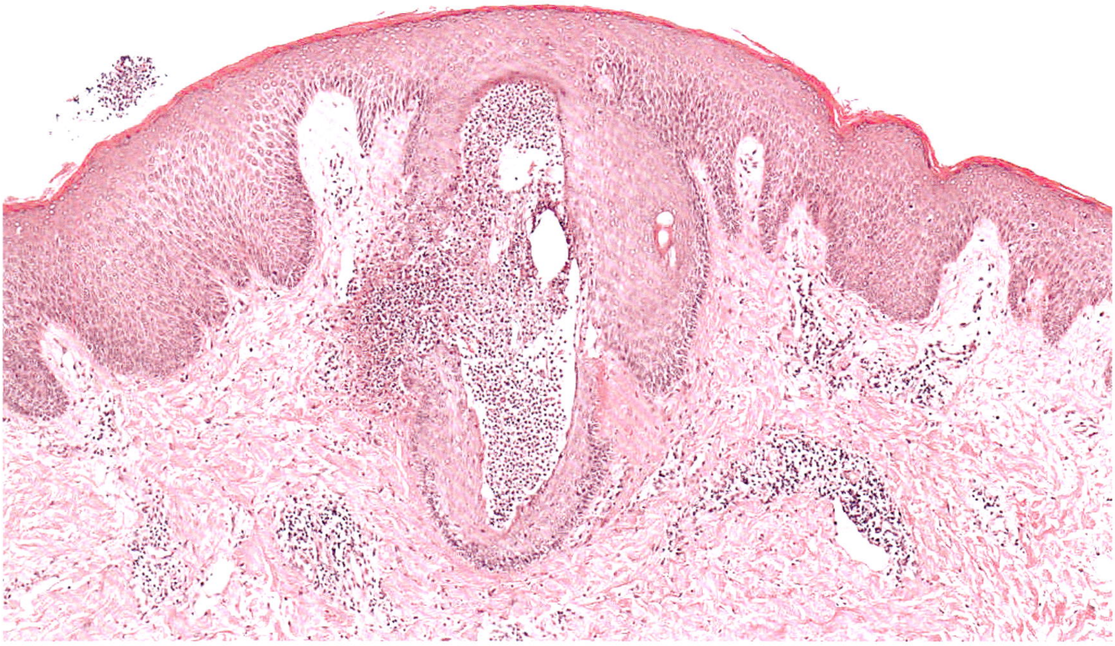

深在感染性毛囊炎：毛囊及毛囊周围形成中性粒细胞脓肿，毛囊受到破坏

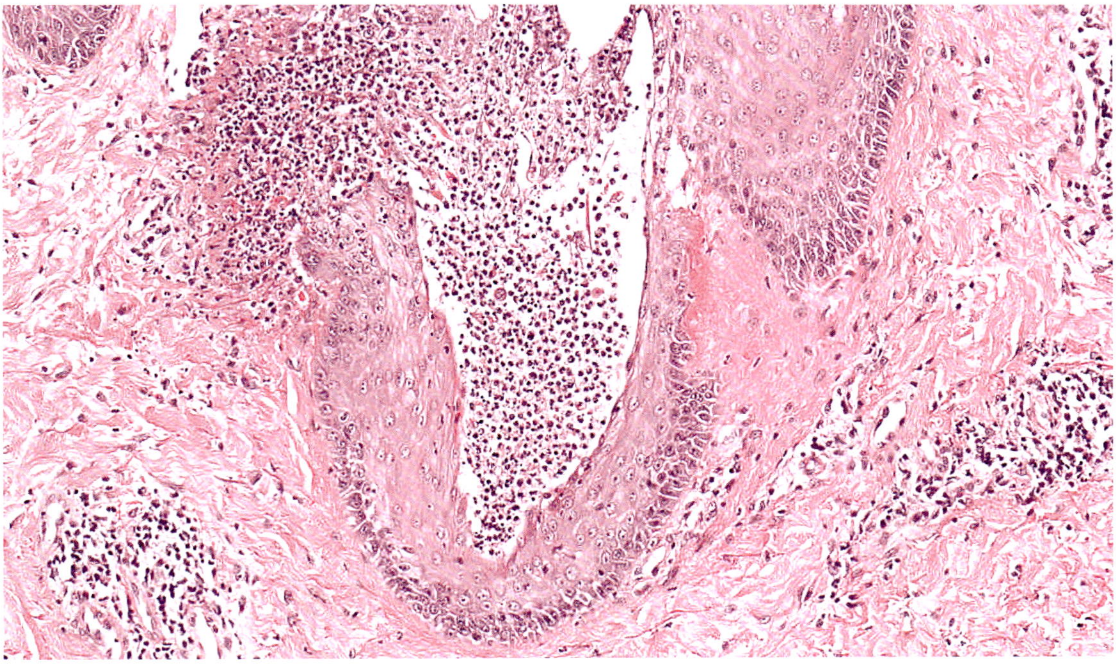

深在感染性毛囊炎：毛囊及毛囊周围形成中性粒细胞脓肿，毛囊受到破坏

8. 皮肤癣菌病 Dermatophytosis

- 轻度角化过度
- 角化不全
- 角质层内中性粒细胞聚集
- 棘层呈银屑病样增生
- 棘层海绵水肿
- 真皮浅层淋巴细胞及嗜酸性粒细胞浸润
- PAS染色角质层内可见真菌菌丝
- 临床上表现为体癣、股癣、足癣等

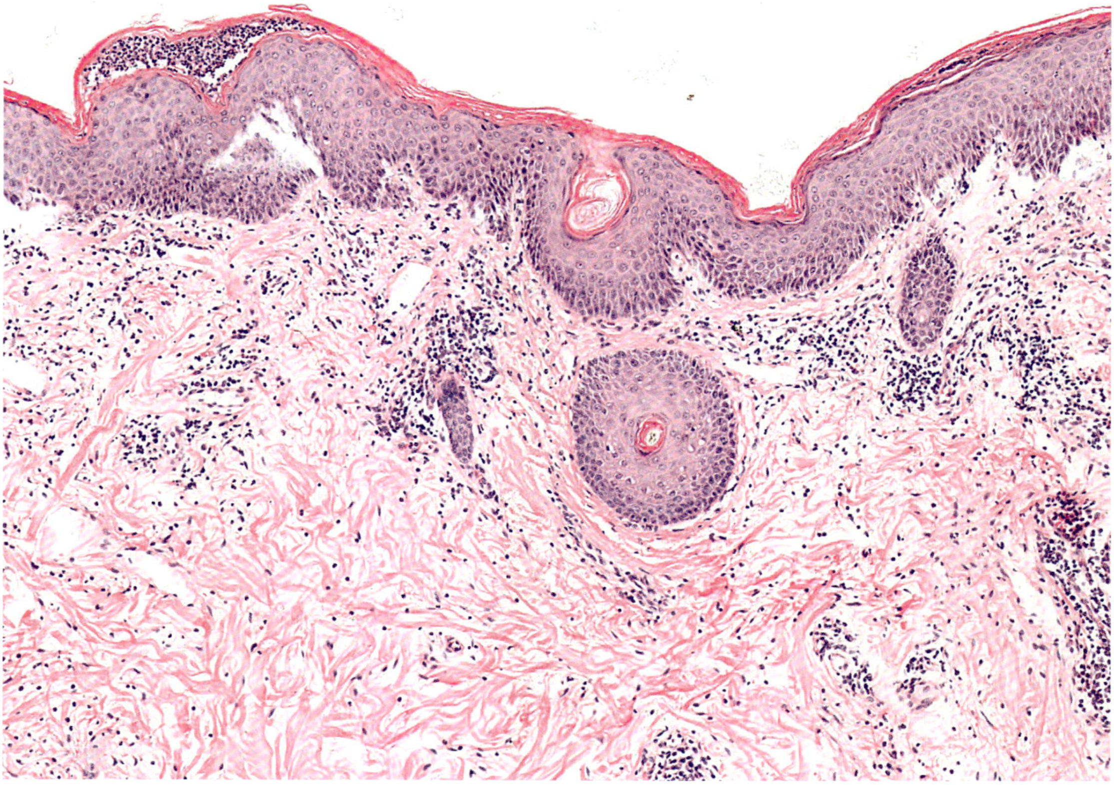

皮肤癣菌病（体癣）：轻度角化过度，角化不全，角质层内中性粒细胞聚集

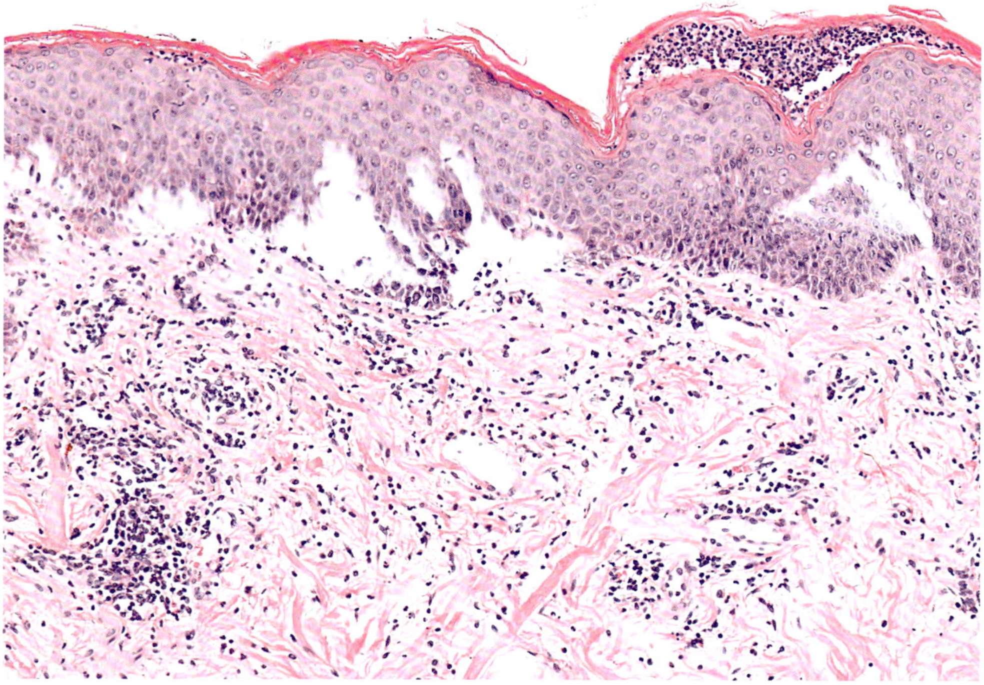

皮肤癣菌病（体癣）：角化不全，角质层内中性粒细胞聚集

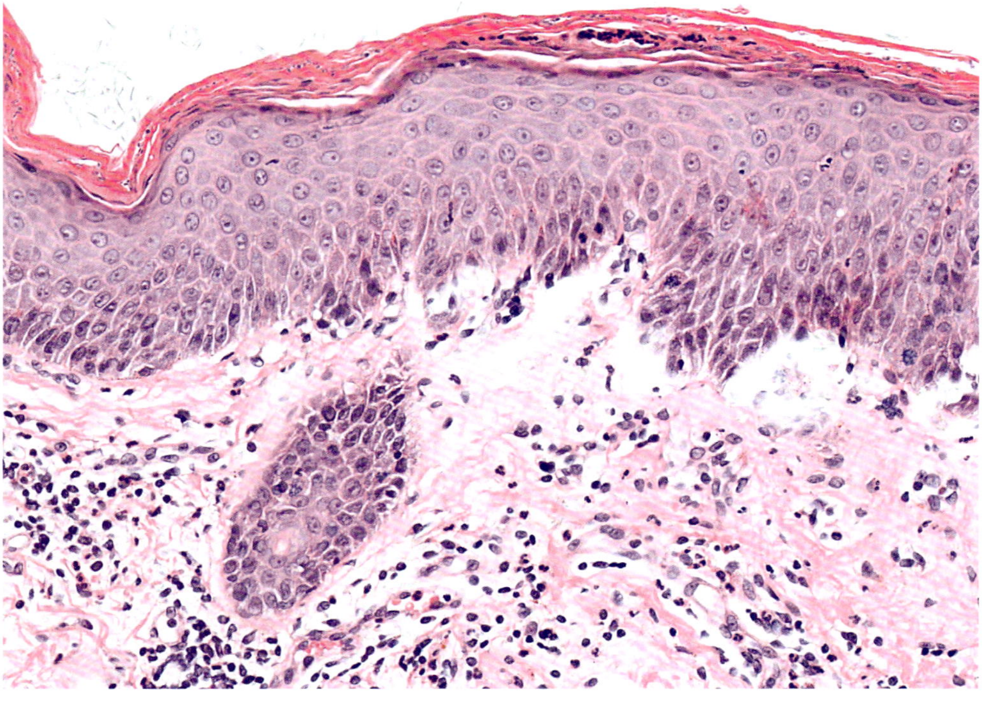

皮肤癣菌病（体癣）：角化不全，角质层内中性粒细胞聚集，真皮浅层淋巴细胞及嗜酸性粒细胞浸润

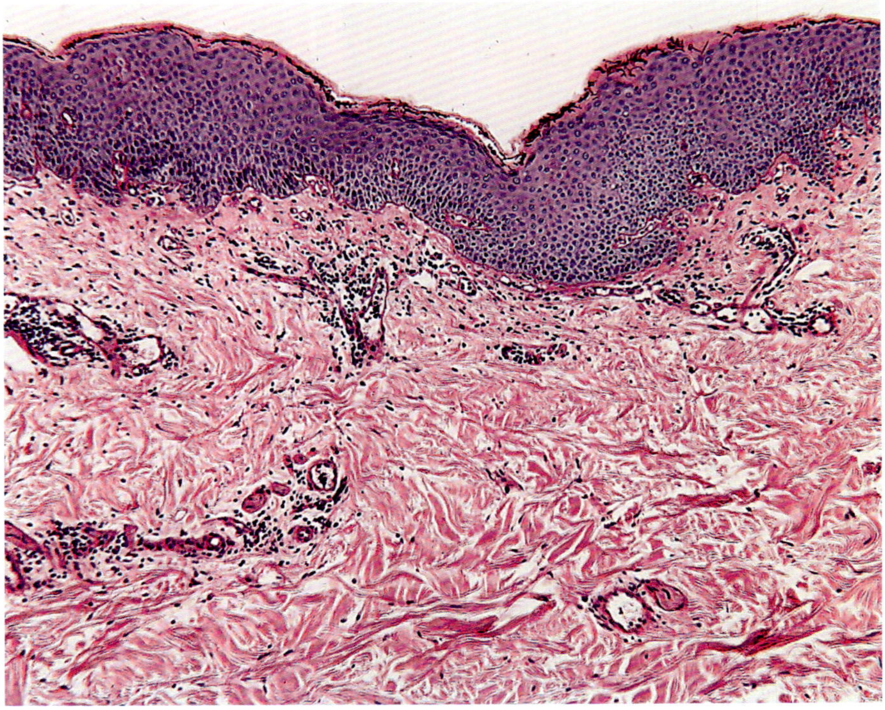

皮肤癣菌病（体癣）： PAS染色角质层内可见真菌菌丝

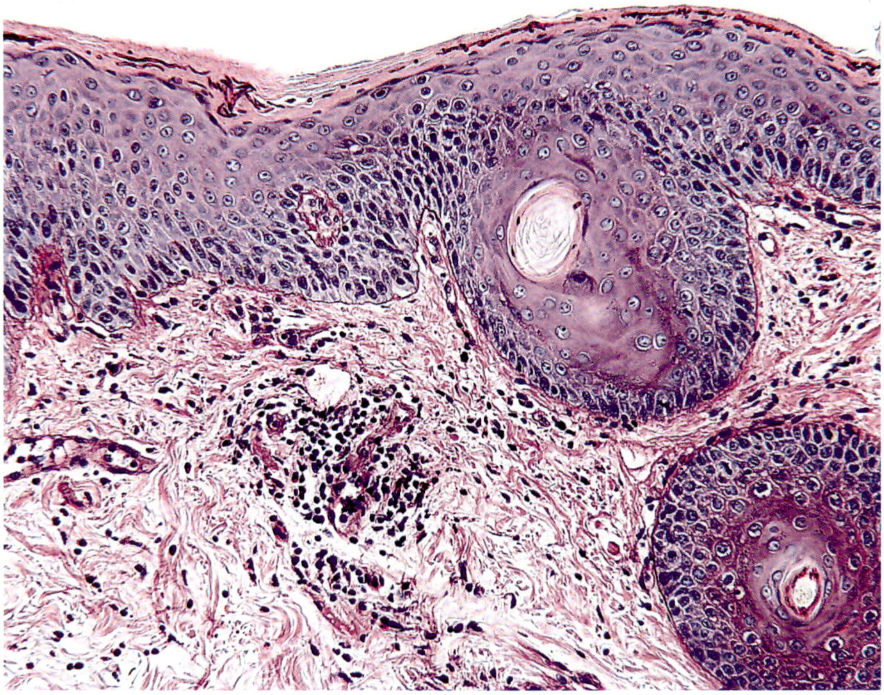

皮肤癣菌病（体癣）： PAS染色角质层内可见真菌菌丝

9. 寻常狼疮
Lupus vulgaris

- 真皮内结核样结节
- 结核样结节主要由组织细胞、多核巨细胞组成，外周为致密的淋巴细胞
- 结节中央可出现干酪样坏死，也可不出现
- 干酪样坏死表现为淡红染的颗粒状外观，可见核碎裂
- 抗酸染色有时可见结核分枝杆菌
- 临床为棕红色结节或斑块
- 玻片压诊可呈苹果酱色
- 好发于面颈部
- 一般无自觉症状

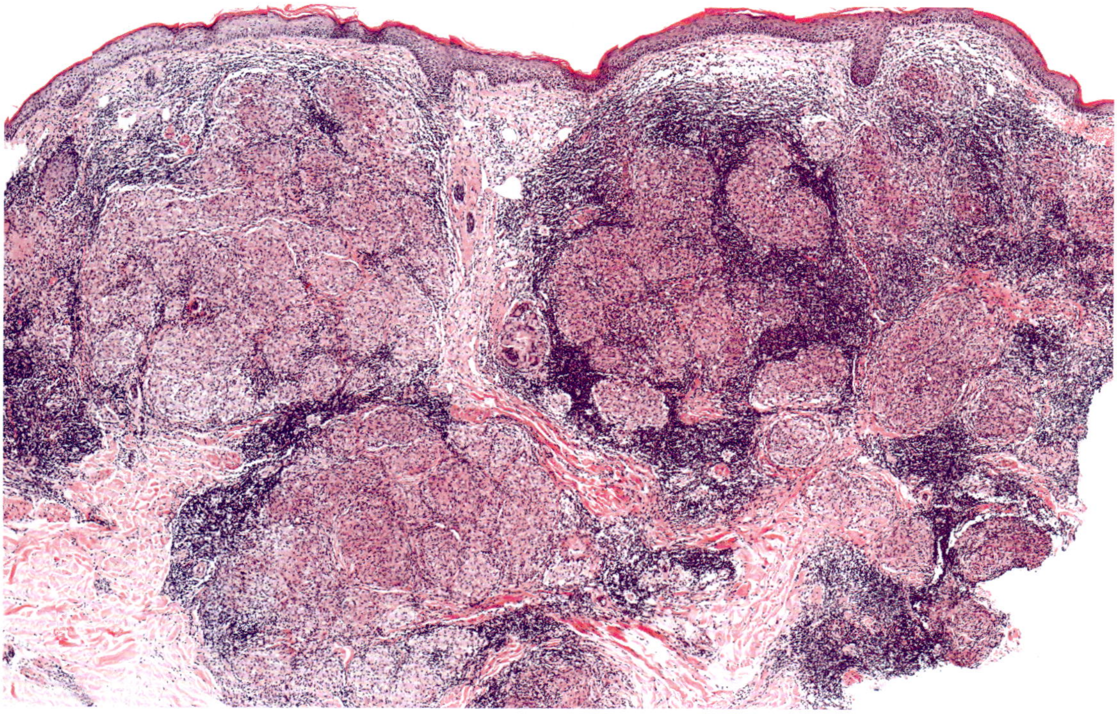

寻常狼疮：真皮内炎症细胞呈结节状浸润

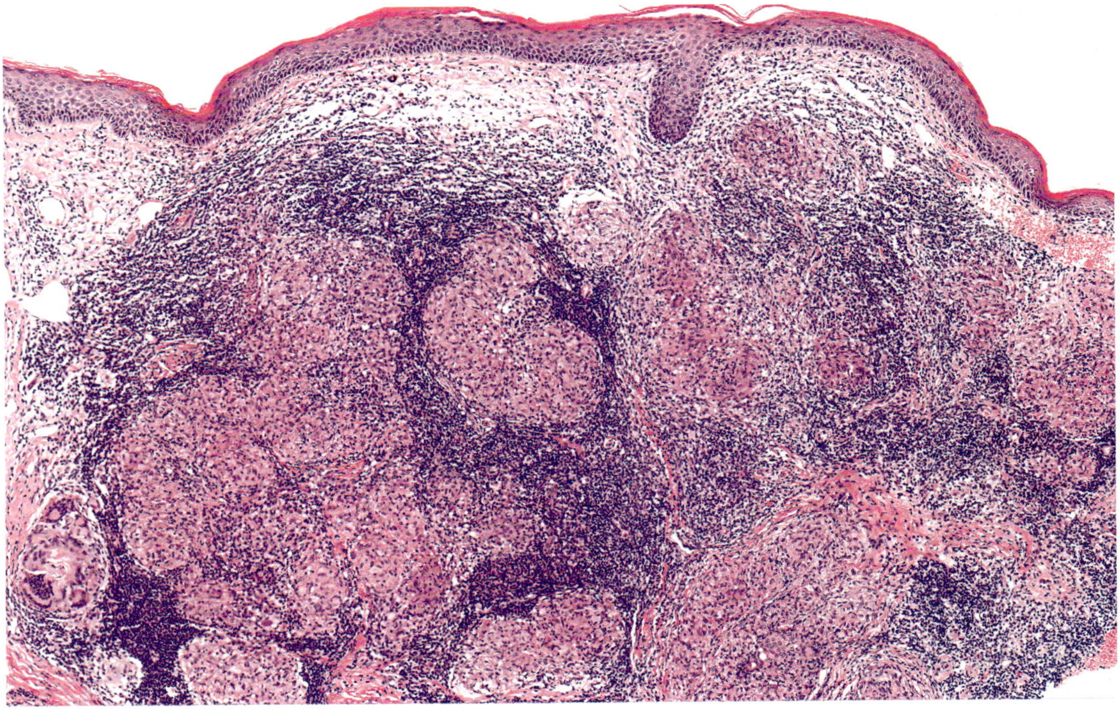

寻常狼疮：真皮内肉芽肿，为结核样结节

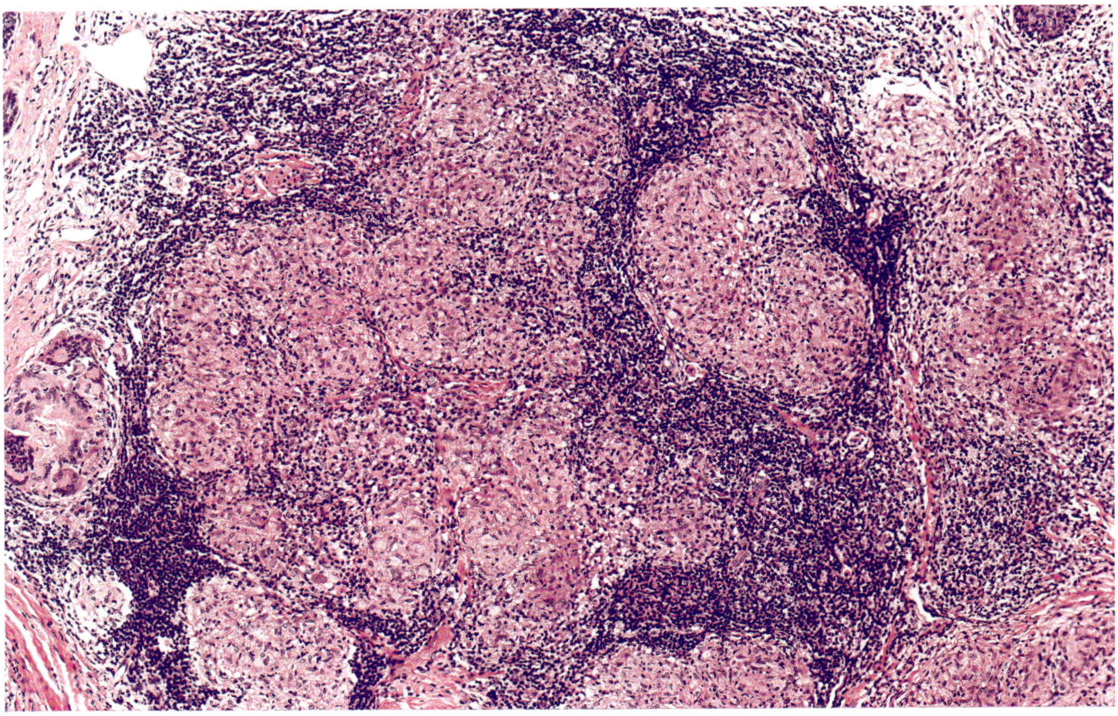

寻常狼疮：结核样结节中央为组织细胞，外周为淋巴细胞

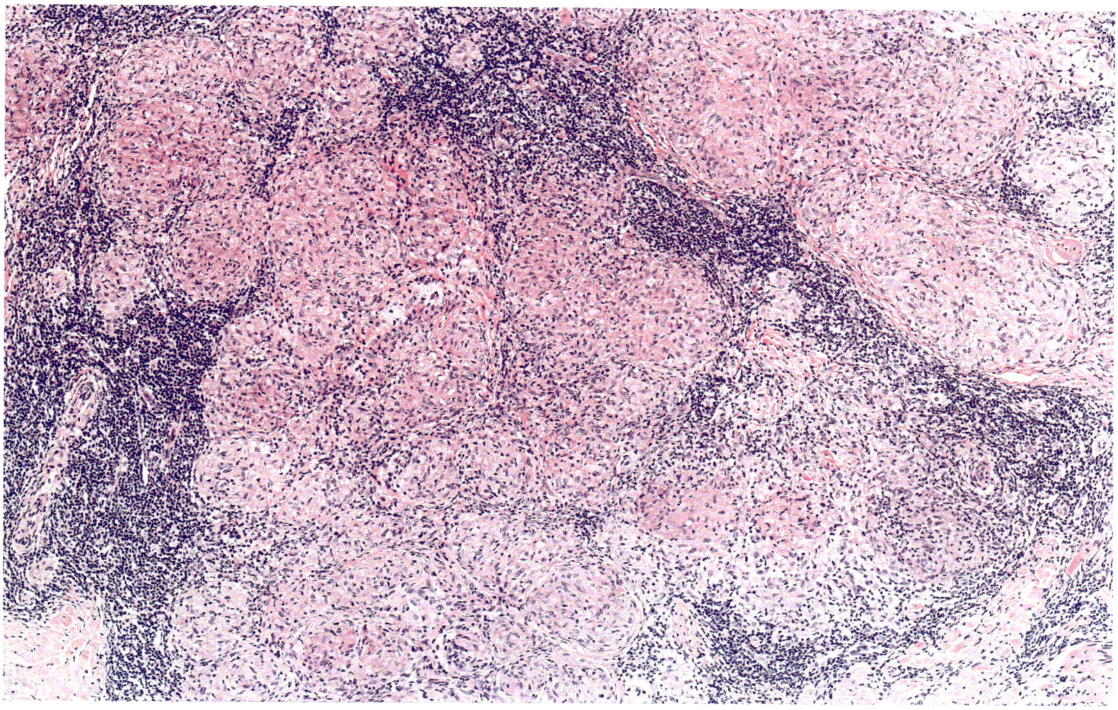

寻常狼疮：真皮内结核样结节

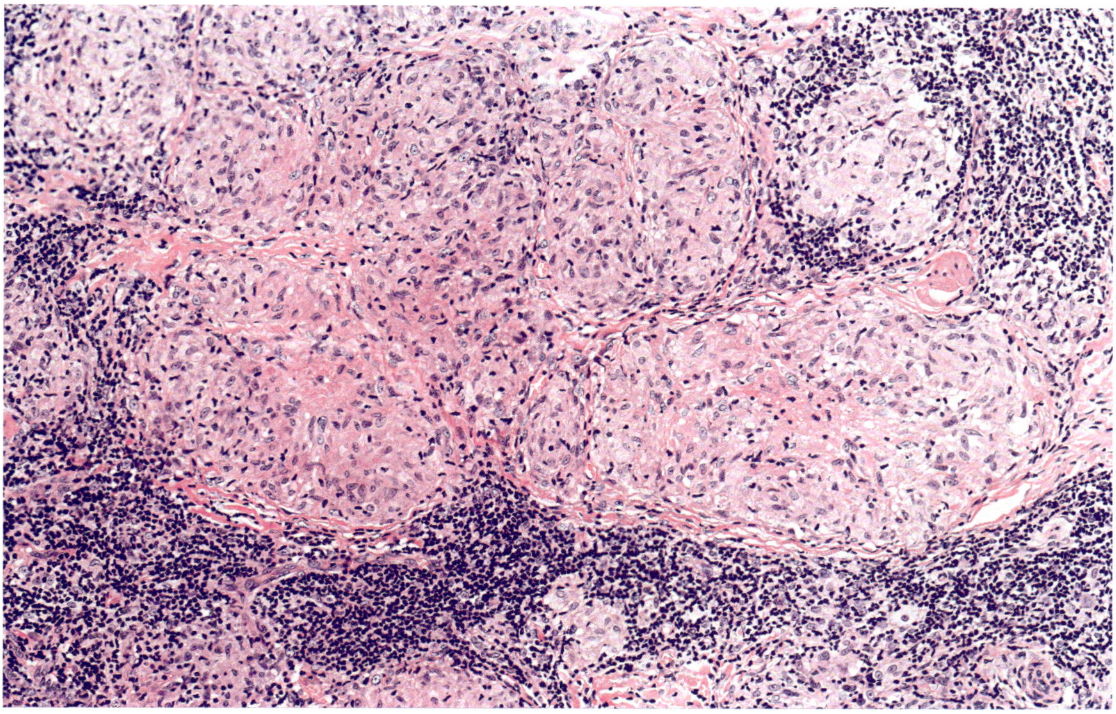

寻常狼疮：结核样结节中央为组织细胞，外周为淋巴细胞

10. 丘疹坏死性结核疹 Papulonecrotic tuberculid

- 是结核疹的一种
- 是对身体其他部位结核病灶的皮肤免疫反应
- 早期多表现为真皮上部白细胞碎裂性血管炎
- 可出现坏死及肉芽肿性浸润
- 干酪样坏死不常见
- 好发于青年人
- 临床表现为四肢对称性的红褐色丘疹，中央坏死、溃疡
- 愈合后遗留凹陷萎缩性瘢痕
- 多数结核菌素纯蛋白衍生物（PPD）强阳性
- 结核分枝杆菌常规涂片镜检及培养阴性

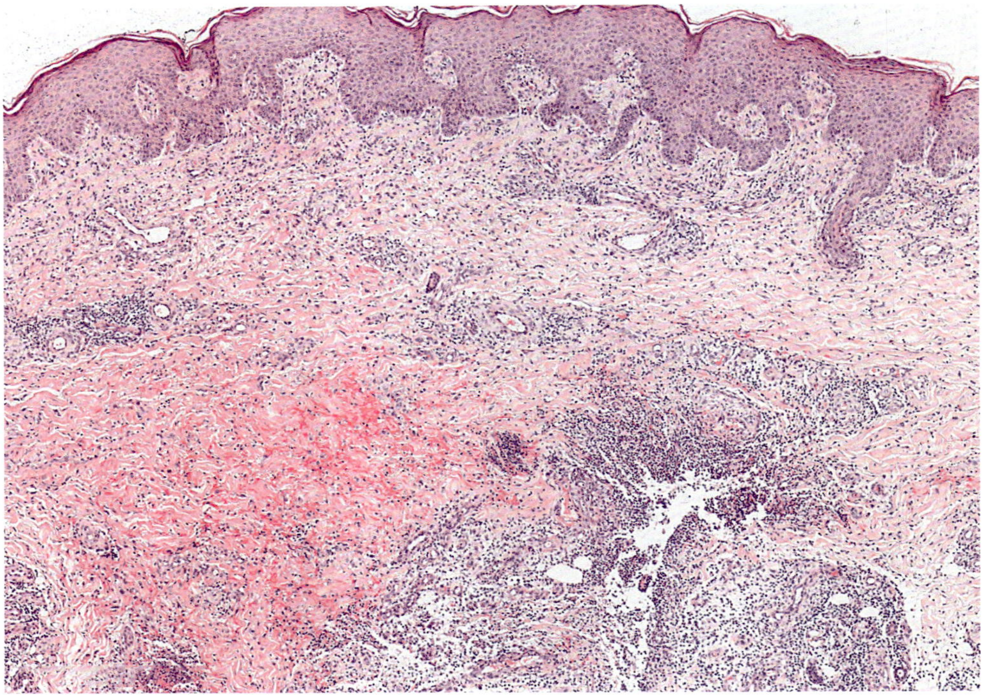

丘疹坏死性结核疹： 真皮全层混合炎症细胞浸润，胶原纤维纤维素样坏死

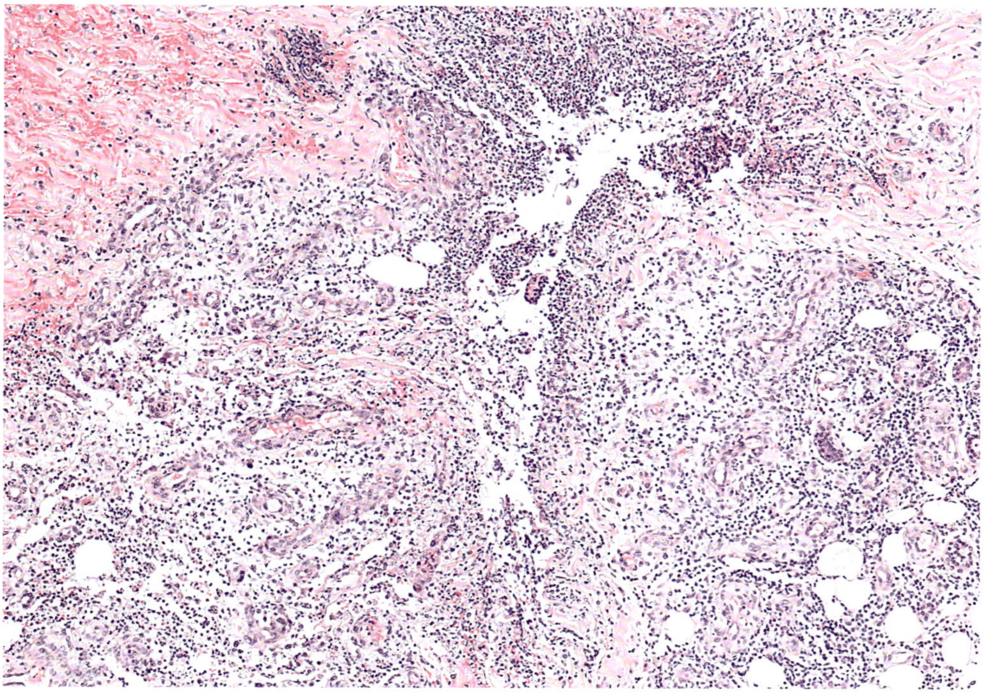

丘疹坏死性结核疹：真皮及皮下脂肪混合炎症细胞浸润，胶原纤维纤维素样坏死

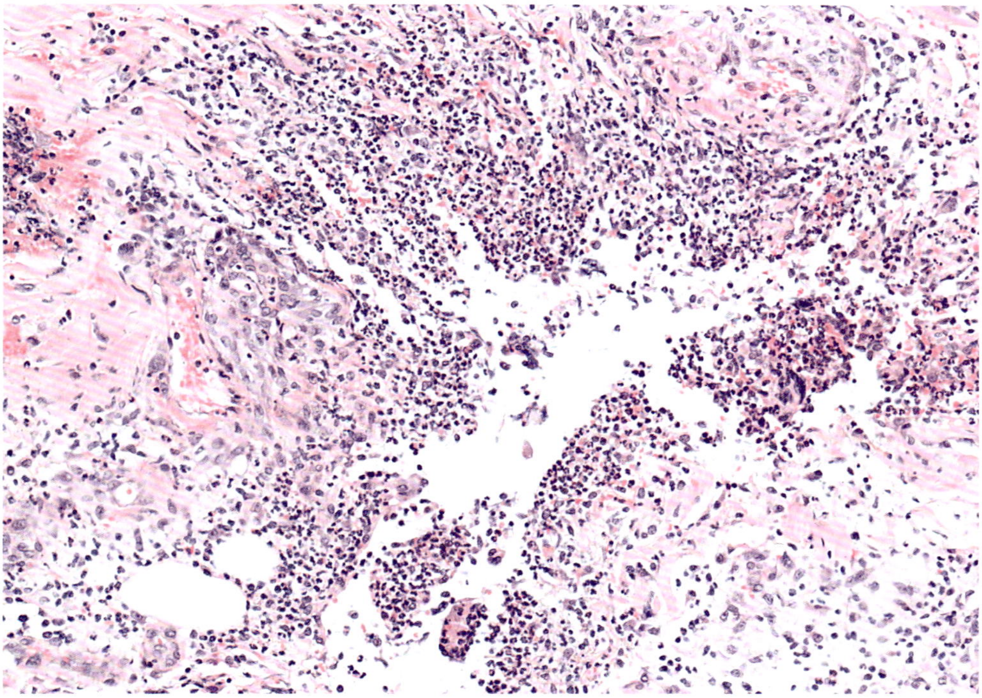

丘疹坏死性结核疹：可见中性粒细胞、淋巴细胞、组织细胞、嗜酸性粒细胞浸润及核尘，部分血管壁增厚伴红细胞外溢

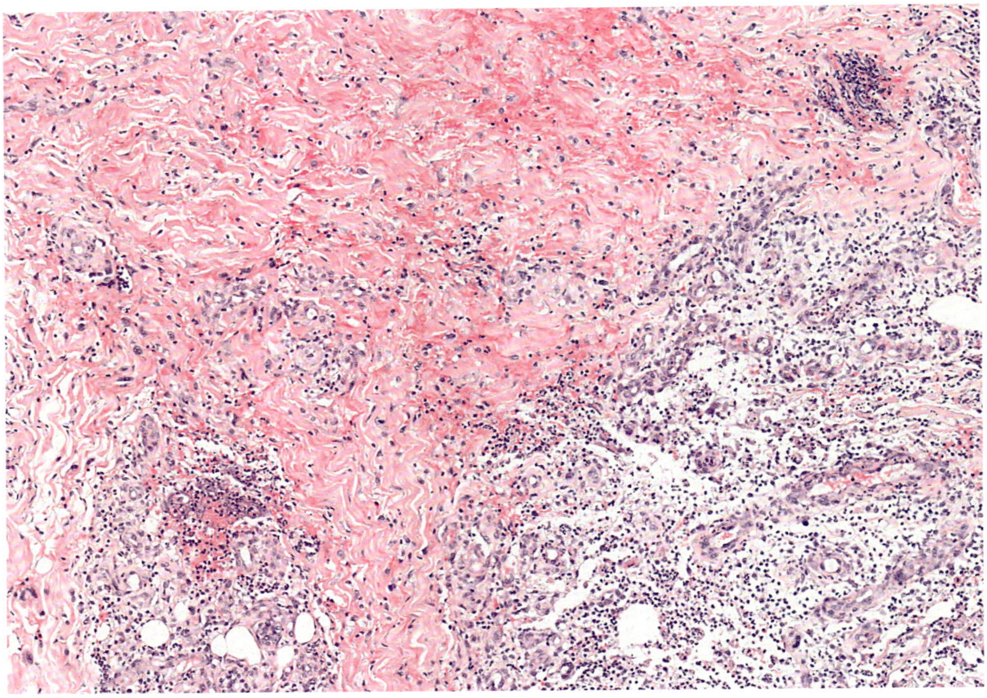

丘疹坏死性结核疹： 真皮胶原纤维纤维素样坏死

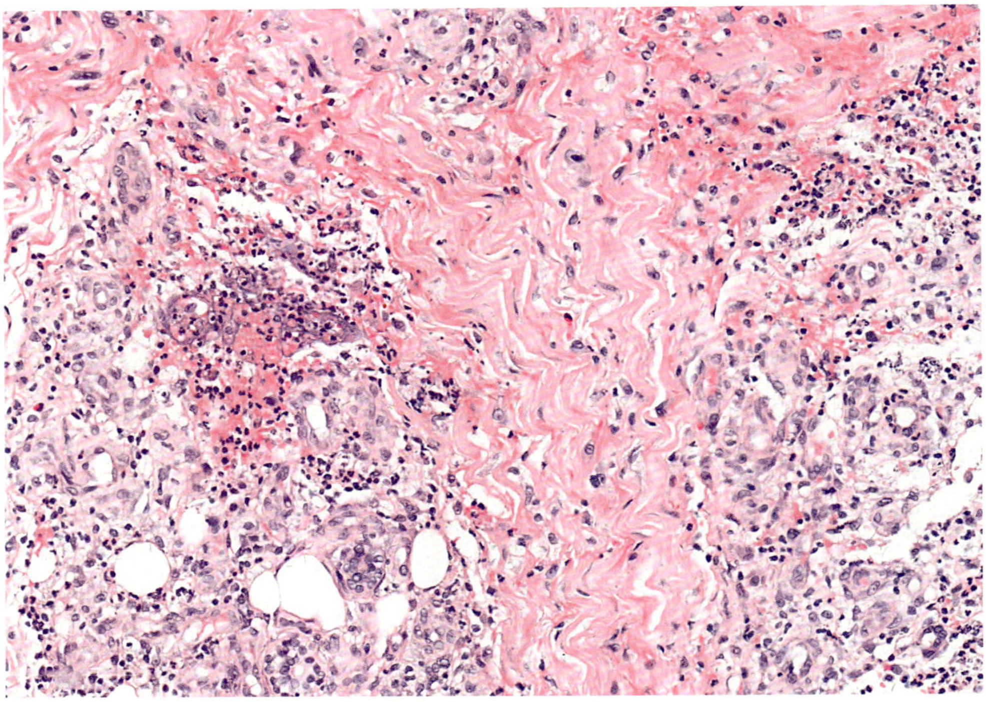

丘疹坏死性结核疹： 真皮胶原纤维纤维素样坏死，中性粒细胞、淋巴细胞、组织细胞、嗜酸性粒细胞浸润

11. 结核样型麻风
Tuberculoid leprosy

- 真皮内结核样肉芽肿
- 多沿血管走行分布，呈分枝状或条索状
- 皮肤附属器及神经周围常有组织细胞及淋巴细胞浸润
- 抗酸染色一般不易见到麻风杆菌
- 皮损呈环状或半环状，向四周扩展，边缘清楚
- 皮肤干燥，表面覆有鳞屑，痛温觉减退
- 好发于四肢、臀部、面部

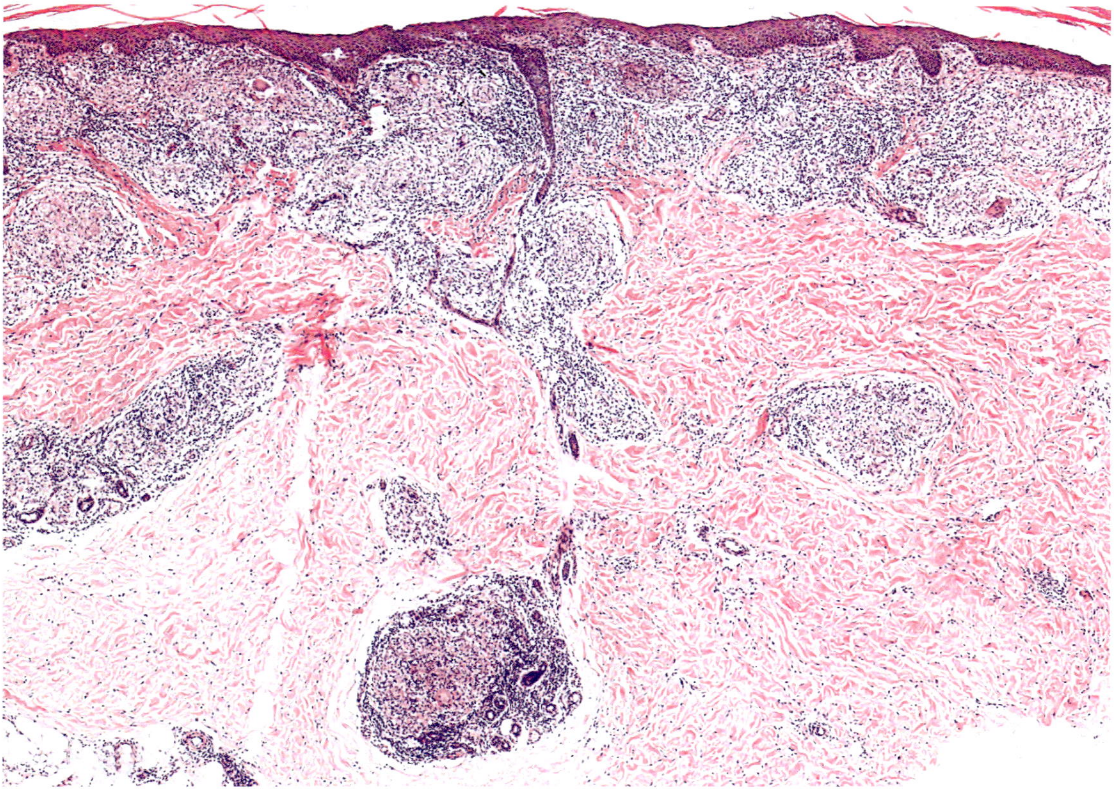

结核样型麻风：真皮内肉芽肿，呈结节状

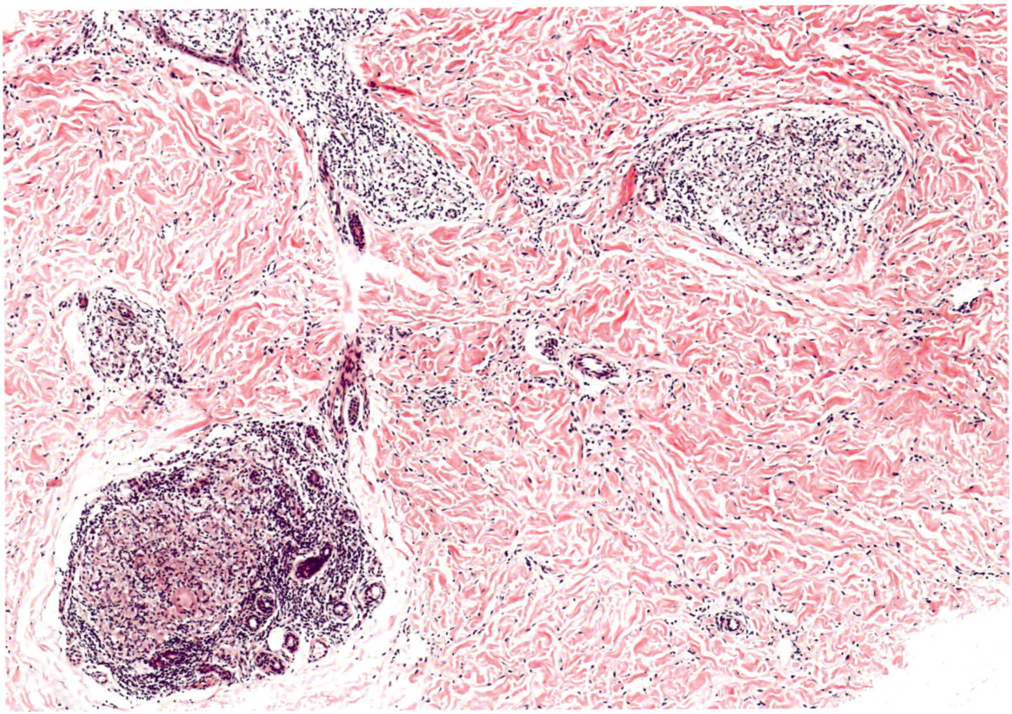

结核样型麻风：组织细胞与淋巴细胞沿血管与皮肤附属器结节状浸润

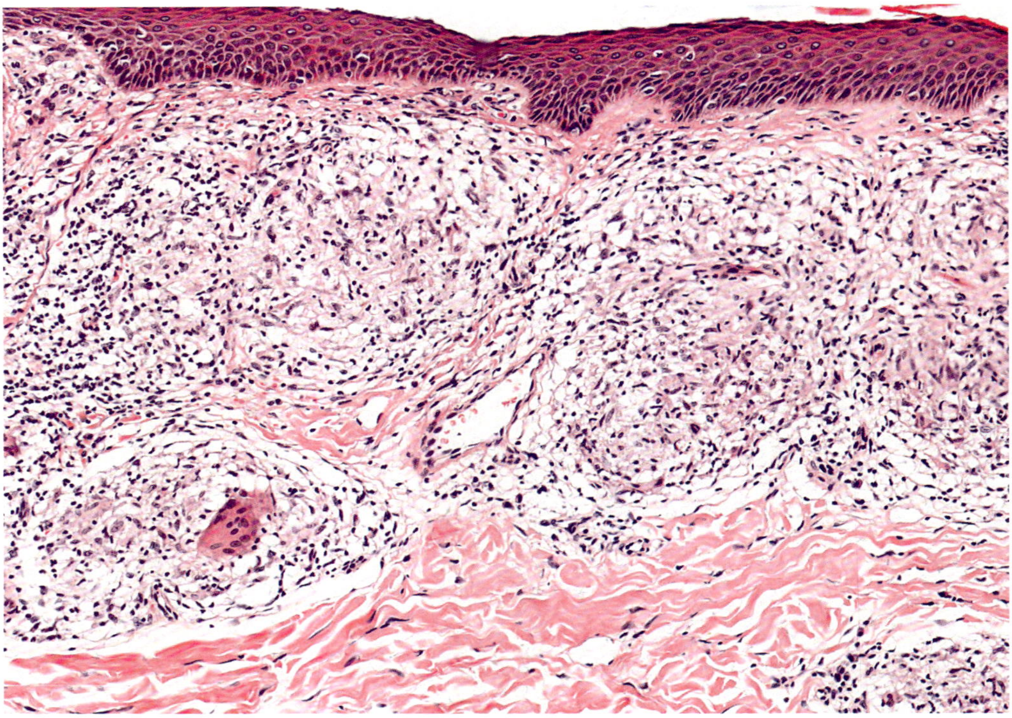

结核样型麻风：组织细胞呈结节状浸润，结节内散在淋巴细胞

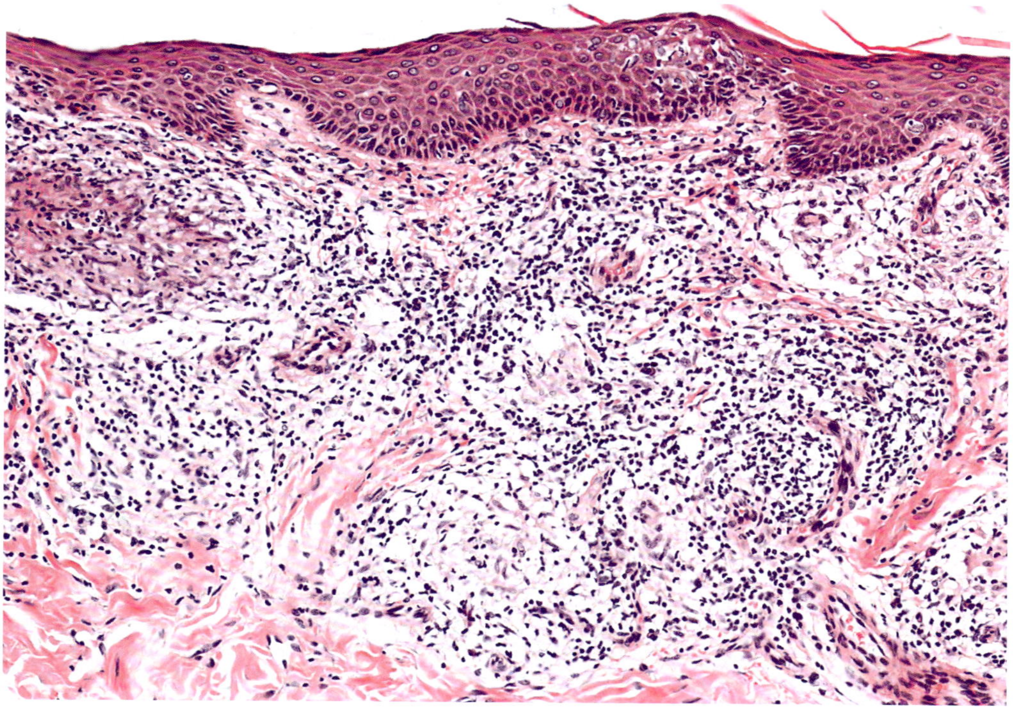

结核样型麻风：组织细胞呈结节状浸润，结节及周围数量不等的淋巴细胞浸润

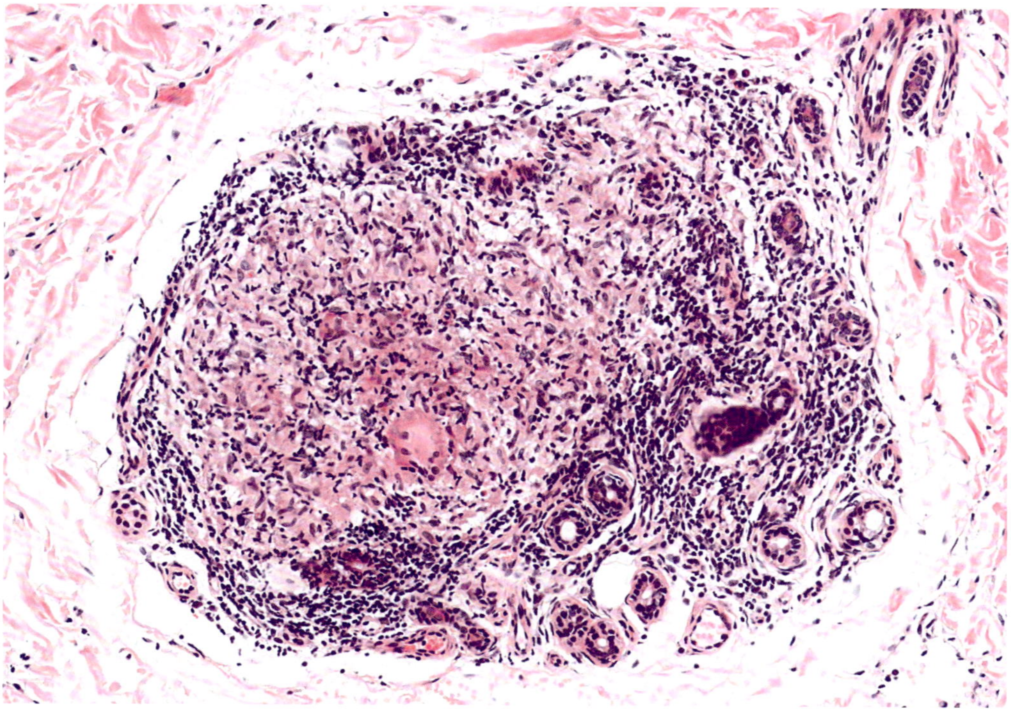

结核样型麻风：组织细胞及淋巴细胞在小汗腺周围浸润

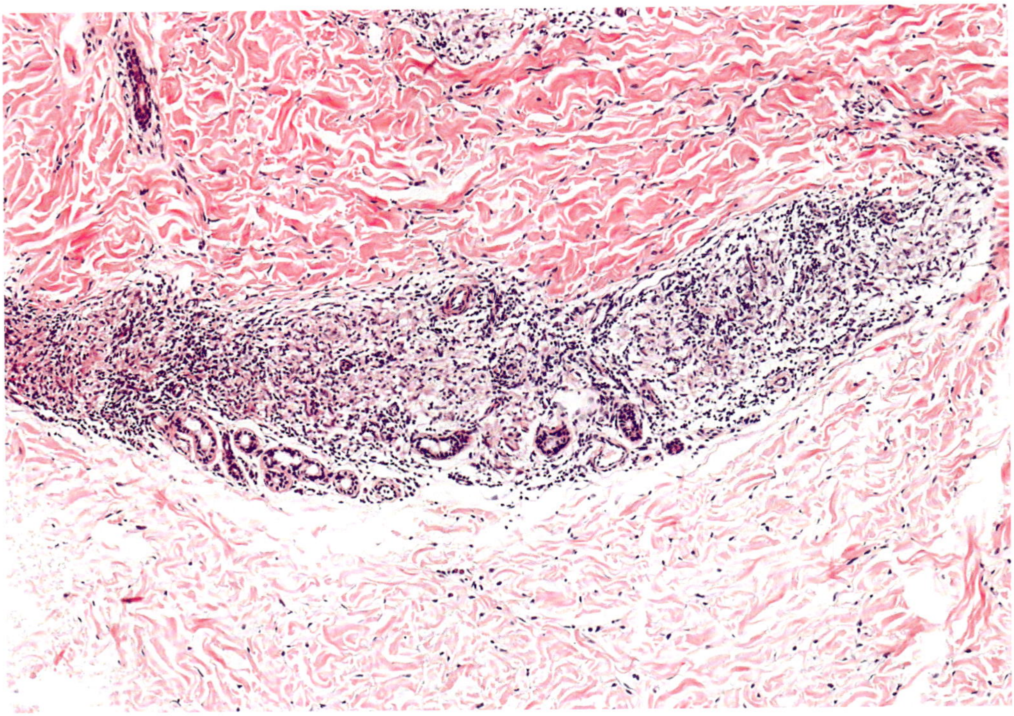

结核样型麻风：组织细胞及淋巴细胞在血管及小汗腺周围浸润，呈条索状

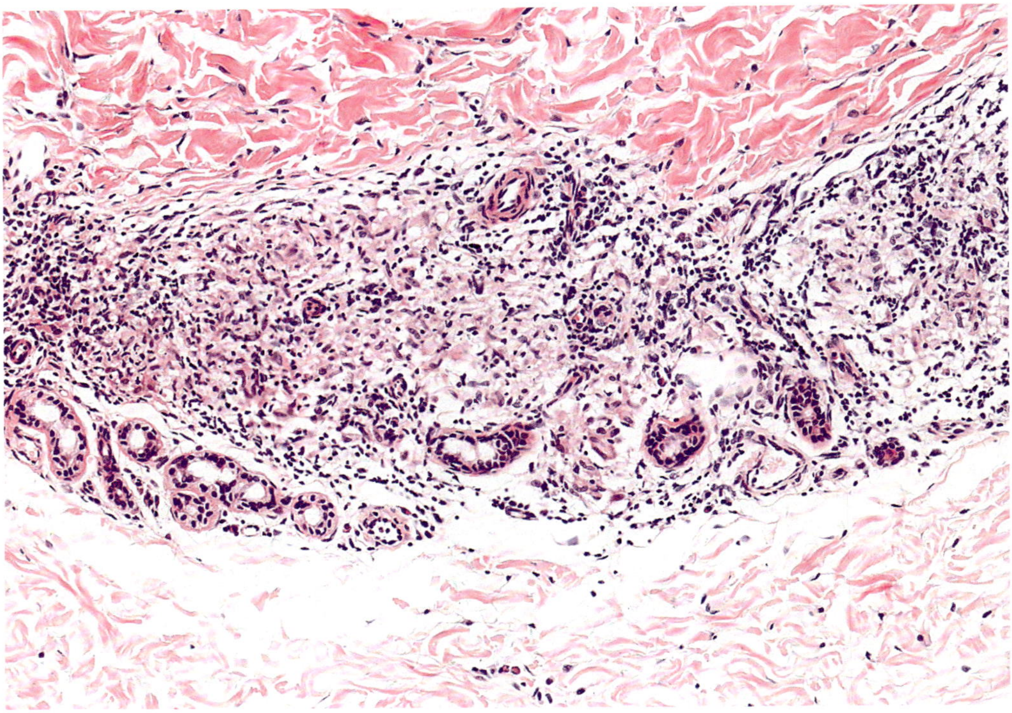

结核样型麻风：组织细胞及淋巴细胞在血管及小汗腺周围浸润

12. 游泳池肉芽肿 Swimming pool granuloma

- 表皮角化过度及角化不全
- 可出现表皮内中性粒细胞脓肿
- 真皮中下部结节状或弥漫性肉芽肿性炎症
- 以组织细胞为主，伴有淋巴细胞、浆细胞
- 有较多的中性粒细胞
- 可出现干酪样坏死
- 抗酸染色可找到少量较结核分枝杆菌长而粗的抗酸杆菌
- 又称鱼缸肉芽肿（fish tank granuloma）
- 海鱼分枝杆菌感染引起的肉芽肿
- 临床为孤立性红褐色结节或脓疱
- 逐渐扩大、破溃，形成溃疡，伴结痂或呈疣状外观
- 多在受伤部位首发，可沿淋巴管播散，呈孢子丝菌病样表现
- 多无自觉症状
- 渔民、水产品从业人员、海洋水族馆工作人员好发

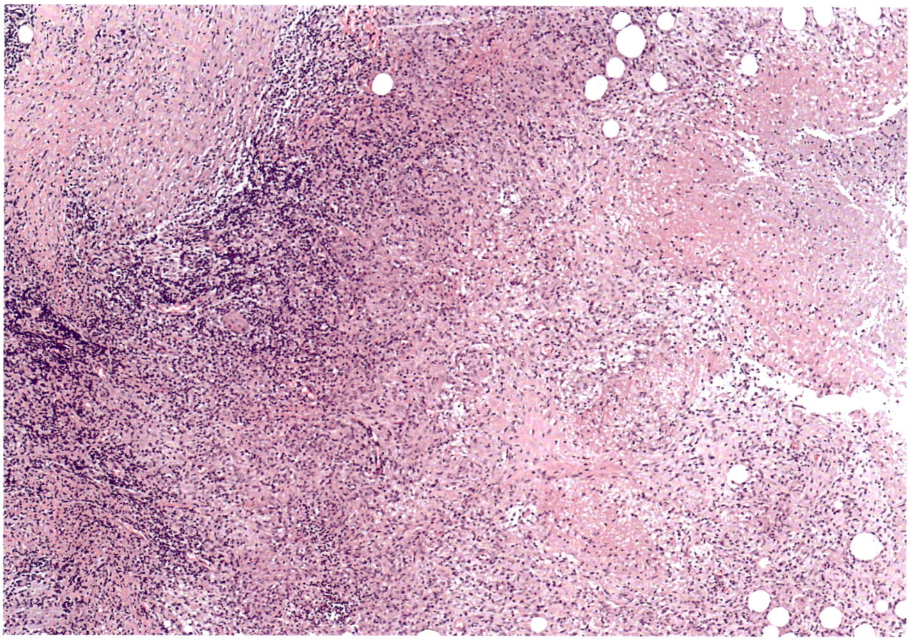

游泳池肉芽肿：真皮中下部弥漫混合炎症细胞浸润

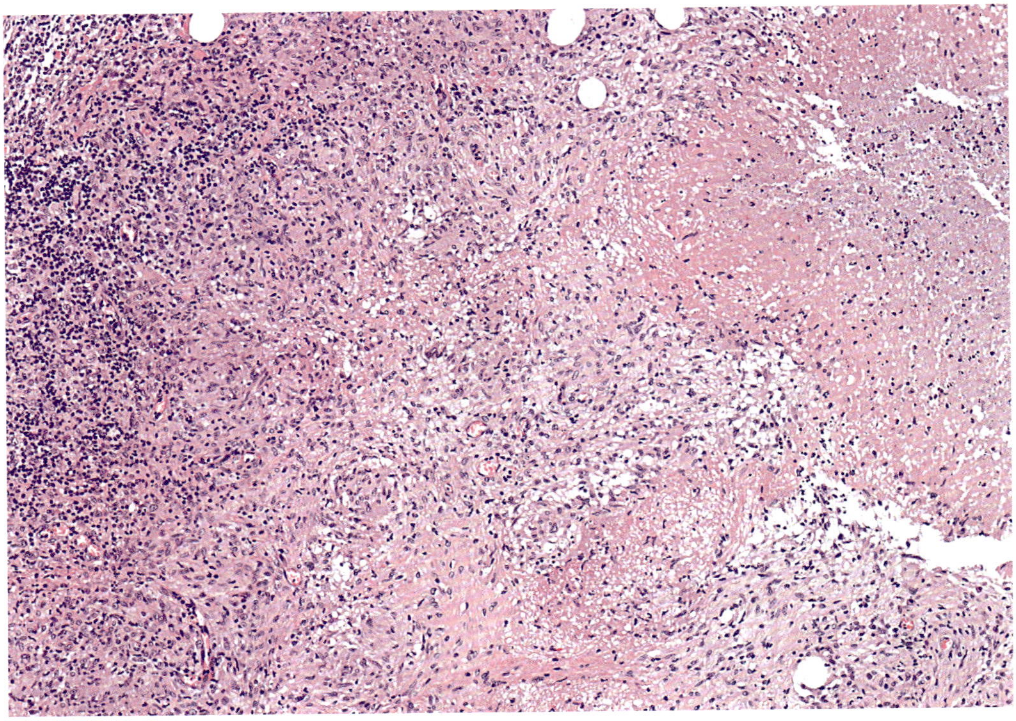

游泳池肉芽肿：真皮中下部弥漫混合炎症细胞浸润，组织细胞为主，可见干酪样坏死

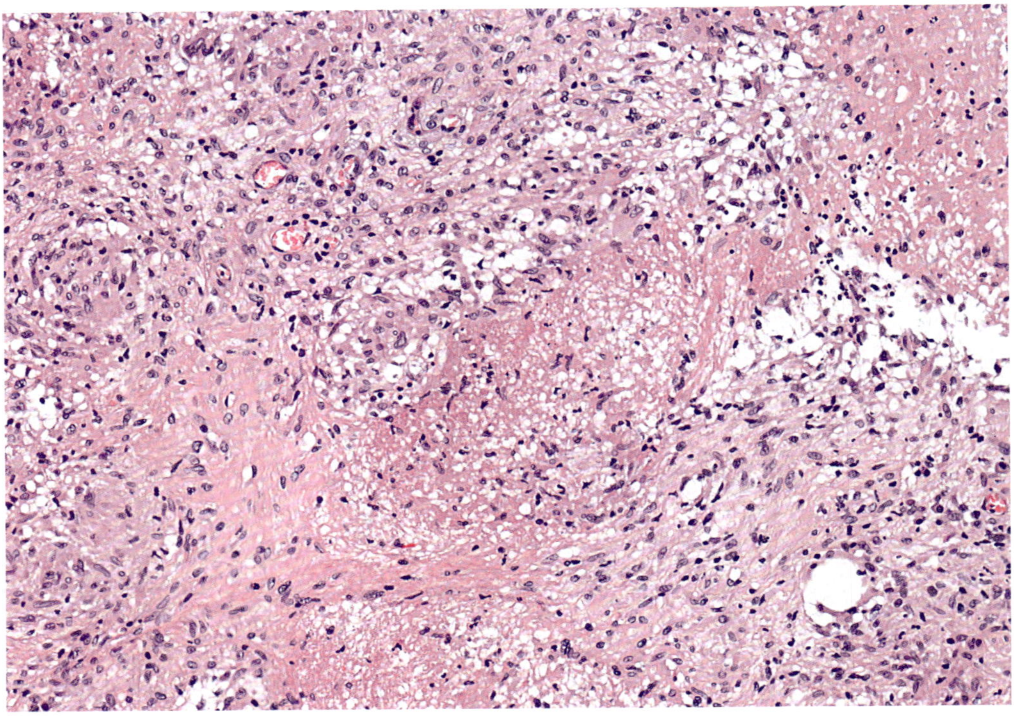

游泳池肉芽肿：可见干酪样坏死，周围大量组织细胞

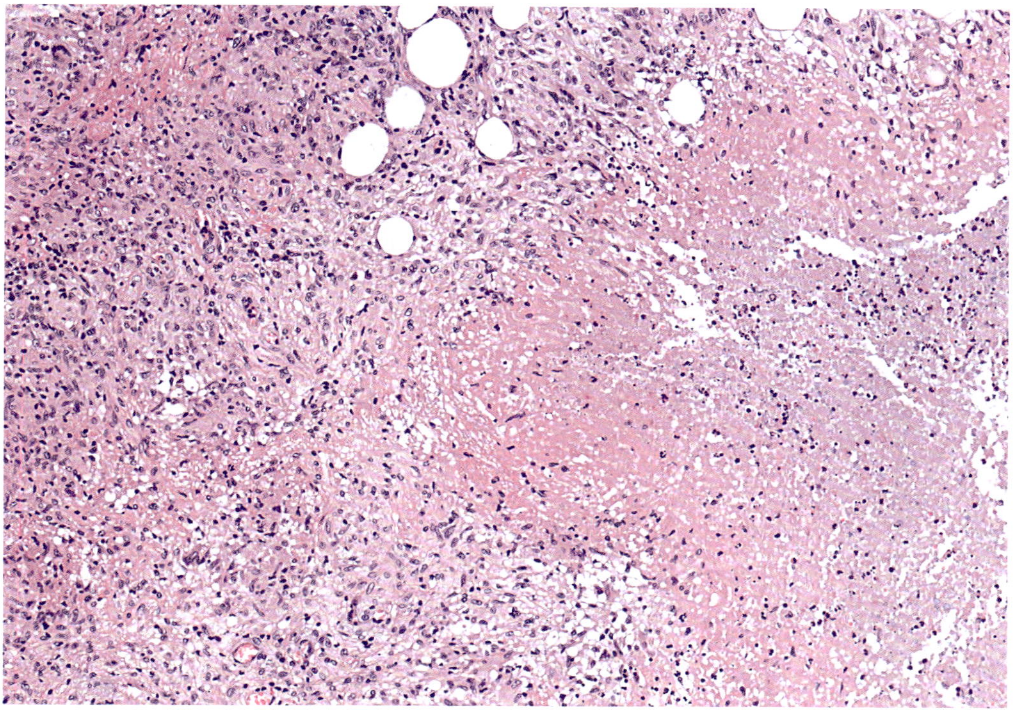

游泳池肉芽肿：可见干酪样坏死

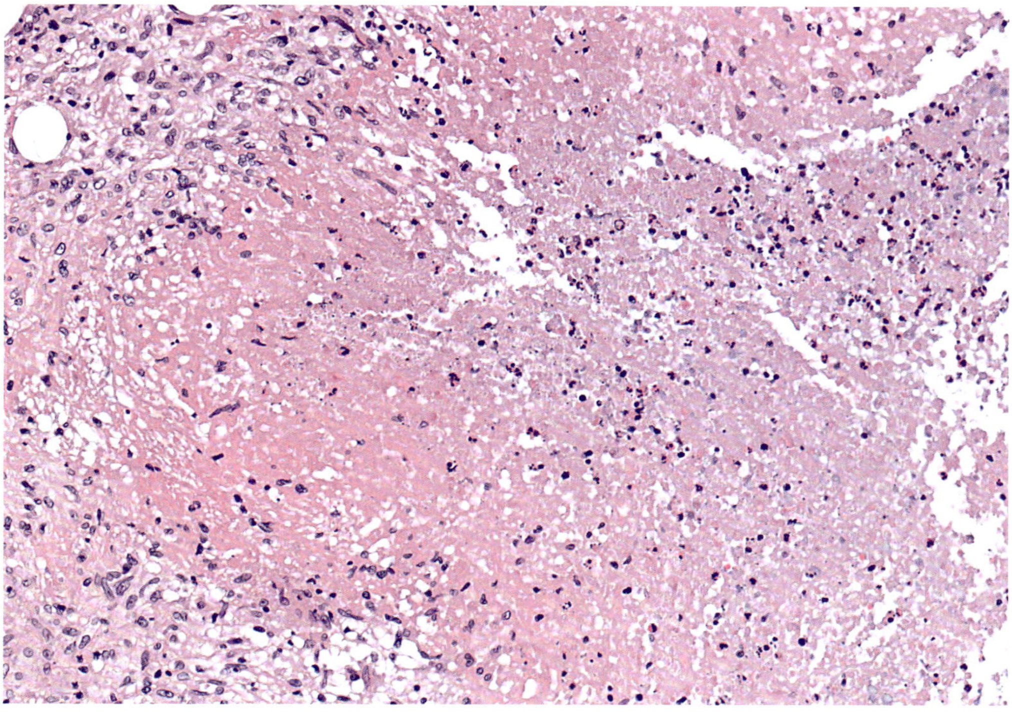

游泳池肉芽肿：可见干酪样坏死，坏死区有较多中性粒细胞及核尘

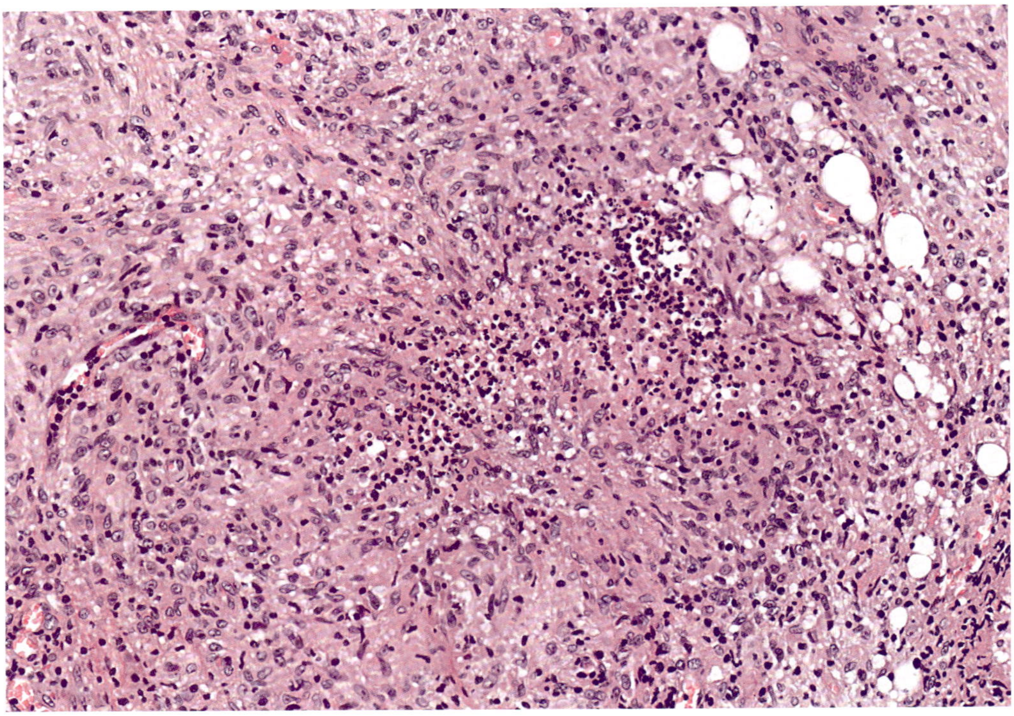

游泳池肉芽肿：可见较多的中性粒细胞

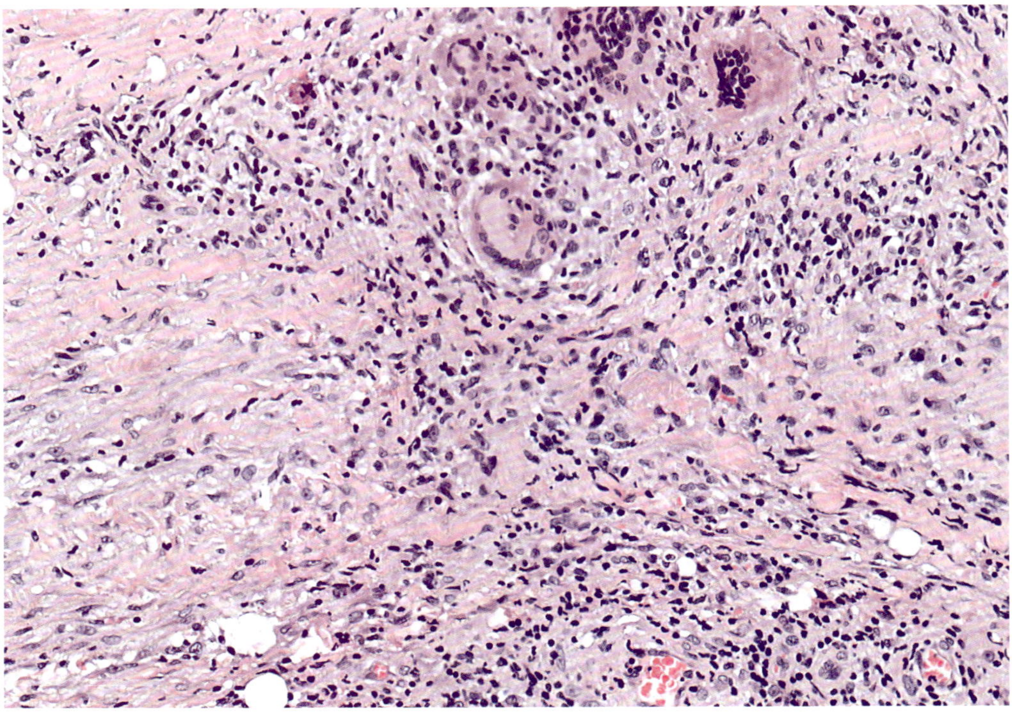

游泳池肉芽肿：可见多核巨细胞

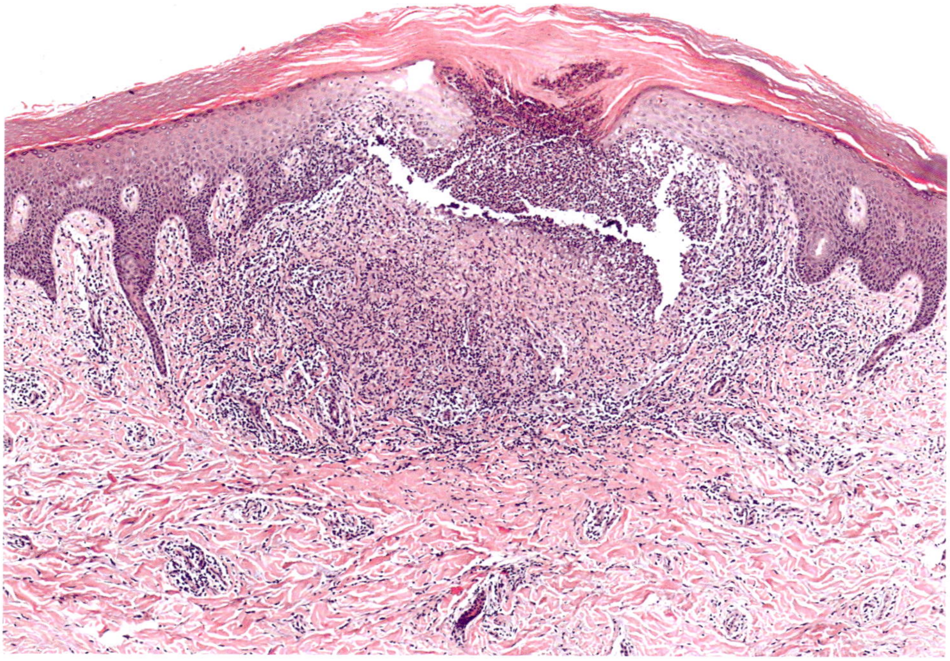

游泳池肉芽肿： 早期皮损，真皮上部混合炎症细胞浸润，以组织细胞为主，真皮上部及表皮内中性粒细胞脓肿

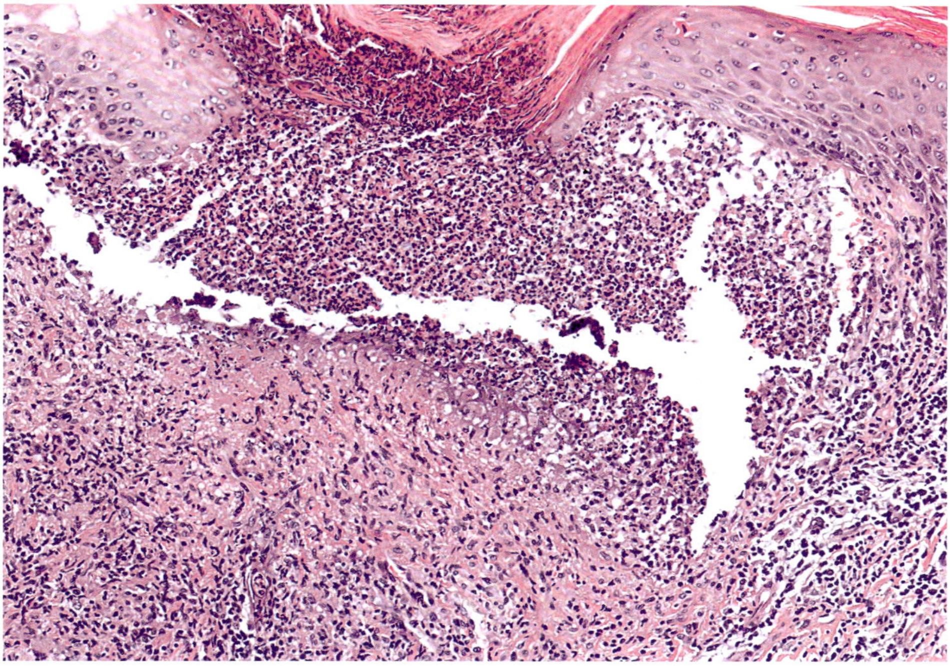

游泳池肉芽肿： 早期皮损，真皮上部混合炎症细胞浸润，以组织细胞为主，真皮上部及表皮内中性粒细胞脓肿

13. 二期梅毒 Secondary syphilis

- 表皮角化不全，海绵水肿
- 表皮内可出现中性粒细胞浸润
- 偶尔有基底细胞液化
- 表皮可出现银屑病样增生
- 真皮中上部混合炎症细胞浸润，主要为淋巴细胞及浆细胞
- 真皮浅层炎症细胞可呈苔藓样浸润
- 血管壁增厚、内皮细胞肿胀是特征性改变
- 早期皮损可表现为血管周围中性粒细胞浸润，类似Sweet综合征
- 临床表现为斑疹、丘疹或结节
- 呈淡红色或紫红色
- 一般无自觉症状

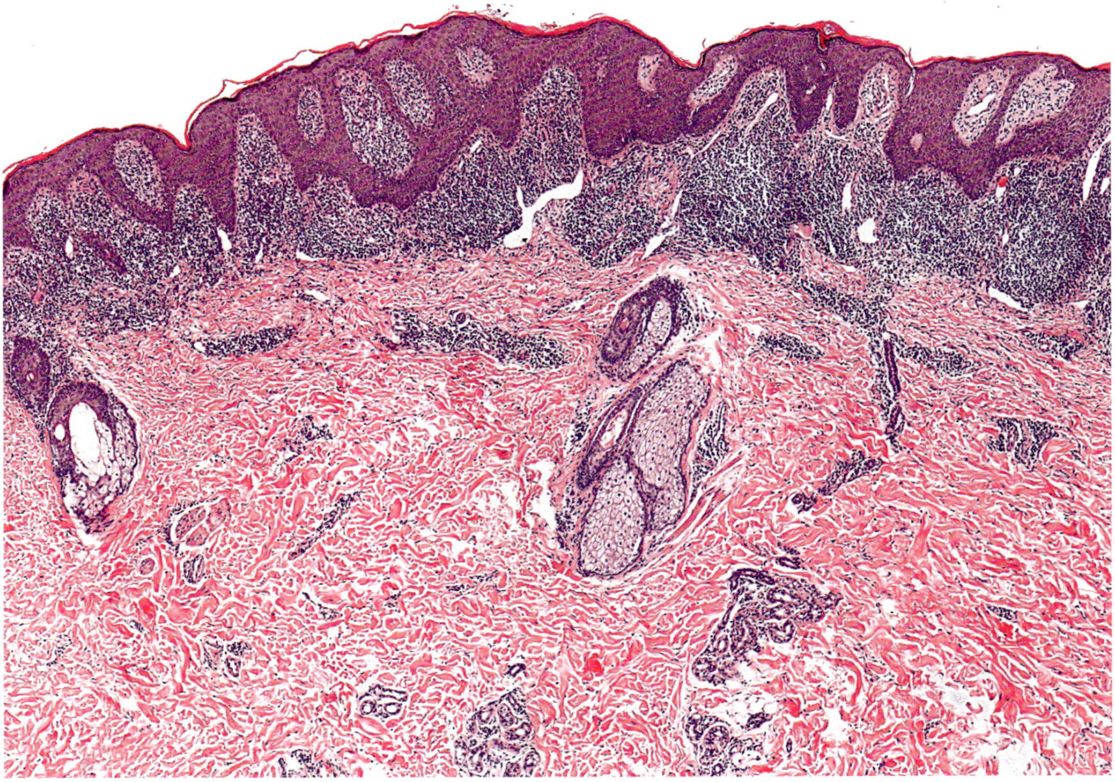

二期梅毒：表皮银屑病样增生，真皮中上部炎症细胞呈苔藓样浸润

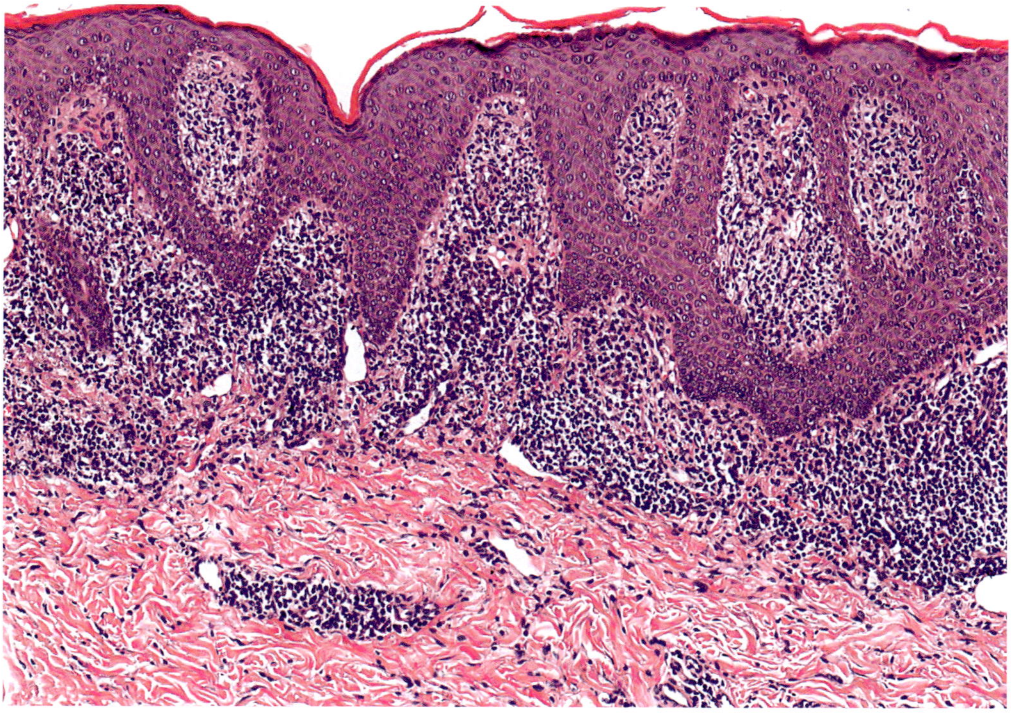

二期梅毒：表皮银屑病样增生，真皮中上部炎症细胞呈苔藓样浸润

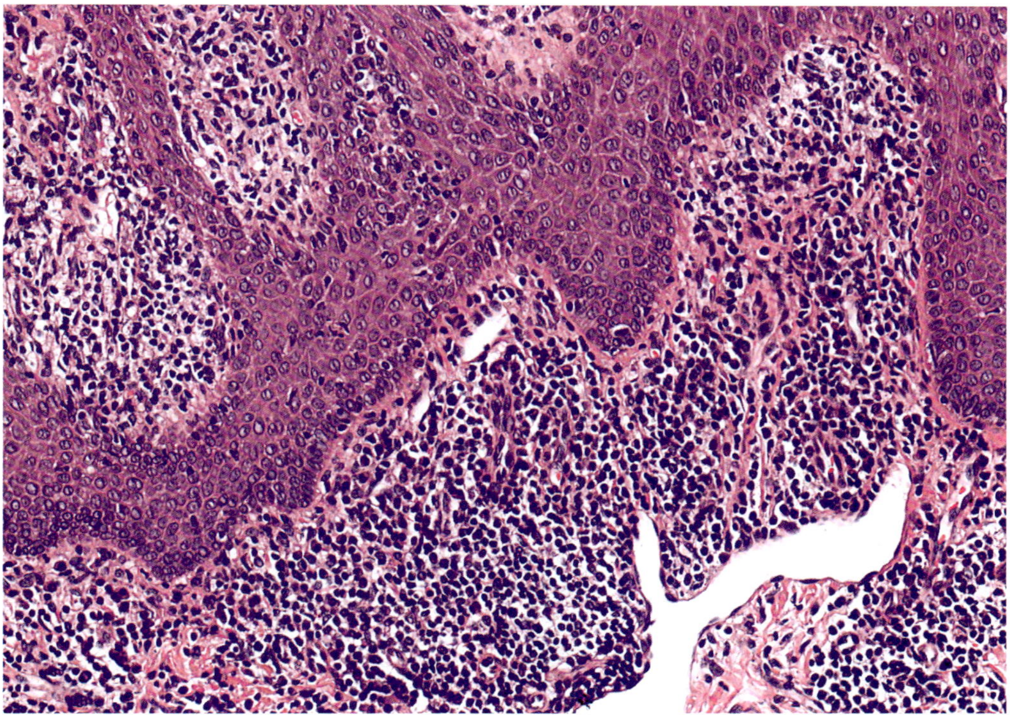

二期梅毒：真皮上部混合炎症细胞浸润，主要为淋巴细胞及浆细胞

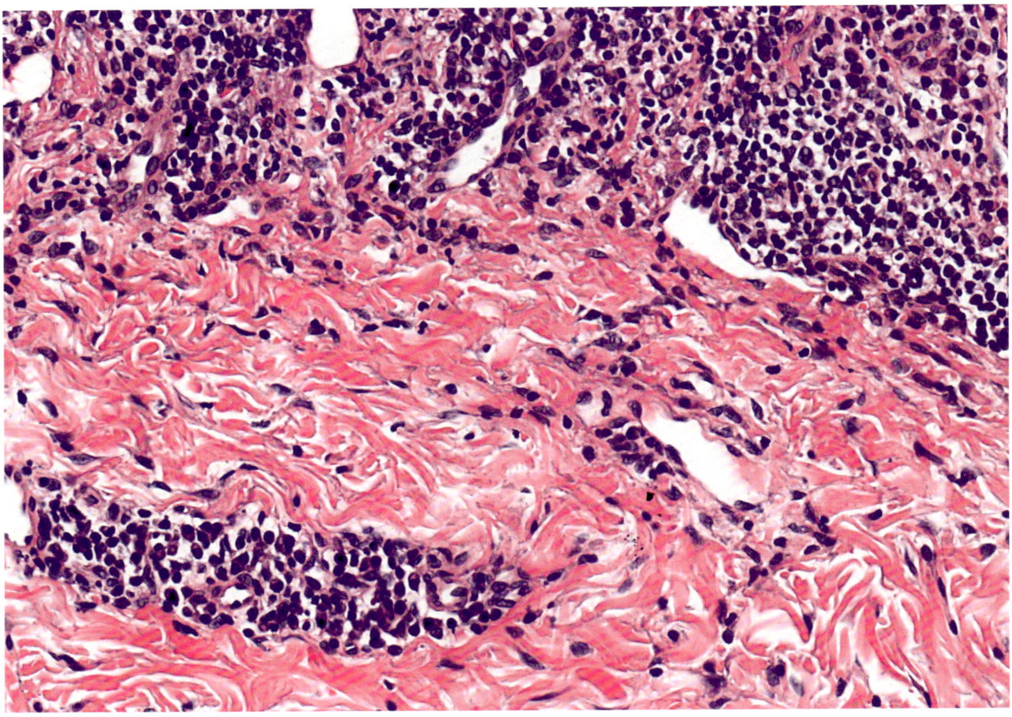

二期梅毒： 浸润细胞主要为淋巴细胞及浆细胞

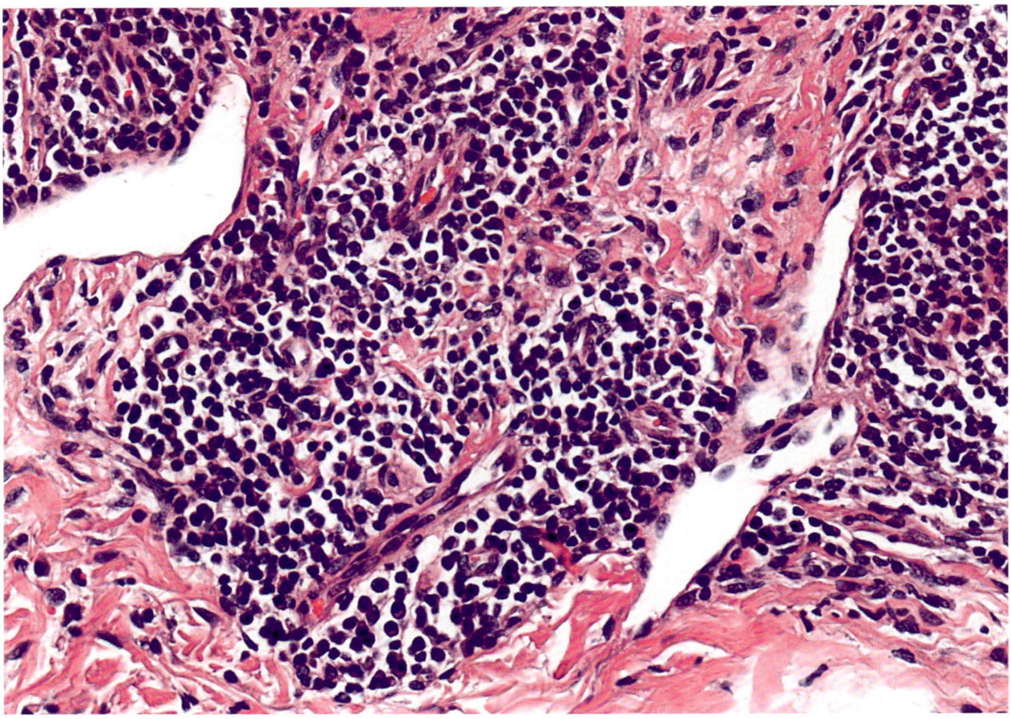

二期梅毒： 可见大量浆细胞

14. 结节性二期梅毒疹
Nodular secondary syphilid

- 病理表现为肉芽肿
- 病理出现类似结节病或假性淋巴瘤样改变
- 组织细胞为主，伴有中性粒细胞、浆细胞浸润
- 一般没有多核巨细胞
- 临床上表现为多发结节
- 病程较长

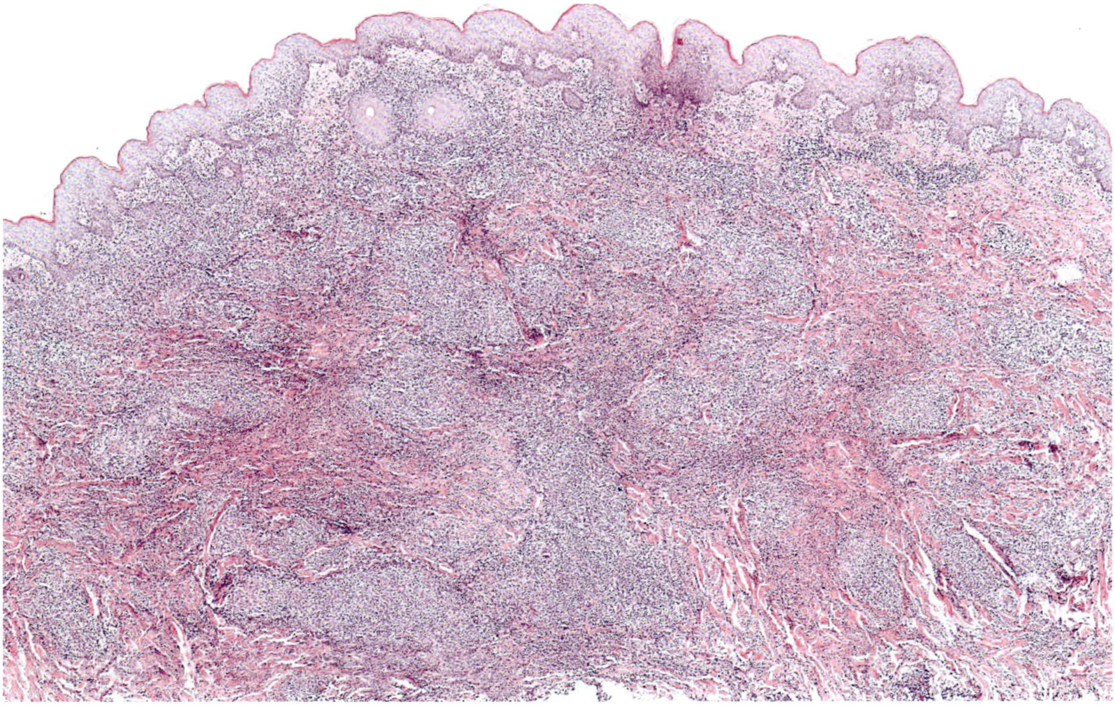

结节性二期梅毒疹： 真皮内结节状炎症细胞浸润

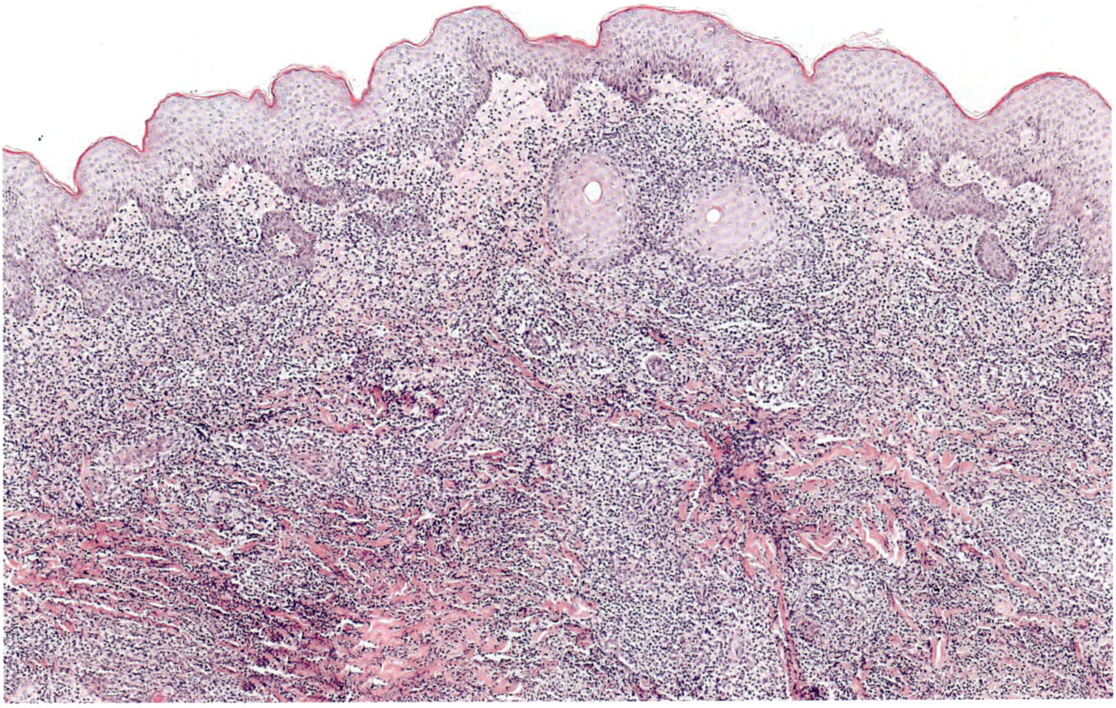

结节性二期梅毒疹： 真皮内结节状炎症细胞浸润

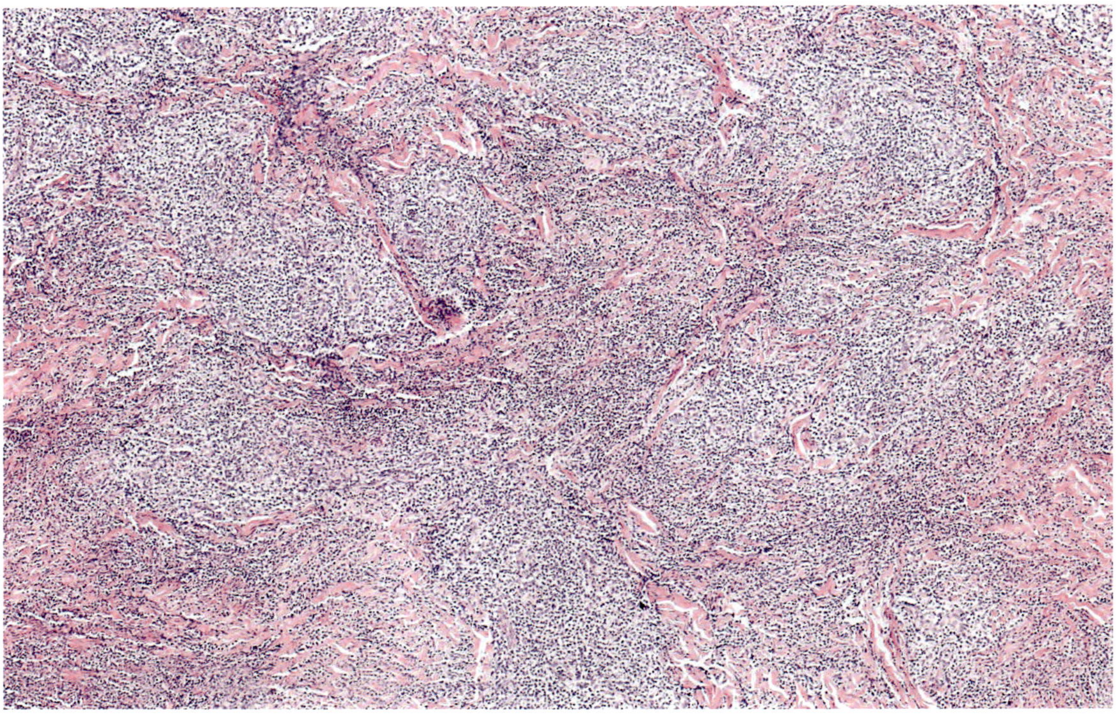

结节性二期梅毒疹： 真皮内结节状炎症细胞浸润

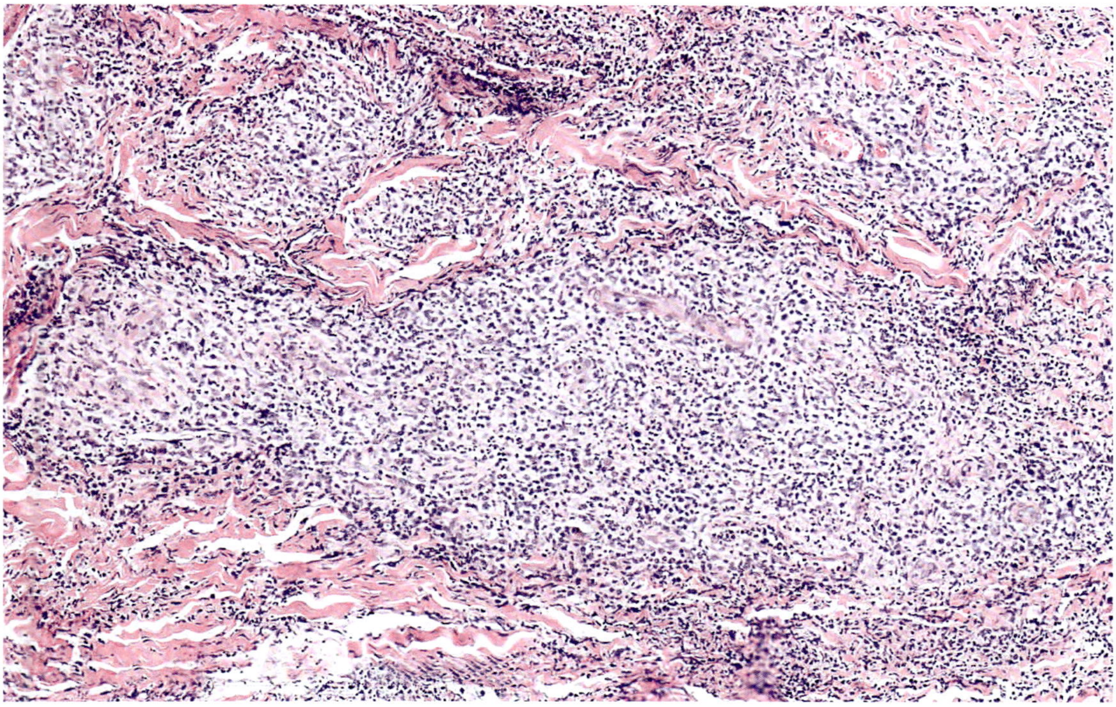

结节性二期梅毒疹： 组织细胞浸润为主，同时有中性粒细胞、浆细胞

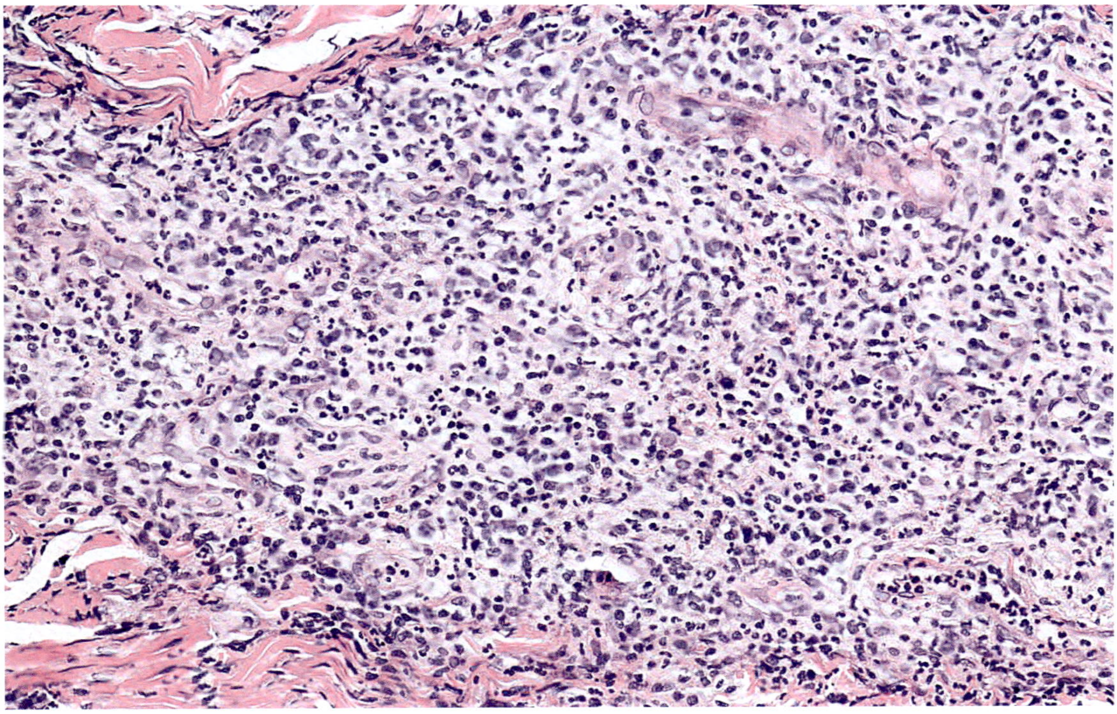

结节性二期梅毒疹： 组织细胞浸润为主，同时有中性粒细胞、浆细胞

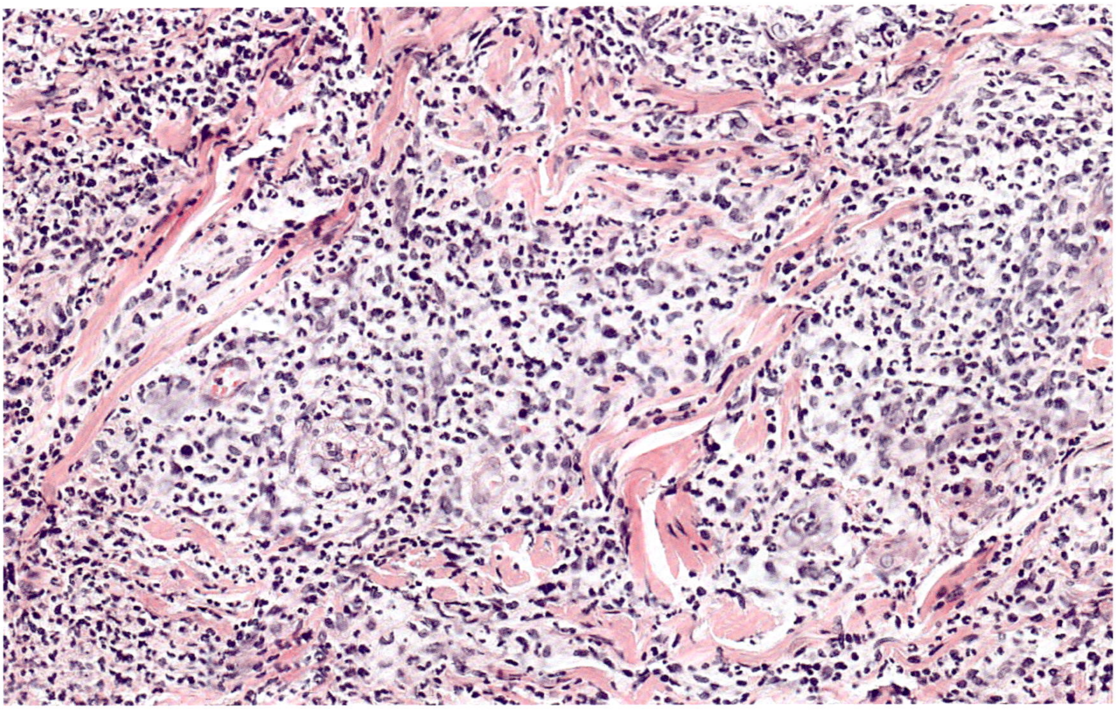

结节性二期梅毒疹：组织细胞浸润为主，同时有中性粒细胞、浆细胞

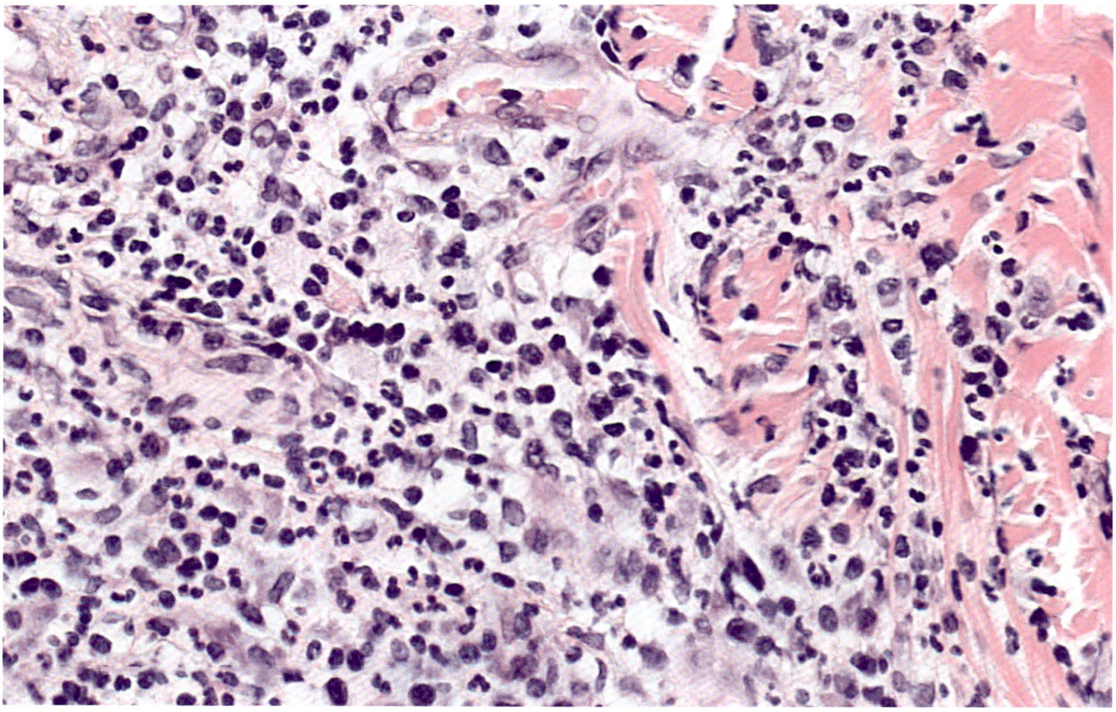

结节性二期梅毒疹：可见中性粒细胞及浆细胞

15. 疥疮
Scabies

- 角质层内可见疥虫虫体
- 表皮海绵水肿，严重时可出现水疱
- 真皮内可见淋巴细胞及嗜酸性粒细胞等混合炎症细胞浸润
- 临床上表现为小丘疹
- 好发于腹部、腋窝、手腕屈侧及指缝
- 瘙痒剧烈

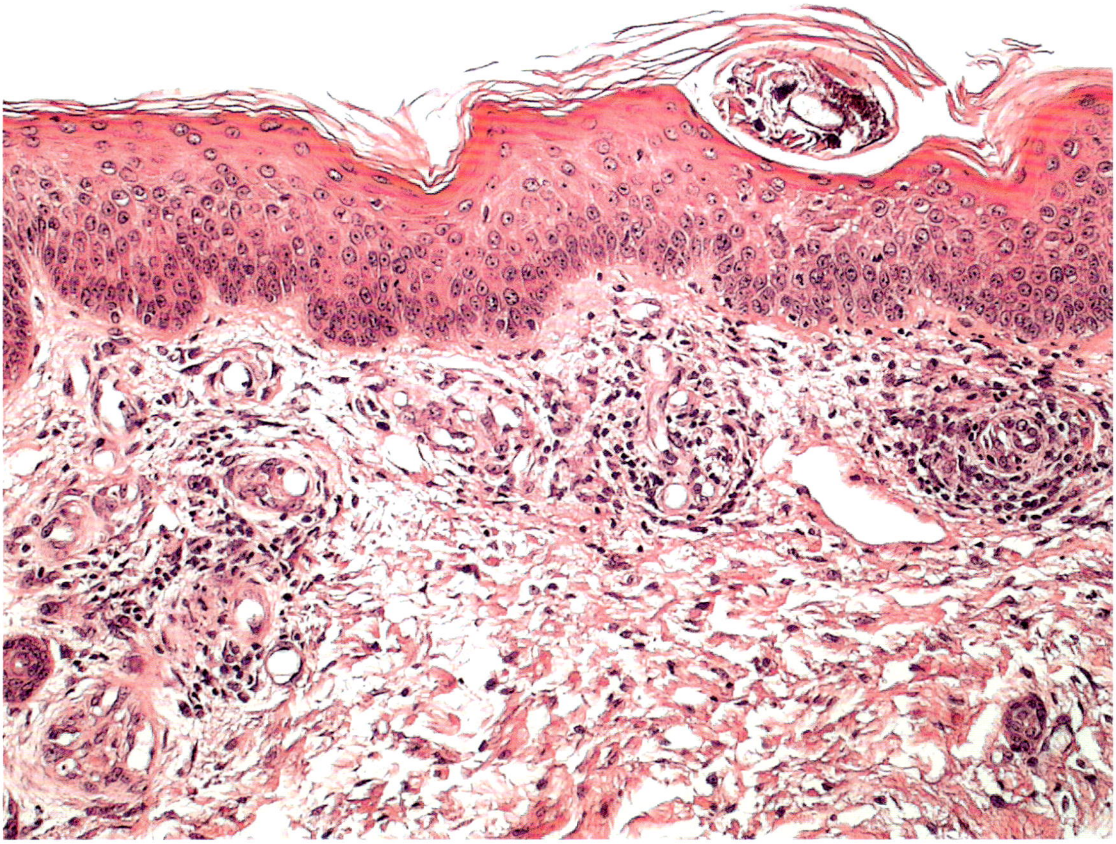

疥疮：角质层内可见疥虫虫体

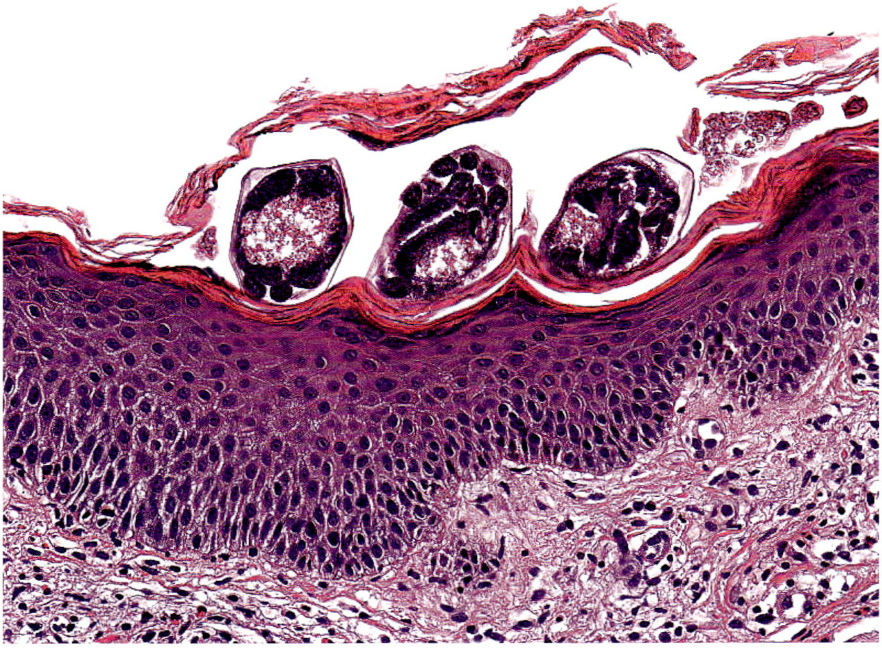

疥疮：角质层内可见3个疥虫虫体

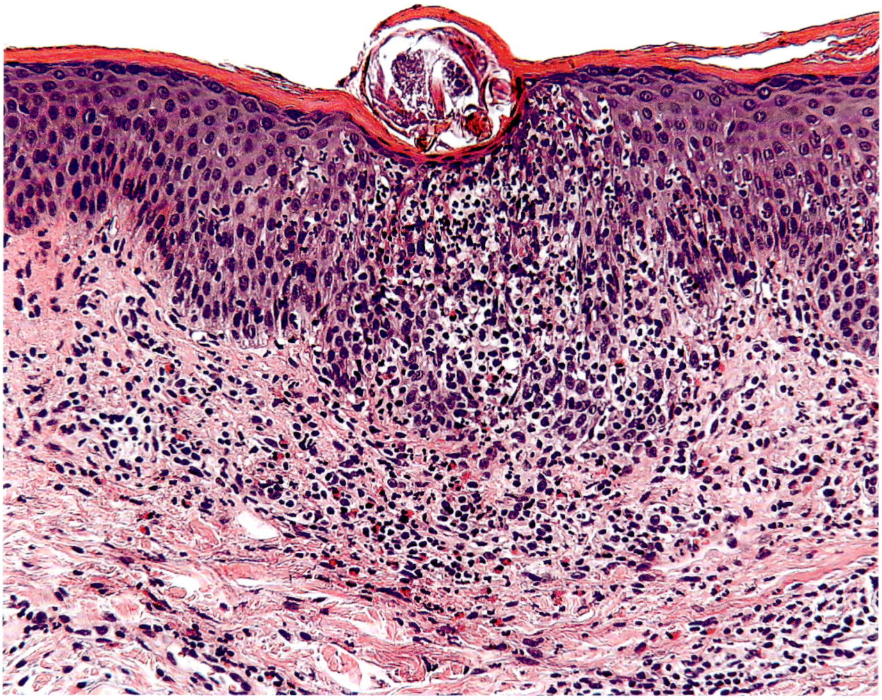

疥疮：角质层内可见疥虫虫体，下方表皮海绵水肿，表皮内及真皮浅层淋巴细胞和嗜酸性粒细胞浸润

16. 蜱叮咬
Tick bite

- 真皮内可见着色的口器，呈淡黄色
- 口器周围可见胶原纤维变性坏死
- 真皮内可见中性粒细胞为主的炎症细胞浸润
- 蜱虫虫体周围为几丁质壁，内为肠管
- 虫体内充血
- 蜱虫体为黑褐色，叮咬于皮肤
- 虫体去除后皮损为炎症性丘疹或丘疱疹
- 周围可见明显的红晕

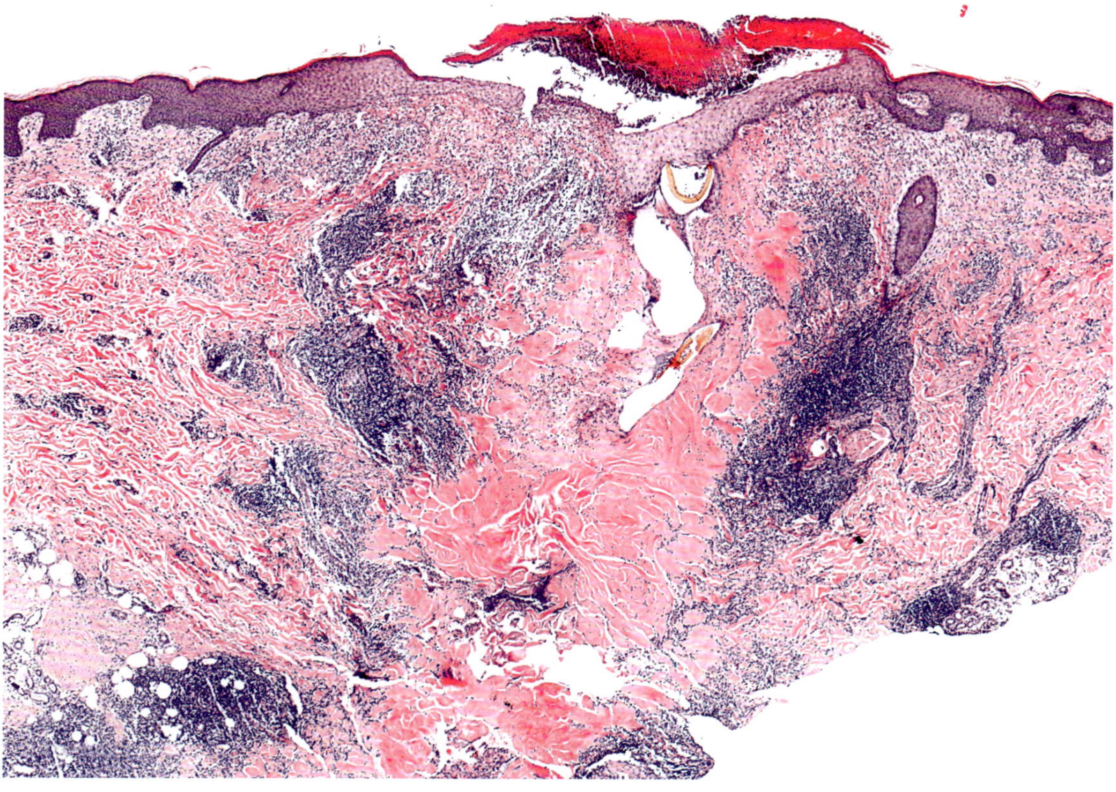

蜱叮咬：表皮有浆痂，真皮内可见着色的口器，呈淡黄色，口器周围可见胶原纤维变性坏死

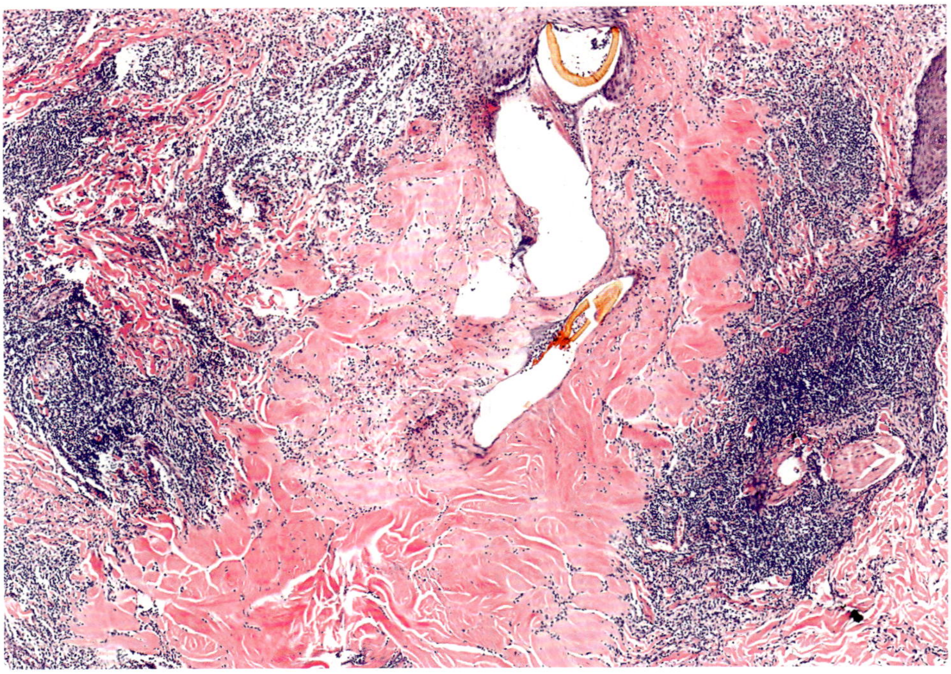

蜱叮咬：真皮内可见着色的口器，呈淡黄色，口器周围可见胶原纤维变性坏死，周围可见明显的炎症细胞浸润

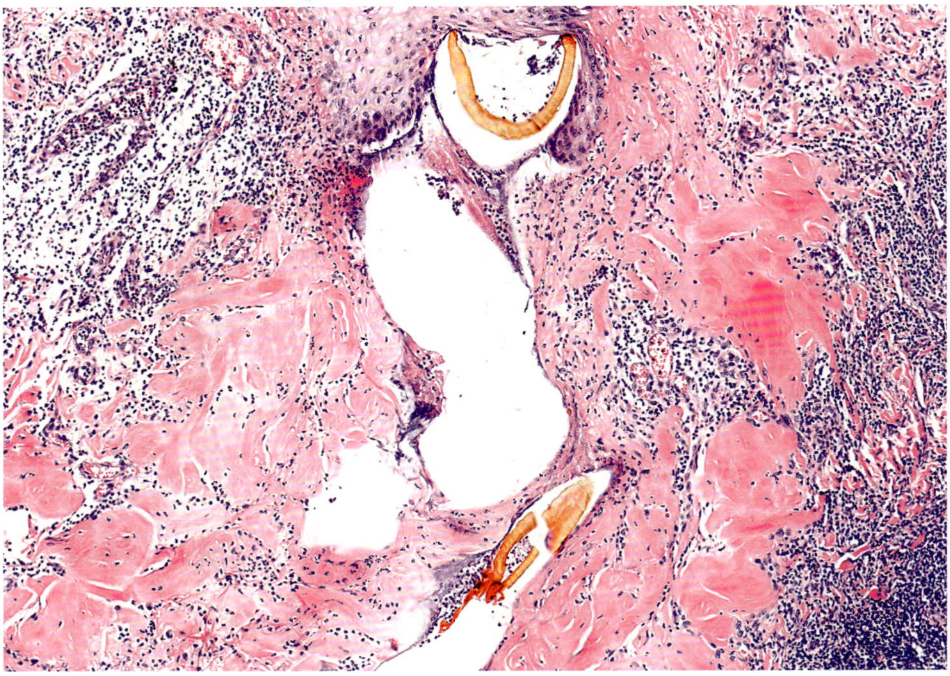

蜱叮咬：真皮内可见着色的口器，呈淡黄色，口器周围可见胶原纤维变性坏死，周围可见中性粒细胞为主的炎症细胞浸润

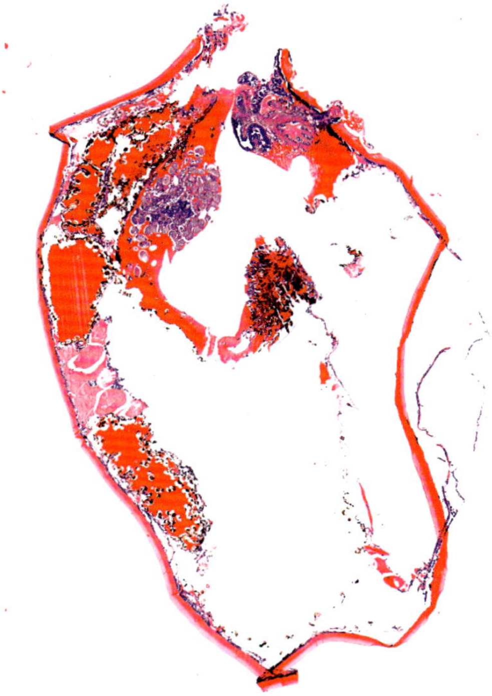

蜱叮咬： 蜱虫虫体周围为几丁质壁，内为肠管，肠管周围可见充血

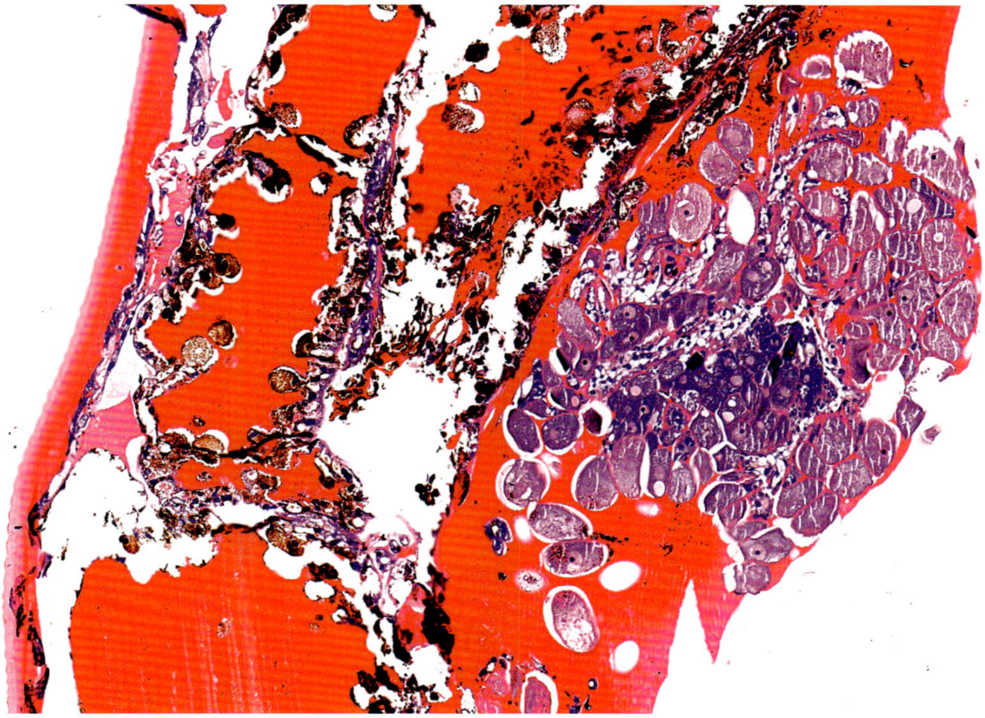

蜱叮咬： 肠管周围可见充血

17. 蠕形螨病
Demodicosis

- 扩张的毛囊口中有较多的蠕形螨
- 毛囊口内多有中性粒细胞为主的炎症细胞浸润
- 毛囊周围有淋巴细胞、浆细胞、中性粒细胞等混合炎症细胞浸润
- 皮损多发生于面部
- 皮损表现为玫瑰痤疮样、口周皮炎样、毛囊炎样等

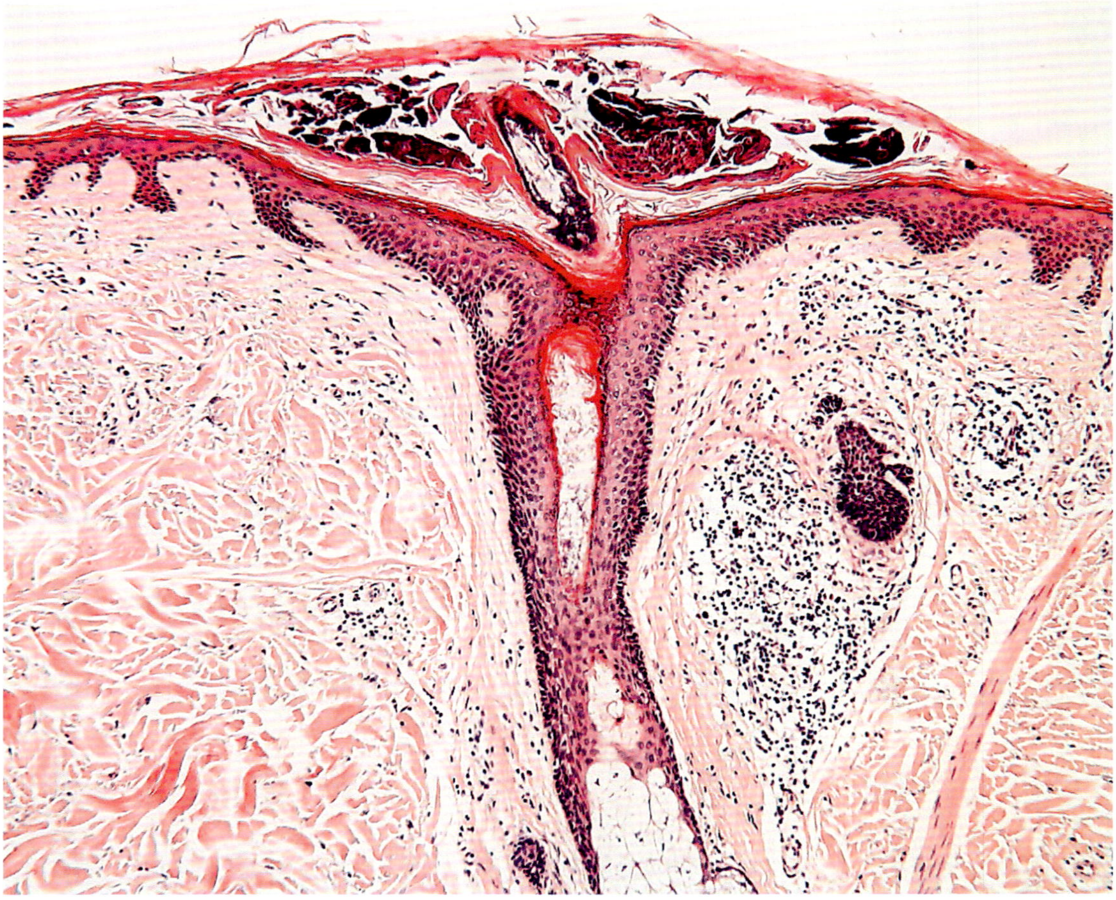

蠕形螨病：毛囊口内蠕形螨，真皮毛囊周围炎症细胞浸润

18. 寻常性银屑病
Psoriasis vulgaris

- 表皮角化过度
- 表皮角化不全，多为融合性，也可为灶状
- 角质层内可见Munro微脓肿
- 颗粒层减少或消失
- 棘层肥厚，呈杵状
- 真皮乳头上延，乳头上方表皮变薄
- 真皮乳头毛细血管扩张充血
- 真皮上部血管周围淋巴细胞为主的炎症细胞浸润
- 临床表现为丘疹、斑块
- 上覆鳞屑，易于刮除
- Auspitz征阳性

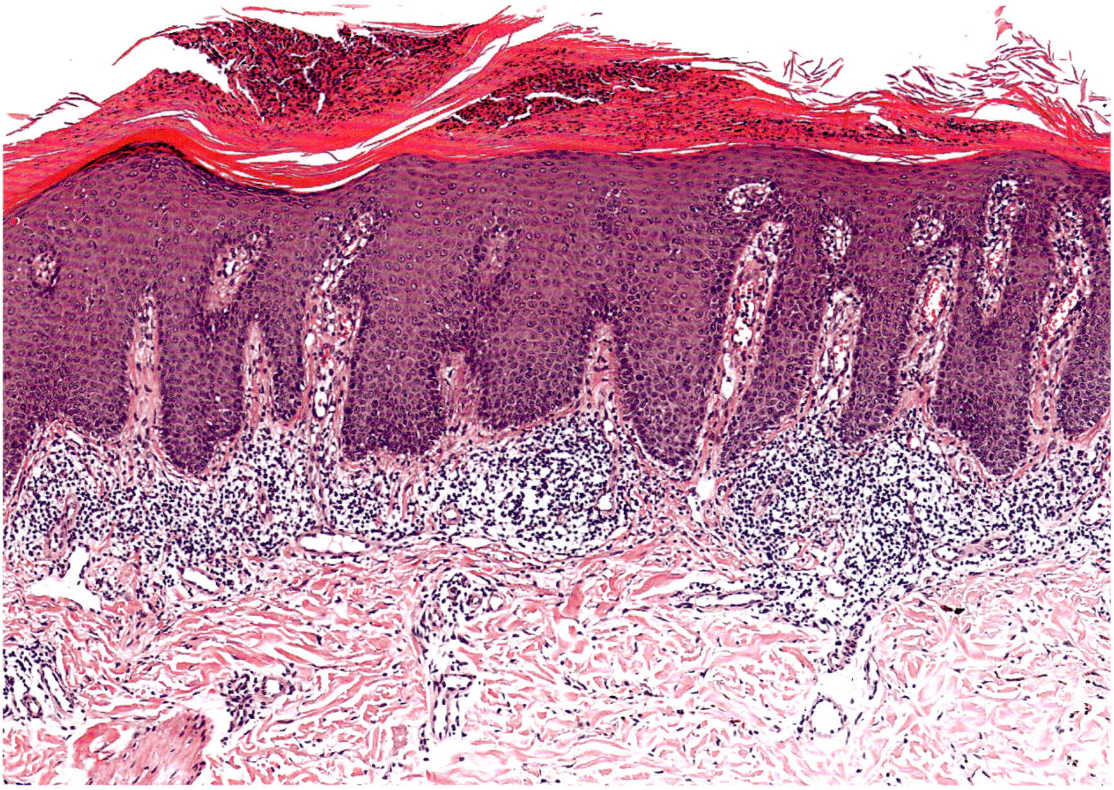

寻常性银屑病：表皮角化过度，角化不全，棘层呈杵状增生

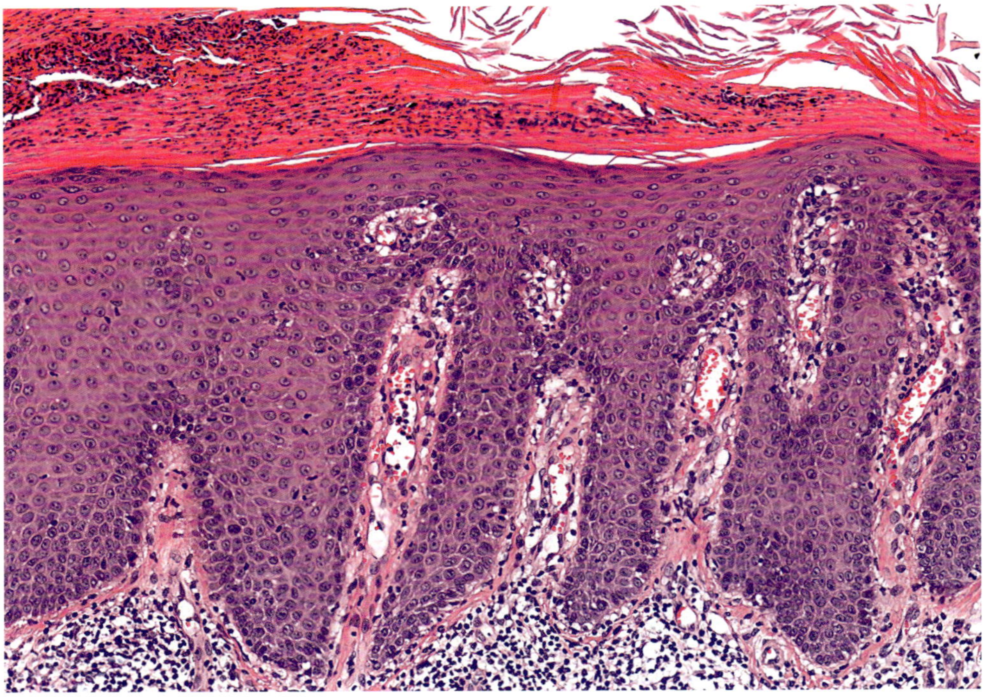

寻常性银屑病： 真皮乳头上延，毛细血管扩张，其上表皮变薄，颗粒层减少或消失，角质层内可见中性粒细胞小脓疡

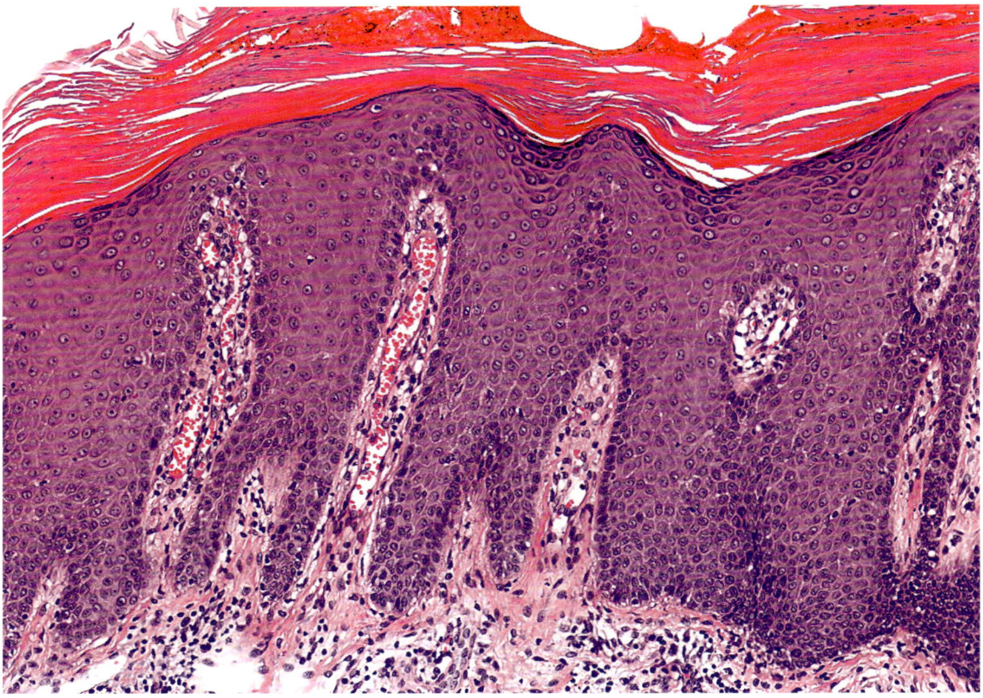

寻常性银屑病： 真皮乳头上延，毛细血管扩张，其上表皮变薄，颗粒层减少或消失

19. 脓疱性银屑病 Pustular psoriasis

- 在表皮上部可见中性粒细胞聚集形成脓疱
- 多位于角质层内或角质层下方
- 也可位于棘层内
- 其他表现类似寻常性银屑病
- 临床表现为多发的无菌性小脓疱
- 可融合为脓湖

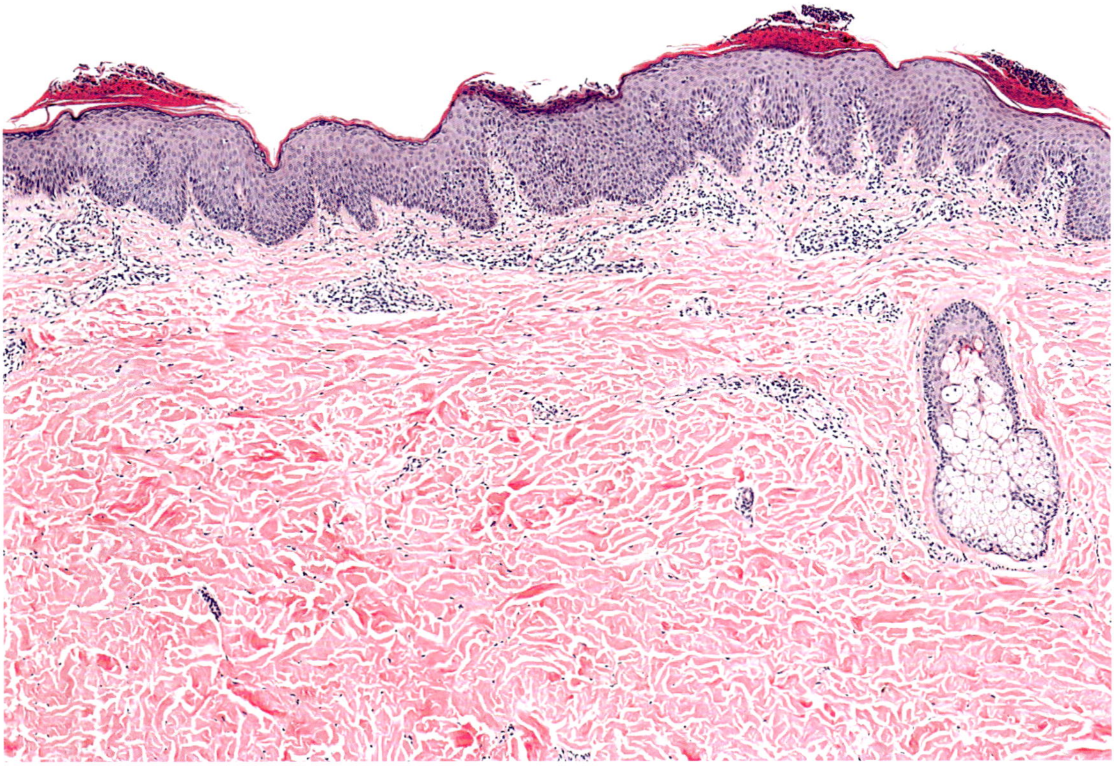

脓疱性银屑病： 表皮角化过度，角化不全，角质层内可见多个脓疱

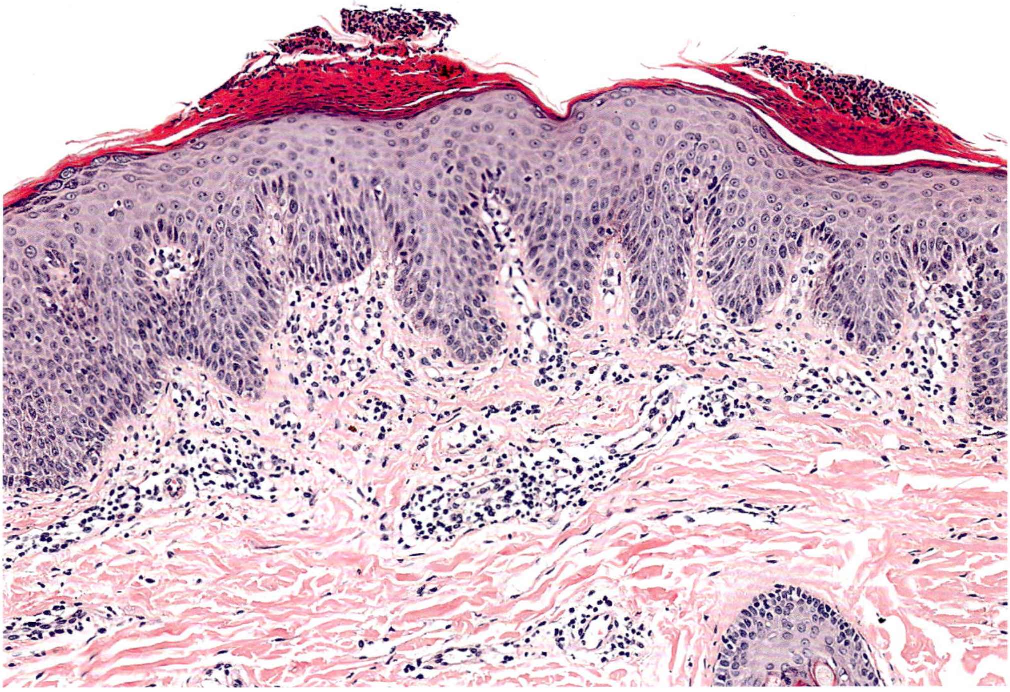

脓疱性银屑病：棘层肥厚，角质层内脓疱

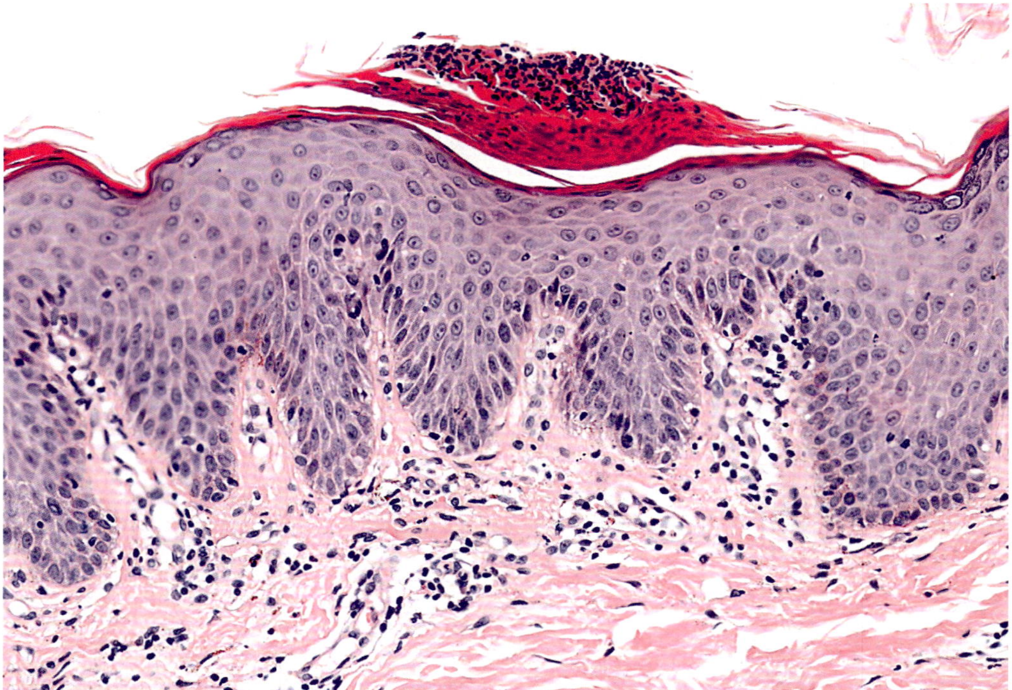

脓疱性银屑病：角质层内脓疱

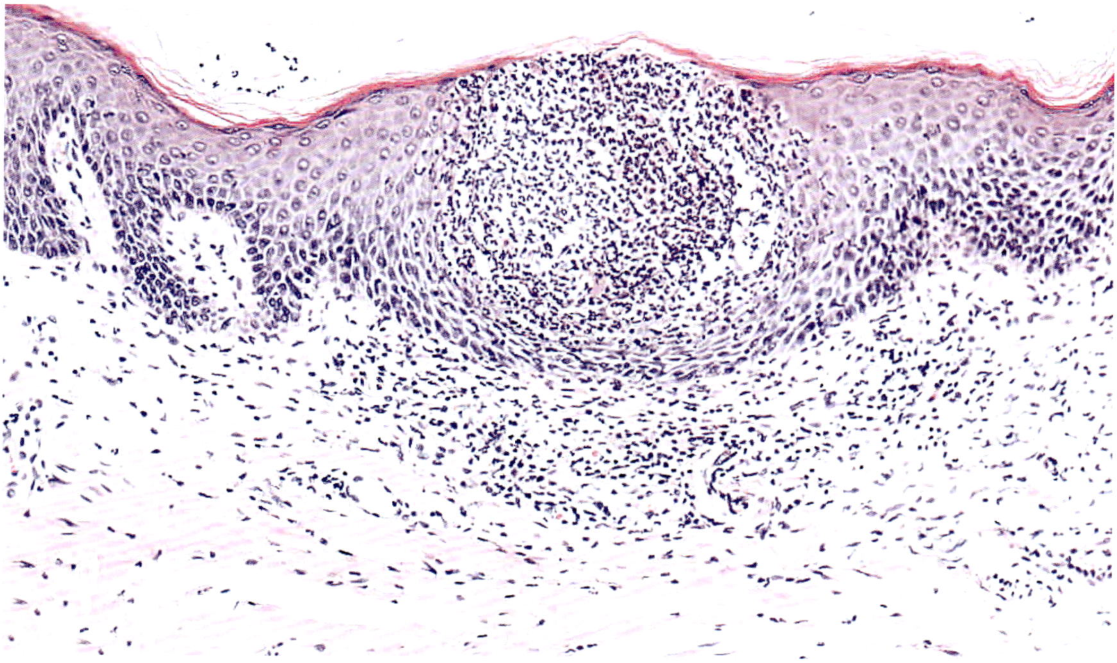

脓疱性银屑病： 棘层肥厚，角质层下方及棘层内脓疱

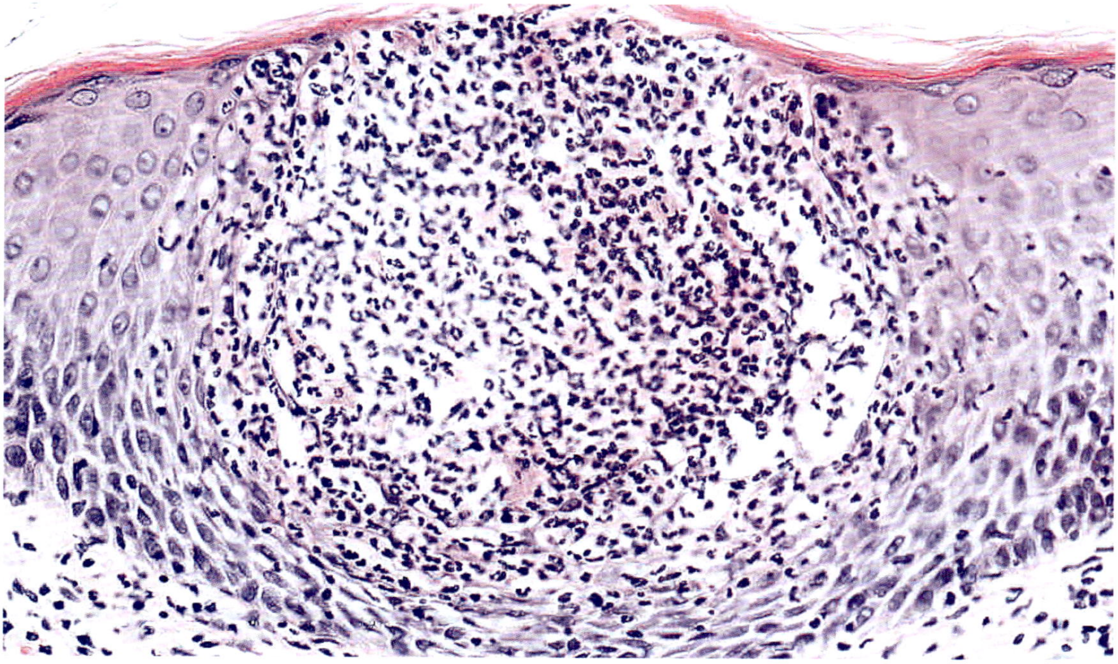

脓疱性银屑病： 角质层下方及棘层内脓疱，主要为中性粒细胞

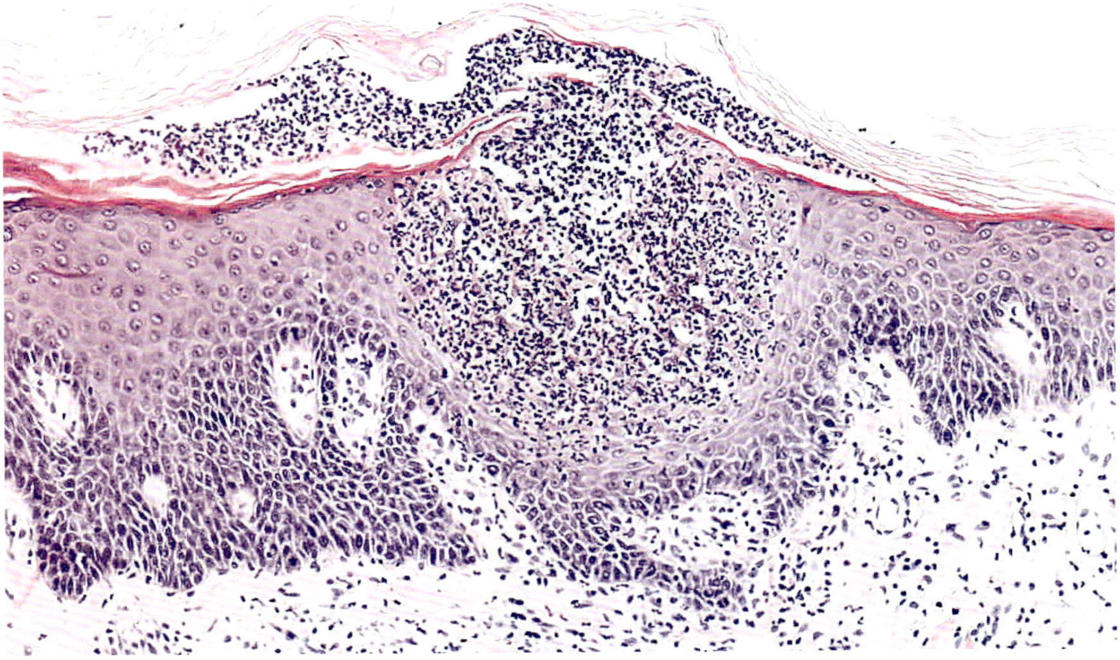

脓疱性银屑病： 角质层下方及棘层内脓疱，主要为中性粒细胞

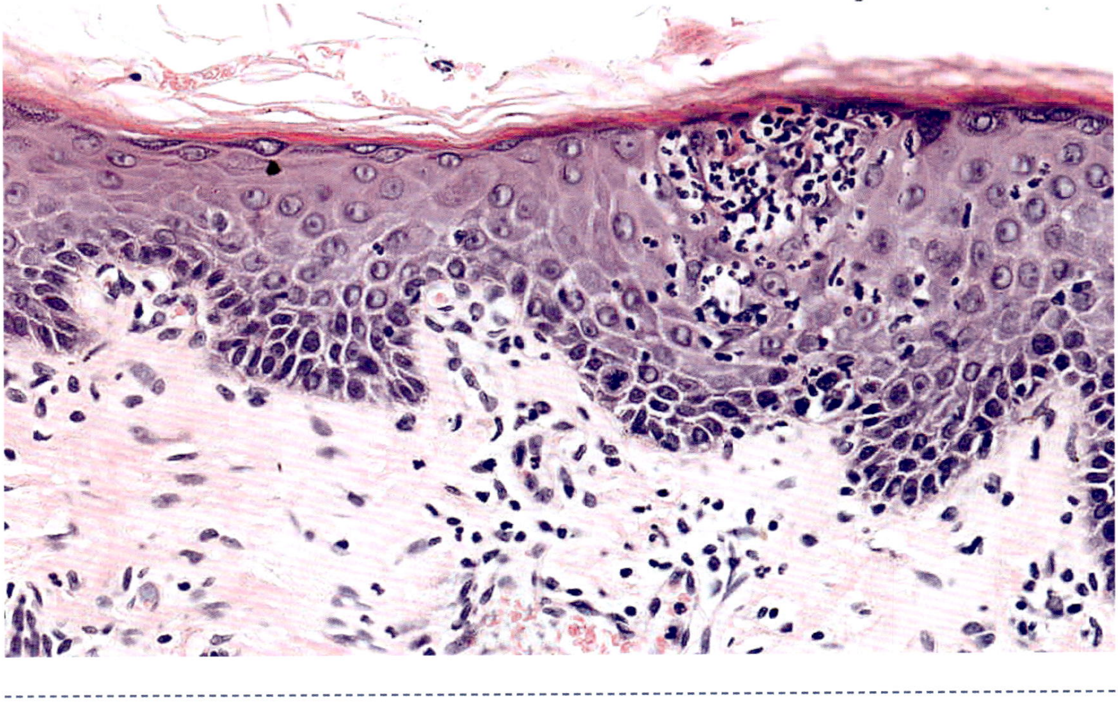

脓疱性银屑病： 早期棘层内脓疱

20. 角层下脓疱病
Subcorneal pustulosis

- 角质层下方脓疱
- 疱顶为角质层，疱底为颗粒层或棘层上部
- 疱内含有大量的中性粒细胞，偶见嗜酸性粒细胞
- 可见轻度海绵水肿
- 多见于中年女性
- 常发生于腋下、腹股沟和乳房下方等皱褶处
- 环状或多环状红斑基础上出现脓疱
- 多周期性发作

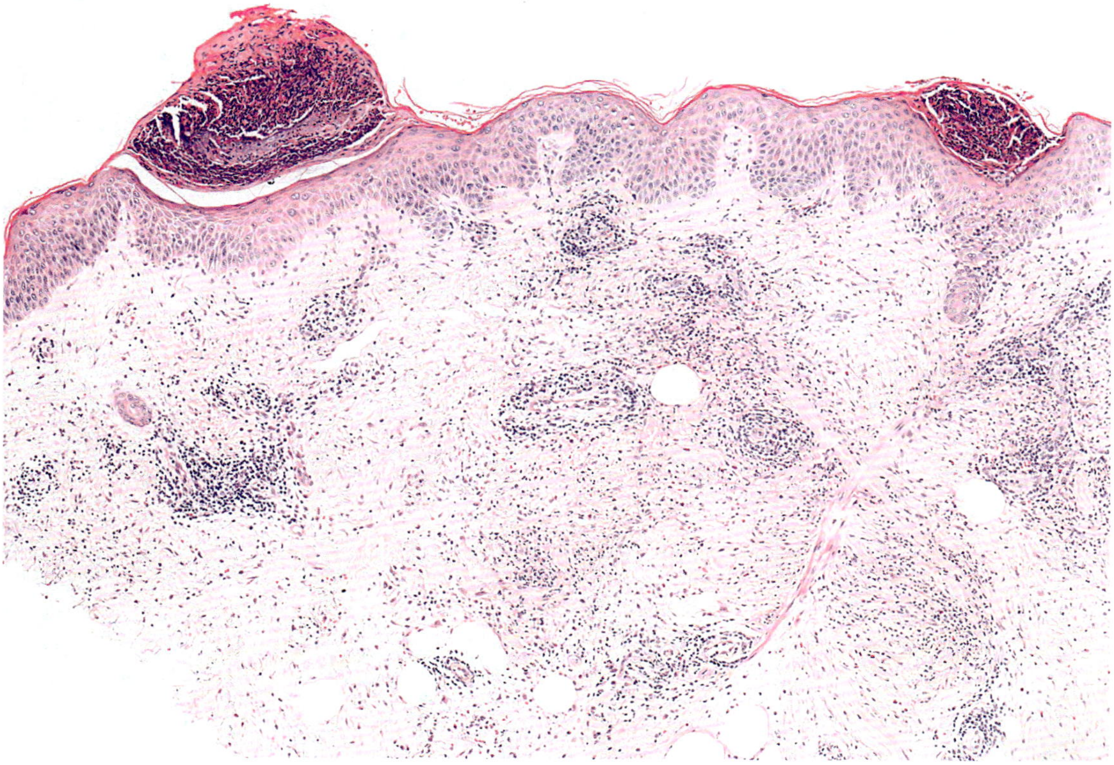

角层下脓疱病： 角质层多个脓疱

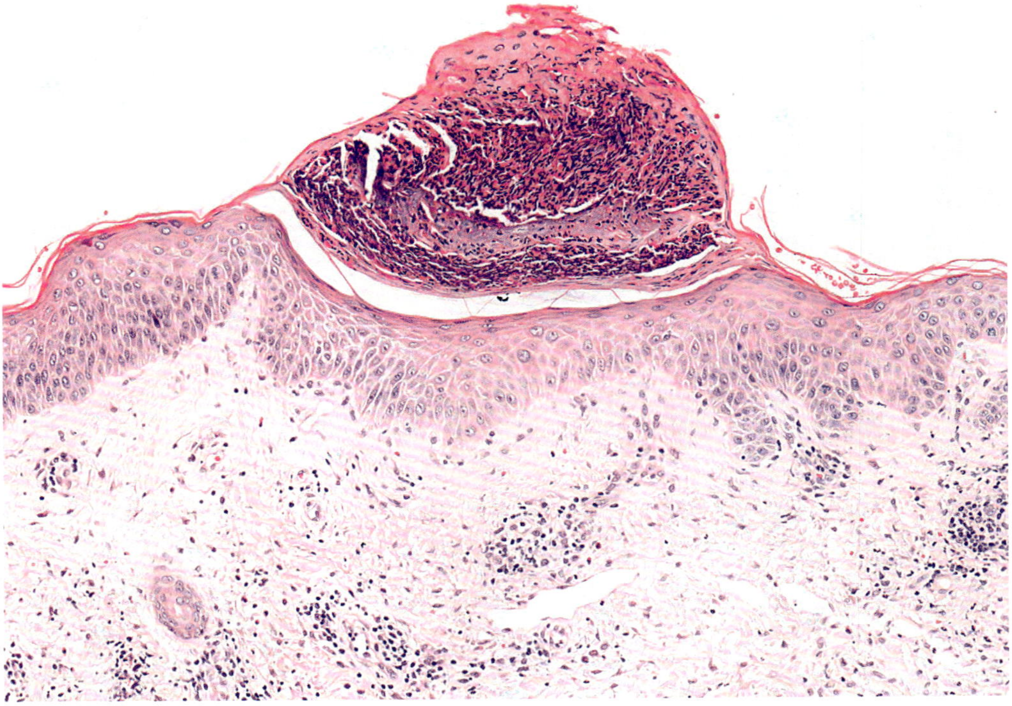

角层下脓疱病： 疱顶为角质层，疱底为颗粒层

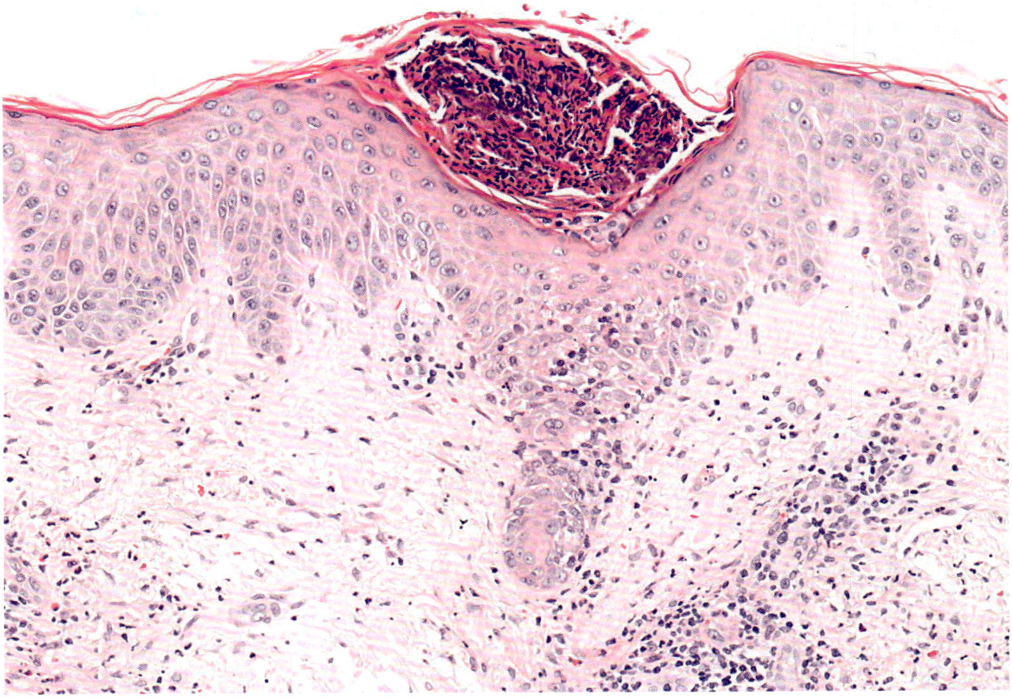

角层下脓疱病： 疱顶为角质层，疱底为颗粒层

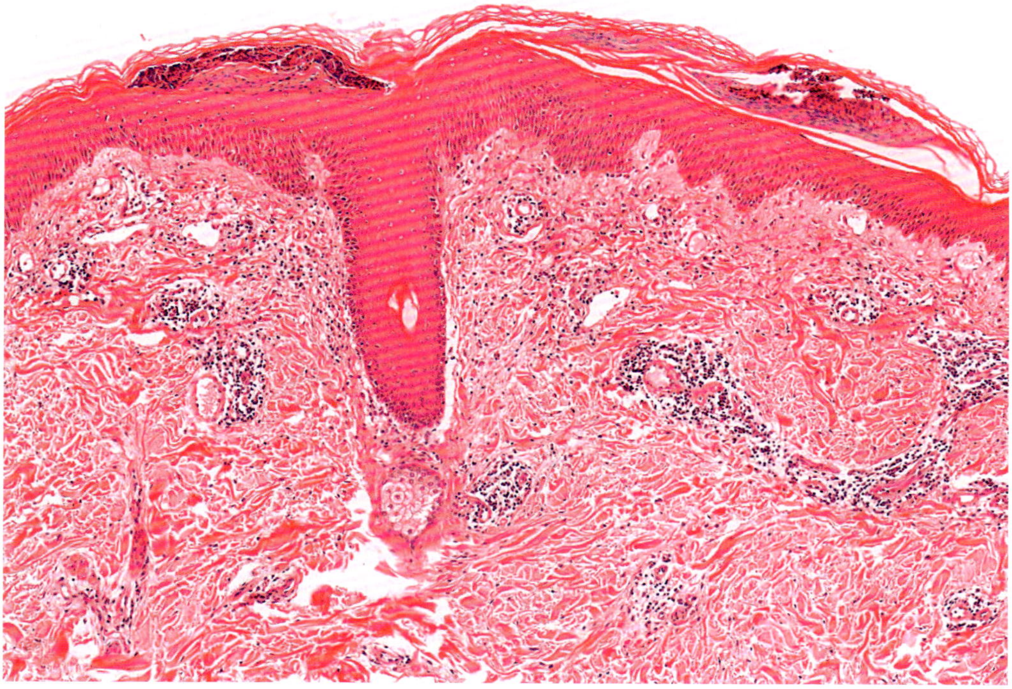

角层下脓疱病：表皮浅层多个脓疱

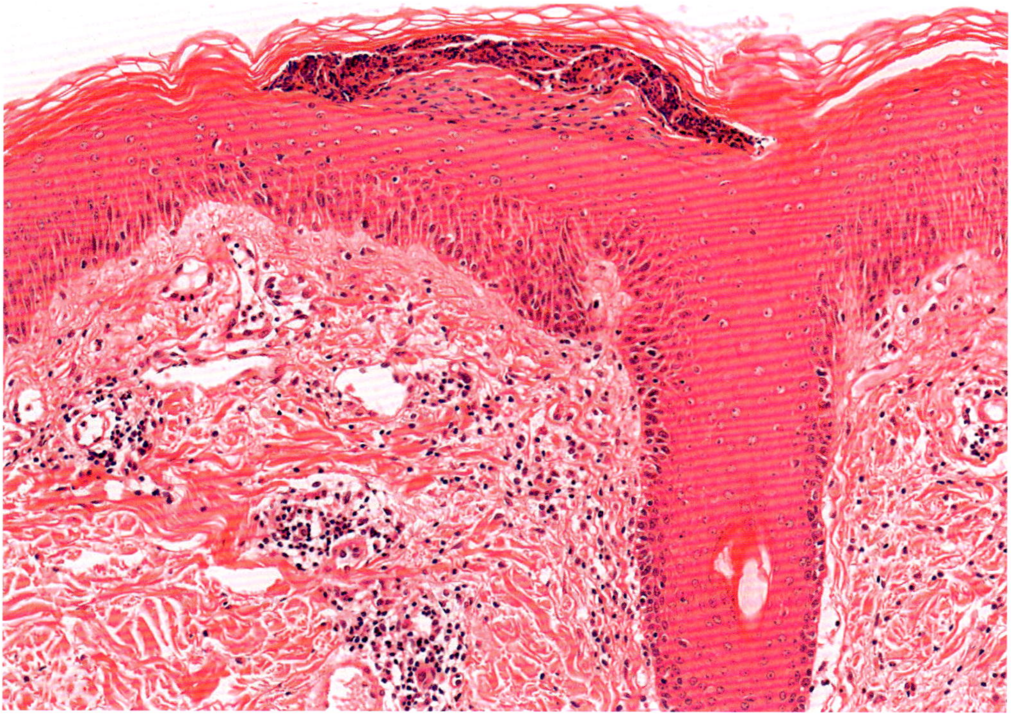

角层下脓疱病：疱顶为角质层，疱底为颗粒层

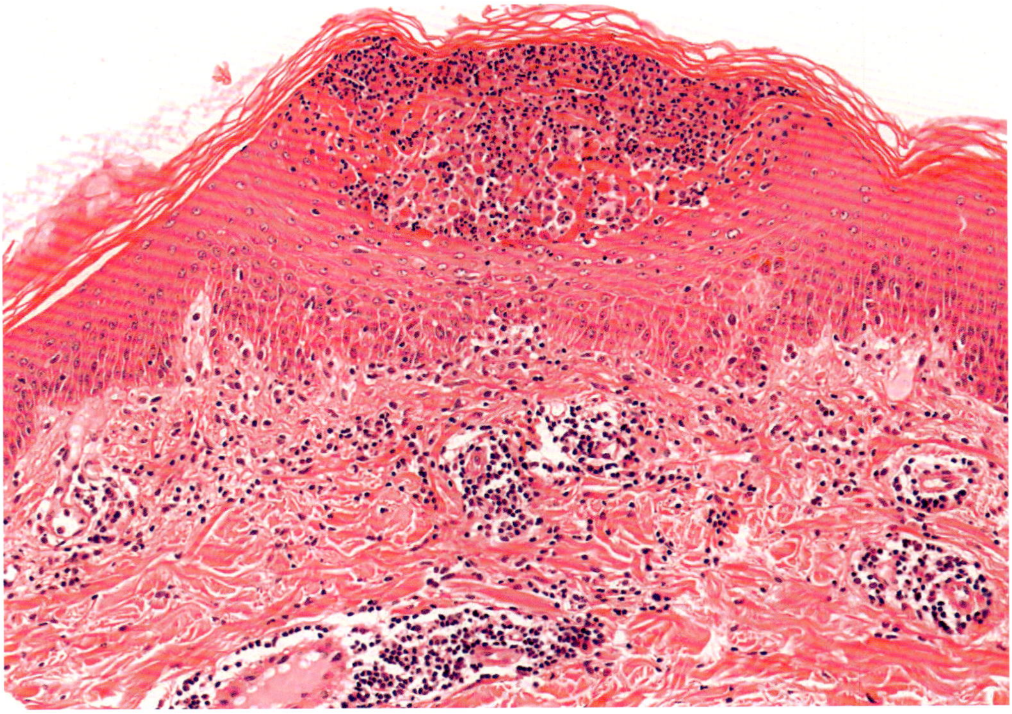

角层下脓疱病：表皮浅层脓疱，疱顶为角质层，疱底为棘层上部

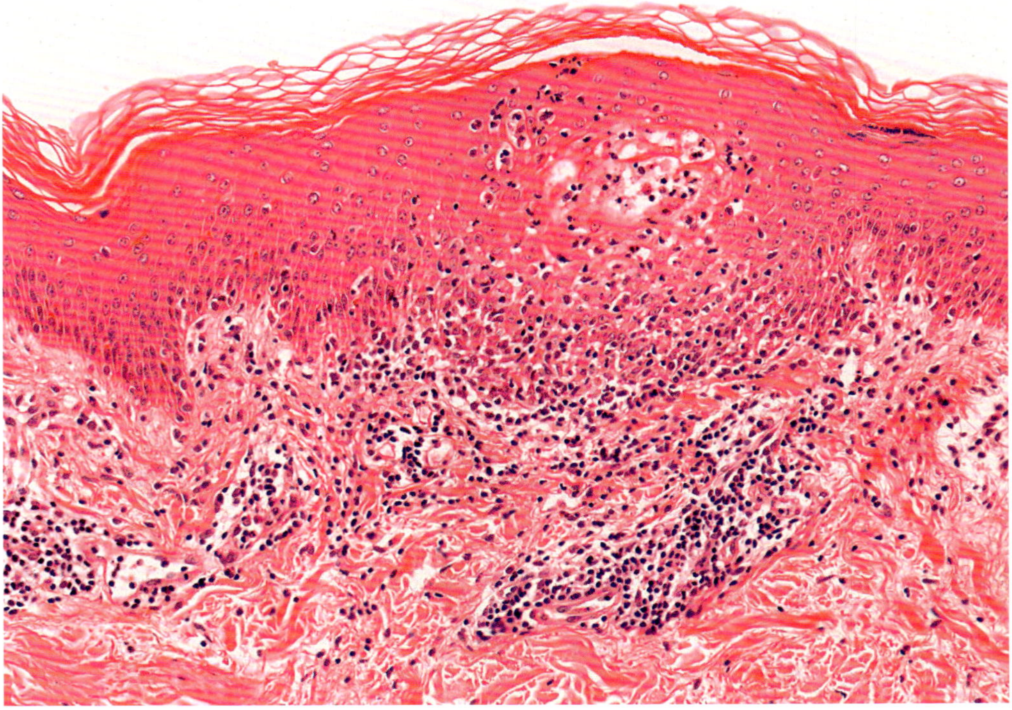

角层下脓疱病：早期皮损，脓疱在形成中，中性粒细胞及淋巴细胞向表皮内游移

21. 玫瑰糠疹
Pityriasis rosea

- 表皮轻度角化过度
- 灶状角化不全
- 表皮海绵水肿
- 有时表皮内可出现微水疱，水疱内有淋巴细胞浸润
- 可出现灶状基底细胞液化变性
- 真皮乳头常有出血表现
- 红细胞可侵入表皮
- 真皮浅层血管周围淋巴细胞浸润，可侵入表皮
- 好发于青壮年
- 发病前多有上呼吸道感染
- 好发于躯干
- 表现为多发的斑片，呈黄红色或淡红色
- 表面有鳞屑，多沿皮纹分布

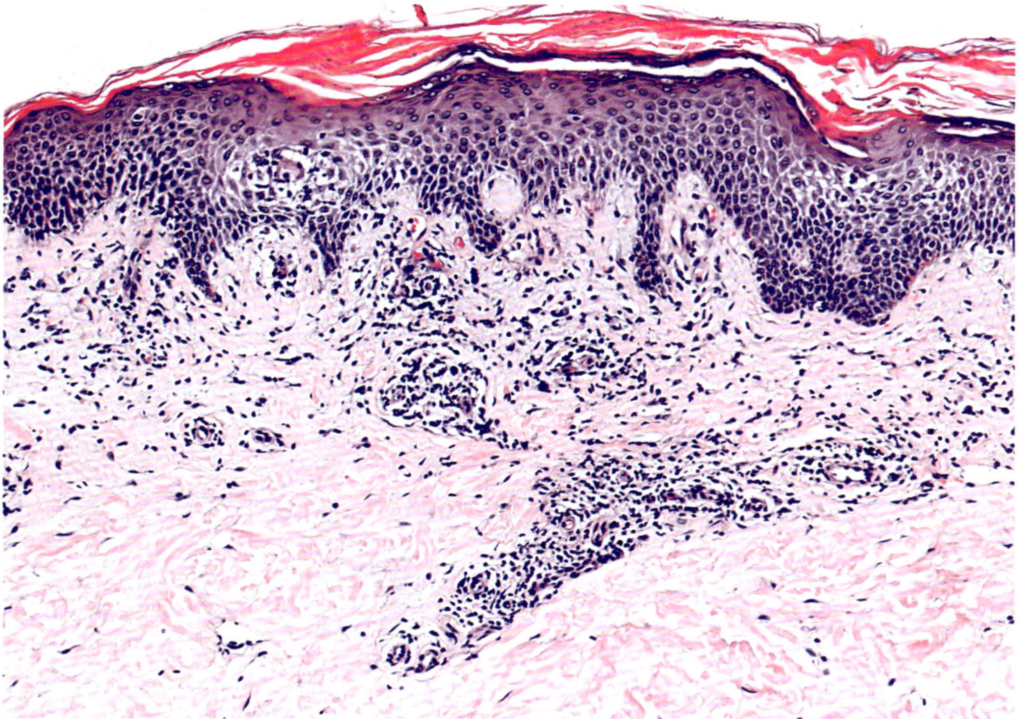

玫瑰糠疹： 表皮灶状角化不全，海绵水肿；真皮浅层血管周围淋巴细胞浸润并侵入表皮

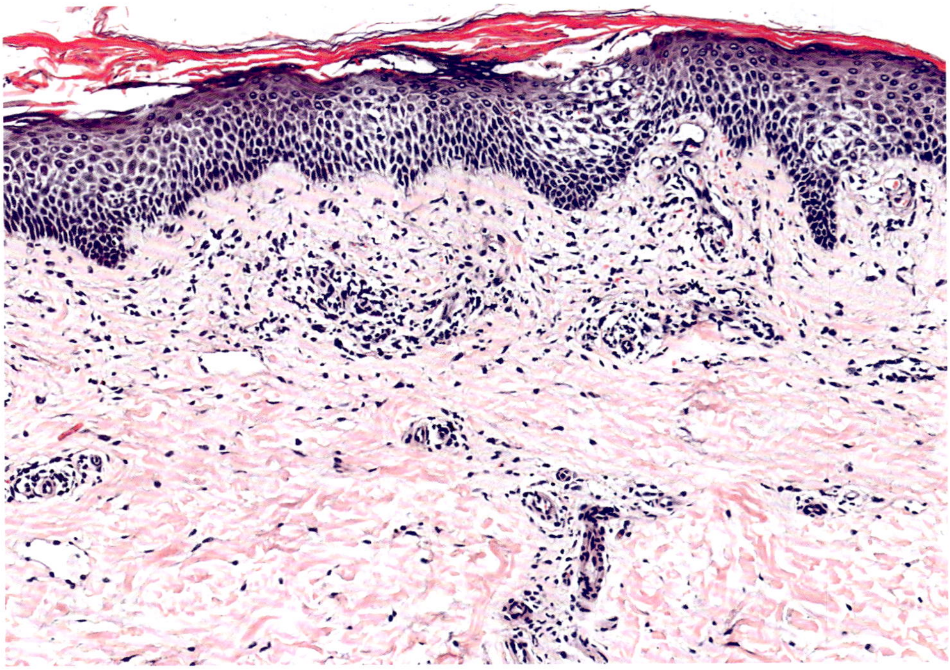

玫瑰糠疹： 表皮灶状角化不全，海绵水肿；真皮乳头出血，真皮浅层血管周围淋巴细胞浸润

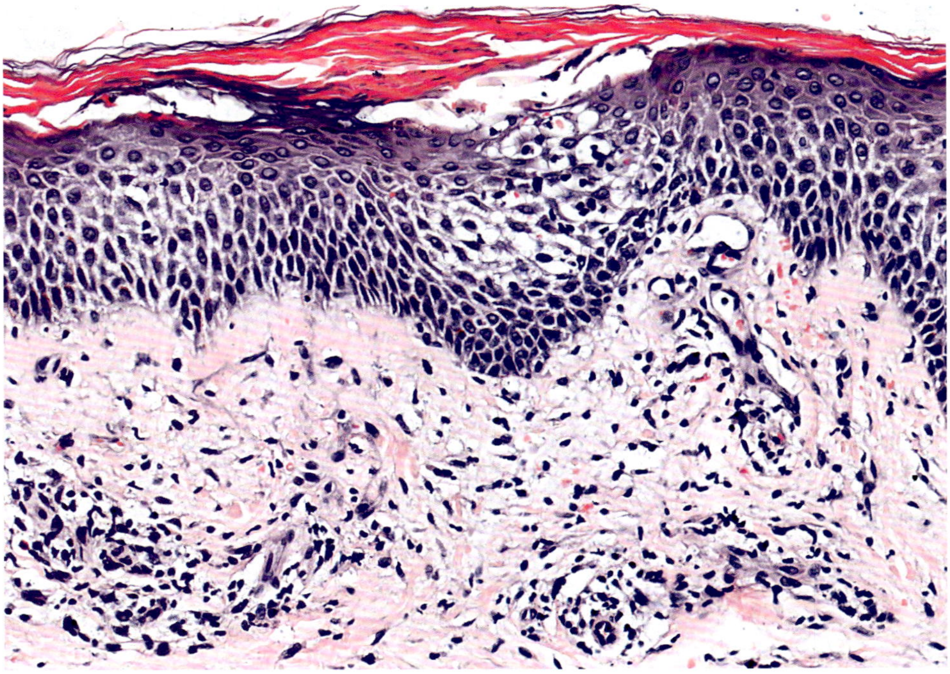

玫瑰糠疹： 表皮灶状角化不全，海绵水肿；真皮乳头出血，红细胞侵入表皮，真皮浅层血管周围淋巴细胞浸润并侵入表皮

22. 毛发红糠疹
Pityriasis rubra pilaris

- 角化过度，常伴有角化不全
- 垂直及水平方向角化不全与角化过度交替出现，呈棋盘状，是特征性病理改变
- 常有毛囊角栓
- 颗粒层肥厚
- 表皮呈银屑病样增生
- 偶见海绵水肿
- 表皮内可有淋巴细胞侵入
- 可有基底细胞液化变性
- 真皮浅层血管周围淋巴细胞为主的炎症细胞浸润
- 好发于成人
- 临床表现为毛囊性角化丘疹，上有鳞屑，基底红
- 可融合成斑片
- 常伴有掌跖角化

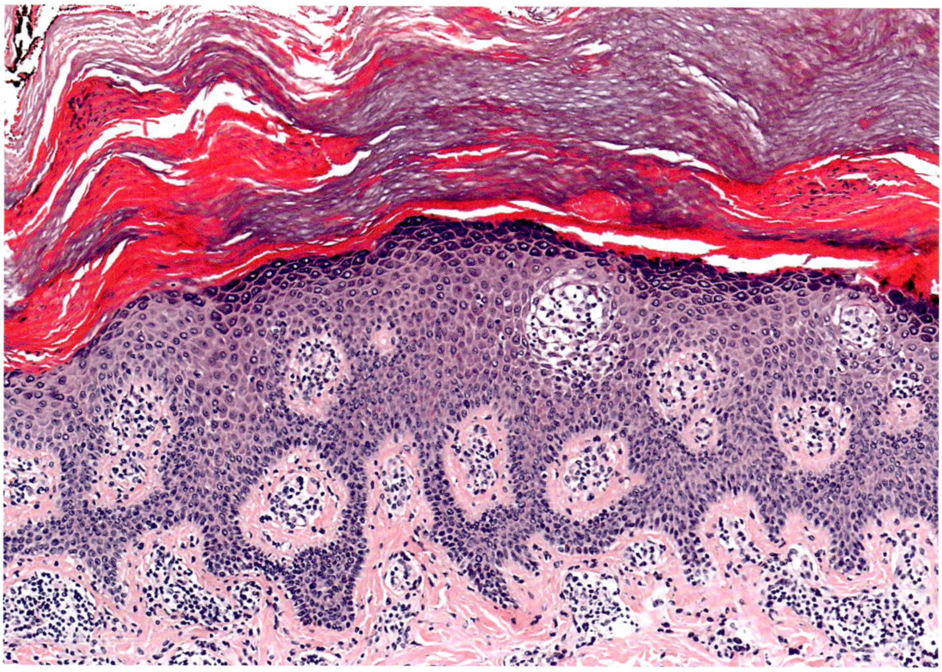

毛发红糠疹：角化过度，角化不全，颗粒层肥厚，表皮呈银屑病样增生，可见海绵水肿，真皮浅层血管周围炎症细胞浸润

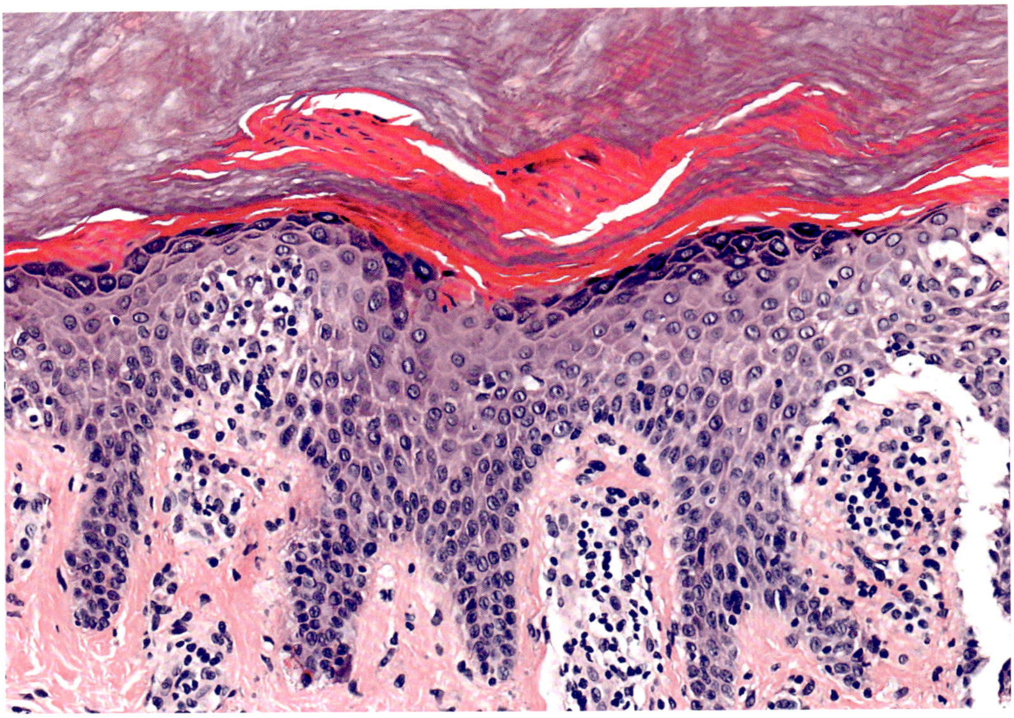

毛发红糠疹：角化过度，角化不全，颗粒层肥厚，表皮内可见淋巴细胞侵入

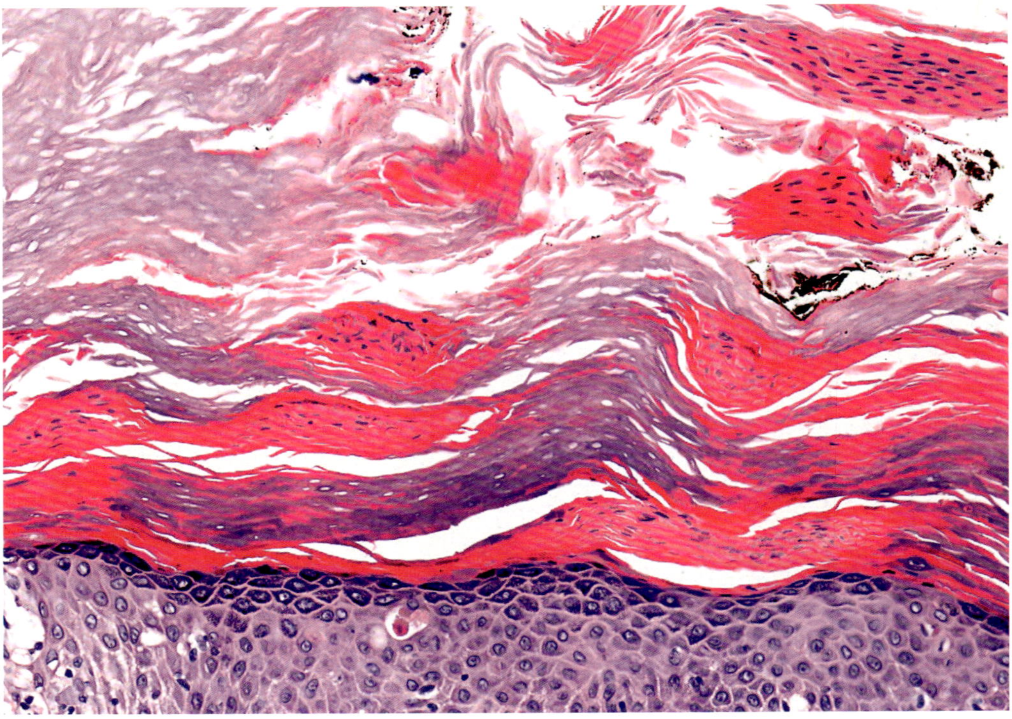

毛发红糠疹：垂直及水平方向角化不全与角化过度交替出现

23. 急性痘疮样苔藓样糠疹
Pityriasis lichenoides et varioliformis acuta

- 灶状角化不全，常伴有中性粒细胞
- 角质层可出现渗出、浆痂
- 表皮海绵水肿，常出现坏死角质形成细胞
- 基底细胞可出现液化变性
- 真皮乳头及表皮内常出现血管外红细胞
- 真皮浅层水肿，血管扩张
- 真皮中上部血管周围中等密度淋巴细胞为主的炎症细胞浸润，多侵入表皮
- 起病急，好发于青年人
- 临床表现为红色的丘疹或斑丘疹
- 丘疹中央可出现水疱、坏死、结痂
- 好发于四肢屈侧及躯干

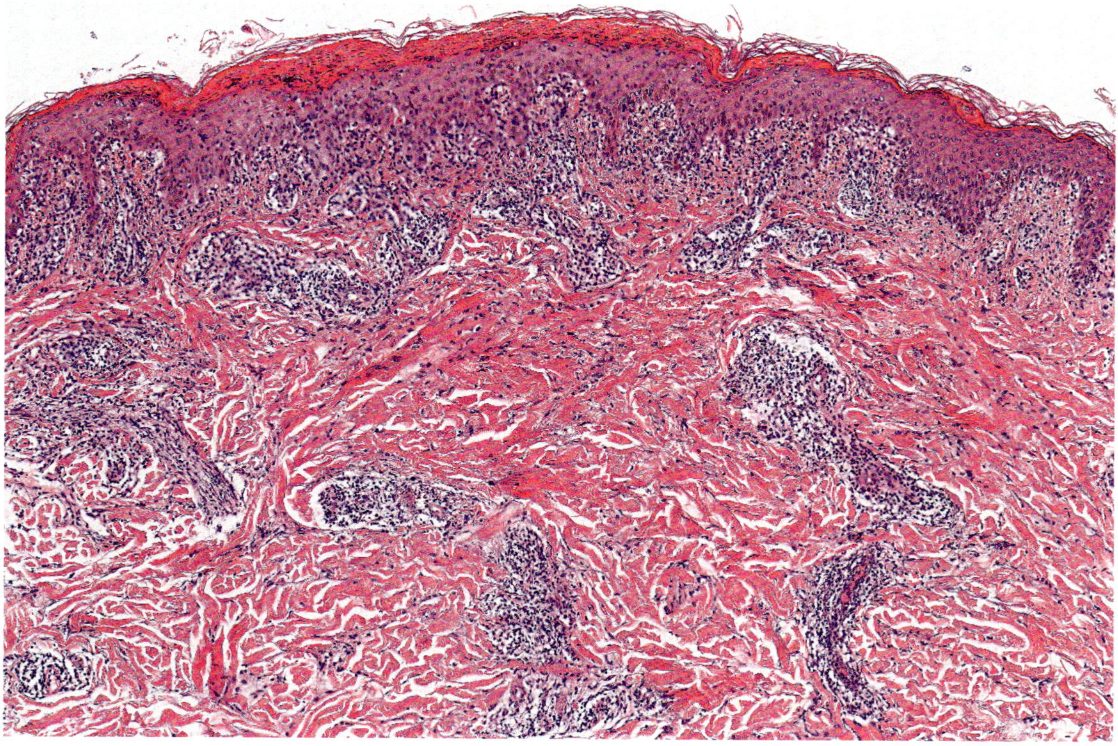

急性痘疮样苔藓样糠疹：真皮中上部血管周围中等密度淋巴细胞为主的炎症细胞浸润

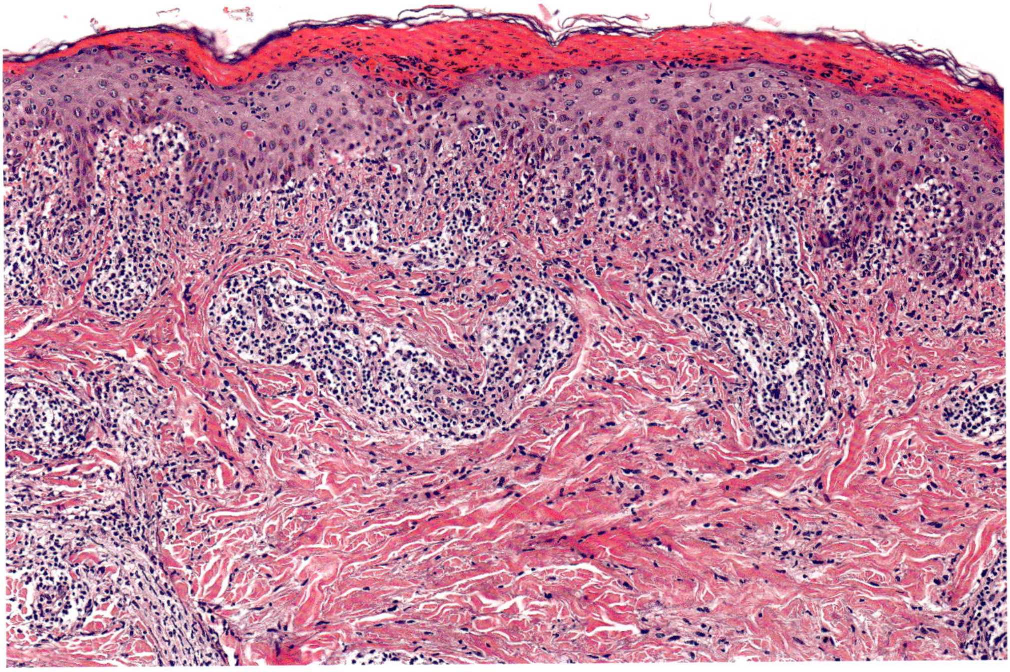

急性痘疮样苔藓样糠疹：表皮角化不全，真皮中上部血管周围中等密度淋巴细胞为主的炎症细胞浸润，并侵入表皮

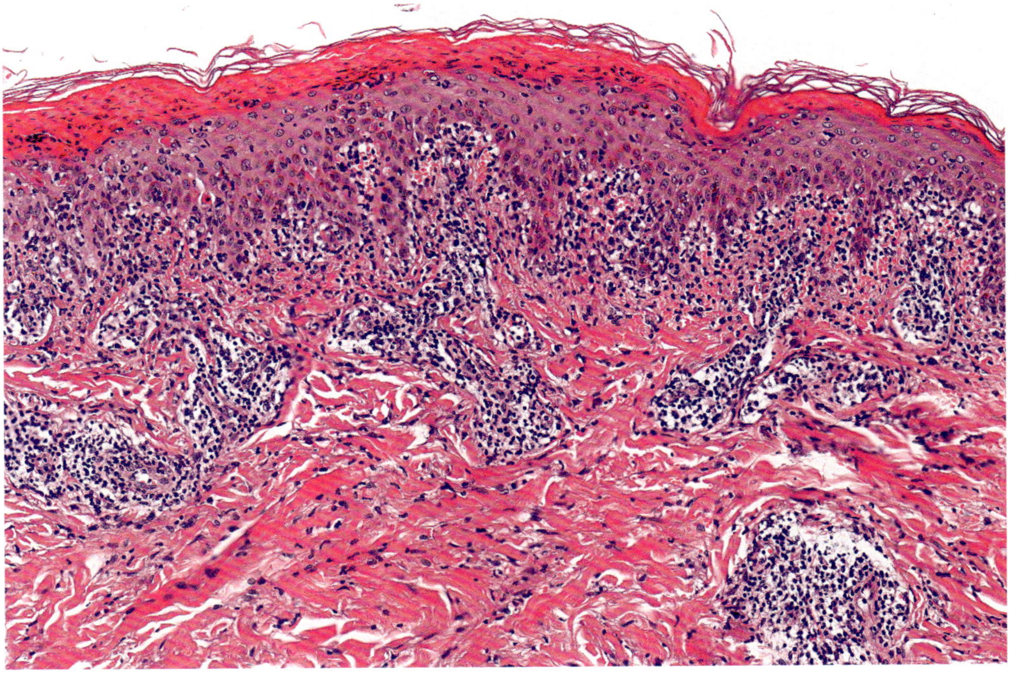

急性痘疮样苔藓样糠疹：表皮角化不全，内有中性粒细胞，可见坏死角质形成细胞，基底细胞液化变性

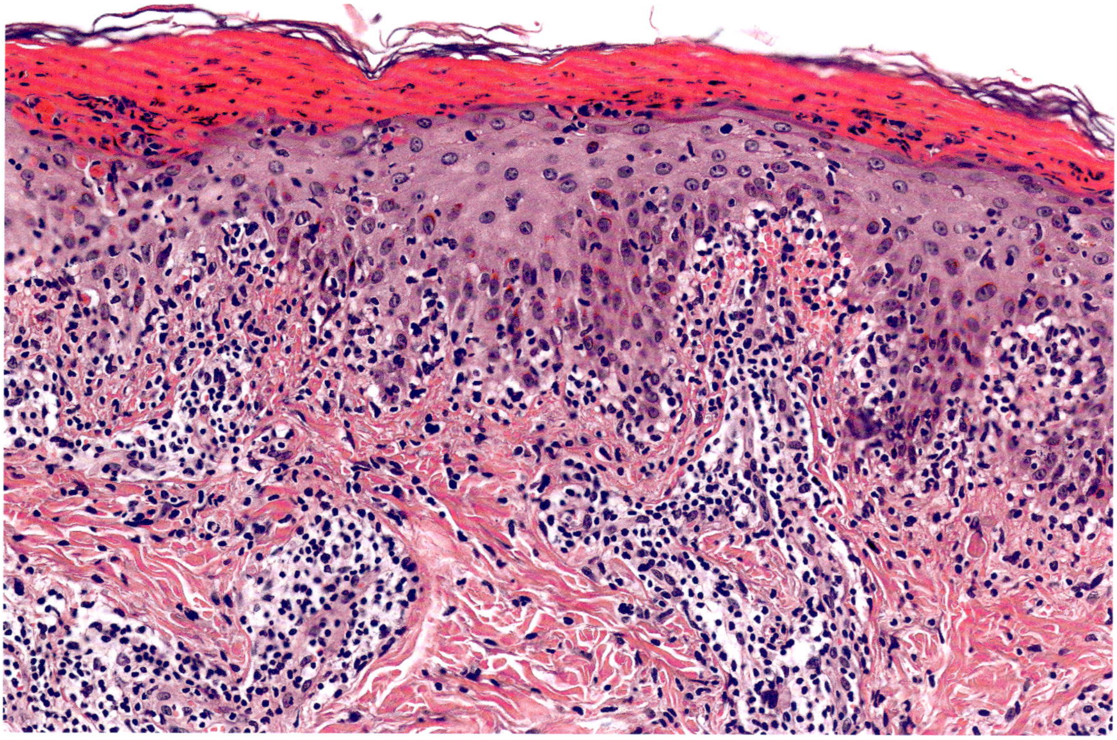

急性痘疮样苔藓样糠疹：表皮角化不全，内有中性粒细胞，可见坏死角质形成细胞，基底细胞液化变性，真皮乳头及表皮内可见血管外红细胞

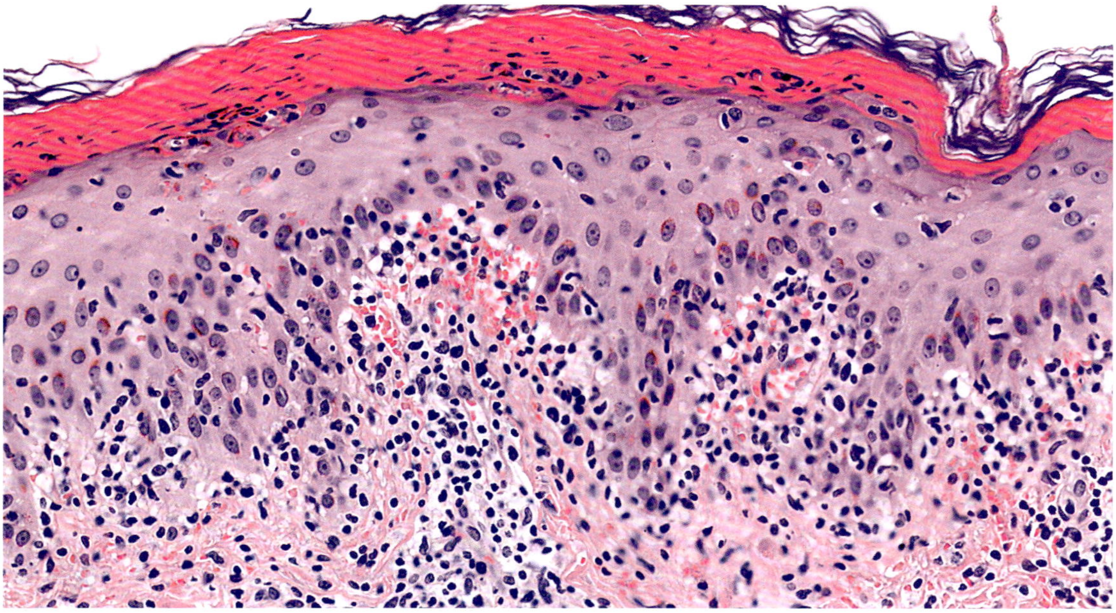

急性痘疮样苔藓样糠疹：表皮角化不全，内有中性粒细胞，表皮内可见淋巴细胞侵入，真皮乳头及表皮内可见血管外红细胞

24. 慢性苔藓样糠疹
Pityriasis lichenoides chronica

- 又称为慢性点滴状副银屑病
- 表皮轻度角化过度
- 灶状角化不全
- 表皮内可见淋巴样细胞侵入
- 有时可出现基底细胞液化变性
- 真皮中上部不同程度的淋巴细胞为主的炎症细胞浸润
- 临床上表现为棕红色丘疹或斑片
- 表面有鳞屑
- 有轻度苔藓样改变
- 好发于躯干、四肢
- 一般无自觉症状

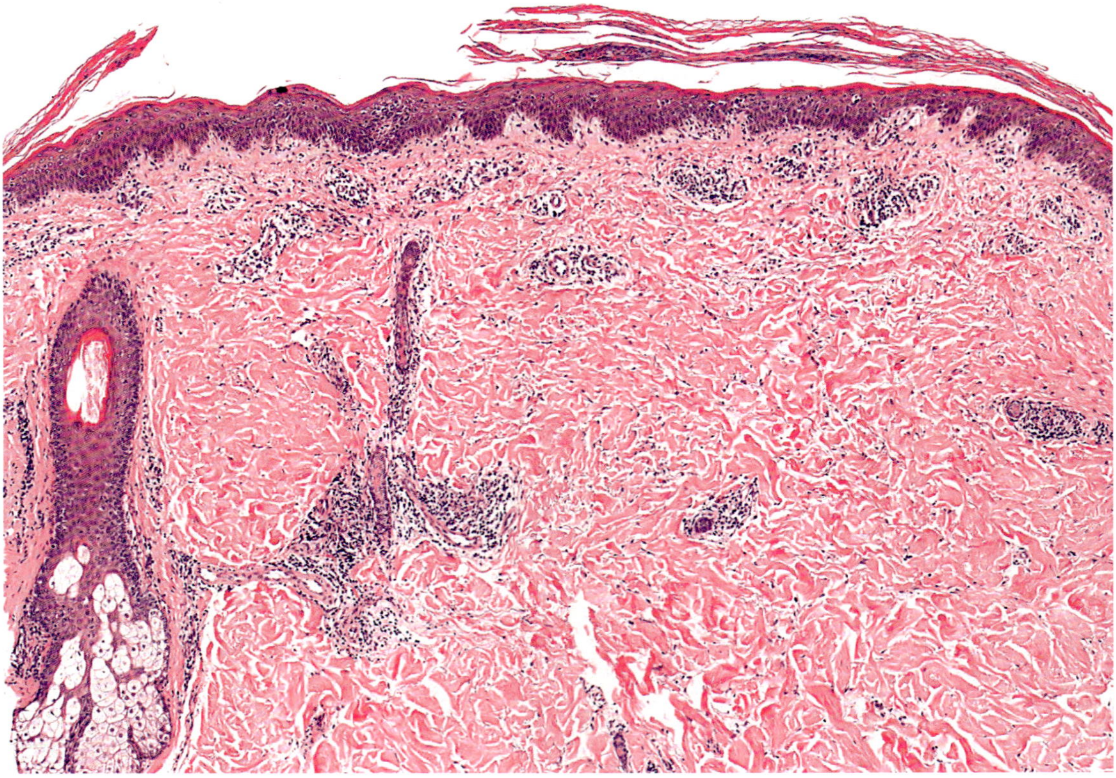

慢性苔藓样糠疹：表皮角化过度，角化不全，真皮上部血管周围淋巴细胞浸润

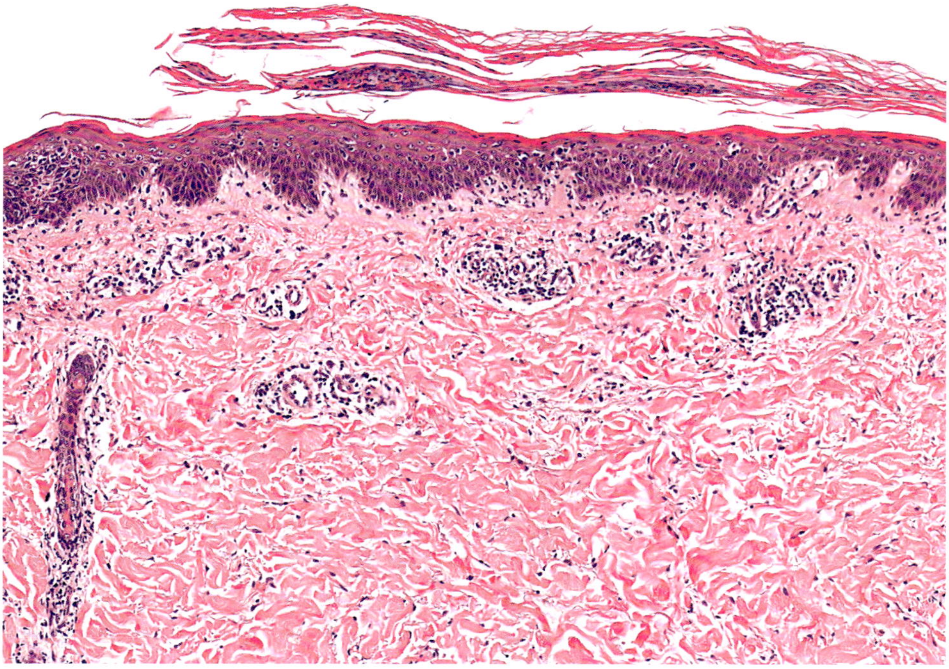

慢性苔藓样糠疹：表皮角化过度，角化不全，淋巴细胞侵入表皮，真皮上部血管周围淋巴细胞浸润

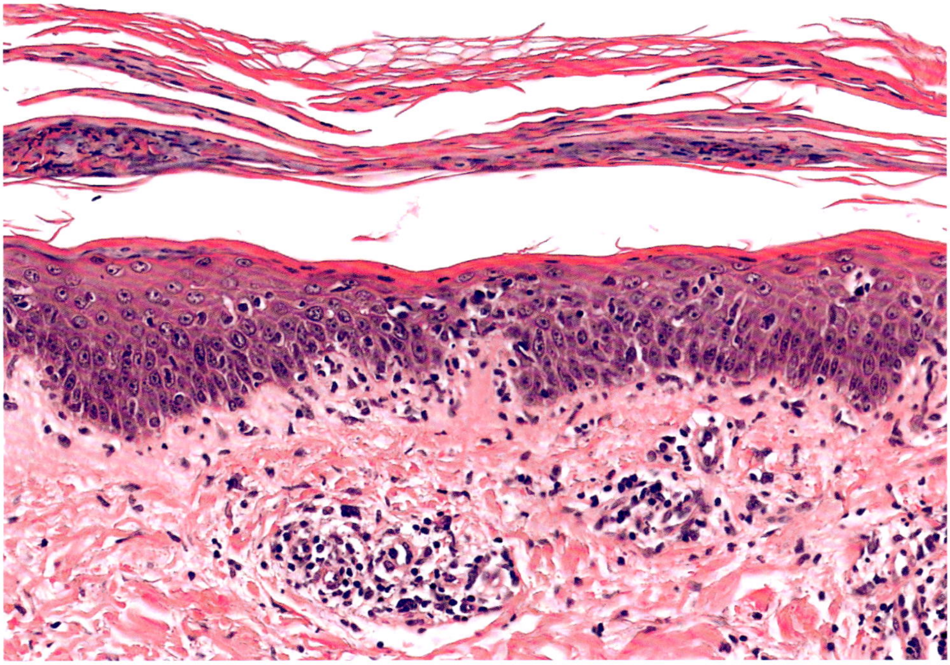

慢性苔藓样糠疹：表皮角化过度，角化不全，淋巴细胞侵入表皮，真皮上部血管周围淋巴细胞浸润

25. 离心性环状红斑
Erythema annulare centrifugum

- 表皮可出现灶状角化不全及轻度海绵水肿
- 真皮浅层血管周围轻度至中度淋巴细胞浸润
- 淋巴细胞在血管周围呈袖套状浸润
- 临床表现为环状或多环状红斑
- 离心性向周围扩大
- 边缘可有轻度隆起，中央可有少许鳞屑
- 好发于躯干
- 一般无自觉症状

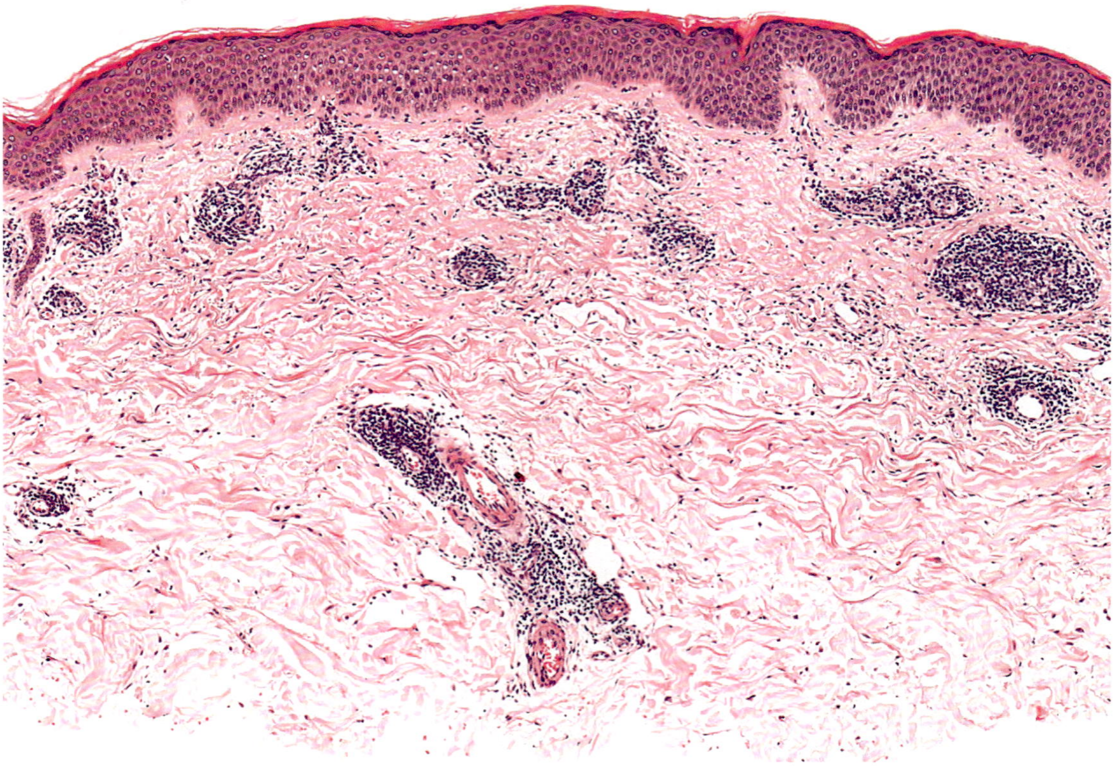

离心性环状红斑：表皮轻度海绵水肿，血管周围淋巴细胞浸润

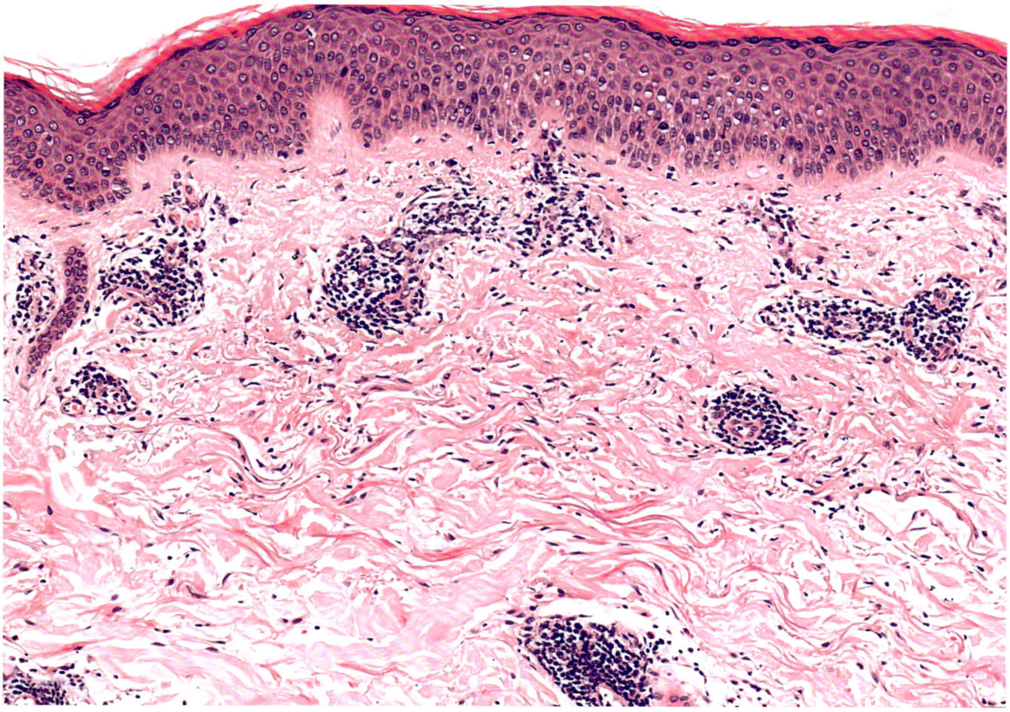

离心性环状红斑：表皮轻度海绵水肿，淋巴细胞在血管周围呈袖套状浸润

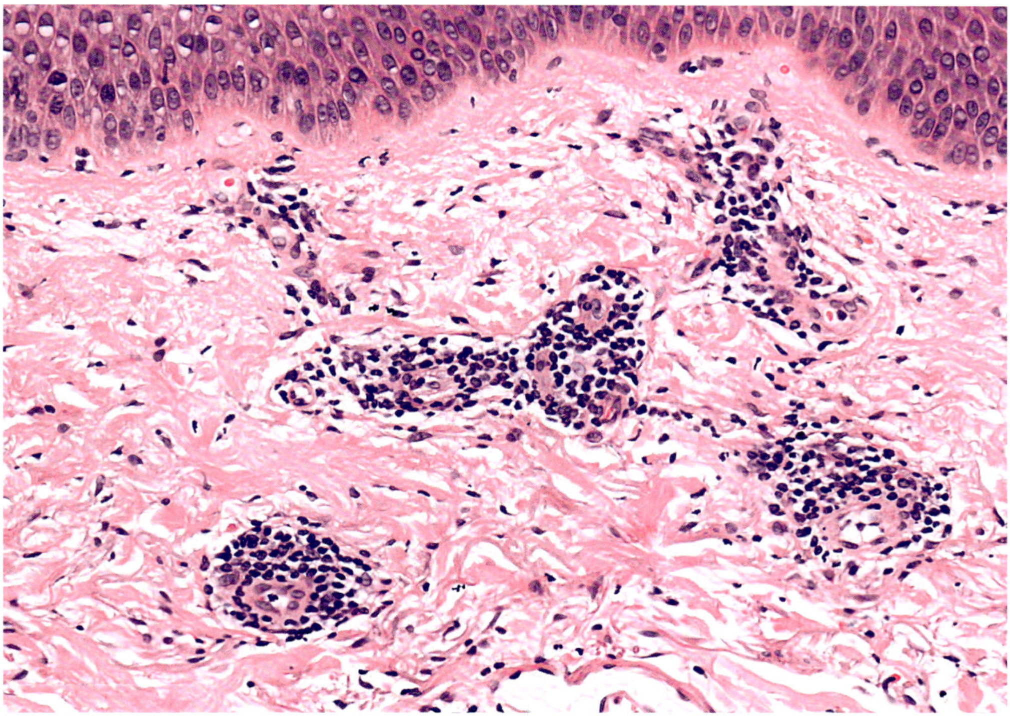

离心性环状红斑：淋巴细胞在血管周围呈袖套状浸润

26. 多形红斑
Erythema multiforme

- 表皮内可见坏死的角质形成细胞
- 表皮内水肿，严重时可有水疱形成
- 基底细胞液化变性
- 可出现表皮下水疱
- 真皮浅层水肿
- 真皮浅层血管周围炎症细胞浸润，以淋巴细胞为主，可见嗜酸性粒细胞
- 皮疹一般具有多形性
- 可出现红斑、丘疹、水疱
- 部分皮疹有靶样外观
- 以四肢远端多见
- 重者可泛发全身，可伴有全身症状

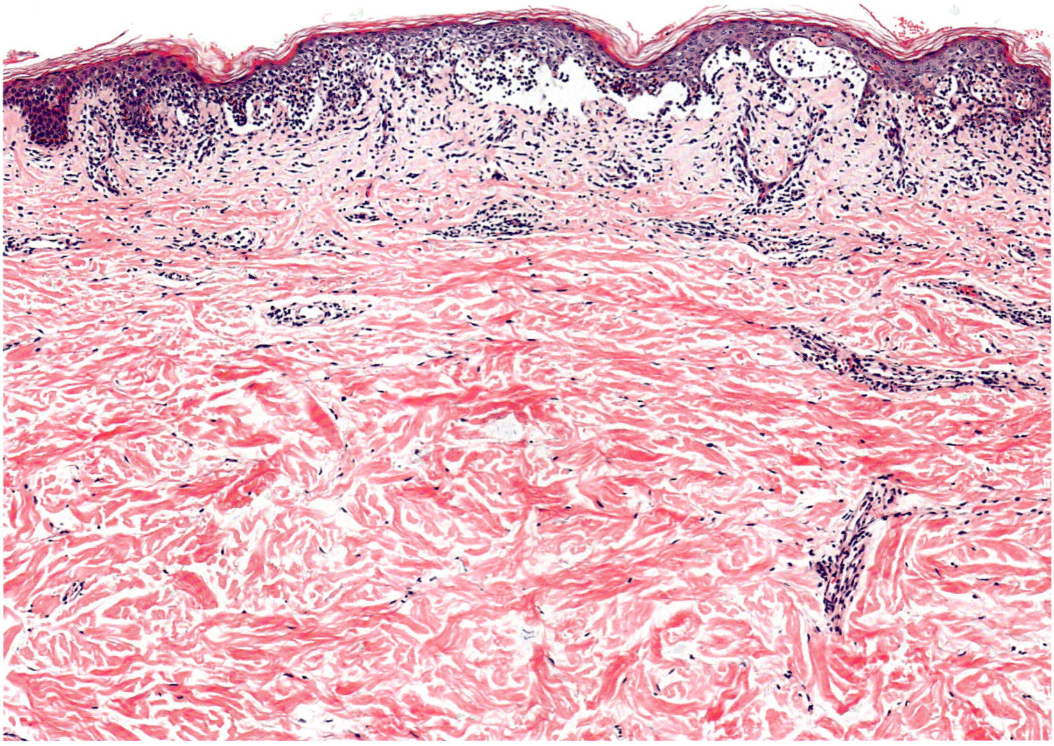

多形红斑（重症型）：表皮内水肿及水疱形成，基底细胞液化变性，出现表皮下水疱，表皮内可见坏死的角质形成细胞

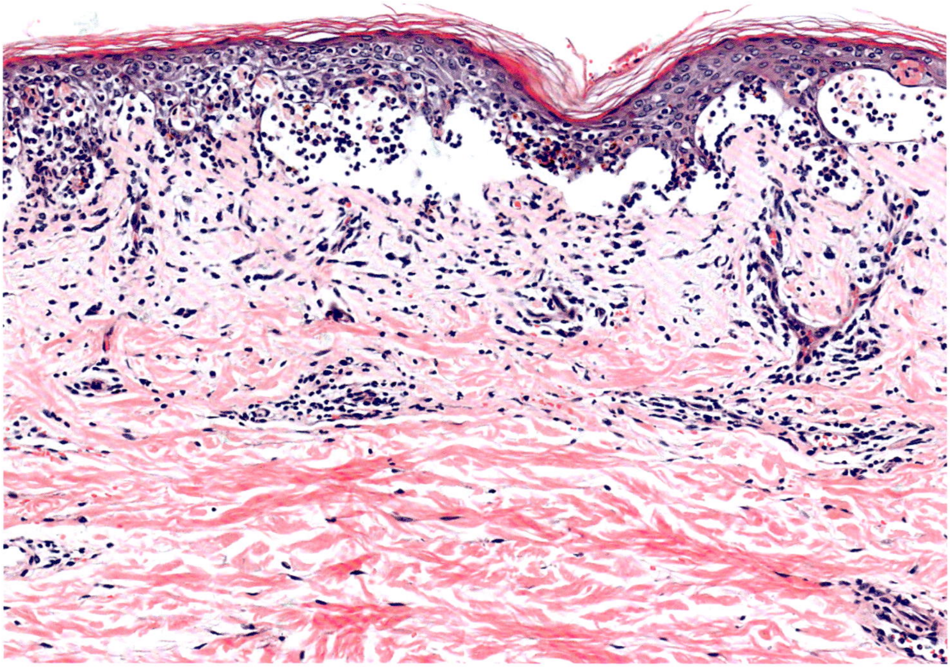

多形红斑（重症型）： 表皮内水肿及水疱形成，基底细胞液化变性，出现表皮下水疱，表皮内可见坏死的角质形成细胞

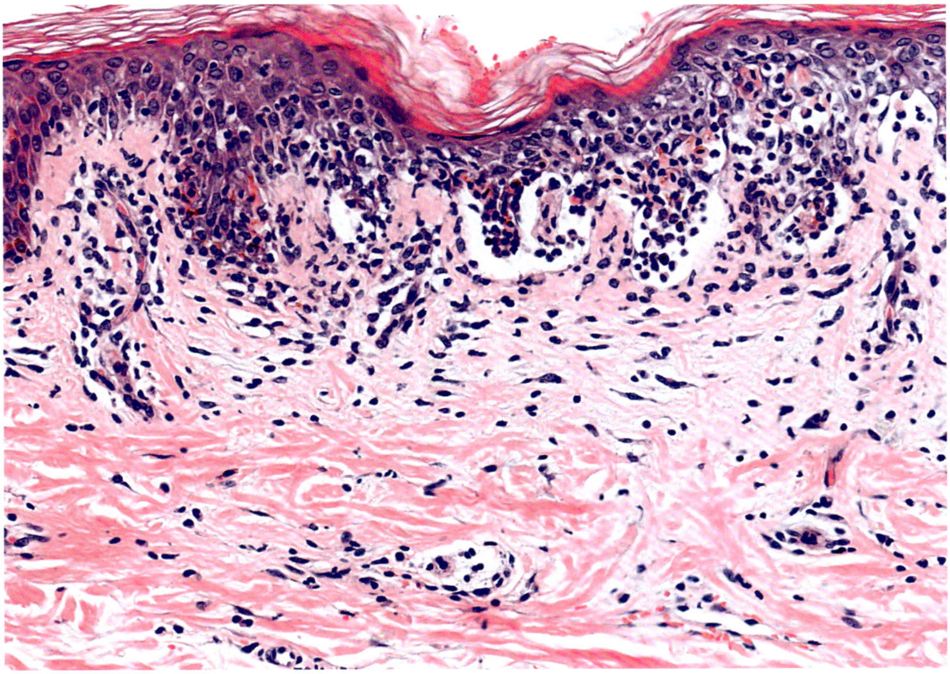

多形红斑（重症型）： 基底细胞液化变性，出现表皮下水疱，表皮内可见坏死的角质形成细胞

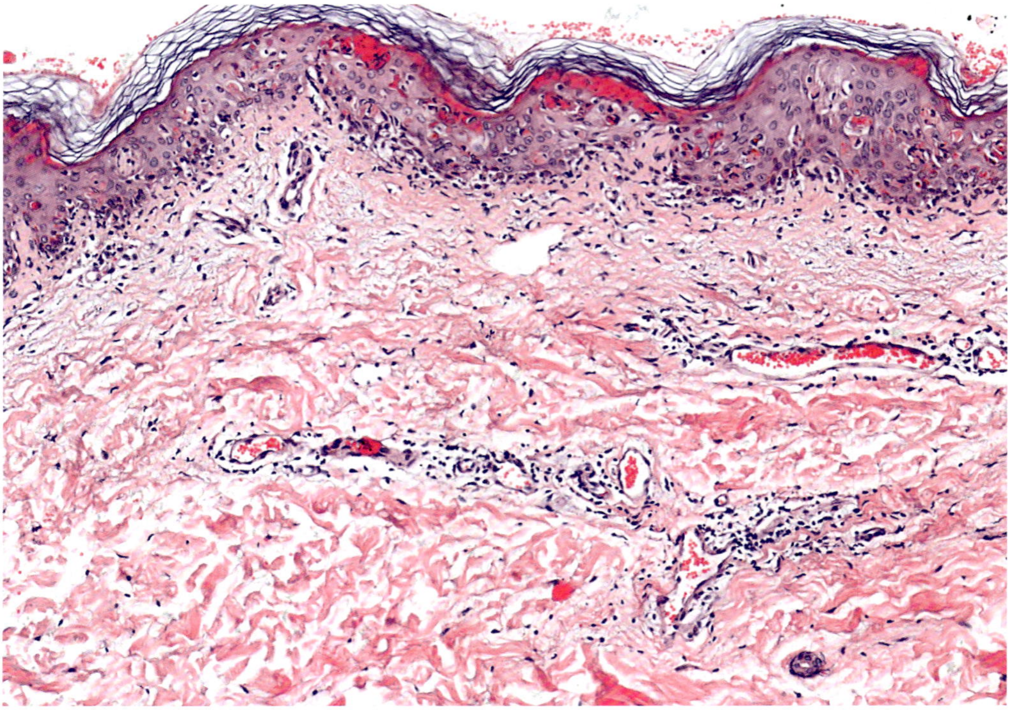

多形红斑：基底细胞液化变性，表皮内有较多坏死的角质形成细胞

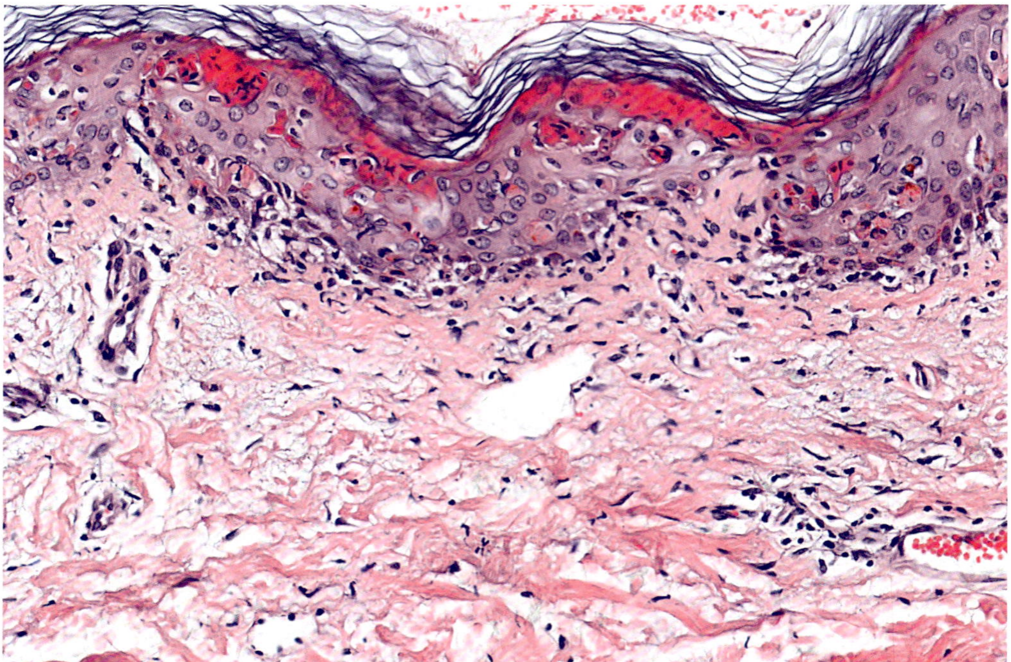

多形红斑：基底细胞液化变性，表皮内有较多坏死的角质形成细胞

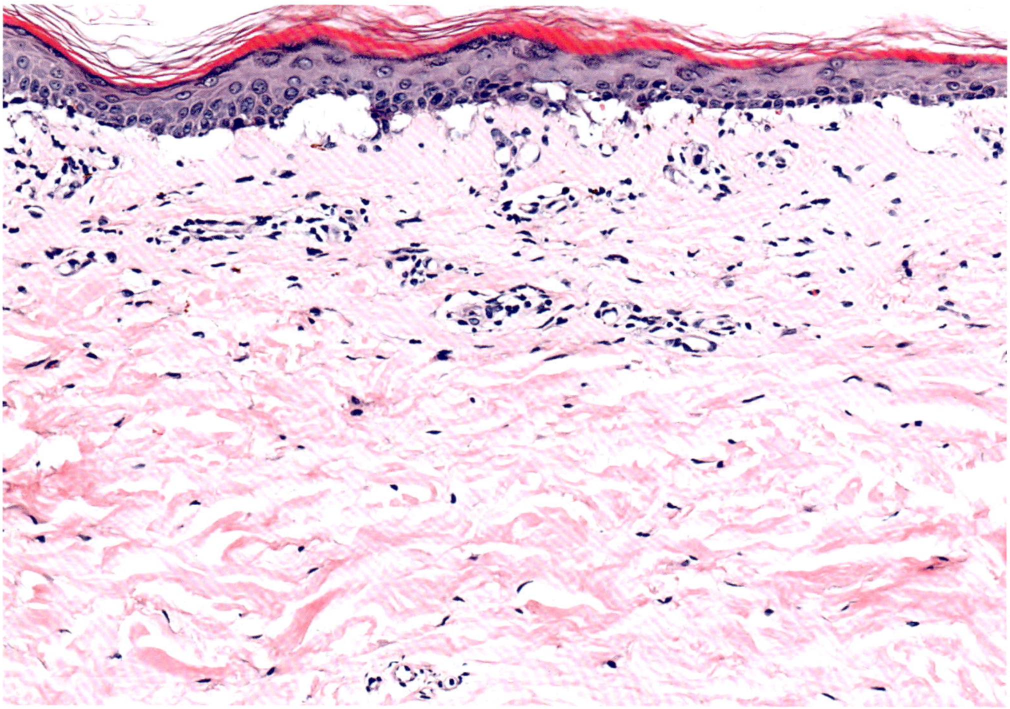

多形红斑： 基底细胞液化变性，出现表皮下水疱

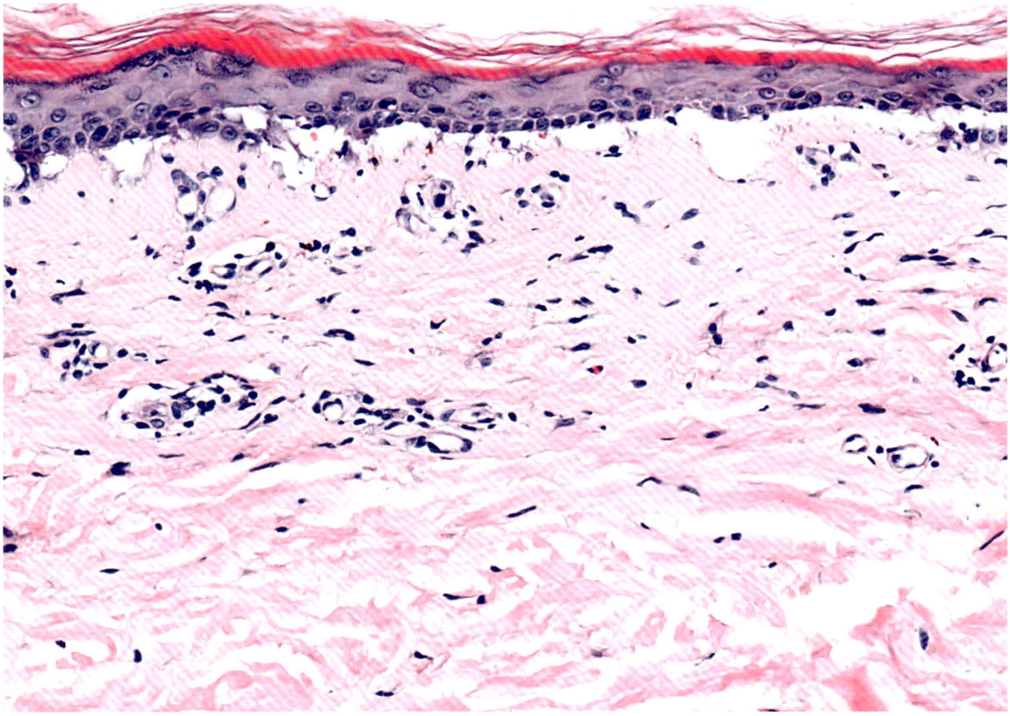

多形红斑： 基底细胞液化变性，出现表皮下水疱

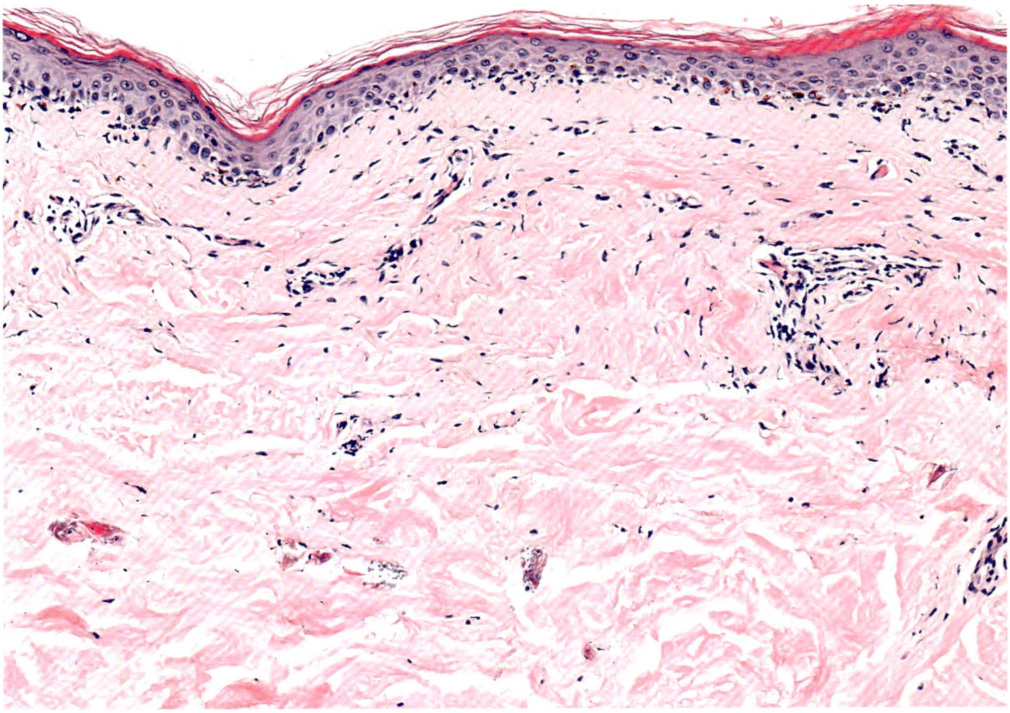

多形红斑（早期皮损）：基底细胞液化变性

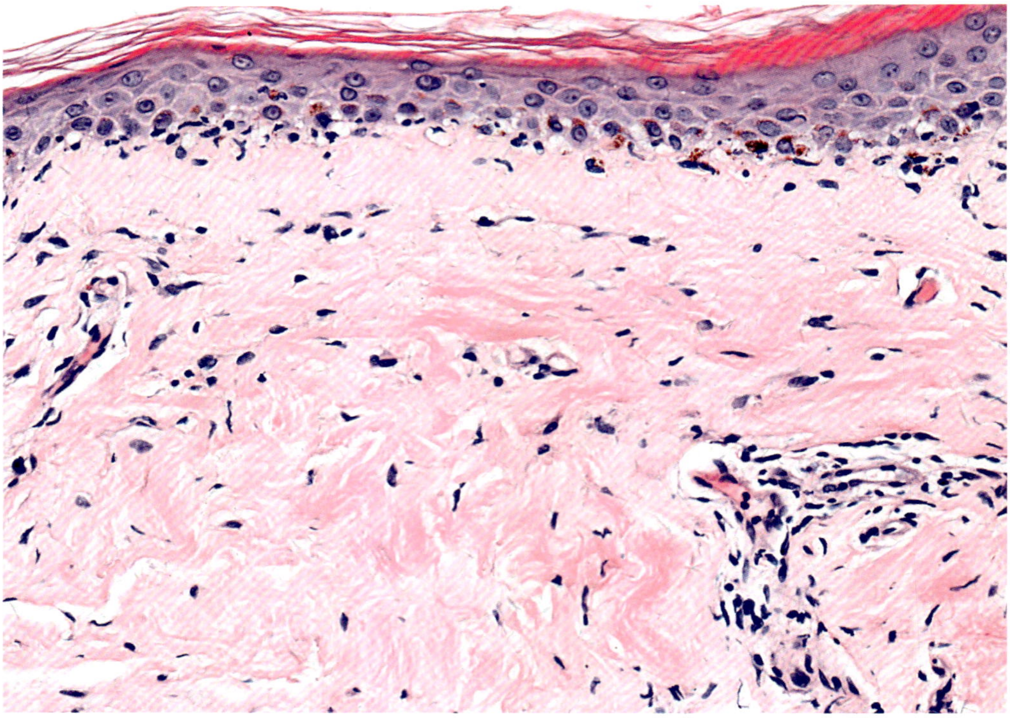

多形红斑（早期皮损）：基底细胞液化变性

27. 持久性色素异常性红斑
Erythema dyschromicum perstans

- 又称为灰皮病（ashy dermatosis）
- 活动期皮损表现为基底细胞液化变性，真皮上部血管周围淋巴细胞浸润，可见噬色素细胞及胶样小体
- 陈旧皮损表现为真皮上部血管周围炎症细胞浸润，可见较多噬色素细胞
- 活动期皮损为卵圆形、圆形或形状不规则的红斑
- 经过数周或数月红斑消退，留下蓝灰色至蓝褐色色素沉着
- 在病变活动期，皮损边缘可出现隆起的环状红晕，离心性向周围扩大
- 好发于躯干，可累及面颈部及四肢近端

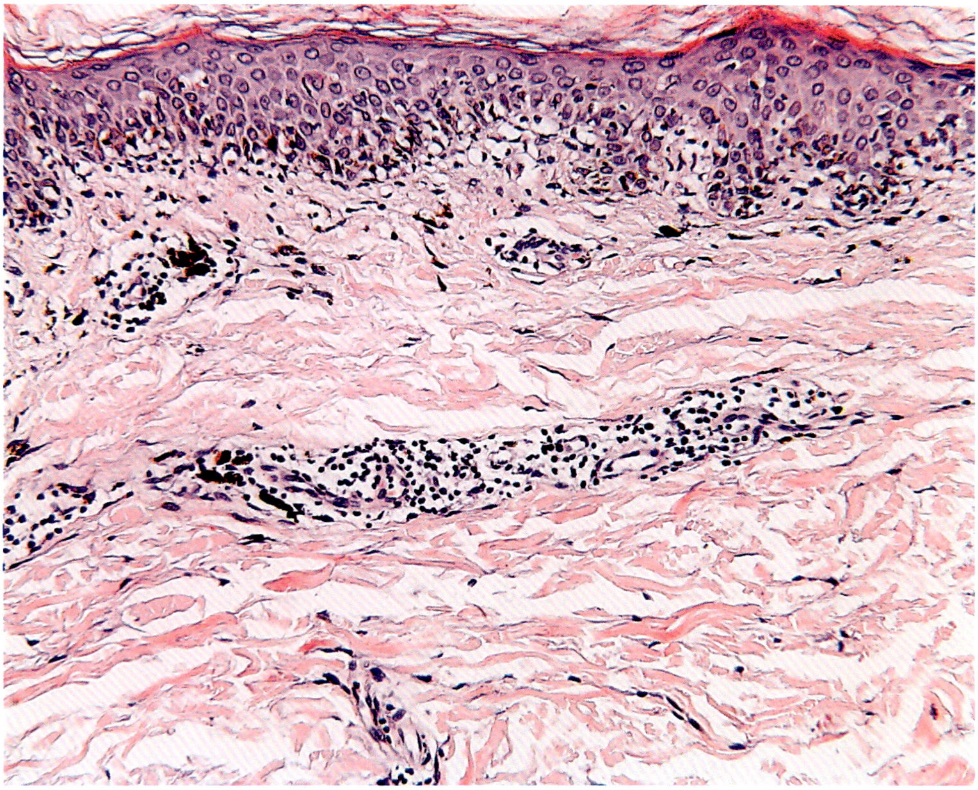

持久性色素异常性红斑（活动期皮损）：基底细胞液化变性，真皮上部血管周围淋巴细胞浸润，可见噬色素细胞

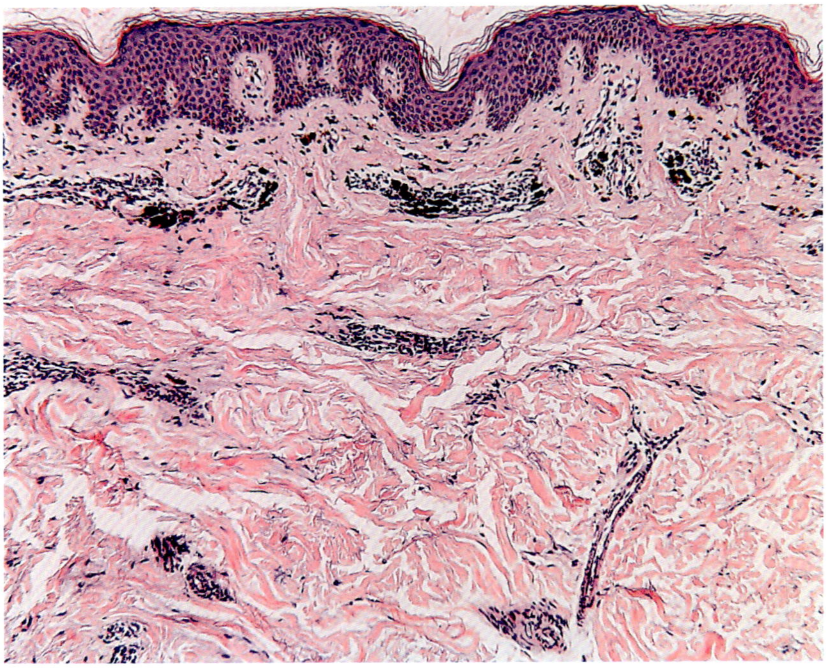

持久性色素异常性红斑（陈旧皮损）：真皮上部血管周围炎症细胞浸润，可见较多噬色素细胞及色素颗粒

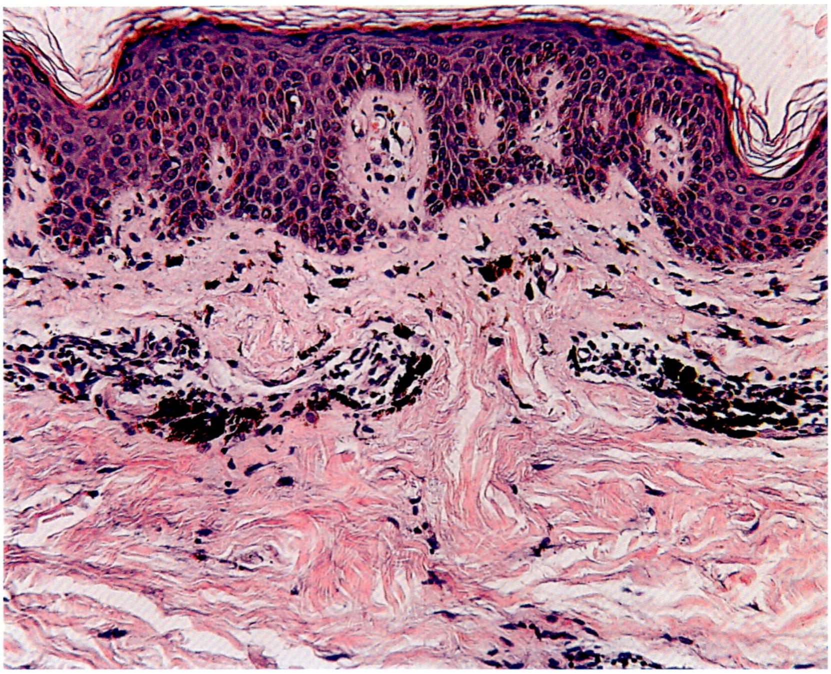

持久性色素异常性红斑（陈旧皮损）：真皮上部血管周围炎症细胞浸润，可见较多噬色素细胞及色素颗粒

28. 坏死松解性游走性红斑
Necrolytic migratory erythema

- 又称为胰高血糖素瘤综合征
- 表皮融合性角化不全，银屑病样增生
- 表皮上部坏死松解，形成裂隙和水疱
- 浅层细胞胞质苍白淡染
- 表皮下半部基本正常
- 以反复发作坏死游走性红斑、血糖升高和胰腺肿瘤为特征
- 好发于臀部、会阴及下肢
- 呈游走性环状、多环状、图案状暗红色斑
- 伴水疱、脓疱、糜烂及结痂
- 皮疹常周期性自行缓解和发作
- 常伴有舌炎、体重下降、低蛋白、贫血、腹泻

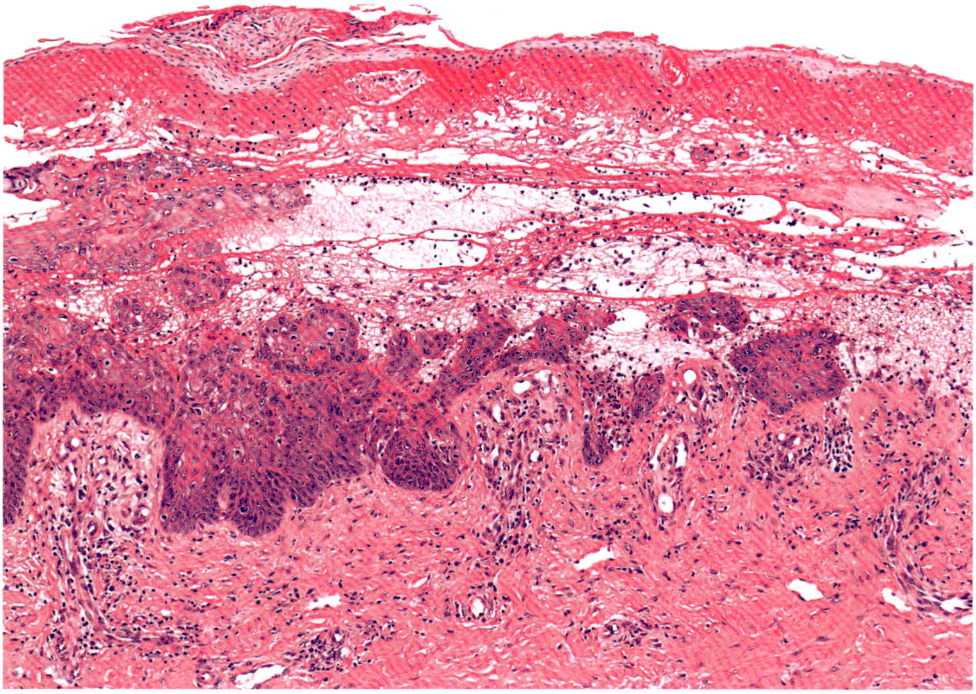

坏死松解性游走性红斑：表皮融合性角化不全，银屑病样增生，表皮上部坏死松解，形成裂隙和水疱

29. 嗜酸性环状红斑 Eosinophilic annular erythema

- 表皮可出现海绵水肿
- 基底层可出现色素增加
- 真皮血管周围及胶原纤维间嗜酸性粒细胞及淋巴细胞浸润
- 真皮浅层可见噬色素细胞
- 本病是一种慢性复发性环状红斑性皮肤病
- 初期为小的红斑，逐渐扩大呈环状，边缘隆起
- 伴有瘙痒
- 长期存在的皮损中央出现色素沉着
- 可伴外周血嗜酸性粒细胞水平升高

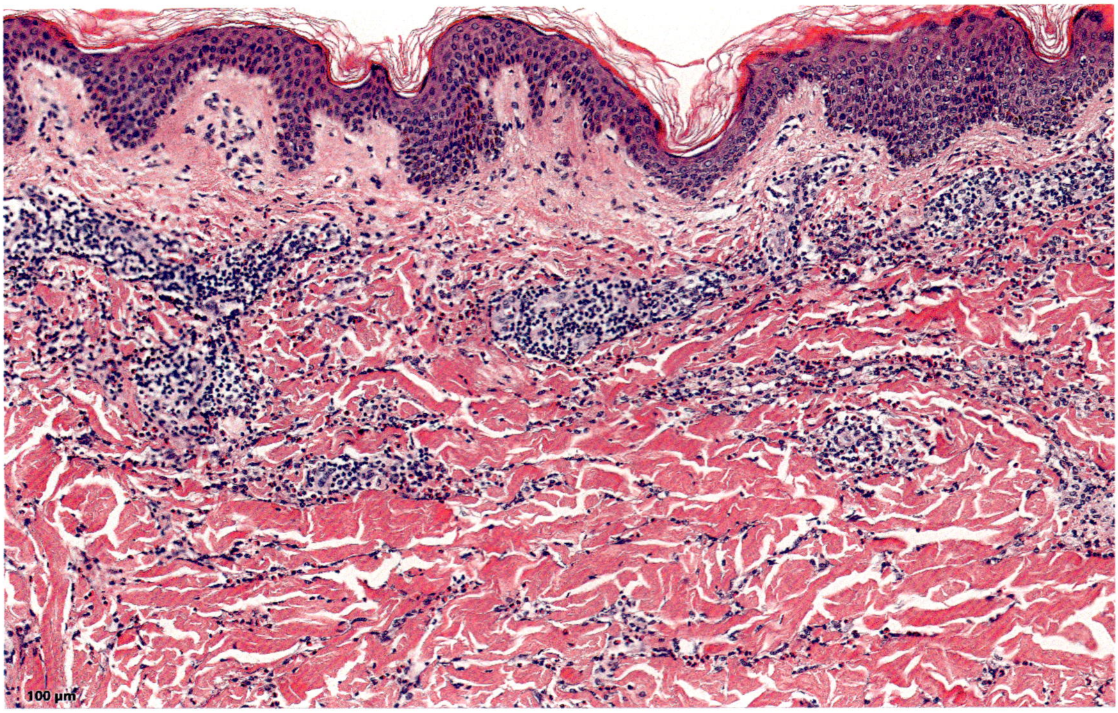

嗜酸性环状红斑： 表皮基本正常，真皮血管周围及胶原纤维间嗜酸性粒细胞及淋巴细胞浸润

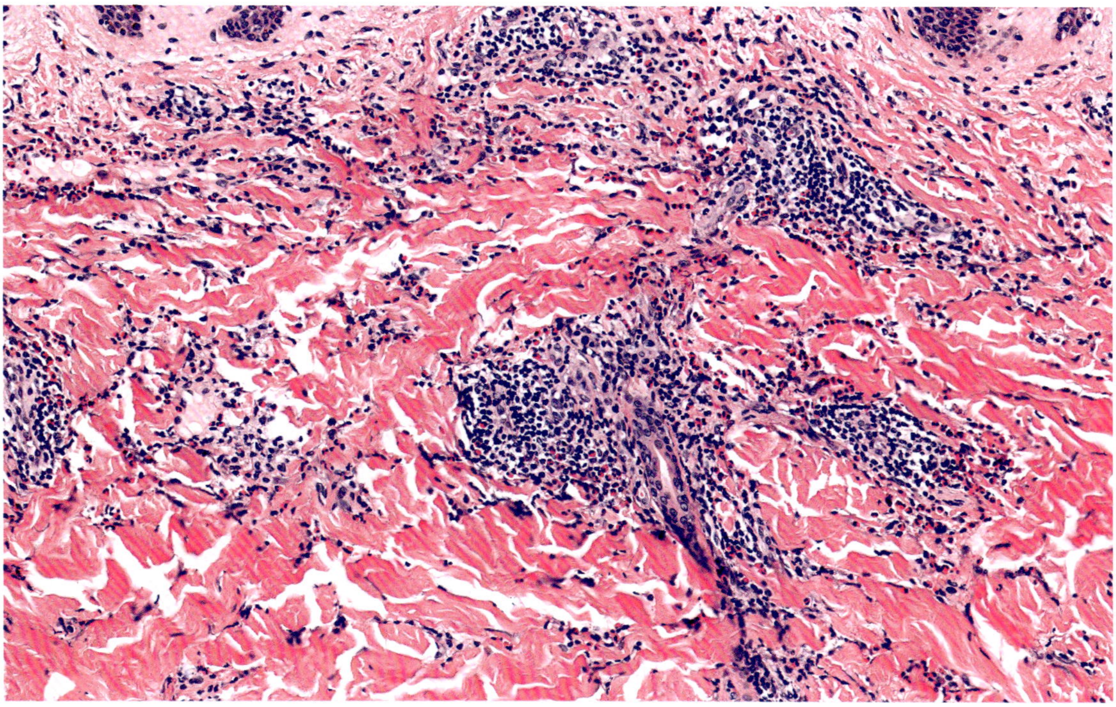

嗜酸性环状红斑： 真皮血管周围及胶原纤维间嗜酸性粒细胞及淋巴细胞浸润

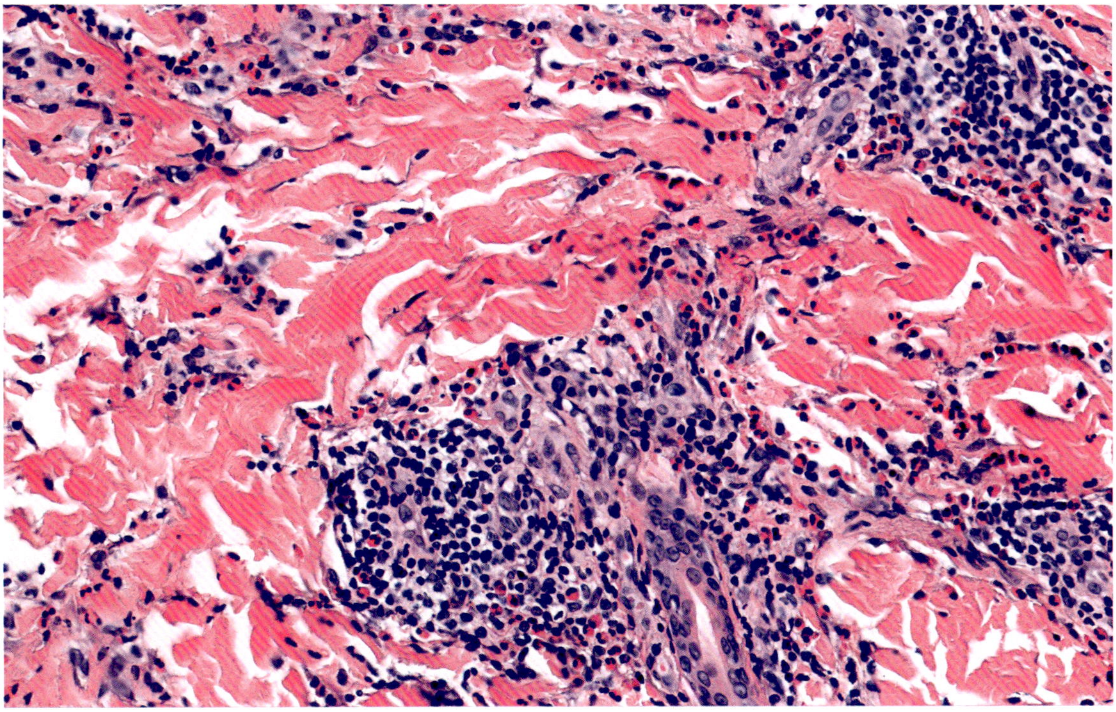

嗜酸性环状红斑： 真皮血管及小汗腺周围、胶原纤维间嗜酸性粒细胞及淋巴细胞浸润

30. 多形性日光疹
Polymorphous light eruption

- 表皮海绵水肿
- 真皮乳头层显著水肿
- 真皮血管及附属器周围淋巴细胞、组织细胞浸润
- 散在嗜酸性粒细胞和中性粒细胞
- 本病好发于春季和初夏
- 临床表现为日光照射数小时后暴露部位出现瘙痒性丘疹、水疱或红斑
- 每次发作皮疹的分布和性质基本相同

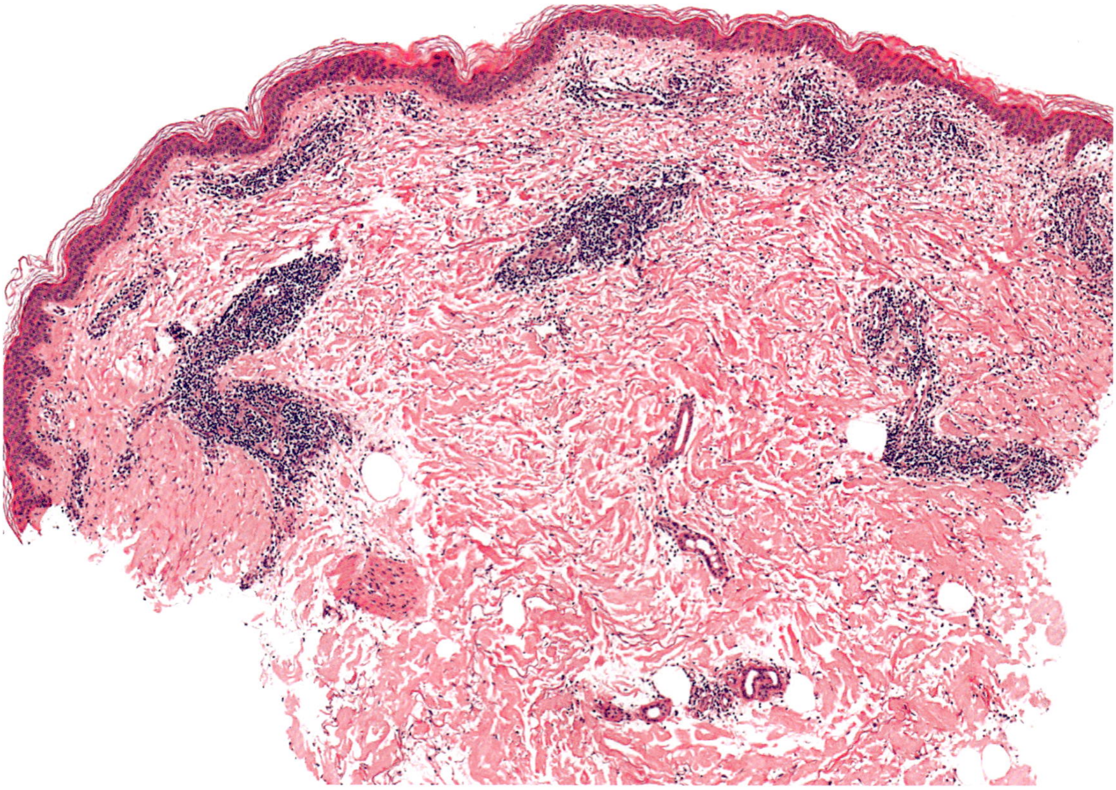

多形性日光疹：真皮血管及附属器周围淋巴细胞为主的炎症细胞浸润

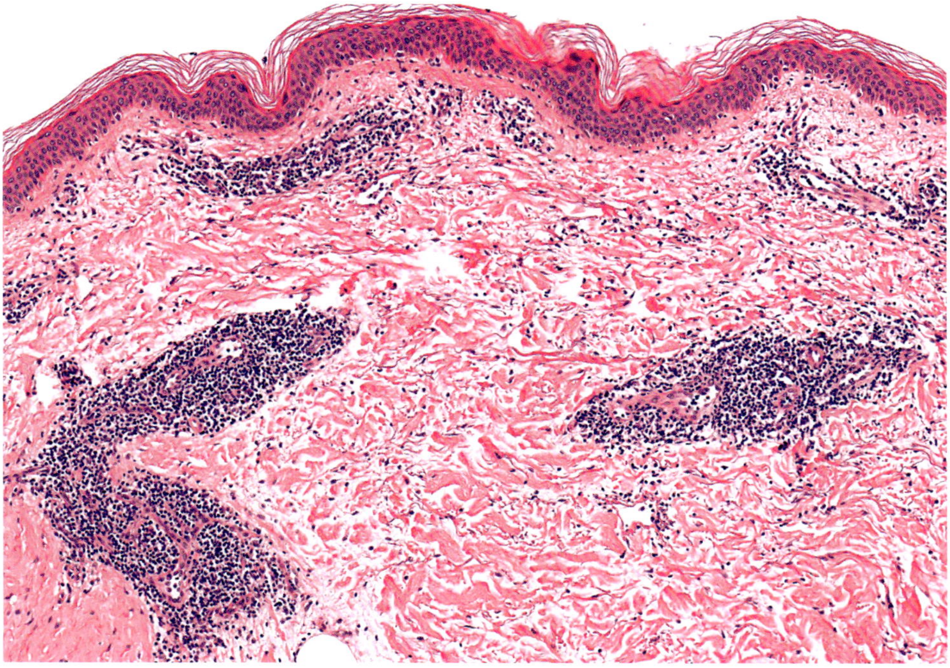

多形性日光疹：血管及附属器周围淋巴细胞为主的炎症细胞浸润，散在嗜酸性粒细胞和中性粒细胞

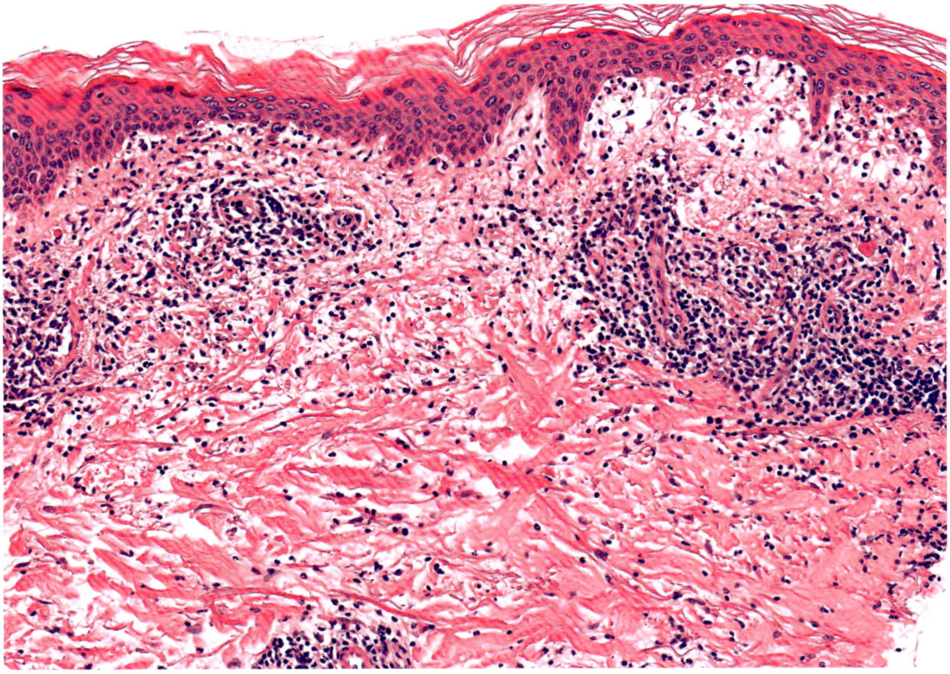

多形性日光疹：真皮乳头水肿，血管及附属器周围淋巴细胞为主的炎症细胞浸润，散在嗜酸性粒细胞和中性粒细胞

31. 淤积性皮炎
Stasis dermatitis

- 表皮角化不全
- 皮肤表面可出现浆痂
- 表皮海绵水肿
- 棘层不规则肥厚
- 真皮浅层水肿
- 真皮浅层血管扩张、增生
- 可伴有血管壁增厚及血管内皮增生
- 多出现红细胞外溢
- 陈旧性皮损常有含铁血黄素沉积
- 真皮浅层血管周围淋巴细胞、嗜酸性粒细胞浸润
- 好发于小腿及踝部
- 多伴发静脉曲张
- 表现为红斑、糜烂、渗出
- 陈旧皮损常有色素沉着

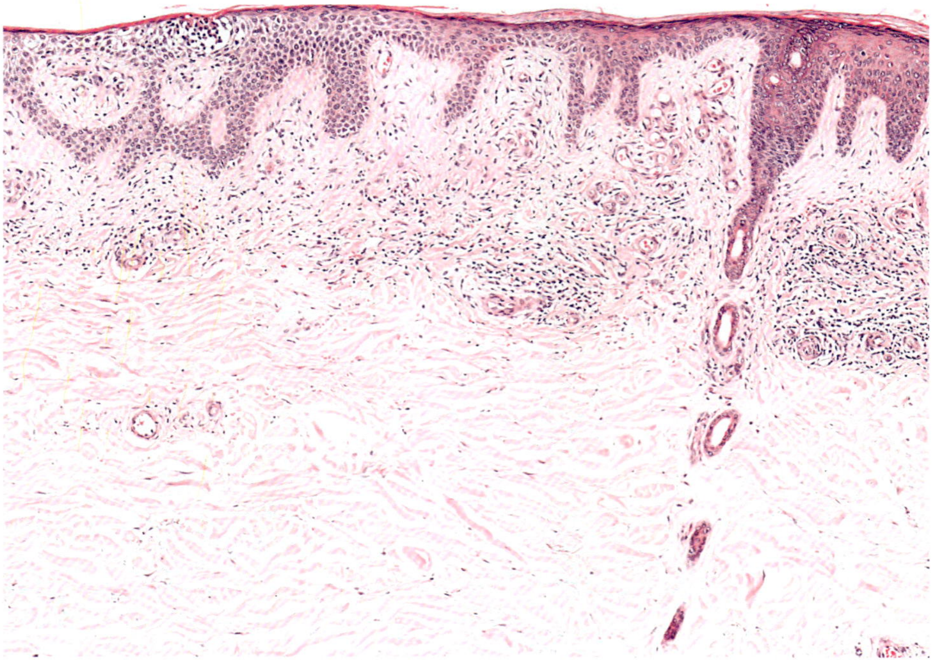

淤积性皮炎：表皮海绵水肿，棘层不规则肥厚，真皮浅层血管扩张、增生

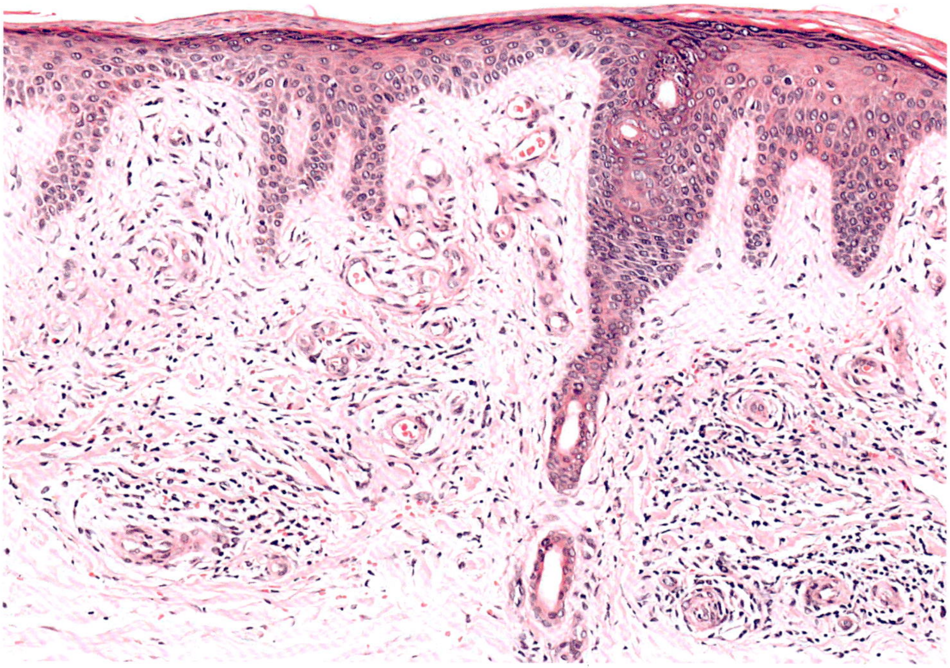

淤积性皮炎：棘层不规则肥厚，真皮浅层血管扩张、增生，血管周围淋巴细胞、嗜酸性粒细胞浸润

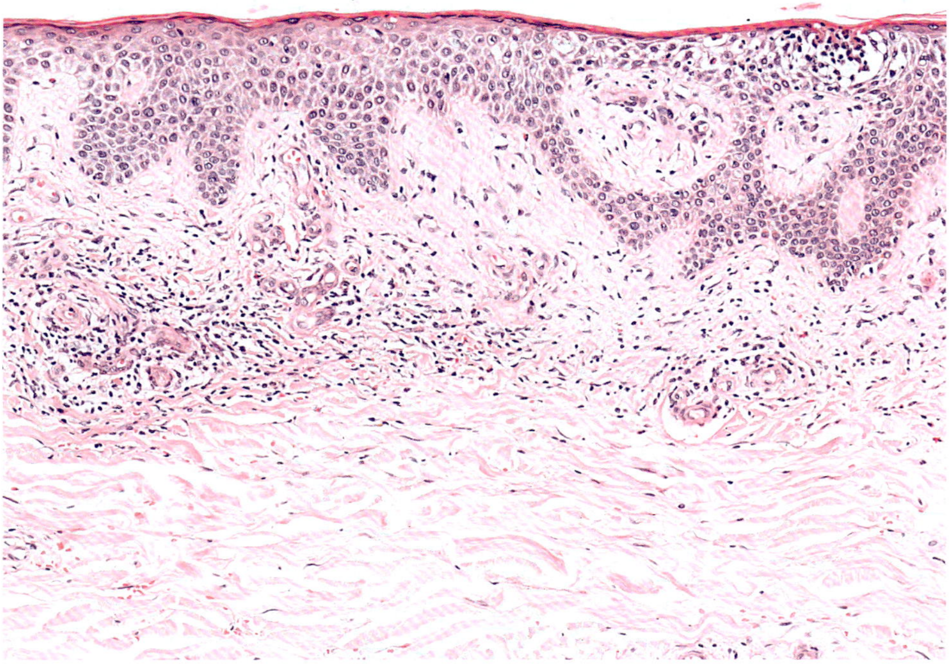

淤积性皮炎：表皮海绵水肿，棘层不规则肥厚，真皮浅层血管扩张、增生，血管周围淋巴细胞、嗜酸性粒细胞浸润

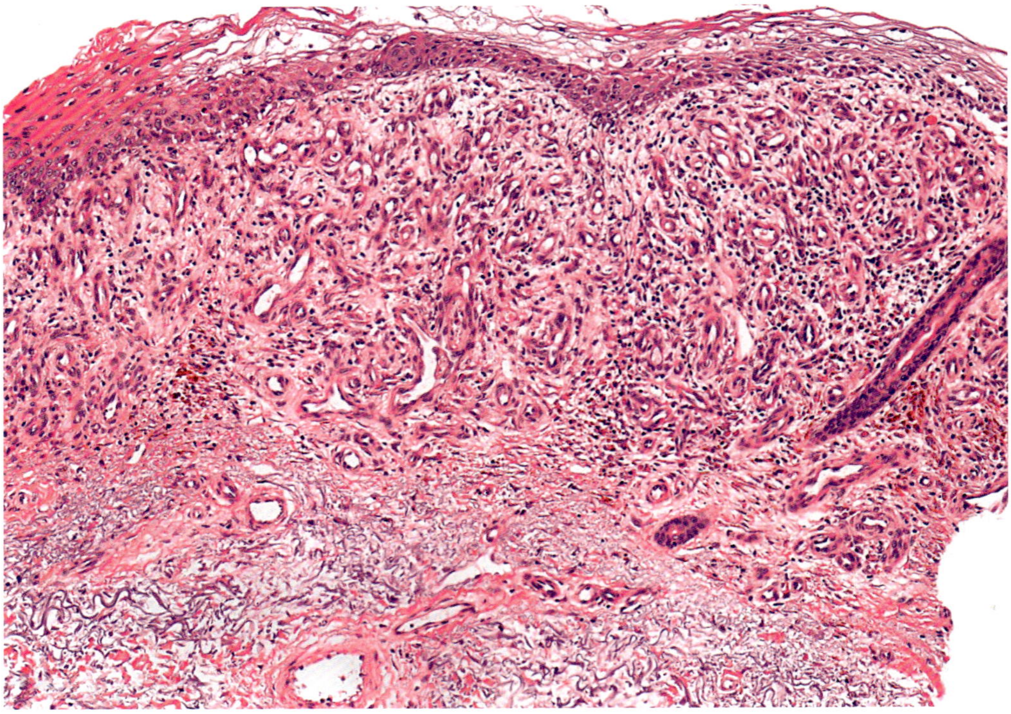

淤积性皮炎：表皮海绵水肿，真皮浅层血管扩张、增生

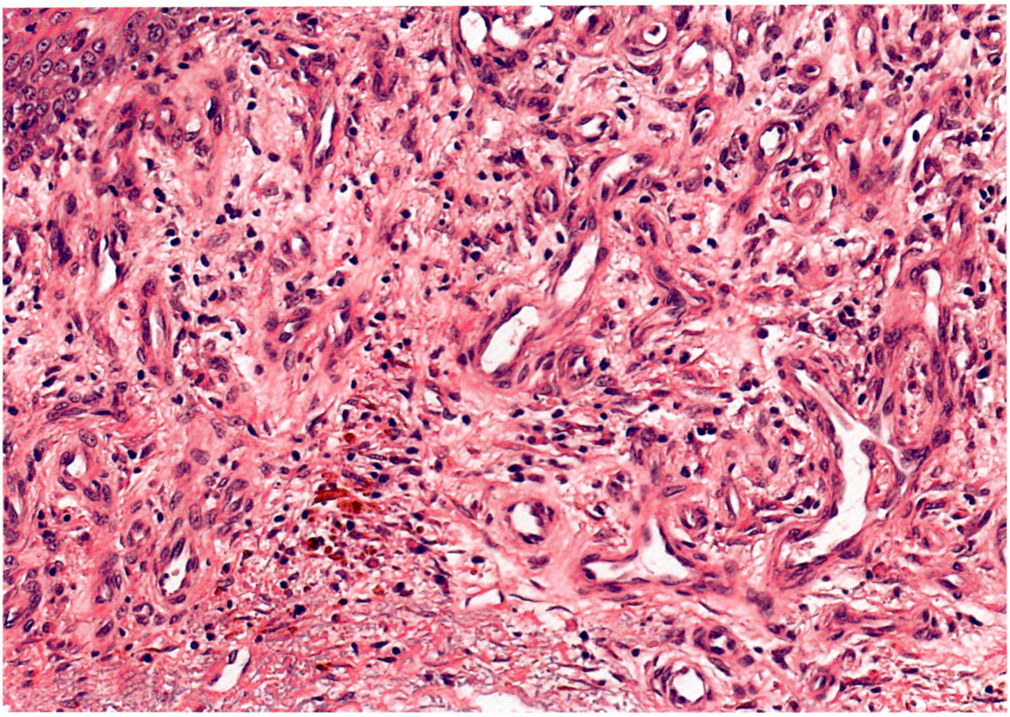

淤积性皮炎：真皮浅层血管扩张、增生，血管壁增厚，含铁血黄素沉积

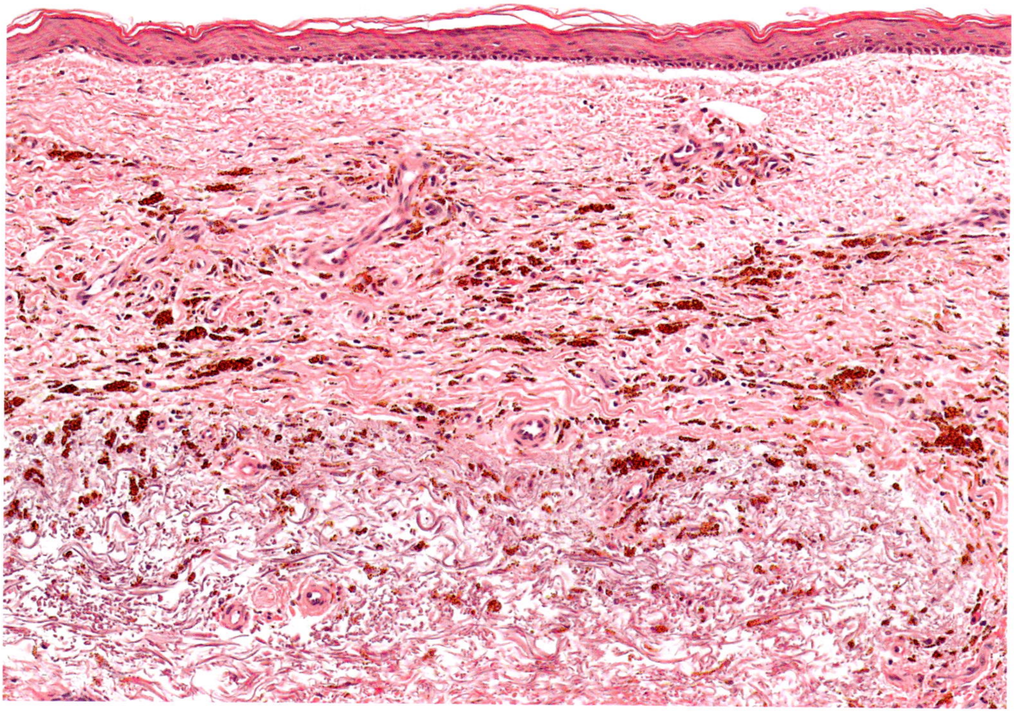

淤积性皮炎（陈旧皮损）： 含铁血黄素沉积

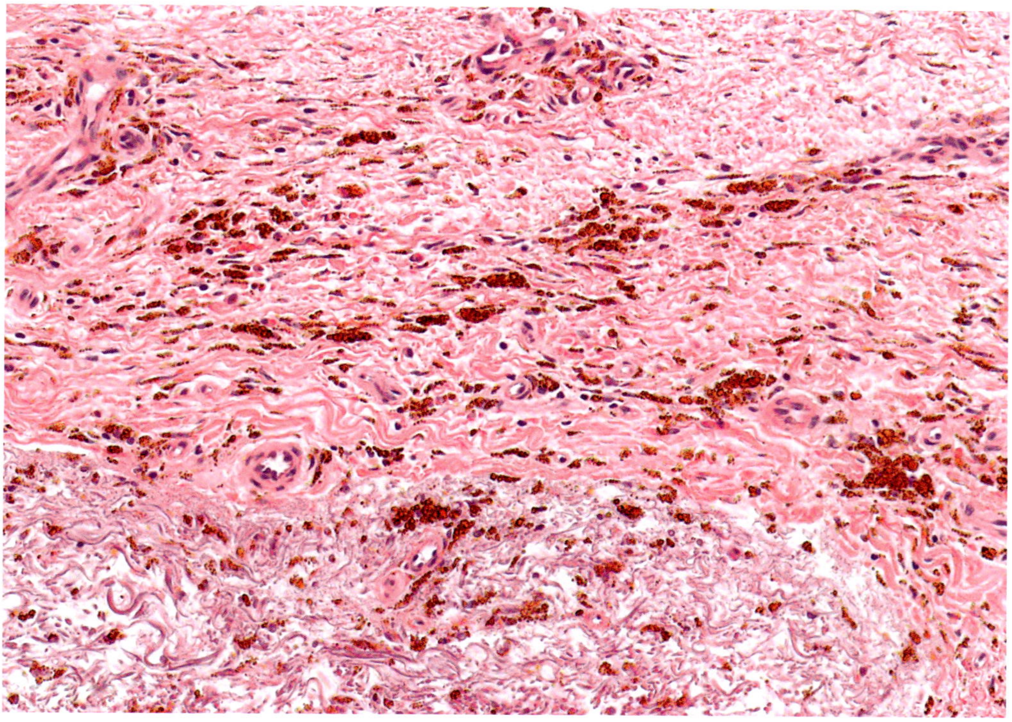

淤积性皮炎（陈旧皮损）： 含铁血黄素沉积

32. 扁平苔藓
Lichen planus

- 表皮角化过度
- 一般不出现角化不全
- 颗粒层楔形增厚
- 基底细胞液化变性
- 真皮上部淋巴细胞为主的炎症细胞呈苔藓样浸润
- 真皮浅层可见噬色素细胞
- 表皮内及真皮浅层可见胶样小体
- 表皮基底层下方可出现裂隙
- 肥厚性扁平苔藓出现棘层肥厚
- 萎缩性扁平苔藓出现表皮萎缩
- 临床表现为紫红色多角形扁平丘疹或斑丘疹
- 可融合成斑块
- 表面常有蜡样薄膜，可出现网状白纹
- 可见于皮肤及黏膜任何部位
- 皮疹可局限，也可泛发
- 临床上有肥厚性、萎缩性、色素性、大疱性、毛囊性等亚型

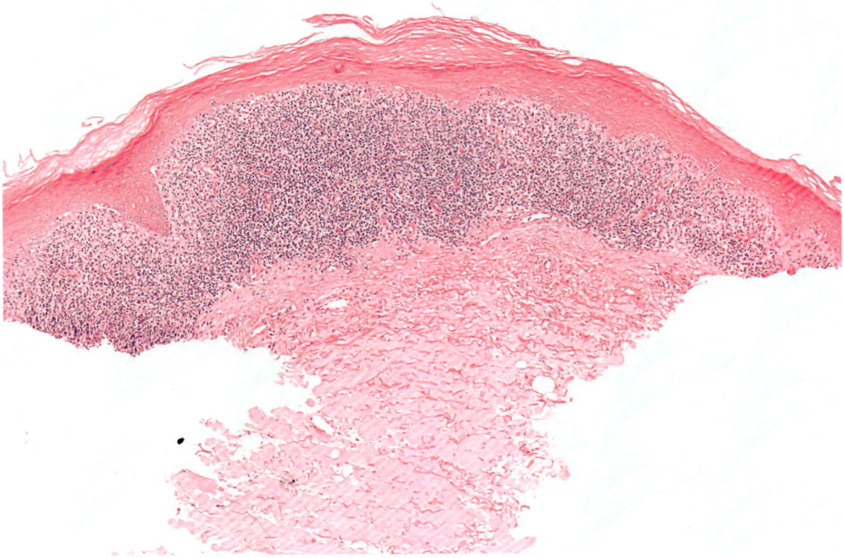

扁平苔藓：表皮角化过度，真皮上部淋巴细胞呈苔藓样浸润

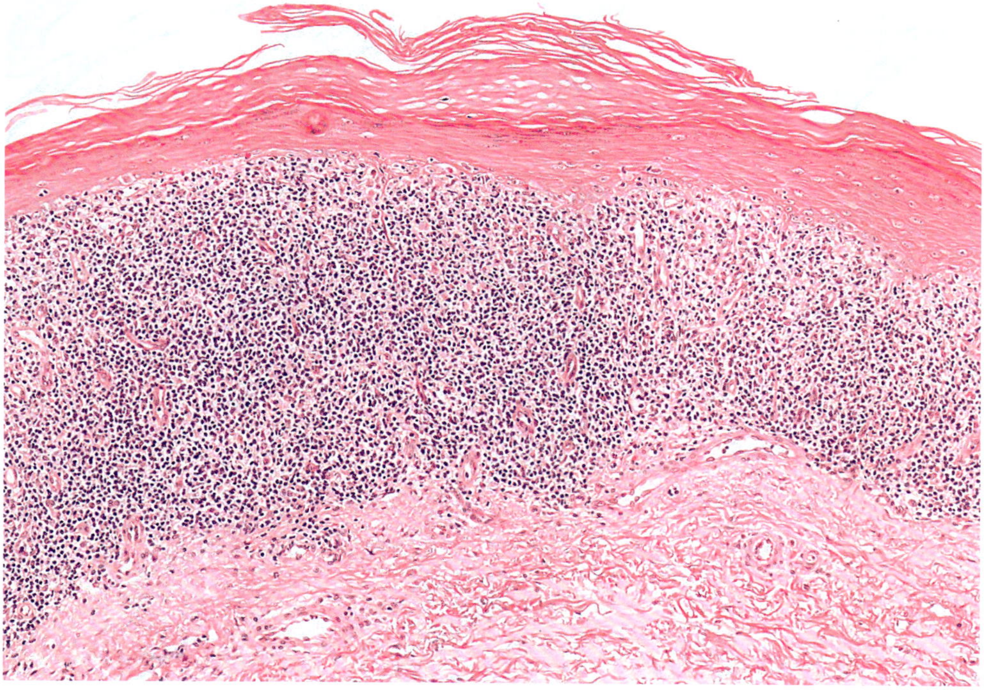

扁平苔藓：表皮角化过度，真皮上部淋巴细胞呈苔藓样浸润

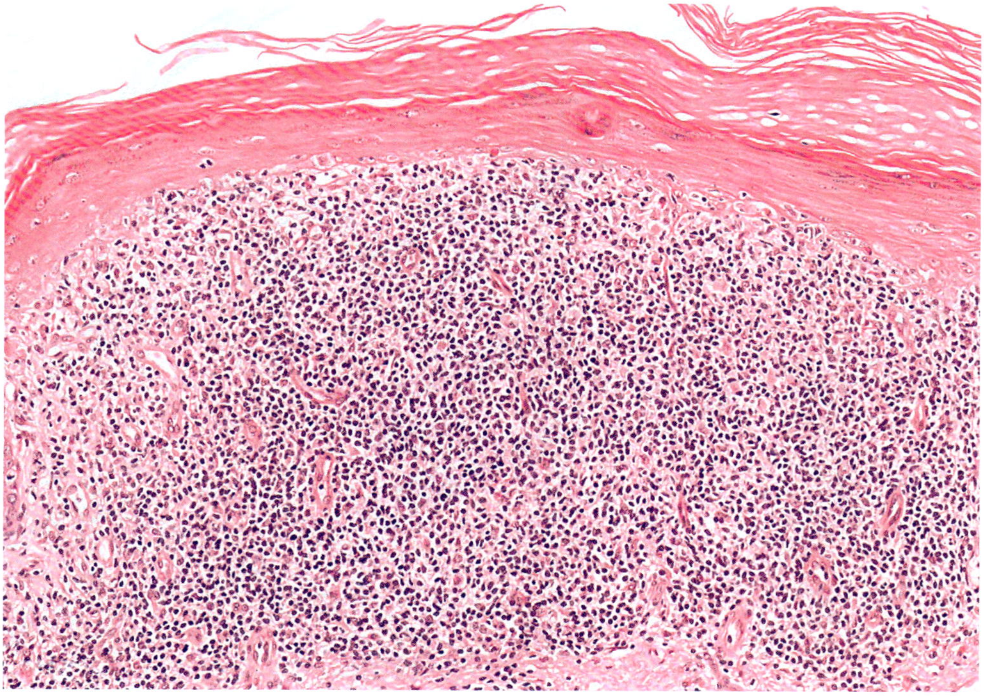

扁平苔藓：表皮角化过度，真皮上部淋巴细胞呈苔藓样浸润，基底细胞液化变性，表皮内可见胶样小体

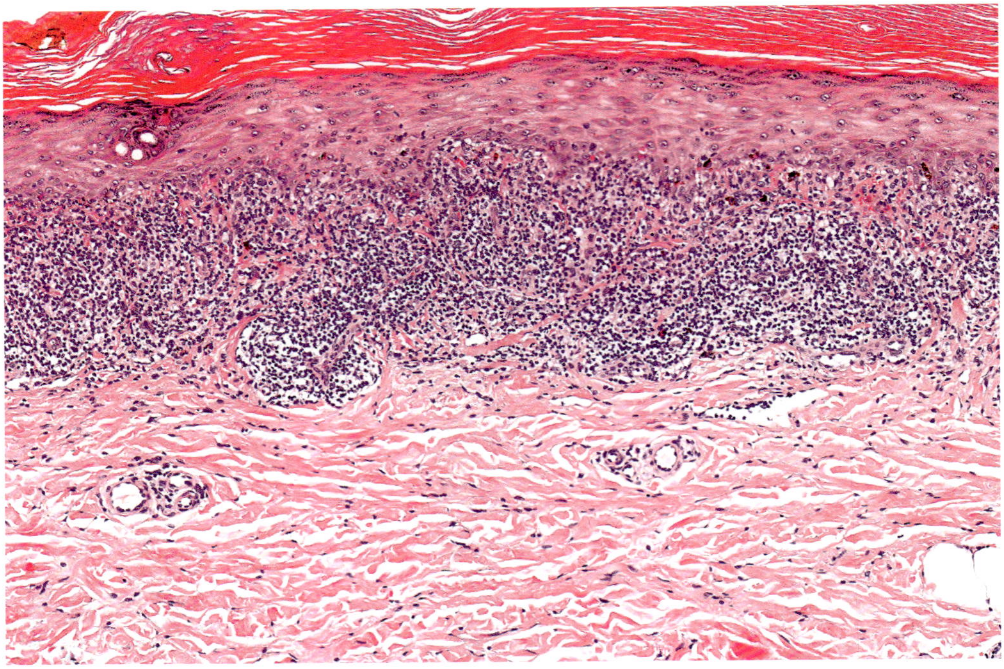

扁平苔藓：表皮角化过度，真皮上部淋巴细胞呈苔藓样浸润，基底细胞液化变性

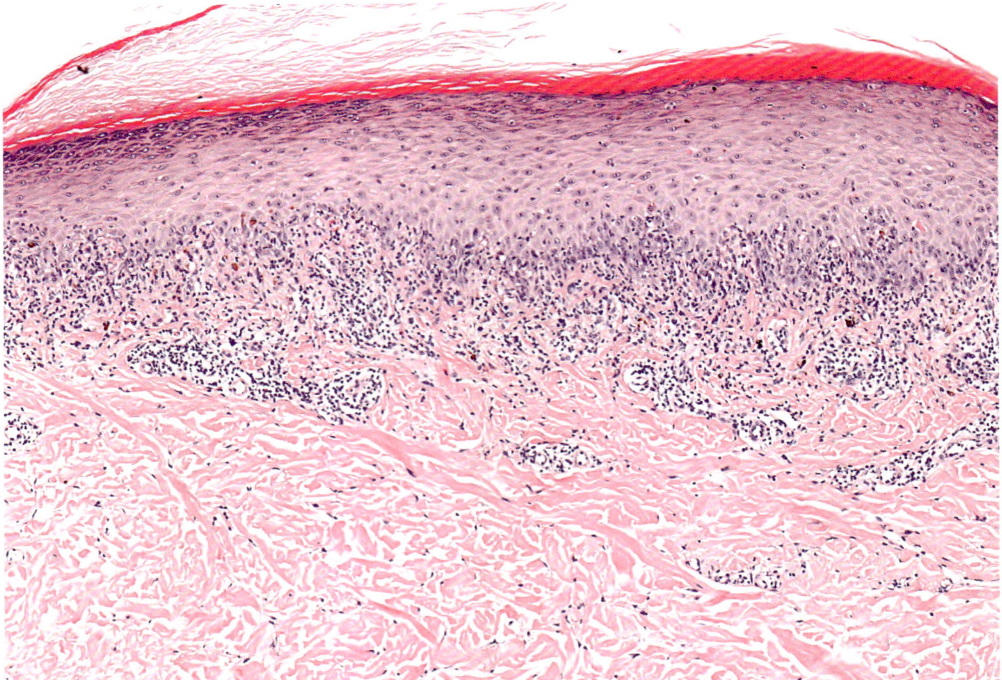

扁平苔藓：表皮角化过度，颗粒层肥厚，真皮上部淋巴细胞呈苔藓样浸润，基底细胞液化变性

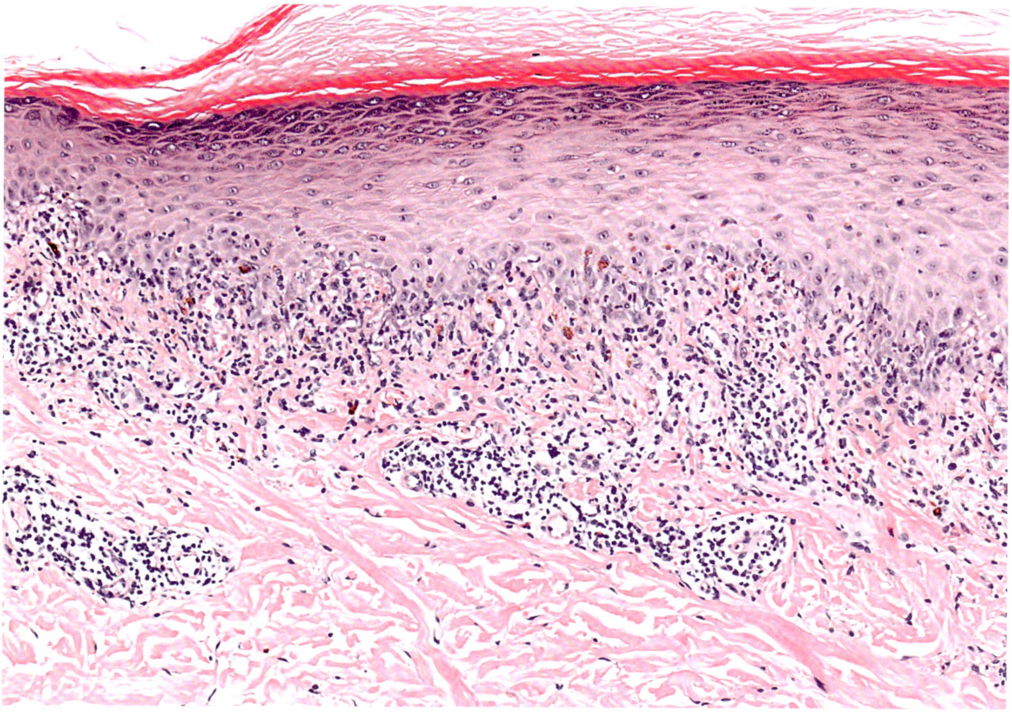

扁平苔藓：颗粒层楔形增厚

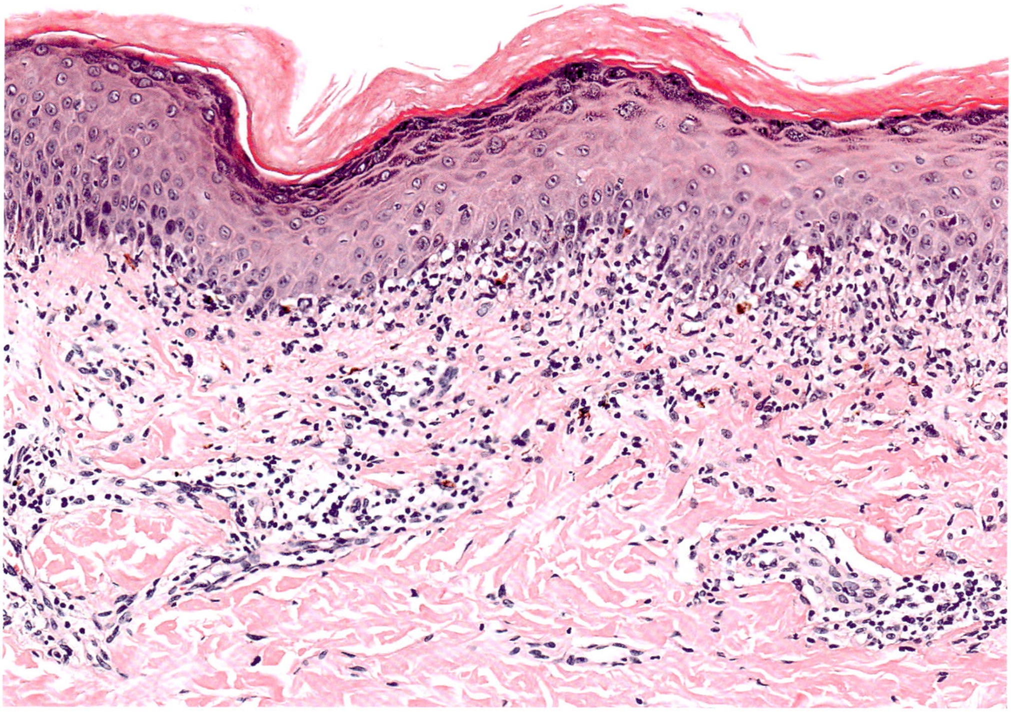

扁平苔藓：颗粒层增厚，基底细胞液化及真皮浅层噬色素细胞明显

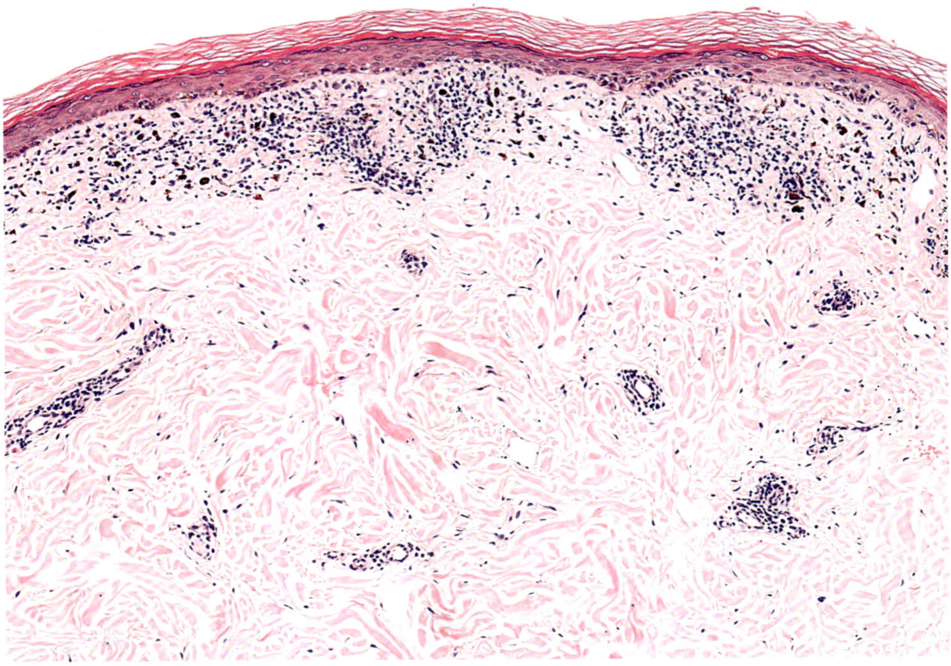

扁平苔藓（萎缩性）： 表皮萎缩，真皮上部淋巴细胞呈苔藓样浸润，基底细胞液化变性，真皮浅层有较多噬色素细胞

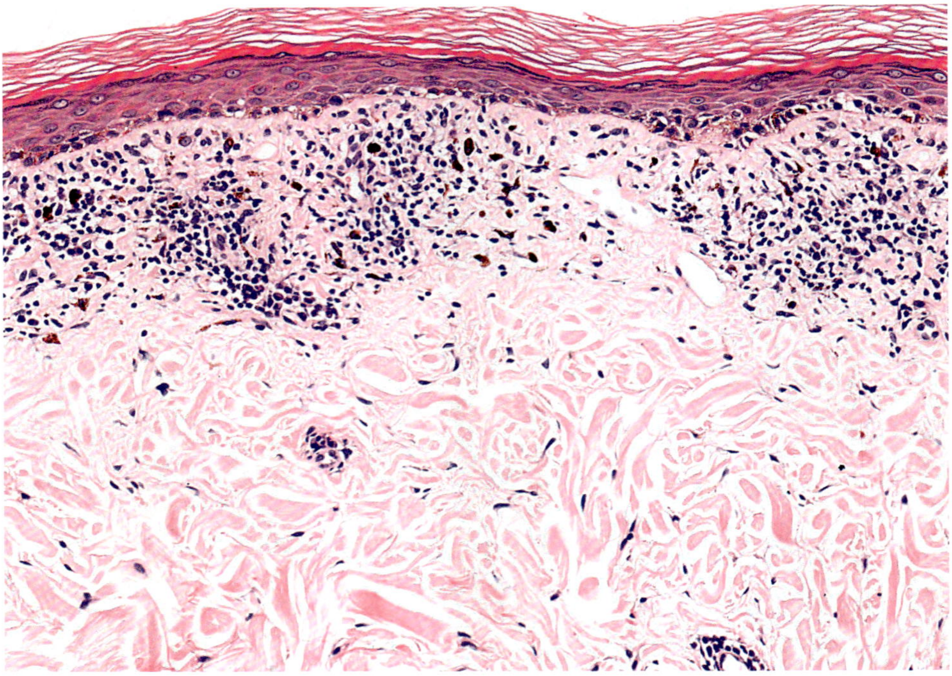

扁平苔藓（萎缩性）： 表皮萎缩，真皮上部淋巴细胞呈苔藓样浸润，基底细胞液化变性，真皮浅层有较多噬色素细胞

33. 毛囊扁平苔藓
Follicular lichen planus

- 又称毛发扁平苔藓（lichen planopilaris）
- 毛囊口扩大，常有毛囊角栓
- 毛囊周围淋巴细胞为主的炎症细胞呈苔藓样浸润
- 毛囊上皮基底细胞液化变性
- 陈旧性损害中，毛囊可消失，被纤维条索代替
- 好发于成年女性
- 临床表现为毛囊性圆顶或尖顶丘疹，丘疹中央常有角栓
- 头皮、颈部、肩胛、胸部及四肢外侧是好发部位
- 发生于头皮者可形成萎缩性瘢痕，并产生永久性脱发
- 可与扁平苔藓同时或先后发生

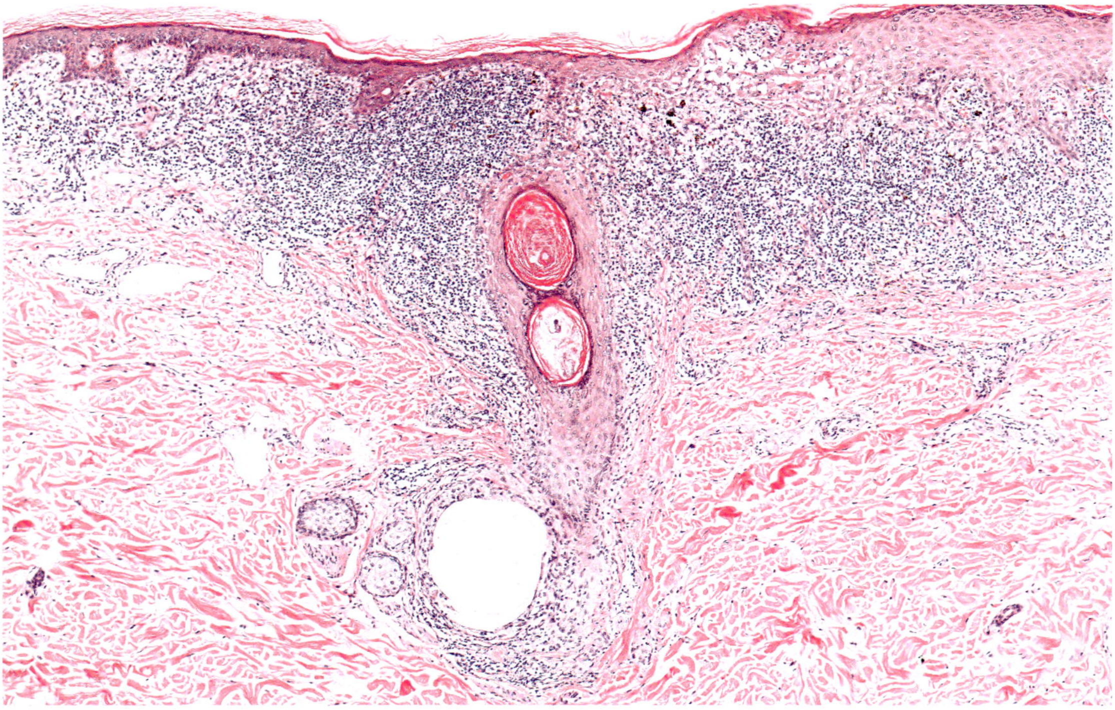

毛囊扁平苔藓：真皮浅层及毛囊周围炎症细胞呈苔藓样浸润

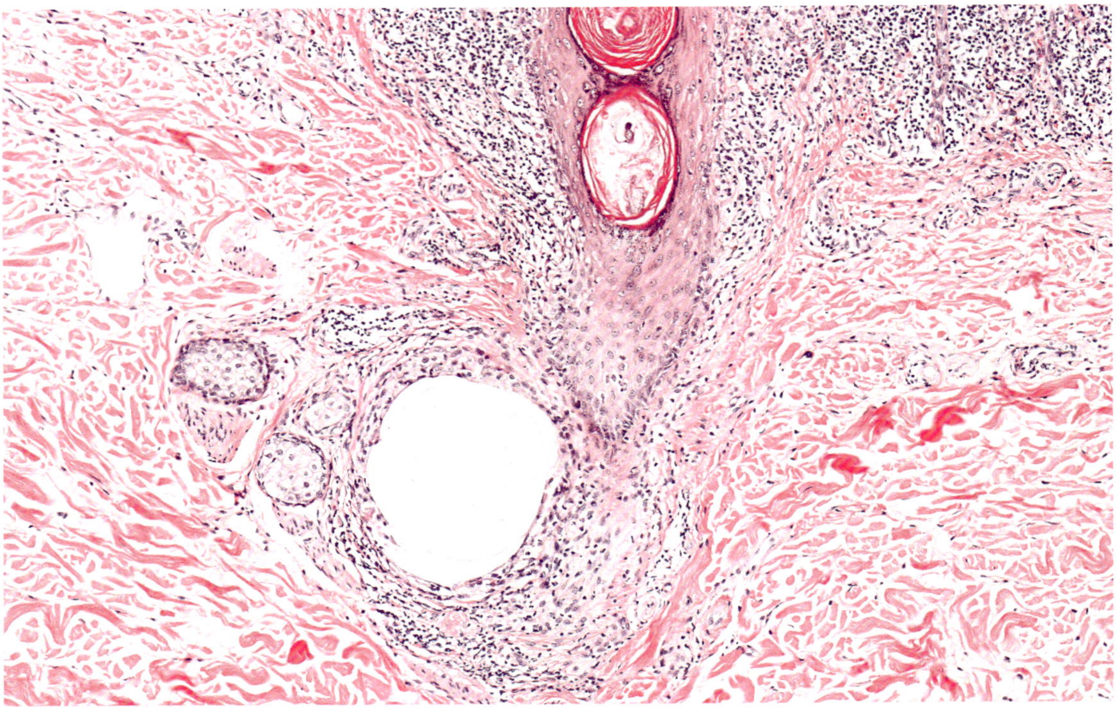

毛囊扁平苔藓：毛囊周围淋巴细胞呈苔藓样浸润，部分毛囊破坏

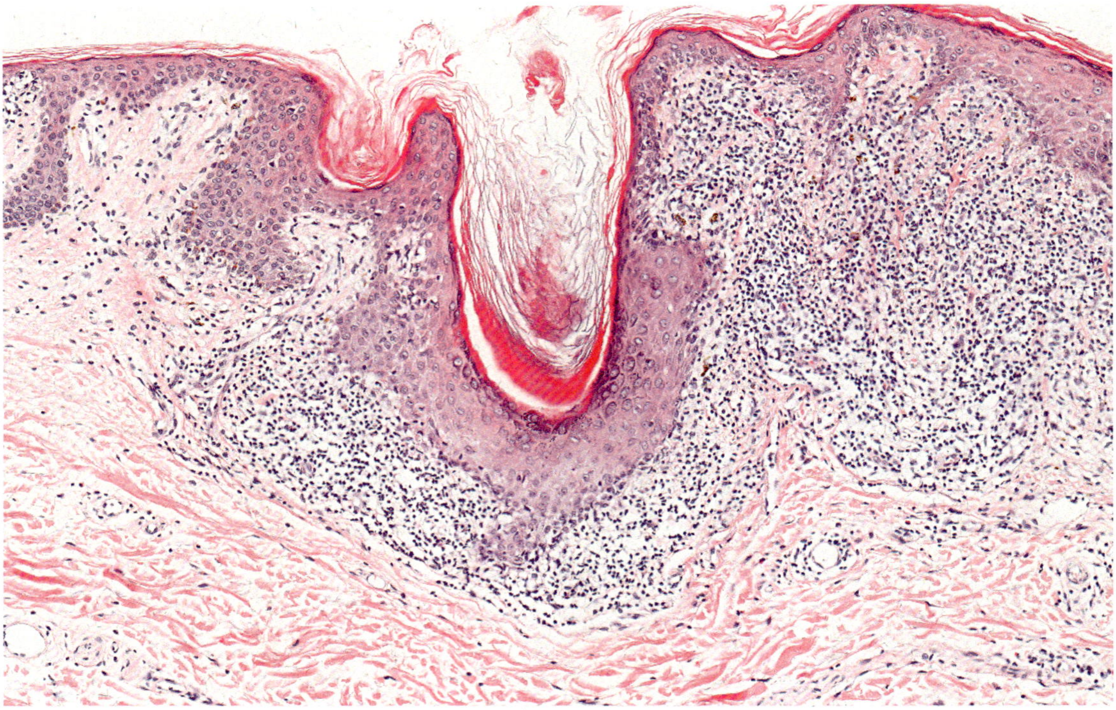

毛囊扁平苔藓：毛囊口扩大，毛囊角栓，毛囊周围淋巴细胞呈苔藓样浸润

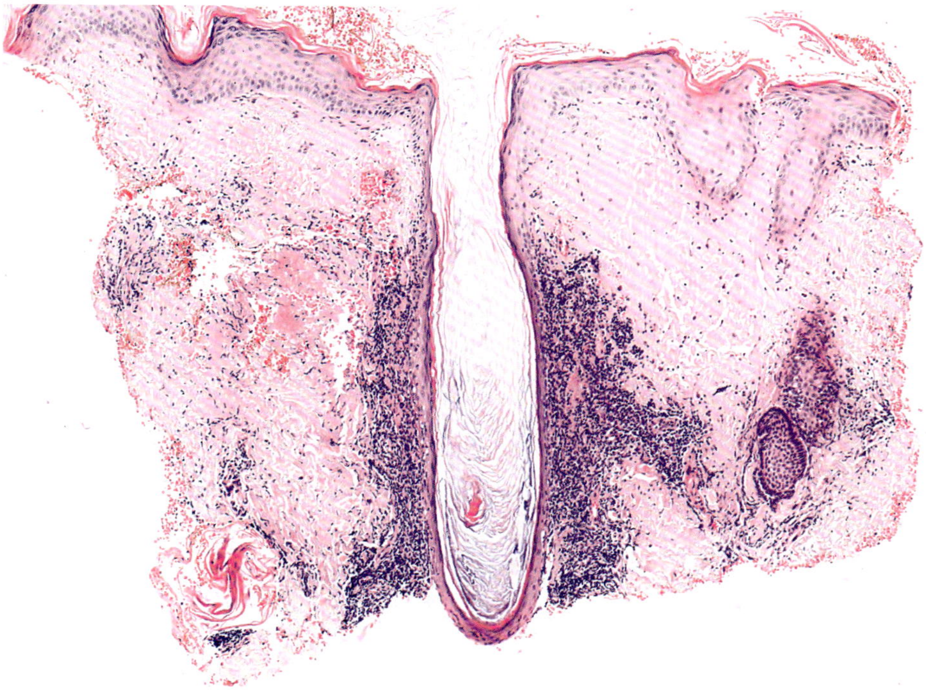

毛囊扁平苔藓： 毛囊口扩大，毛囊角栓，毛囊周围炎症细胞呈苔藓样浸润

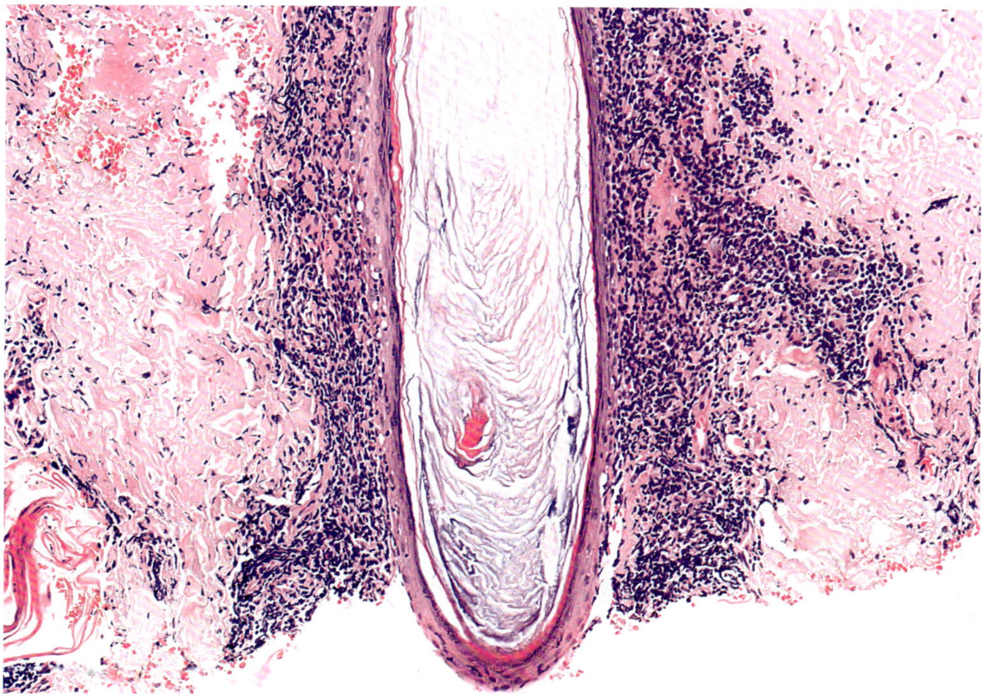

毛囊扁平苔藓： 毛囊口扩大，毛囊角栓，毛囊周围淋巴细胞呈苔藓样浸润，毛囊上皮基底细胞液化变性

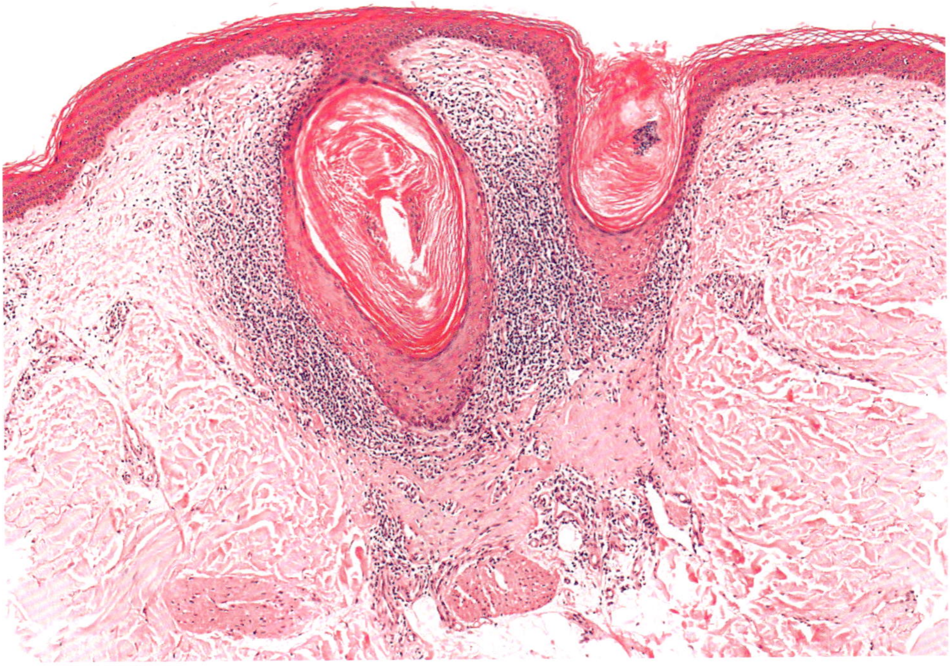

毛囊扁平苔藓：毛囊口扩大，毛囊角栓，毛囊周围淋巴细胞呈苔藓样浸润，毛囊上皮基底细胞液化变性

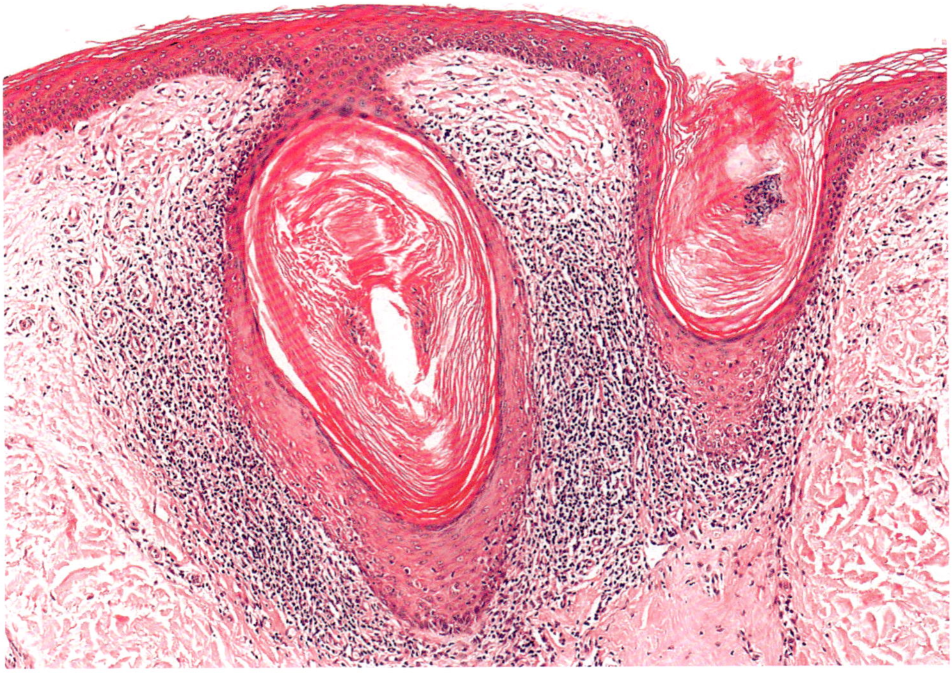

毛囊扁平苔藓：毛囊口扩大，毛囊角栓，毛囊周围淋巴细胞呈苔藓样浸润，毛囊上皮基底细胞液化变性

34. 光泽苔藓
Lichen nitidus

- 病变位于一个或多个真皮乳头内
- 乳头两侧的表皮呈抱球样
- 真皮乳头内可见致密的淋巴细胞及组织细胞为主的炎症细胞浸润
- 炎症细胞上方表皮基底细胞液化变性，表皮变薄
- 真皮浅层可见噬色素细胞
- 为多发米粒大小的丘疹，有光泽
- 好发于青年及儿童

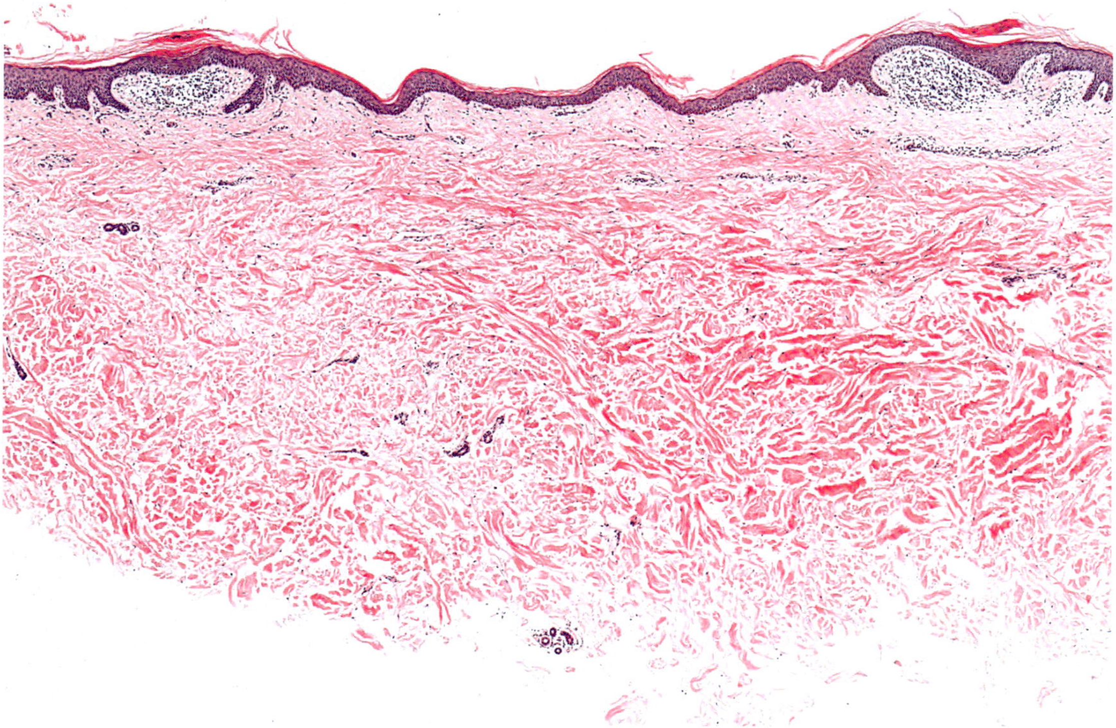

光泽苔藓：病变位于两个真皮乳头内

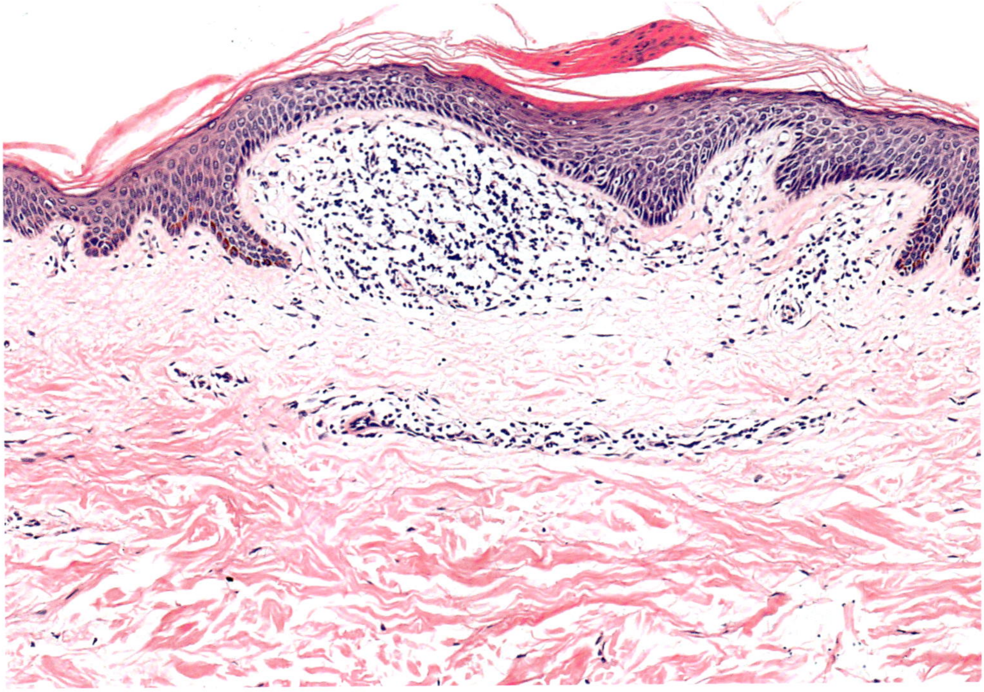

光泽苔藓：真皮乳头两侧的表皮呈抱球样，真皮乳头内可见致密的炎症细胞浸润

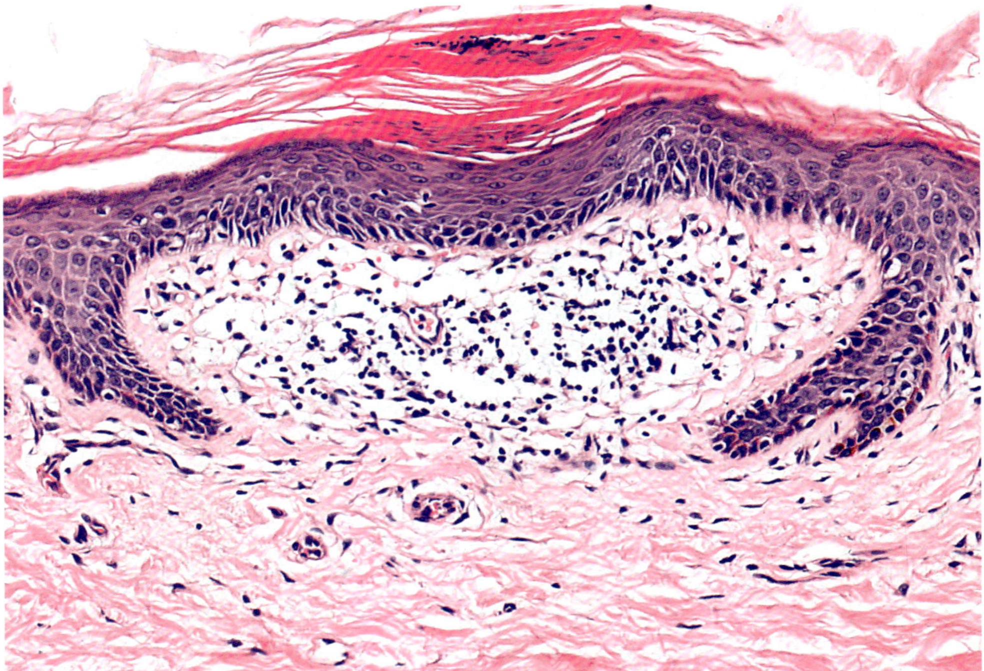

光泽苔藓：表皮角化过度，角化不全，表皮变薄，真皮乳头两侧的表皮呈抱球样，真皮乳头内致密的淋巴细胞及组织细胞为主的炎症细胞浸润

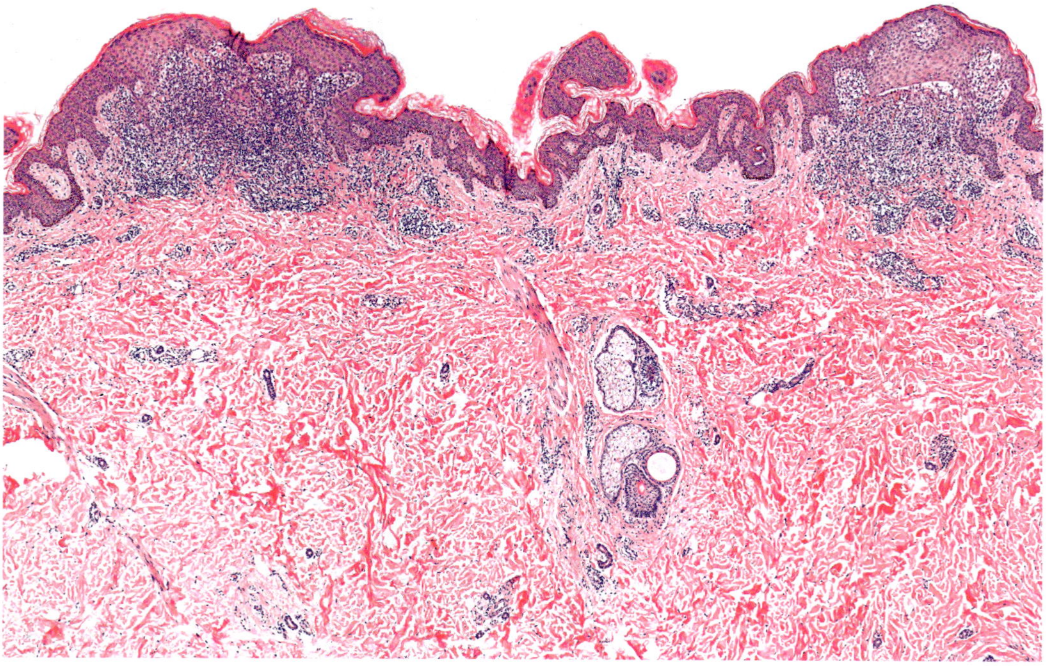

光泽苔藓：病变多位于两个真皮乳头内

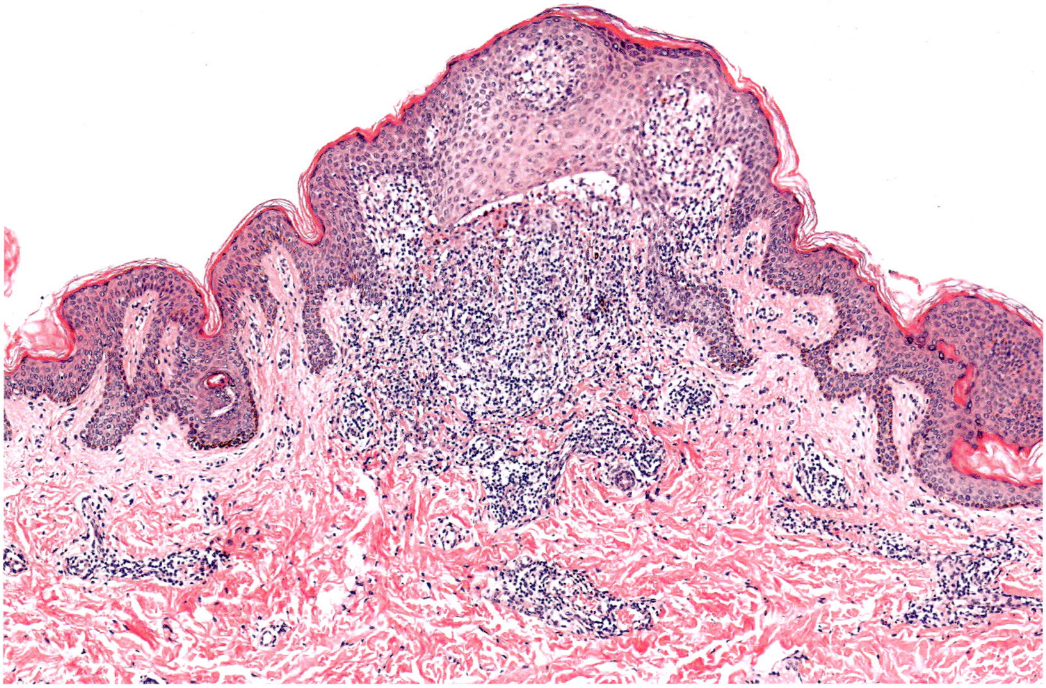

光泽苔藓：基底细胞液化变性，真皮乳头内致密的淋巴细胞及组织细胞为主的炎症细胞浸润

35. 硬化萎缩性苔藓 Lichen sclerosus et atrophicus

- 表皮角化过度，可有毛囊角栓
- 表皮萎缩
- 基底细胞液化变性
- 真皮浅层水肿，胶原纤维均质化
- 下方可见淋巴细胞为主的炎症细胞呈带状浸润
- 真皮浅层可见噬色素细胞
- 有时可见真皮浅层出血
- 早期为绕有红晕的白色丘疹
- 可融合成境界清楚的白色萎缩性斑片
- 好发于躯干及外阴
- 常伴有瘙痒

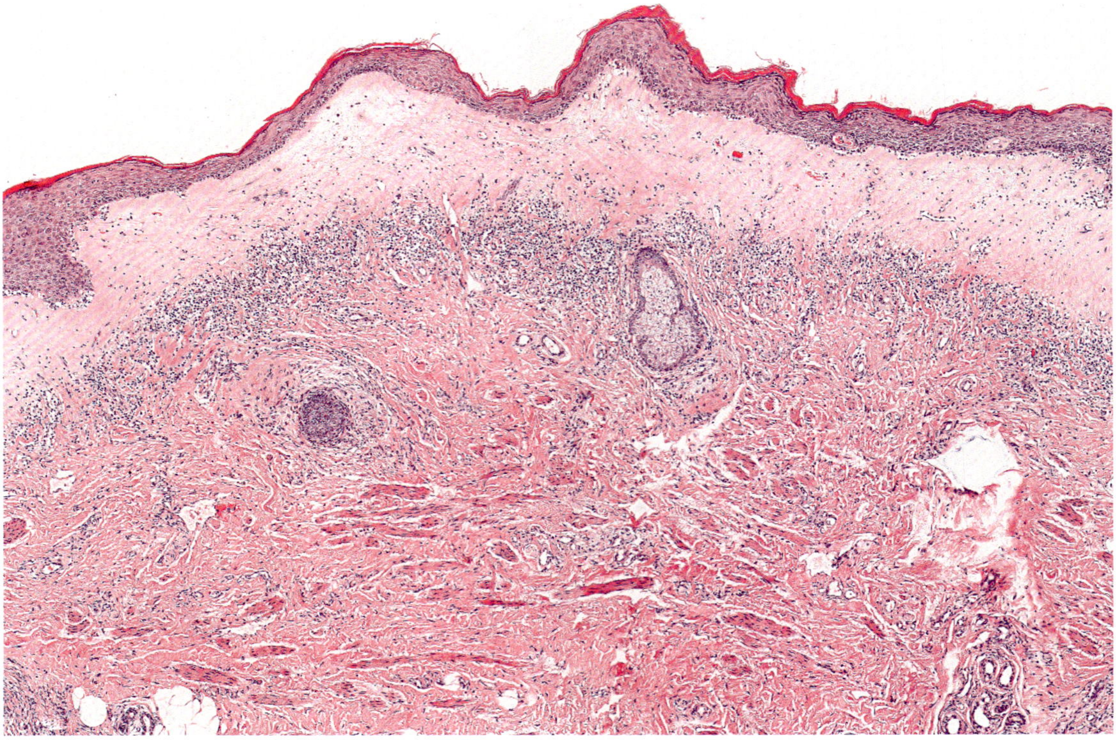

硬化萎缩性苔藓： 真皮浅层水肿，下方炎症细胞苔藓样浸润

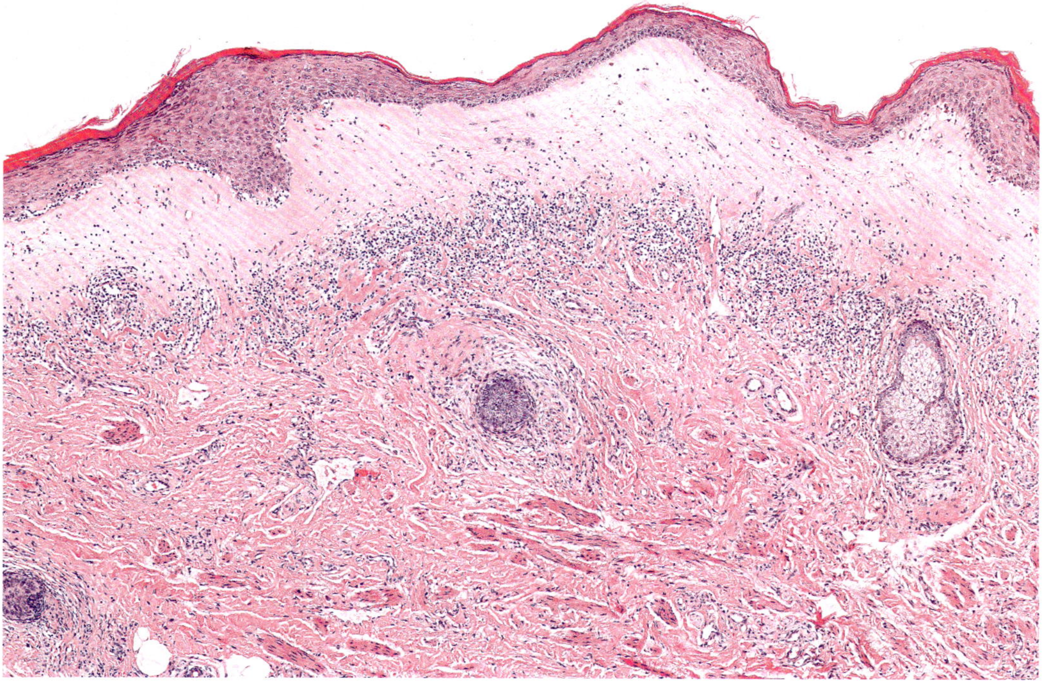

硬化萎缩性苔藓：真皮浅层水肿，下方炎症细胞苔藓样浸润

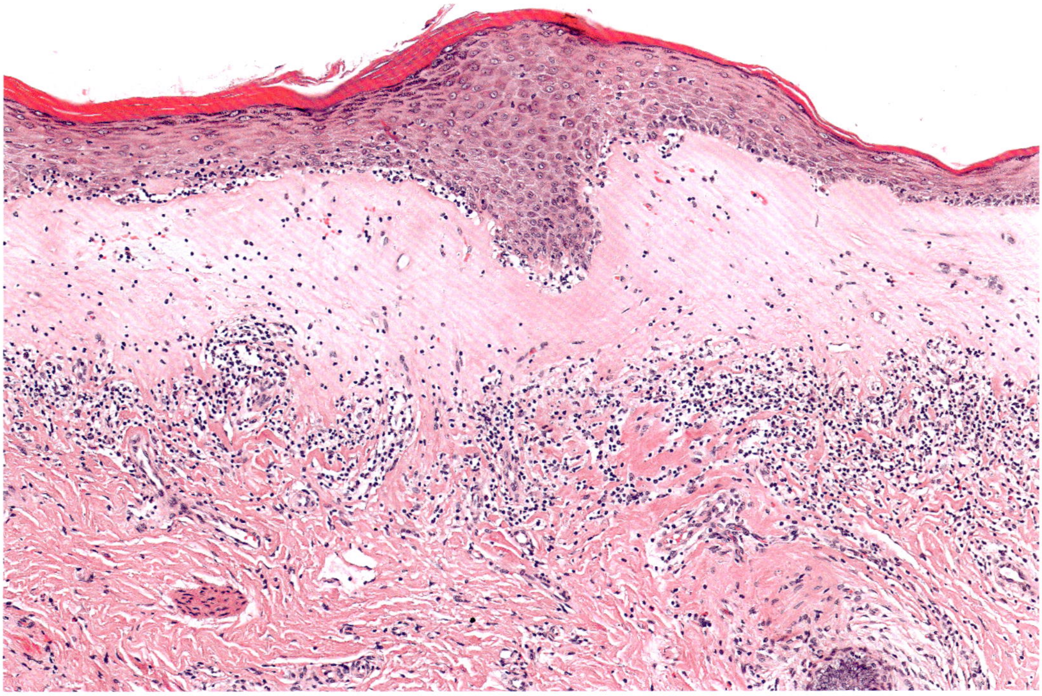

硬化萎缩性苔藓：基底细胞液化变性，真皮浅层水肿，下方可见淋巴细胞为主的炎症细胞呈苔藓样浸润

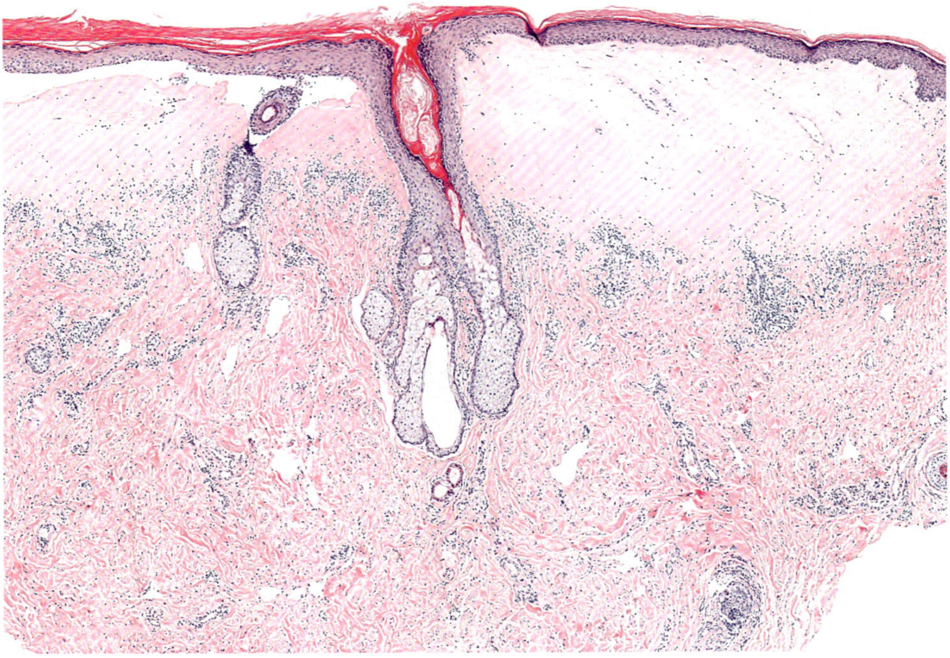

硬化萎缩性苔藓：表皮角化过度，毛囊角栓，表皮萎缩，表皮下方出现裂隙，真皮浅层水肿，下方炎症细胞苔藓样浸润

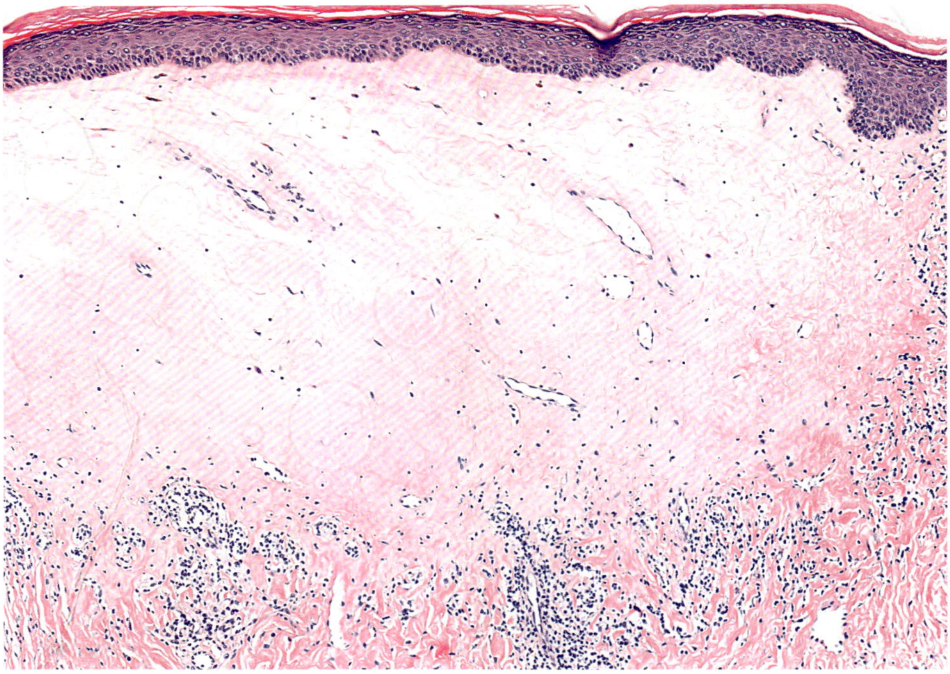

硬化萎缩性苔藓：表皮萎缩，基底细胞液化变性，真皮浅层水肿，下方淋巴细胞为主的炎症细胞苔藓样浸润，真皮浅层可见噬色素细胞

36. 线状苔藓
Lichen striatus

- 灶状角化不全
- 表皮海绵水肿
- 表皮内可见角化不良细胞
- 真皮浅层及血管周围中等致密程度的淋巴细胞为主的炎症细胞苔藓样浸润
- 炎症细胞苔藓样浸润可累及皮肤附属器
- 可出现基底细胞液化变性及色素失禁
- 好发于儿童
- 临床表现为单侧肢体呈线状分布暗红色扁平丘疹
- 上覆少许鳞屑
- 轻度瘙痒

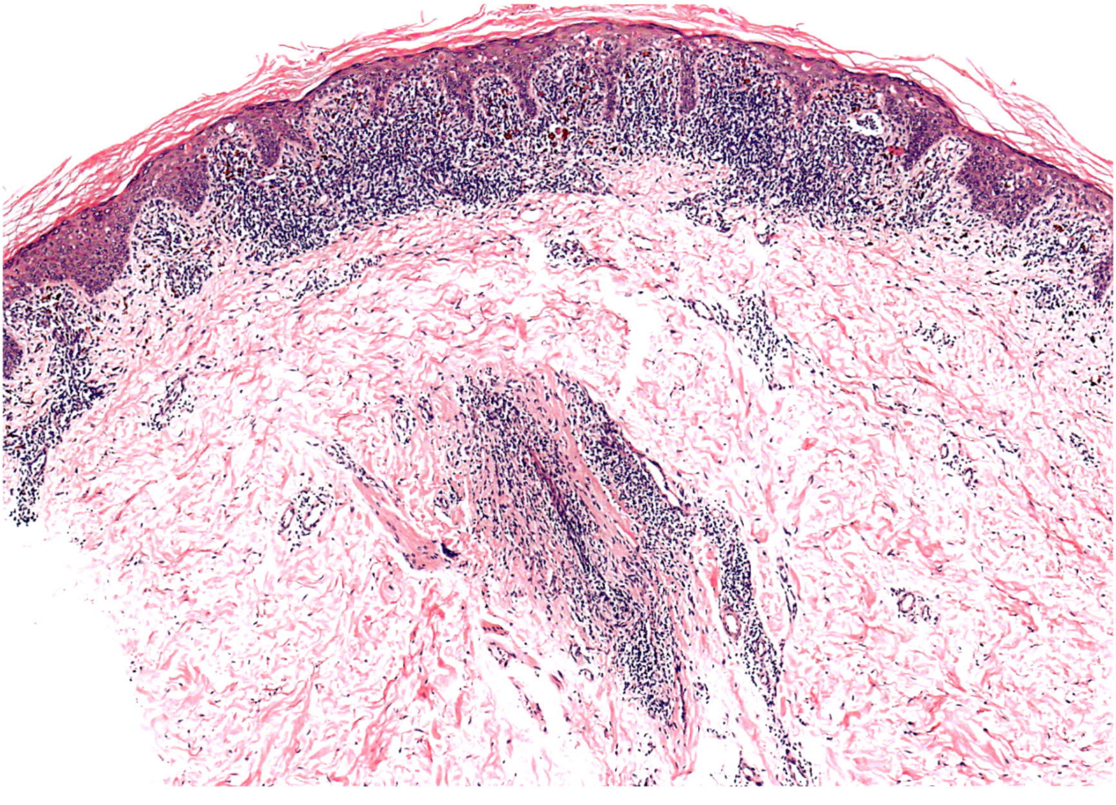

线状苔藓：真皮浅层炎症细胞苔藓样浸润

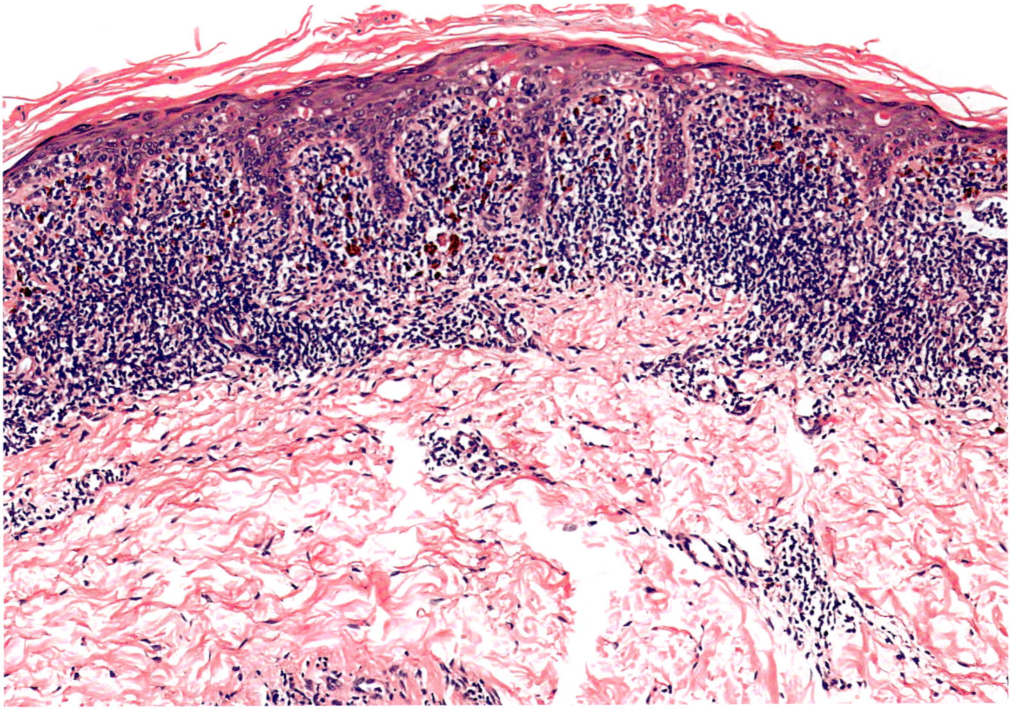

线状苔藓：真皮浅层及血管周围淋巴细胞为主的炎症细胞苔藓样浸润

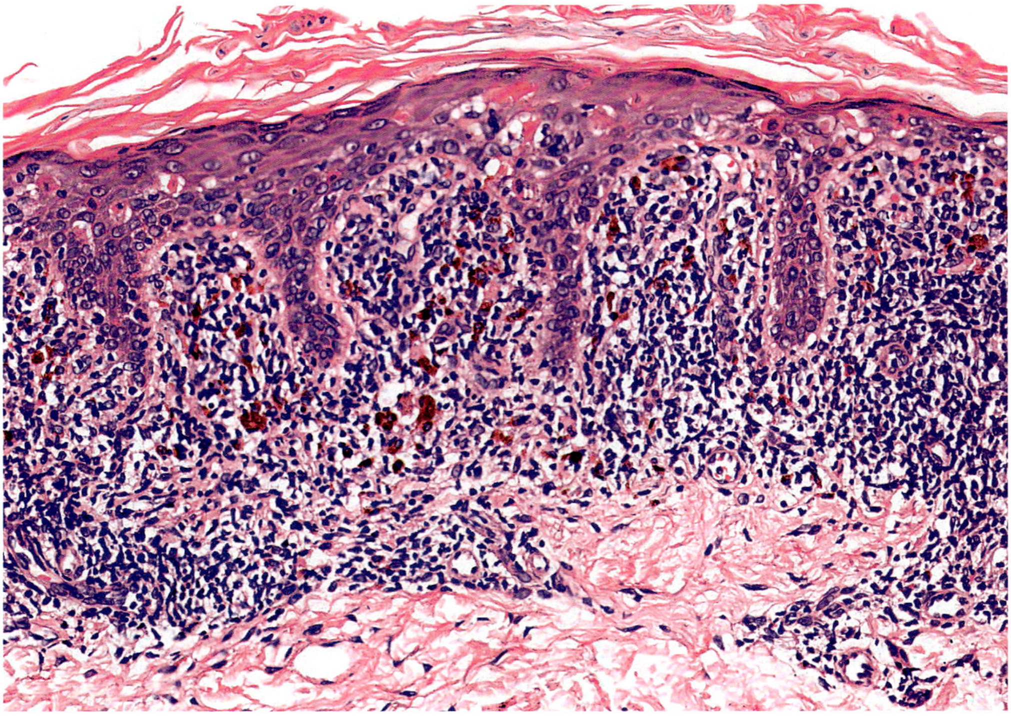

线状苔藓：灶状角化不全，表皮内可见角化不良细胞，基底细胞液化变性及色素失禁

37. 扁平苔藓样角化症 Lichen planus-like keratosis

- 又称良性苔藓样角化症（benign lichenoid keratosis）
- 表皮角化过度，灶状角化不全
- 棘层肥厚，表皮突延长
- 灶状基底细胞液化变性，可见胶样小体
- 真皮浅层淋巴细胞苔藓样浸润，伴组织细胞、少量嗜酸性粒细胞及噬色素细胞
- 多伴有日光弹力纤维变性
- 皮损为境界清楚的类圆形丘疹或斑块，上覆鳞屑
- 面部损害多似脂溢性角化外观
- 好发于面、胸、肩部等暴露部位
- 多单发，无自觉症状
- 好发于中老年人

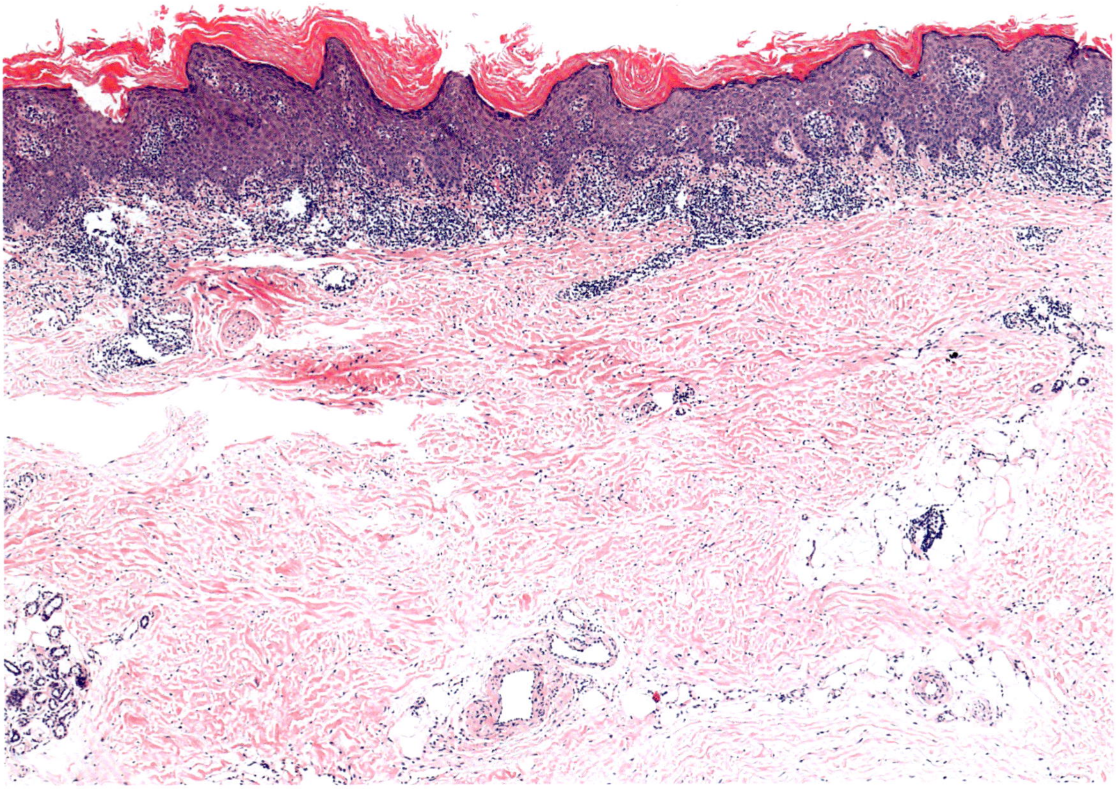

扁平苔藓样角化症：表皮角化过度，灶状角化不全，棘层肥厚，真皮浅层炎症细胞苔藓样浸润

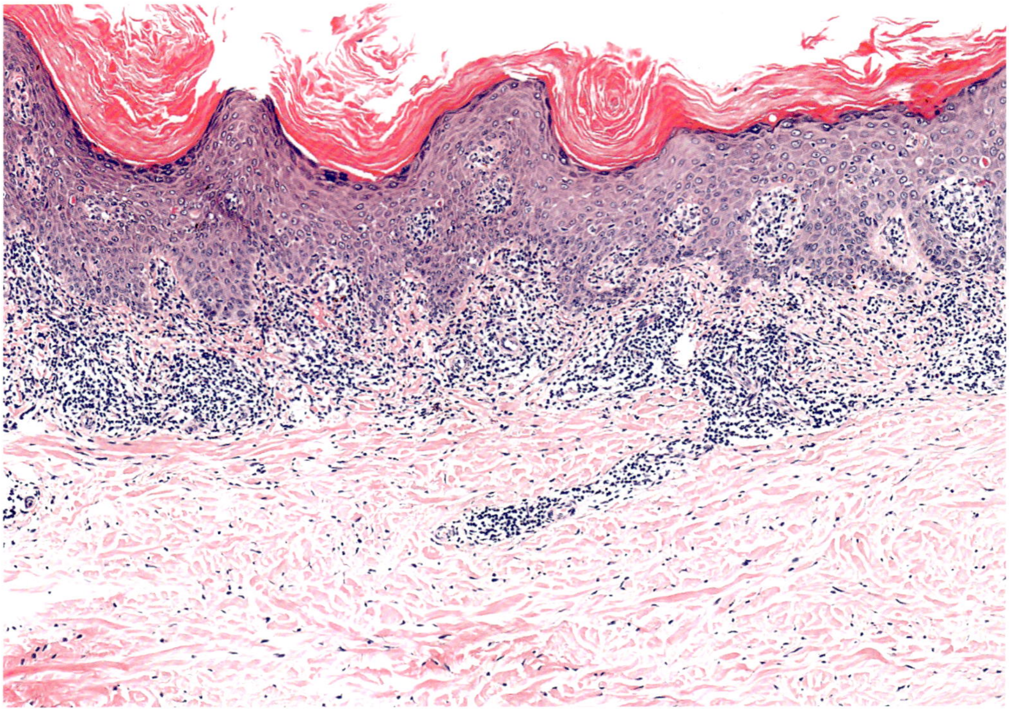

扁平苔藓样角化症：表皮角化过度，棘层肥厚，真皮浅层炎症细胞苔藓样浸润

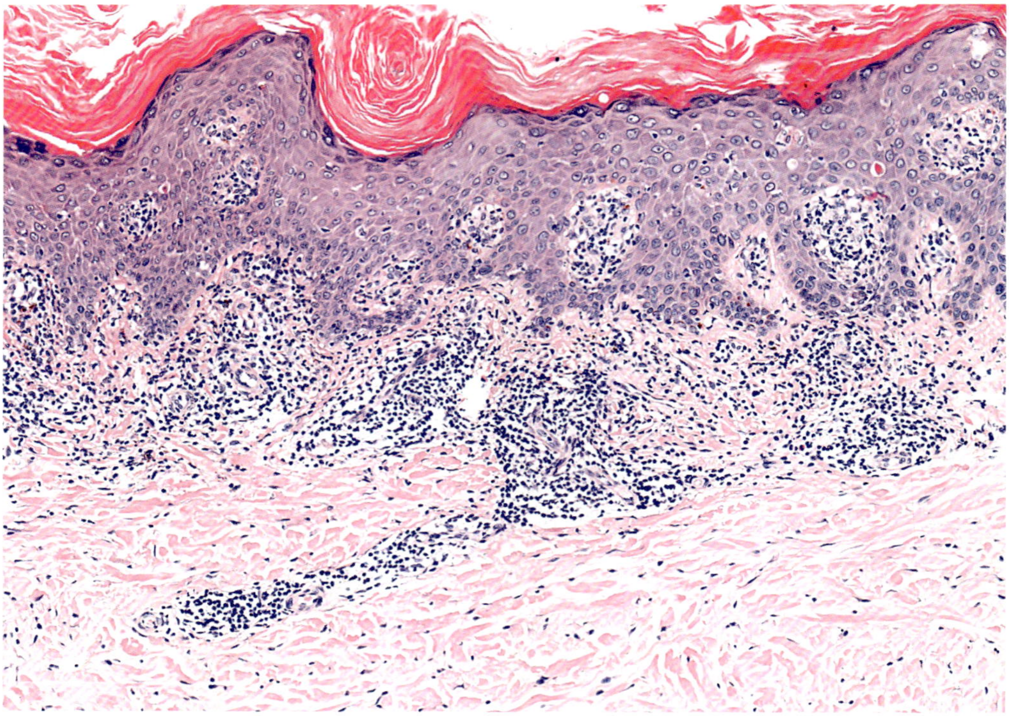

扁平苔藓样角化症：表皮内可见角化不良细胞，基底细胞灶状液化变性

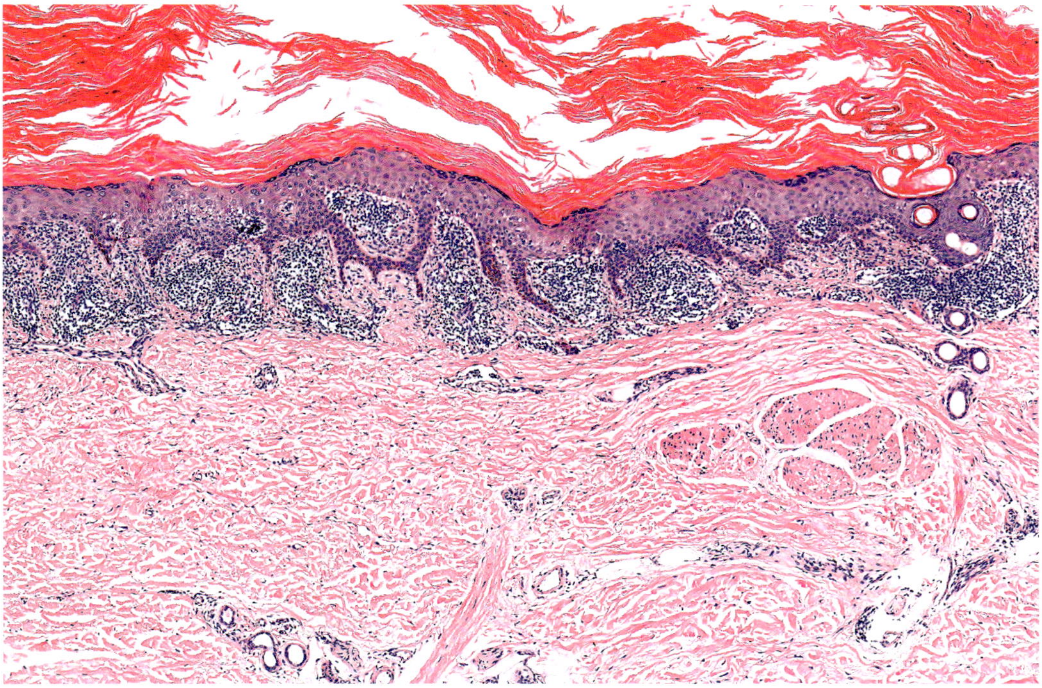

扁平苔藓样角化症：表皮角化过度，棘层肥厚，真皮浅层炎症细胞苔藓样浸润

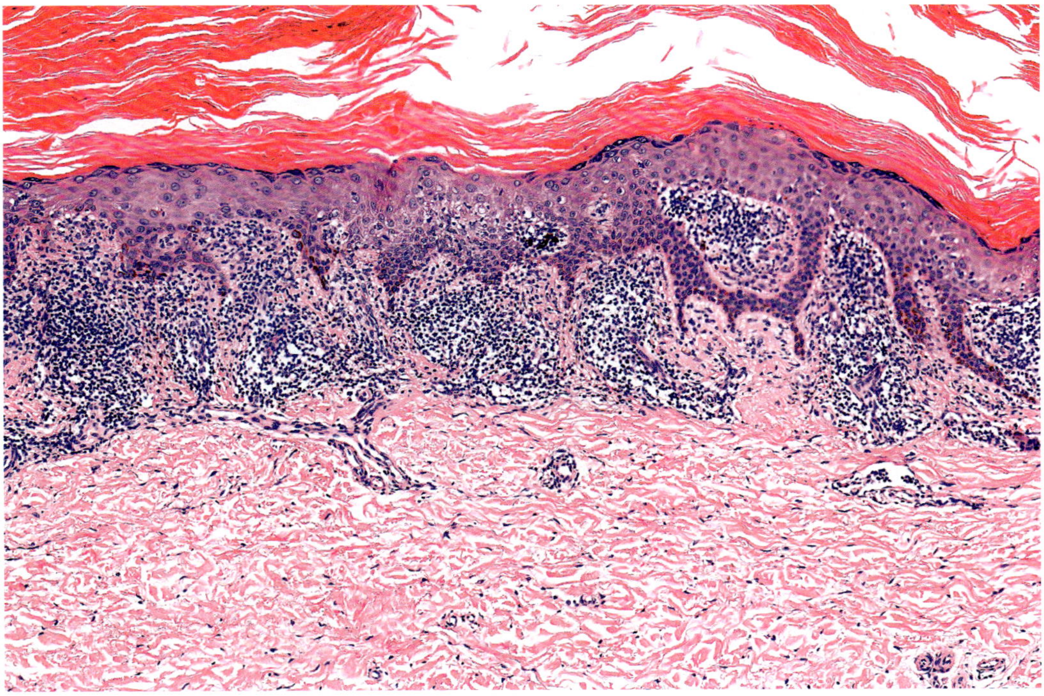

扁平苔藓样角化症：表皮角化过度，灶状角化不全，棘层肥厚，真皮浅层炎症细胞苔藓样浸润，灶状基底细胞液化变性

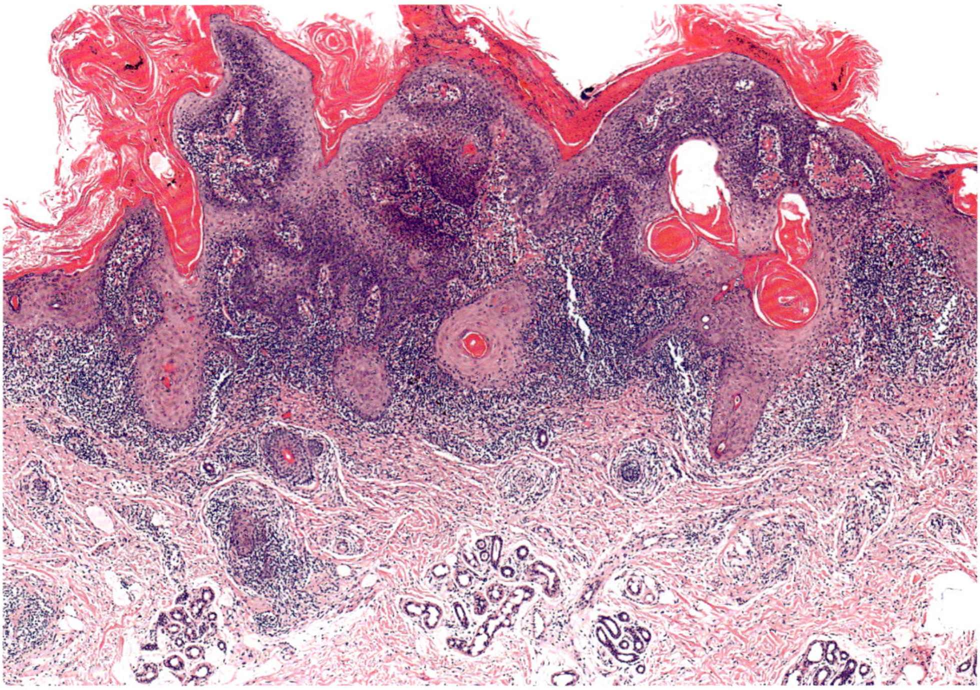

扁平苔藓样角化症：表皮角化过度，角化不全，棘层不规则肥厚，真皮浅层炎症细胞苔藓样浸润

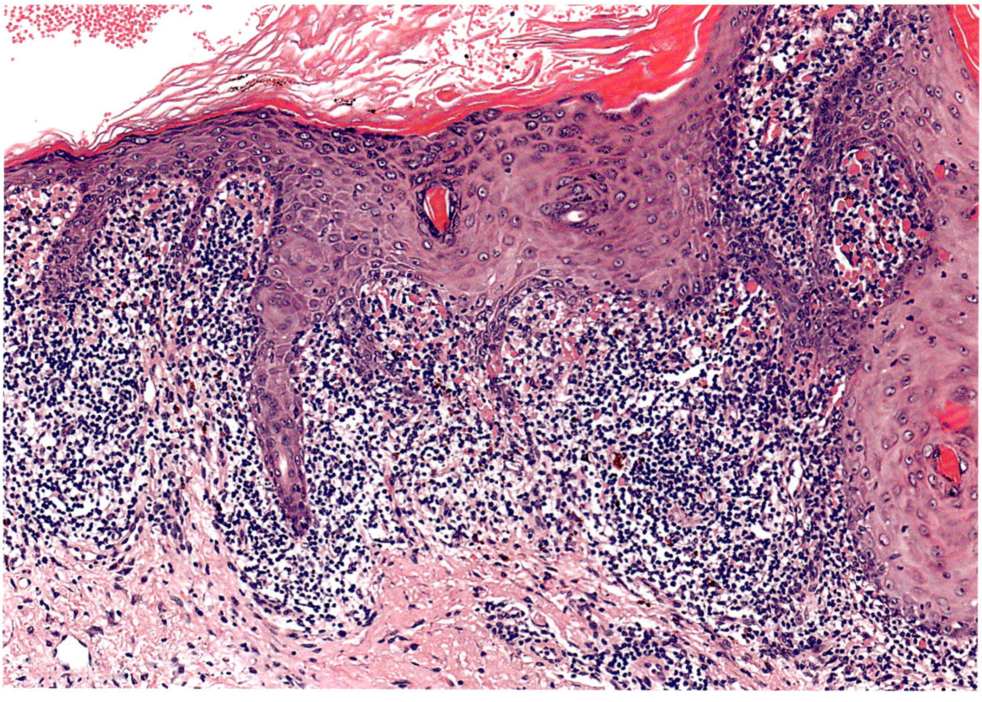

扁平苔藓样角化症：表皮角化过度，棘层肥厚，真皮浅层炎症细胞苔藓样浸润

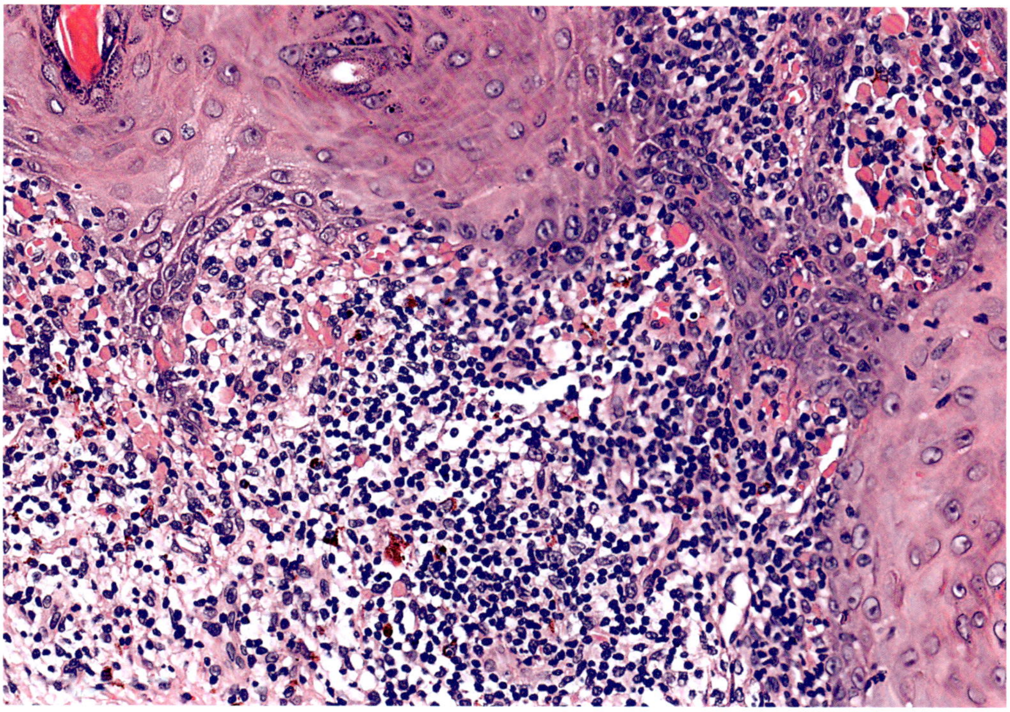

扁平苔藓样角化症：基底细胞液化变性，可见噬色素细胞及胶样小体

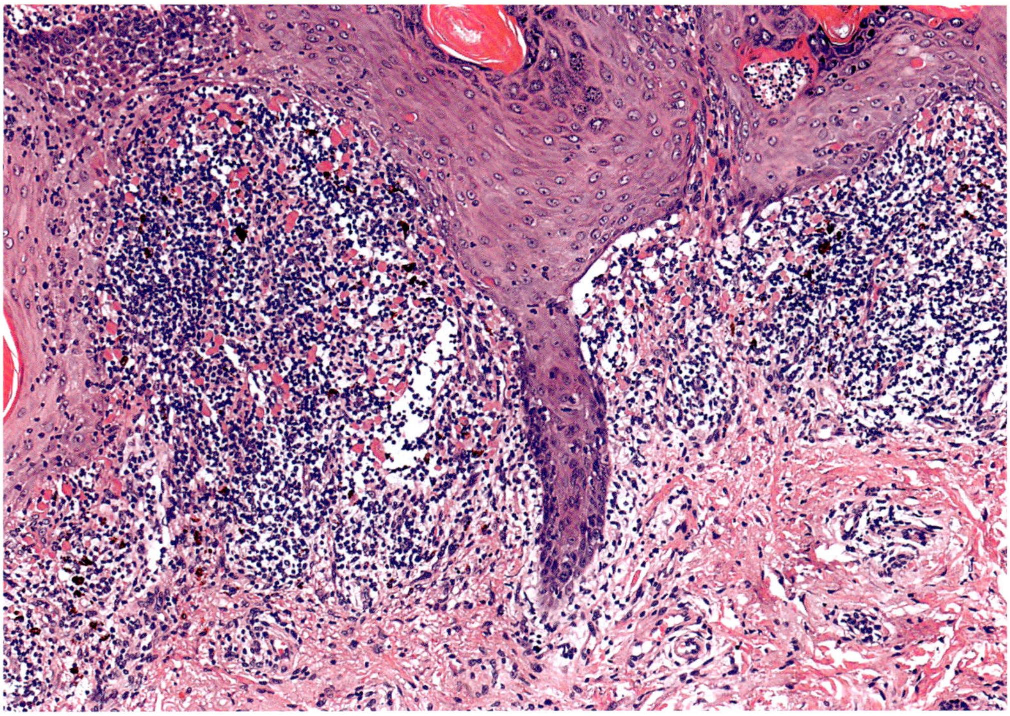

扁平苔藓样角化症：基底细胞液化变性，可见噬色素细胞及胶样小体

38. 移植物抗宿主病 Graft versus-host disease

- 表皮基底细胞液化变性
- 严重时出现表皮下裂隙或水疱形成
- 表皮内可见坏死角质形成细胞或角化不良细胞
- 真皮浅层淋巴细胞为主的炎症细胞浸润
- 浸润细胞可进入表皮
- 分为急性移植物抗宿主病（GVHD）和慢性GVHD
- 急性GVHD常发生于移植后3个月内，表现为突发的泛发性、融合的红色斑丘疹，可出现大疱、脱屑
- 慢性GVHD常发生于移植3个月后，表现为苔藓样、硬皮病样、异色病样等

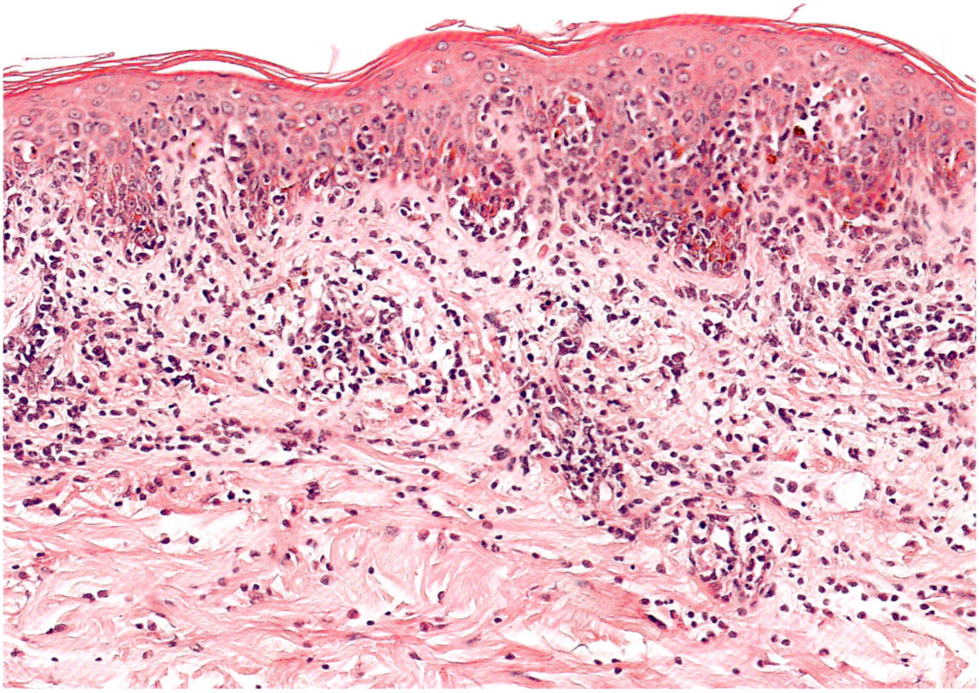

移植物抗宿主病：基底细胞液化变性，表皮内可见角化不良细胞，真皮浅层淋巴细胞为主的炎症细胞浸润，并进入表皮

39. 黑变病
Melanosis

- 基底细胞液化变性
- 真皮血管周围淋巴细胞为主的炎症细胞浸润
- 可见噬色素细胞及黑素颗粒
- 多见于中年女性
- 好发于面、颈部
- 表现为大小不一的青褐色斑片，上覆微细的粉状鳞屑
- 可呈网状
- 皮损消退后可出现轻微皮肤萎缩
- 可能与接触化妆品、光敏性物质有关

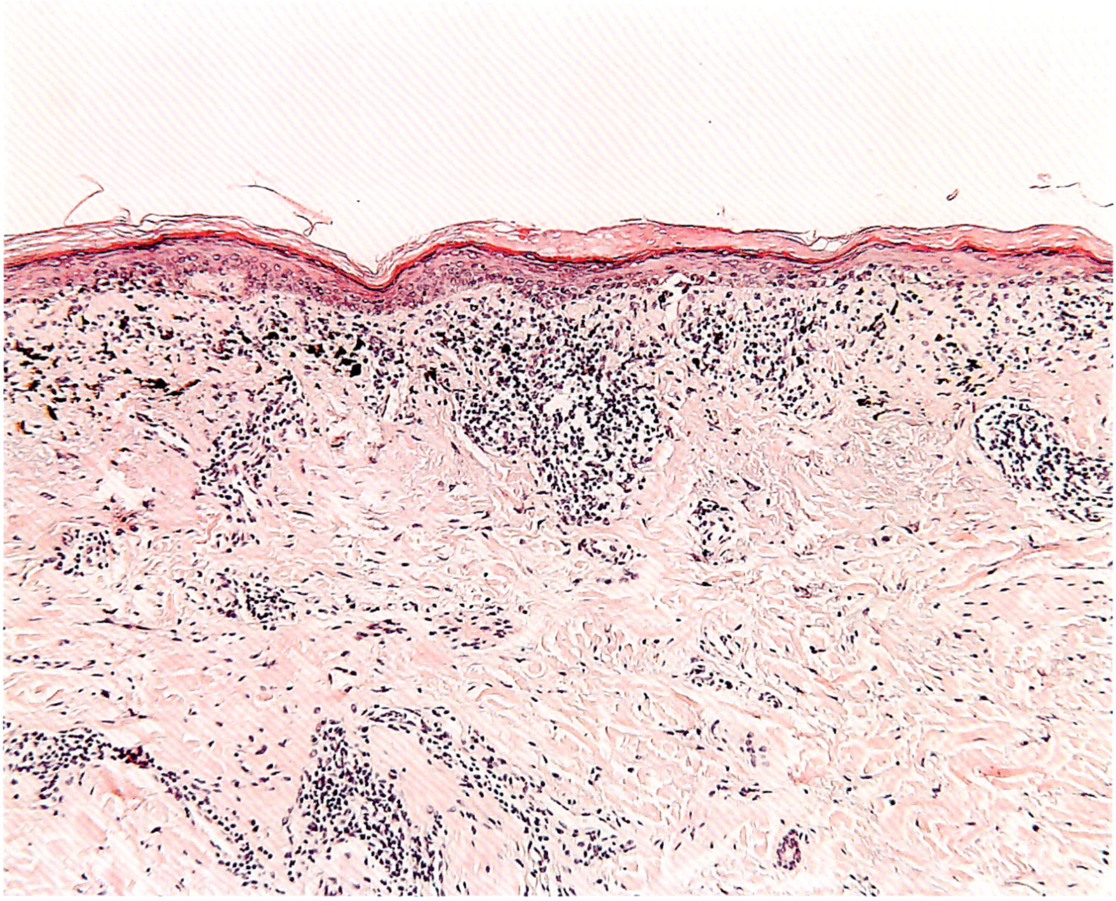

黑变病：表皮萎缩，真皮血管周围淋巴细胞为主的炎症细胞浸润，可见噬色素细胞及黑素颗粒

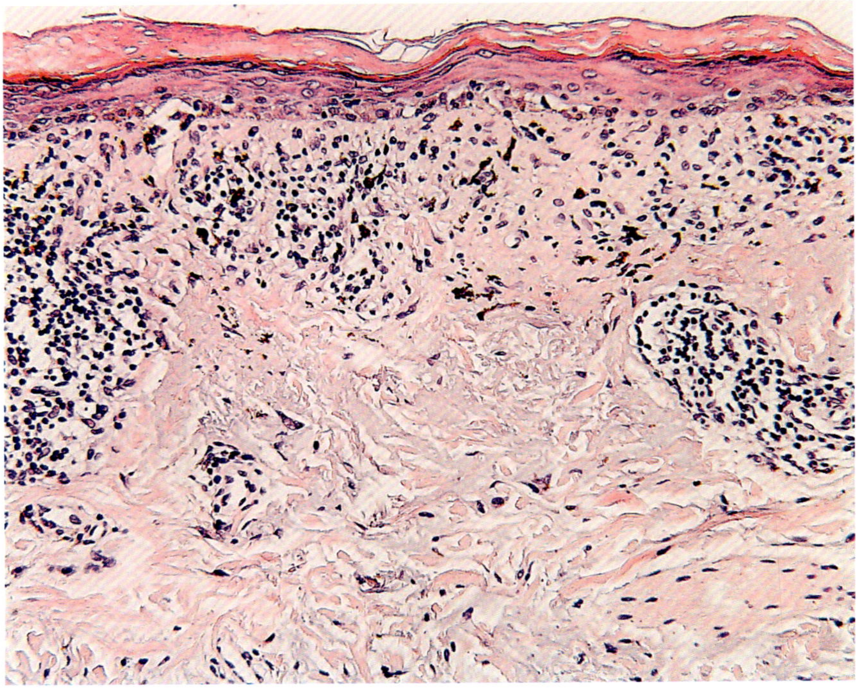

黑变病： 表皮萎缩，基底细胞液化变性，血管周围淋巴细胞为主的炎症细胞浸润，可见较多噬色素细胞及黑素颗粒

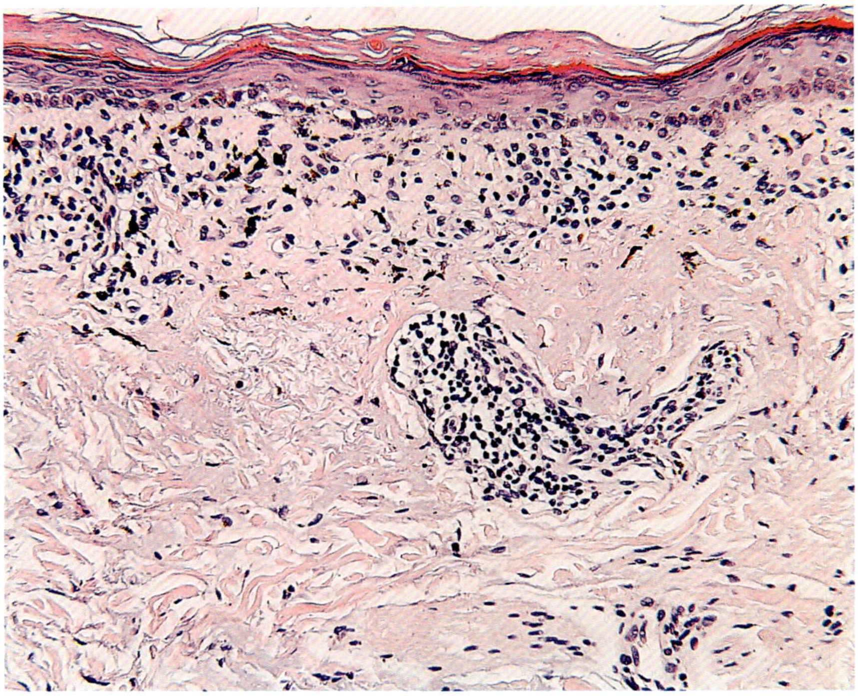

黑变病： 基底细胞液化变性，可见较多噬色素细胞及黑素颗粒

40. 色素性痒疹 Prurigo pigmentosa

- 早期皮损表现为真皮浅层血管周围中性粒细胞浸润
- 可出现中性粒细胞微脓疡
- 可伴发表皮海绵水肿、气球样变性
- 可出现坏死角质形成细胞
- 真皮乳头水肿
- 真皮内常出现嗜酸性粒细胞及淋巴细胞浸润
- 常有噬色素细胞
- 多发于青年女性
- 好发于颈部、背部及胸部
- 临床表现为荨麻疹样丘疹、丘疱疹
- 瘙痒明显
- 皮疹消退后留有网状色素沉着

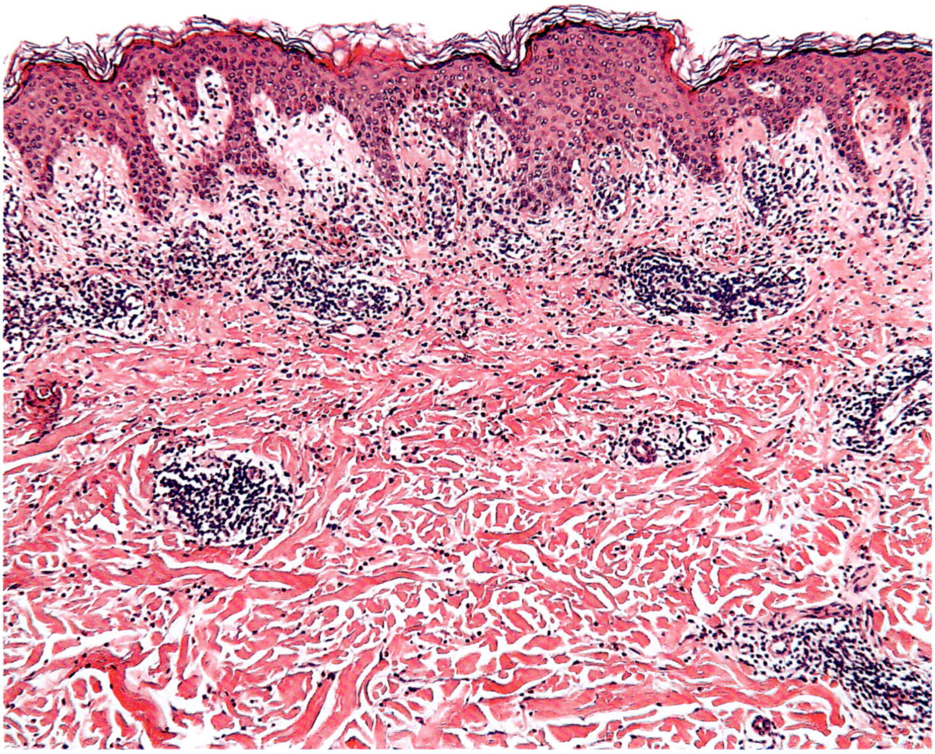

色素性痒疹：真皮浅层嗜酸性粒细胞、淋巴细胞、中性粒细胞浸润

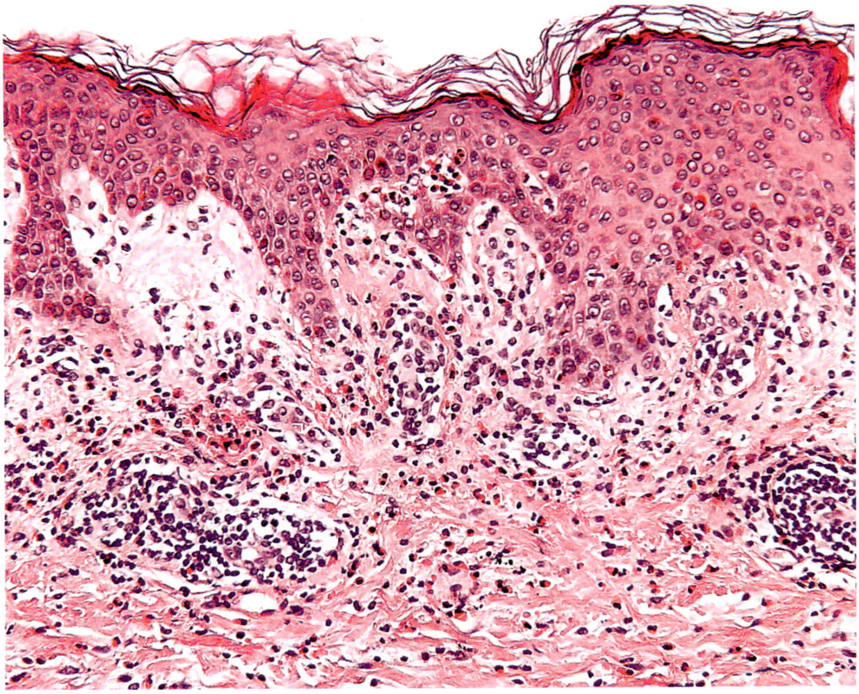

色素性痒疹：真皮浅层嗜酸性粒细胞、淋巴细胞、中性粒细胞浸润，表皮内可见角化不良细胞

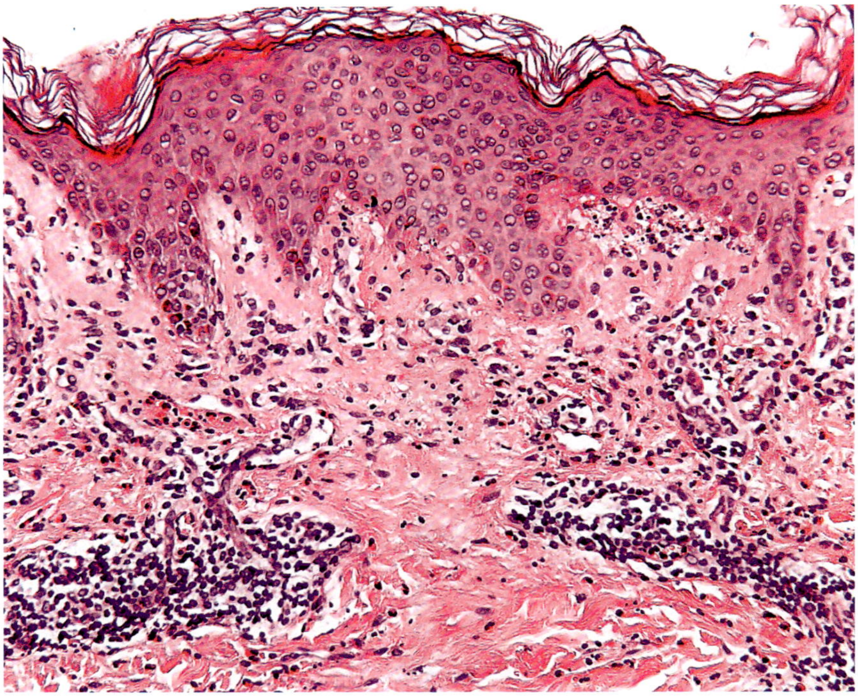

色素性痒疹：真皮浅层嗜酸性粒细胞、淋巴细胞、中性粒细胞浸润

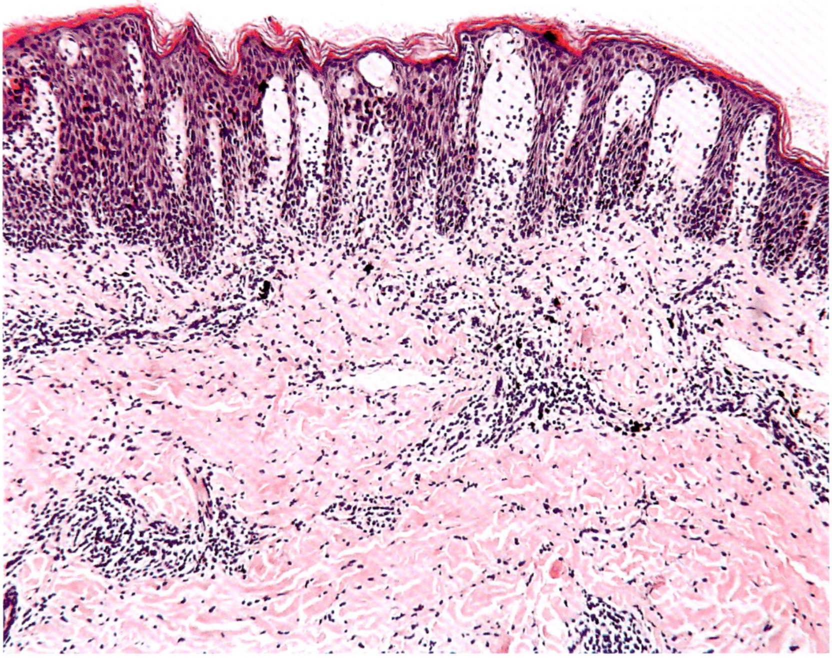

色素性痒疹：表皮海绵水肿，真皮乳头高度水肿，真皮浅层淋巴细胞、中性粒细胞、嗜酸性粒细胞浸润，可见色素颗粒及噬色素细胞

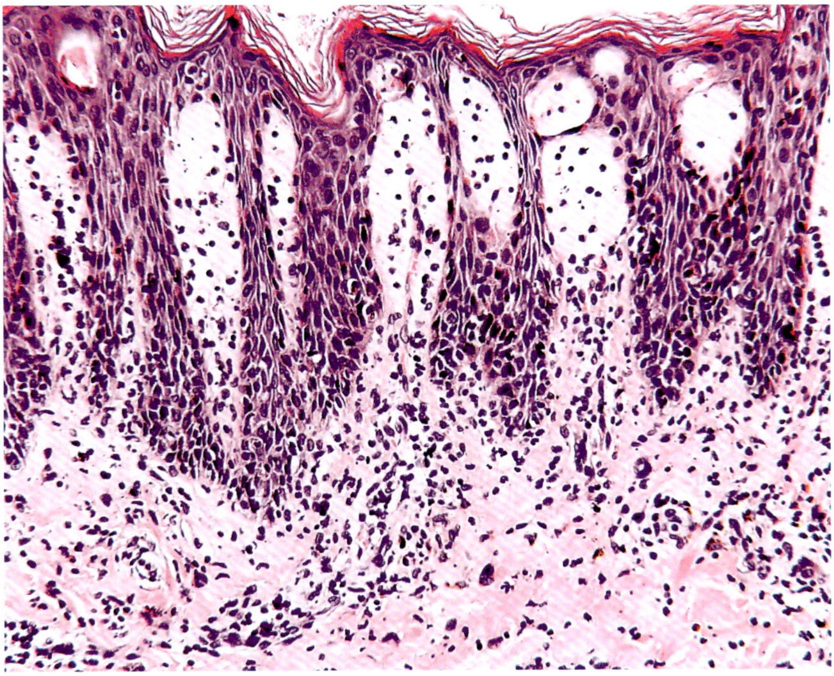

色素性痒疹：表皮海绵水肿，真皮乳头高度水肿，真皮浅层淋巴细胞、中性粒细胞、嗜酸性粒细胞浸润，可见色素颗粒及噬色素细胞

41. 融合性网状乳头瘤样病
Confluent and reticulated papillomatosis

- 轻度角化过度
- 常伴有角化不全
- 轻度乳头瘤样增生
- 棘层肥厚，皮突延长
- 基底层色素轻度增加
- 真皮浅层稀疏炎症细胞浸润
- 好发于青年
- 好发于躯干中部如上腹部、胸部两乳之间以及腋窝
- 临床表现为灰褐色扁平丘疹或斑疹，融合成网状
- 表面可有少许鳞屑
- 一般无自觉症状

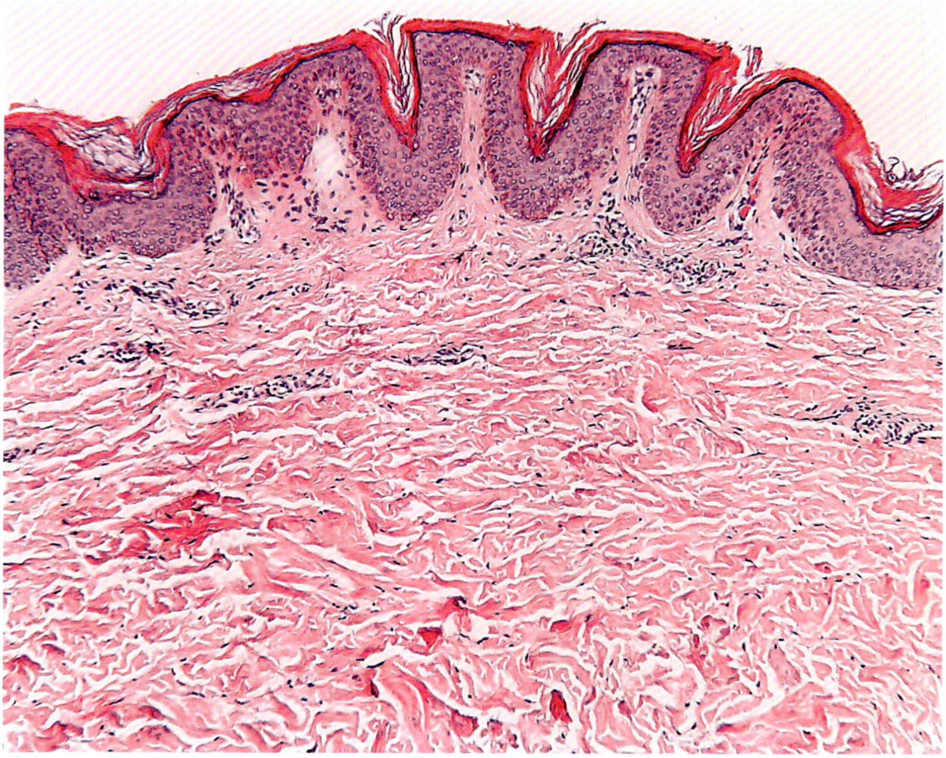

融合性网状乳头瘤样病：角化过度，角化不全，乳头瘤样增生，棘层肥厚，基底层色素轻度增加，真皮浅层稀疏炎症细胞浸润

42. 黑棘皮病
Acanthosis nigricans

- 表皮角化过度
- 乳头瘤样增生
- 棘层不规则肥厚
- 基底层色素可增加
- 好发于颈部、腋窝、腹股沟等皱褶部位
- 皮肤色素沉着和天鹅绒样增厚
- 可分为特发性、内分泌性、肿瘤性及药物性
- 特发性黑棘皮病最常见，常伴肥胖

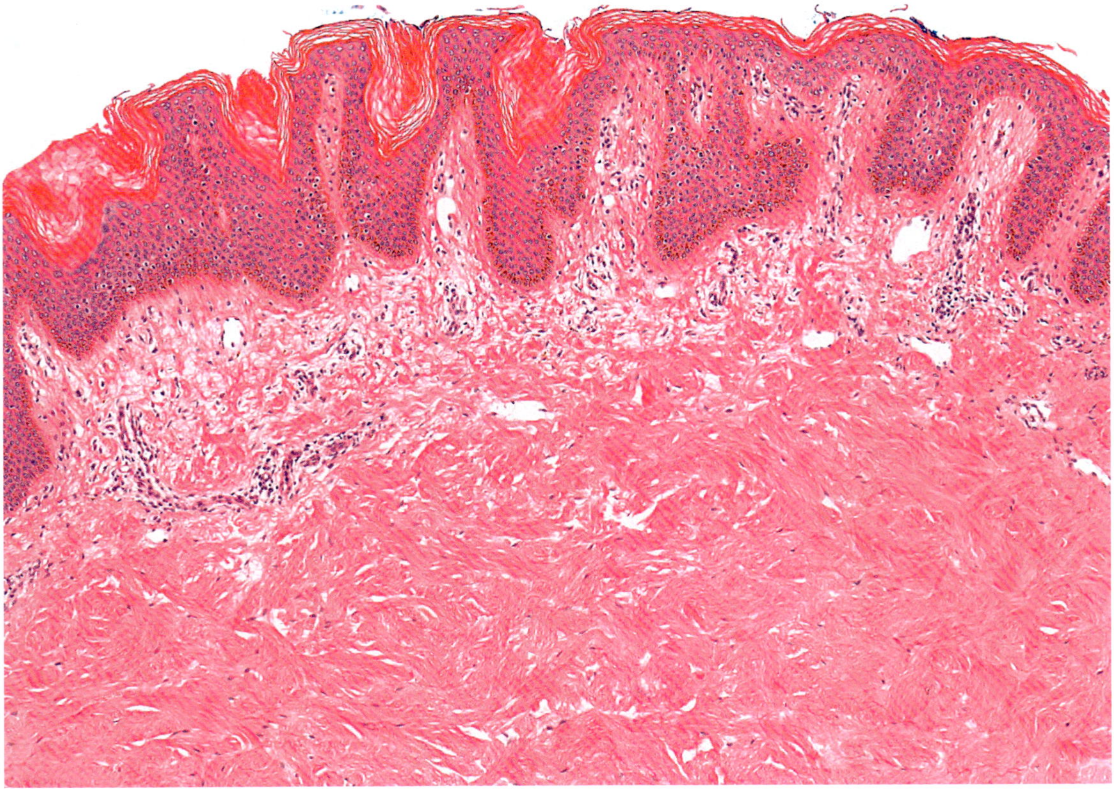

黑棘皮病：表皮角化过度，乳头瘤样增生，棘层不规则肥厚，基底层色素增加

43. 盘状红斑狼疮
Discoid lupus erythematosus

- 表皮角化过度
- 毛囊角栓形成
- 表皮萎缩，皮突消失
- 基底细胞液化变性
- 真皮血管以及附属器周围致密的淋巴细胞浸润
- 常累及真皮全层
- 毛囊上皮也可出现液化变性
- 真皮浅层可见噬色素细胞
- 临床表现为粘附鳞屑的丘疹或斑块
- 好发于面部及手背等曝光部位
- 一般无自觉症状

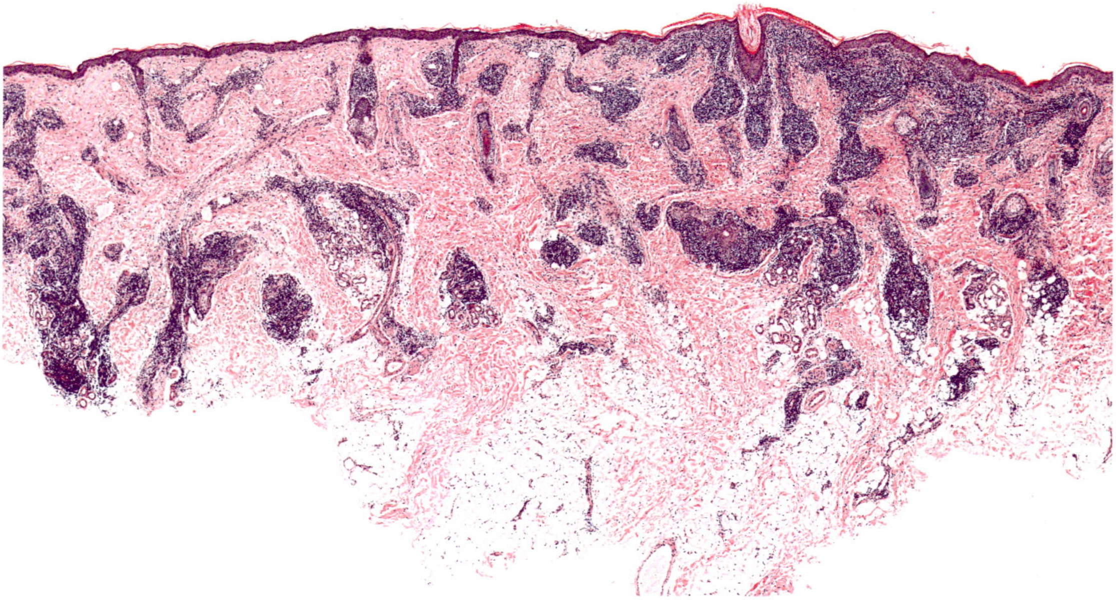

盘状红斑狼疮： 真皮全层血管及附属器周围致密的淋巴细胞浸润

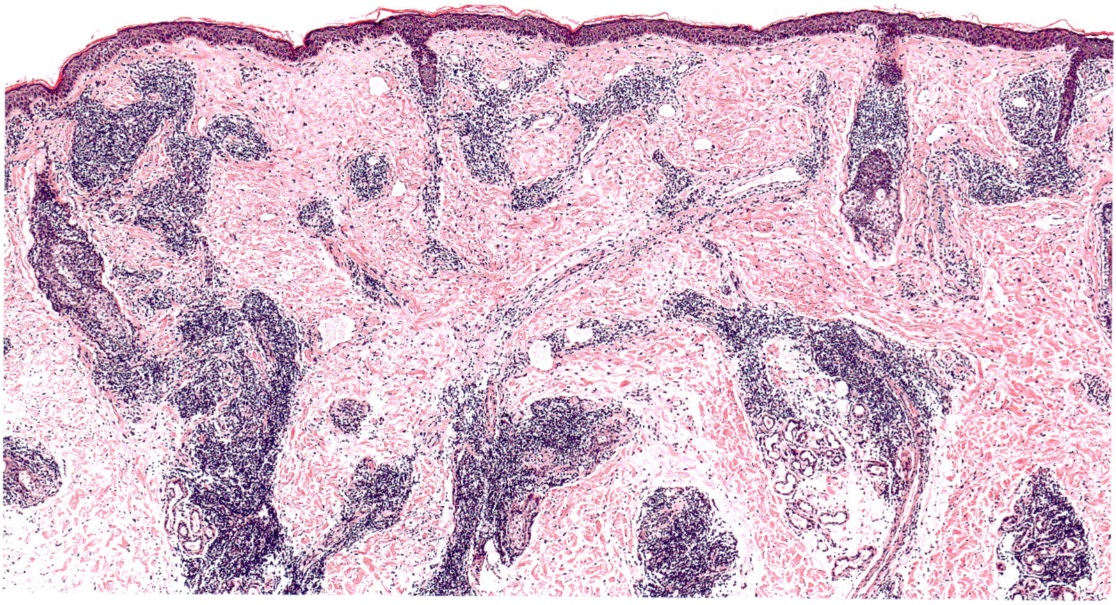

盘状红斑狼疮：真皮全层血管及附属器周围致密的淋巴细胞浸润

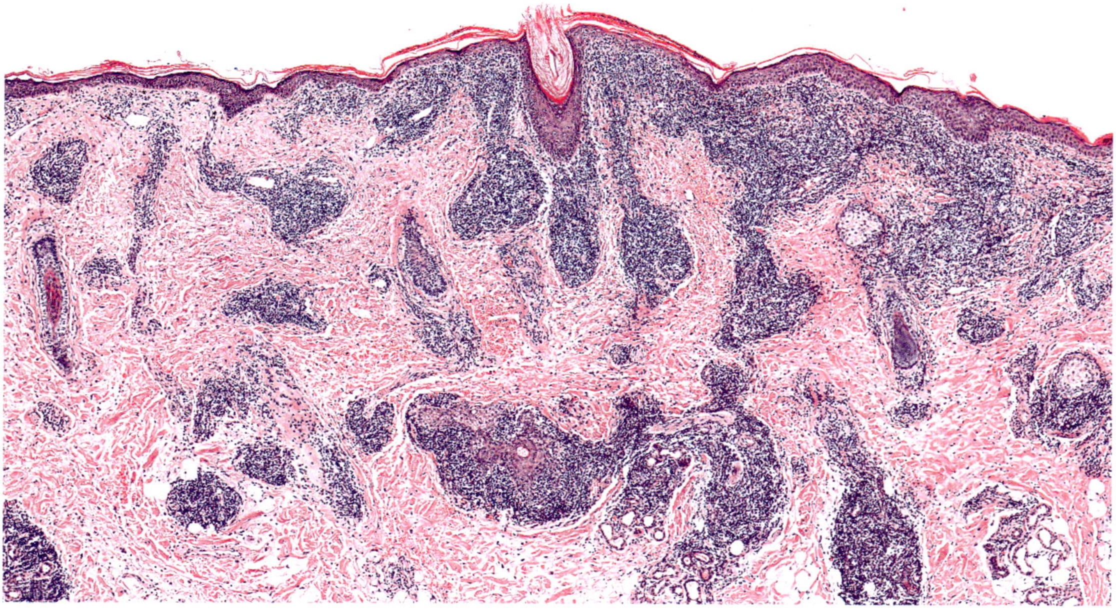

盘状红斑狼疮：真皮全层血管及附属器周围致密的淋巴细胞浸润

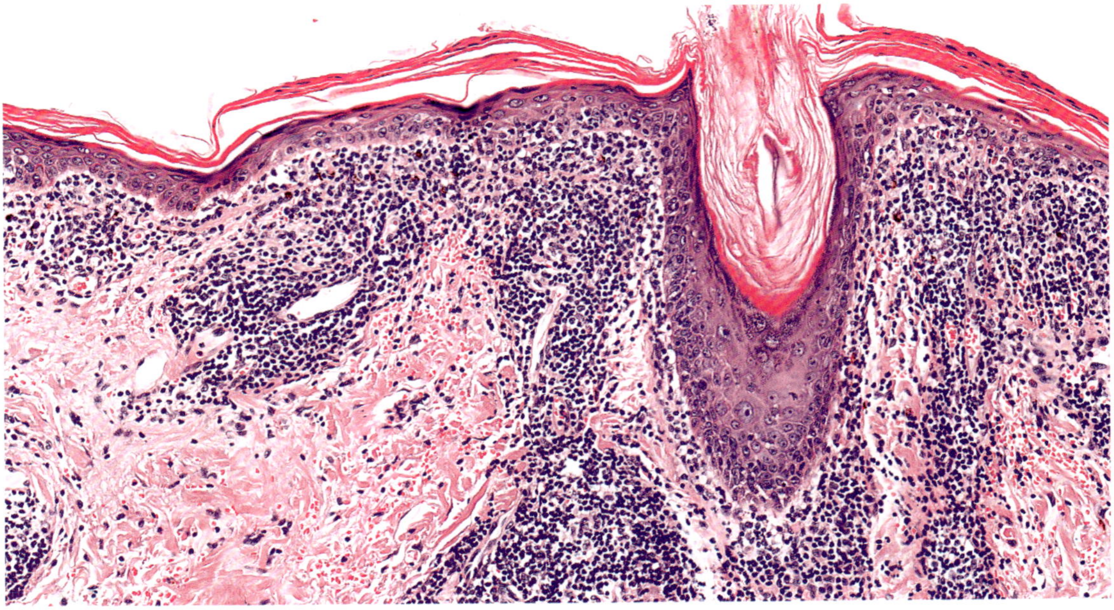

盘状红斑狼疮：毛囊角栓，基底细胞液化变性

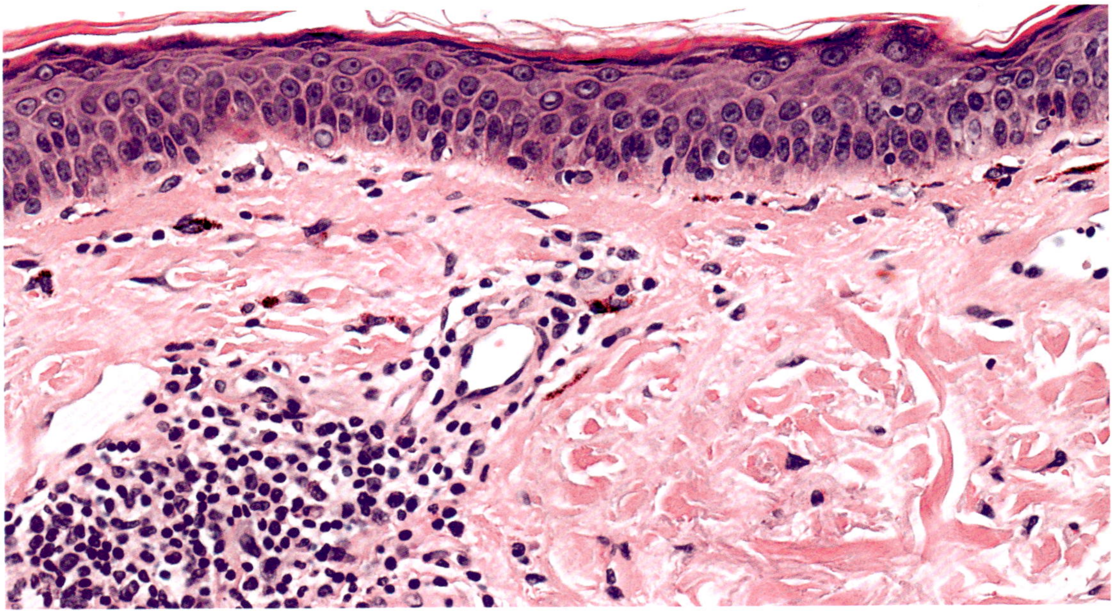

盘状红斑狼疮：表皮萎缩，真皮浅层噬色素细胞

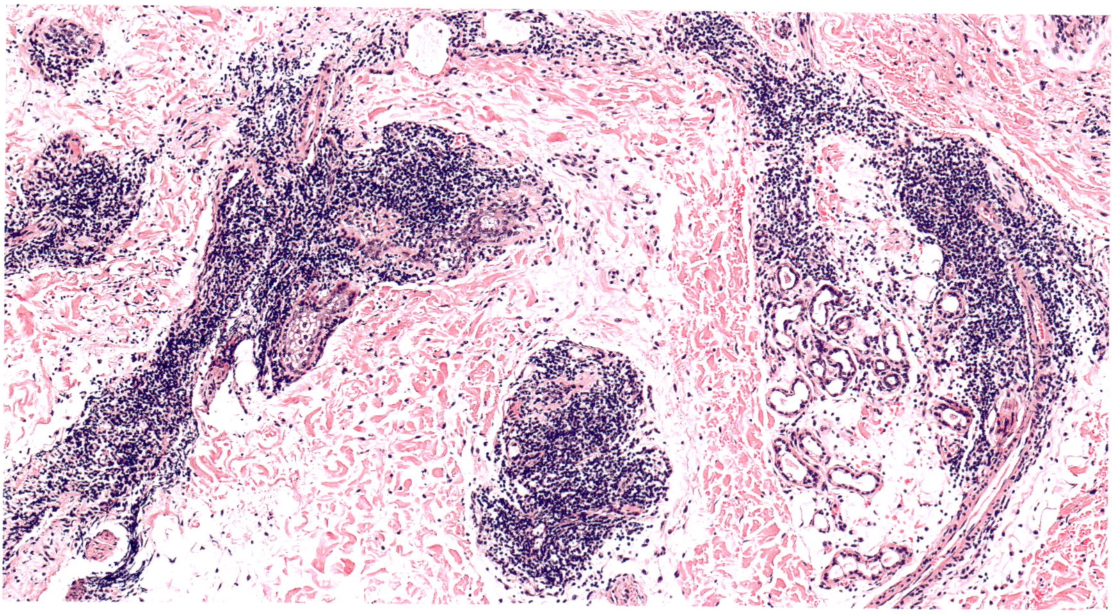

盘状红斑狼疮： 毛囊、皮脂腺及小汗腺周围致密的淋巴细胞浸润

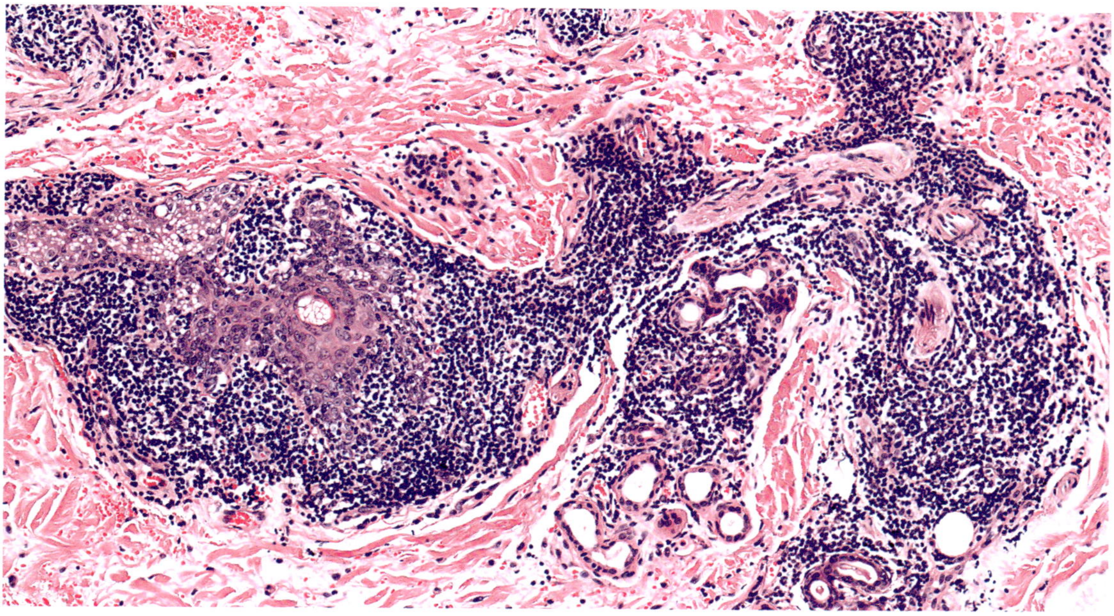

盘状红斑狼疮： 毛囊、皮脂腺及小汗腺周围致密的淋巴细胞浸润

44. 亚急性皮肤型红斑狼疮
Subacute cutaneous lupus erythematosus

- 病理表现与盘状红斑狼疮类似
- 表现为真皮血管及附属器周围淋巴细胞为主的炎症细胞浸润
- 与盘状红斑狼疮相比淋巴细胞浸润稀疏，基底细胞液化变性较轻
- 与盘状红斑狼疮相比一般不出现角化过度及毛囊角栓
- 与盘状红斑狼疮相比真皮胶原纤维间更常出现黏蛋白沉积
- 常出现真皮浅层水肿
- 皮疹有环形红斑型及丘疹鳞屑型
- 好发于面部及胸背上部

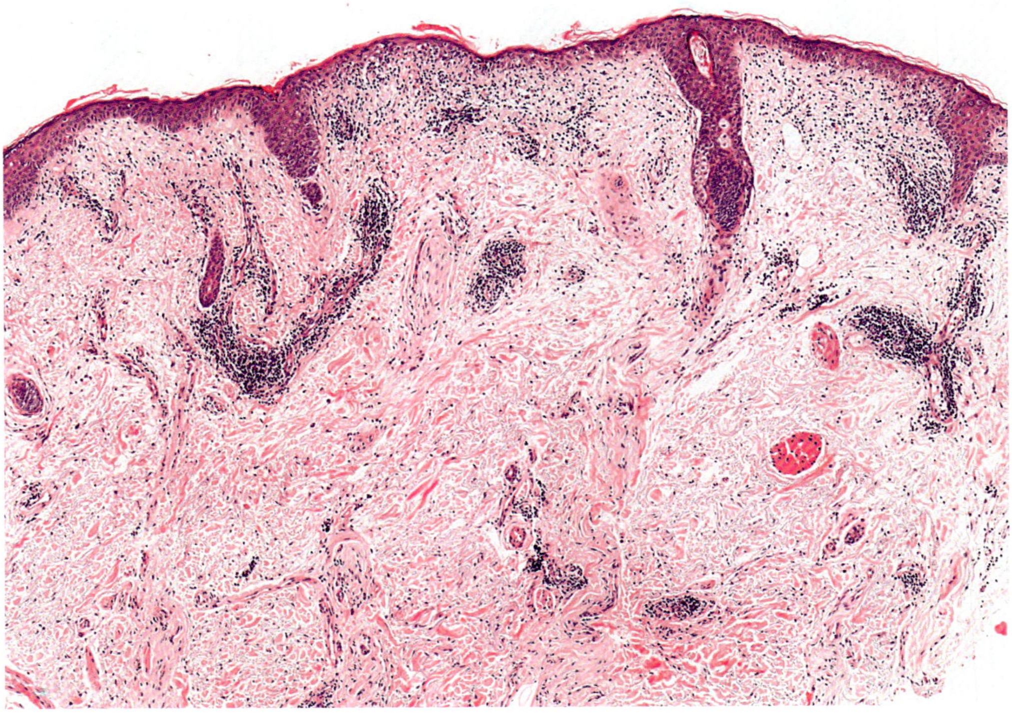

亚急性皮肤型红斑狼疮：真皮血管及附属器周围淋巴细胞浸润

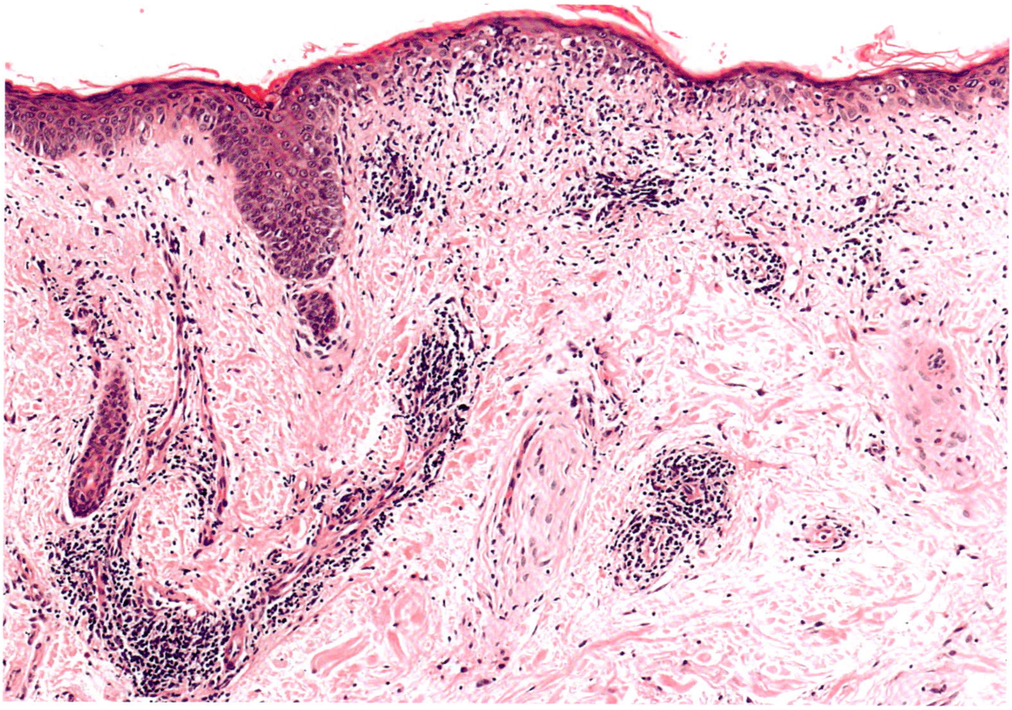

亚急性皮肤型红斑狼疮： 真皮血管及附属器周围淋巴细胞浸润，基底细胞液化变性

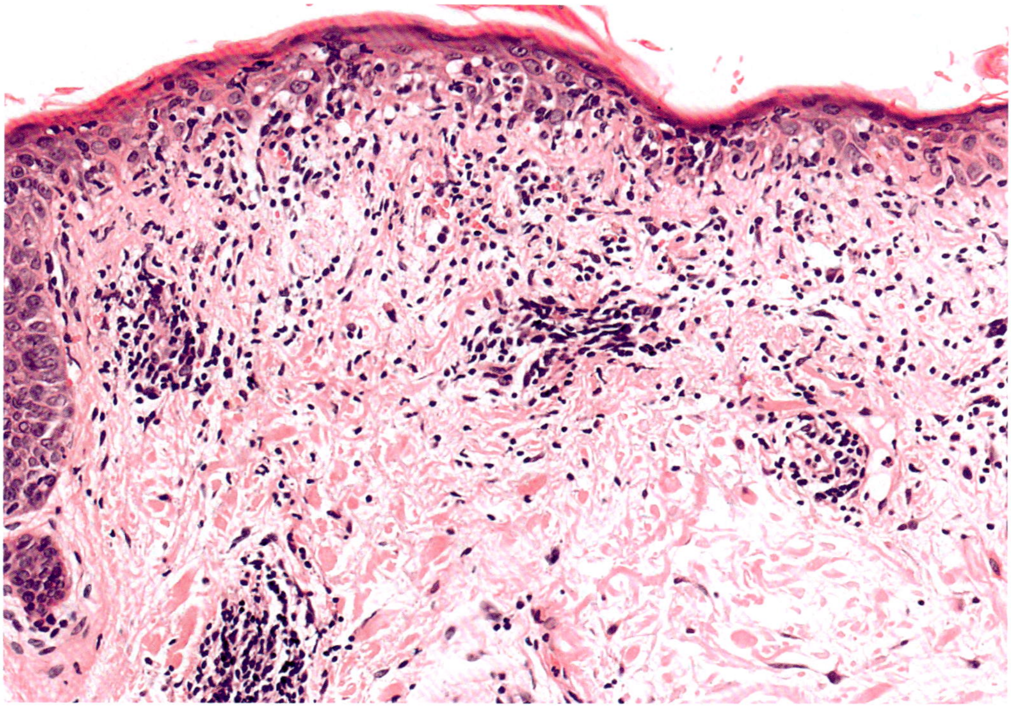

亚急性皮肤型红斑狼疮： 基底细胞液化变性

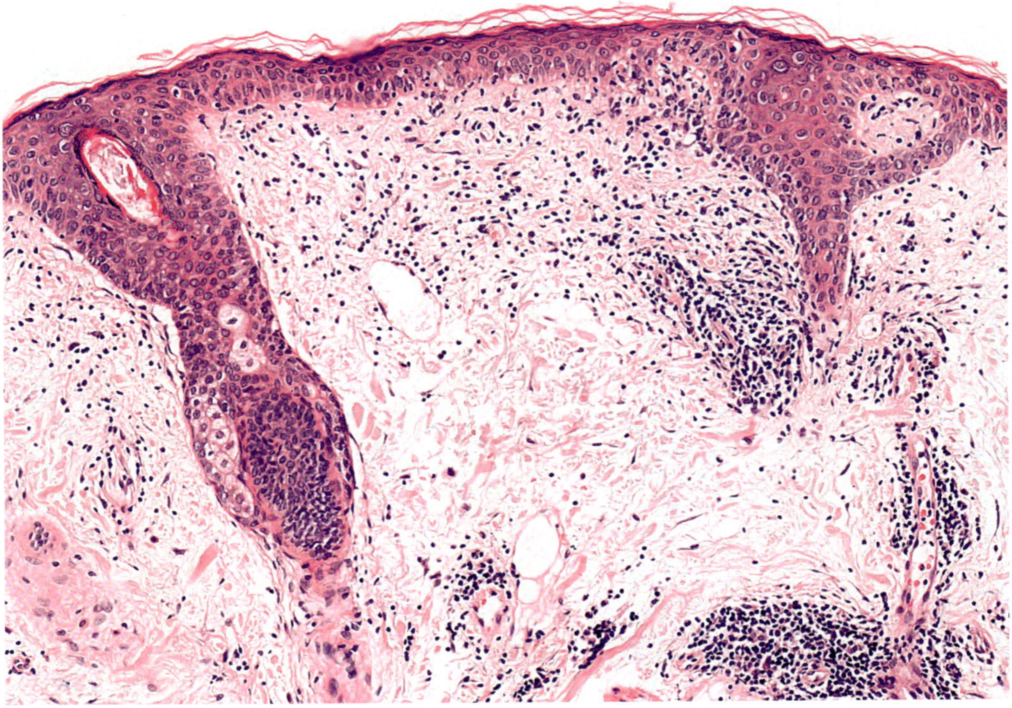

亚急性皮肤型红斑狼疮：基底细胞液化变性，无明显表皮角化过度

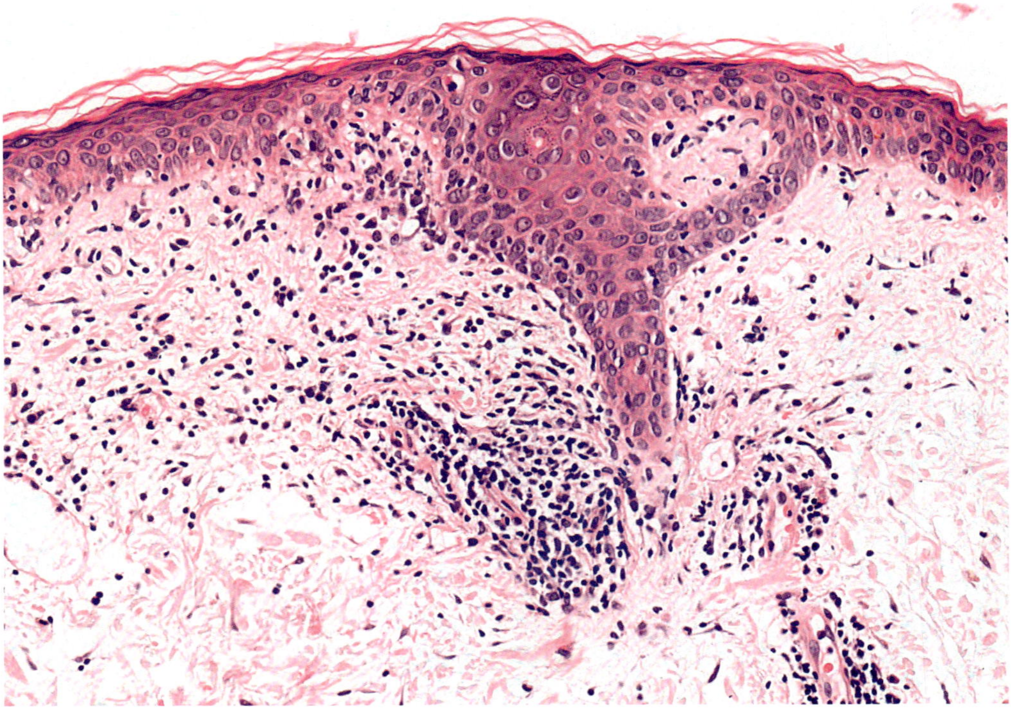

亚急性皮肤型红斑狼疮：基底细胞液化变性，无明显表皮角化过度，无毛囊角栓

45. 大疱性系统性红斑狼疮
Bullous systemic lupus erythematosus

- 表皮下水疱
- 疱液中有较多中性粒细胞及纤维素
- 真皮乳头顶部中性粒细胞浸润及核尘
- 浅层及深层血管周围淋巴细胞浸润
- 可出现白细胞碎裂性血管炎改变
- 多见于重症活动期系统性红斑狼疮患者
- 临床表现为张力性水疱
- 好发于日光暴露部位如面部、上胸部及上肢伸侧

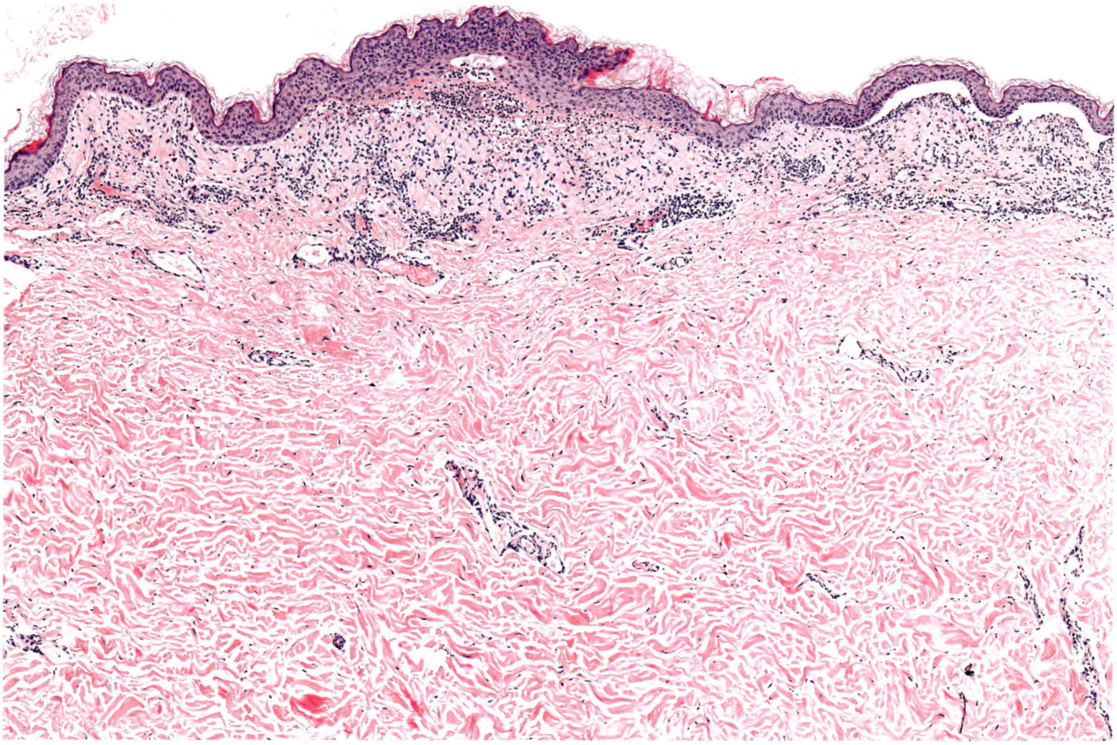

大疱性系统性红斑狼疮：表皮下水疱

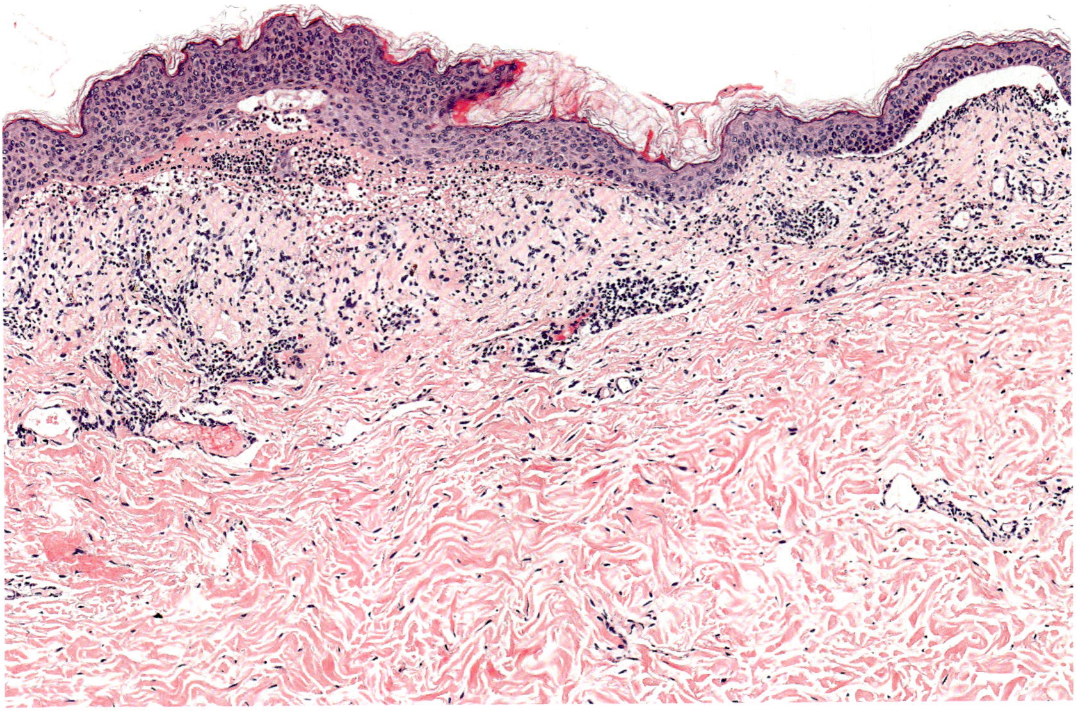

大疱性系统性红斑狼疮：表皮下水疱，疱液中及真皮上部有较多中性粒细胞

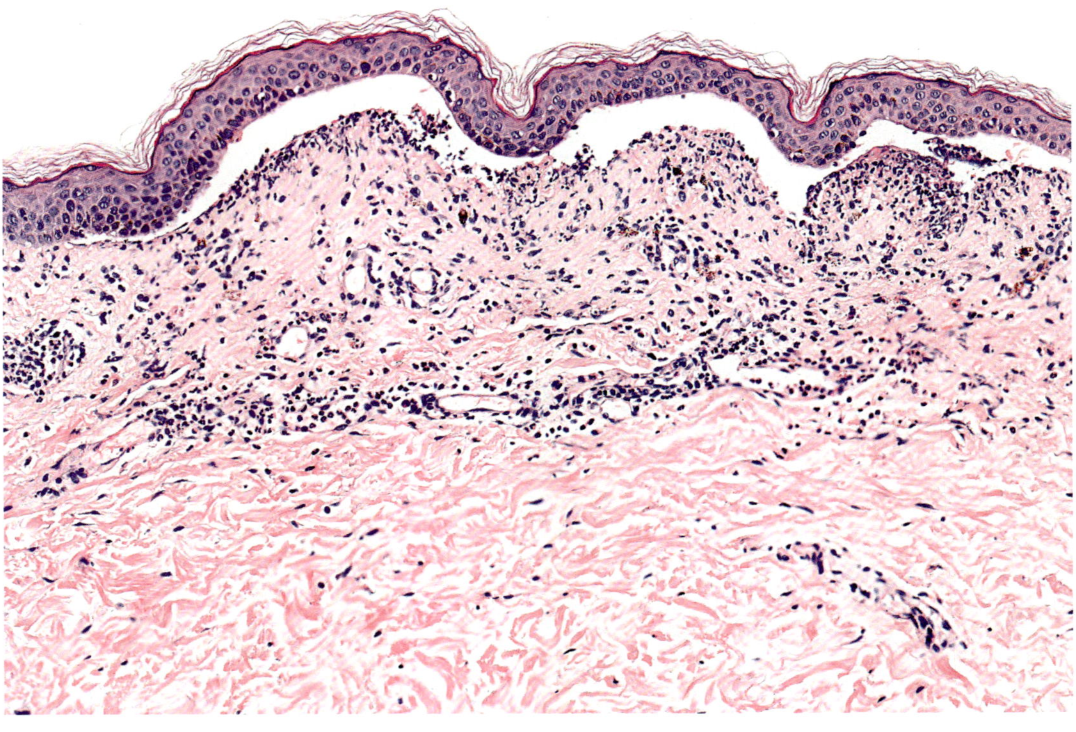

大疱性系统性红斑狼疮：表皮下水疱，疱液中及真皮上部有较多中性粒细胞

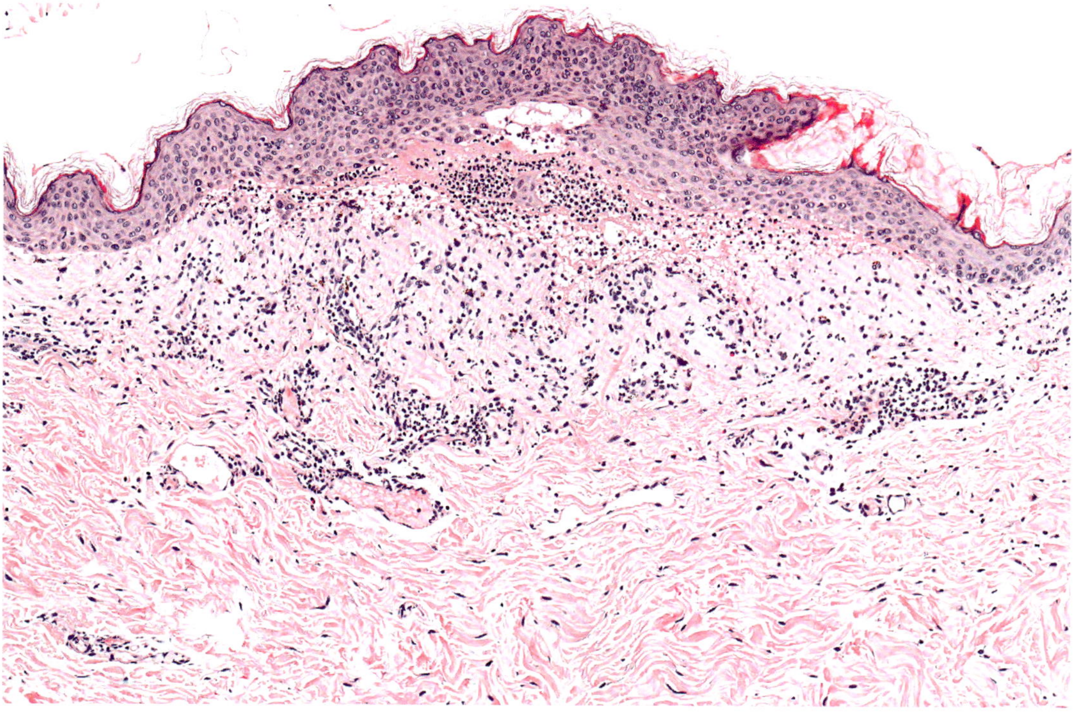

大疱性系统性红斑狼疮： 真皮乳头较多中性粒细胞浸润及核尘

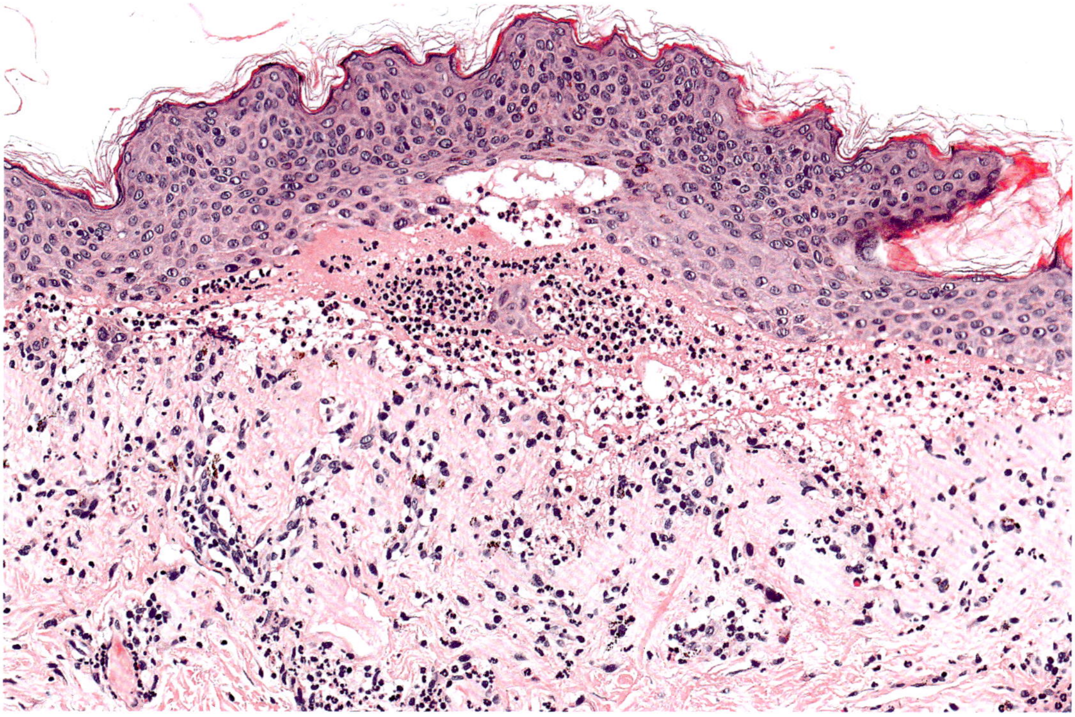

大疱性系统性红斑狼疮： 真皮乳头及真皮上部较多中性粒细胞浸润及核尘

46. 深在性红斑狼疮
Lupus erythematosus profundus

- 又称为狼疮性脂膜炎（lupus panniculitis）
- 病变主要位于真皮深部、脂肪小叶及间隔
- 主要表现为致密淋巴细胞为主的炎症细胞浸润
- 常出现核尘
- 多伴有浆细胞浸润
- 可出现淋巴滤泡样结构
- 真皮及脂肪小叶间隔可出现胶原纤维增生硬化
- 可出现表皮基底细胞液化变性，也可不出现
- 皮肤附属器周围及胶原纤维间可有黏蛋白沉积
- 临床表现为境界清楚的皮下结节或斑块
- 表面呈暗紫红色
- 好发于上臂伸侧、臀部
- 多见于中年女性

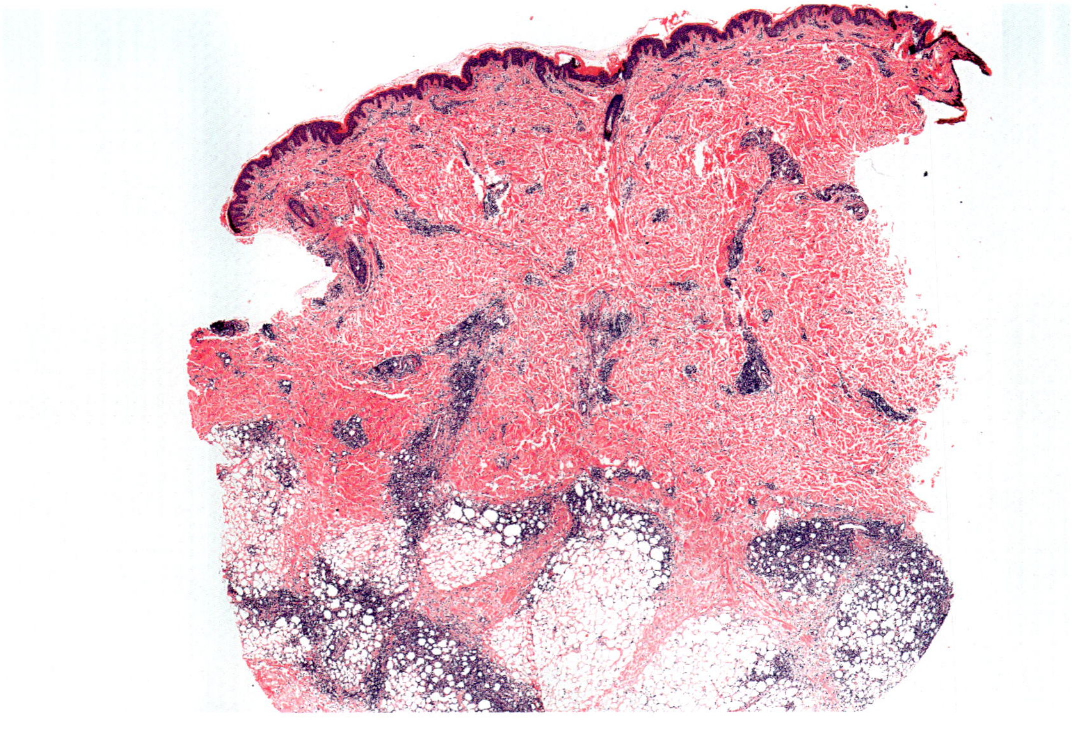

深在性红斑狼疮：真皮深部、脂肪小叶及间隔炎症细胞浸润

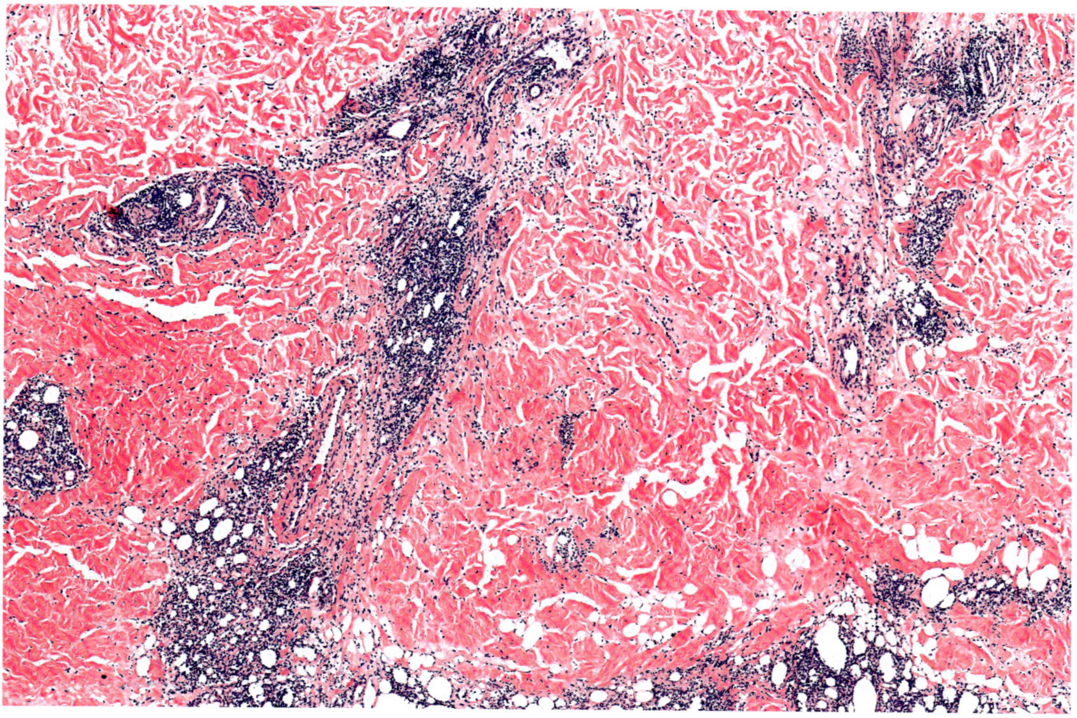

深在性红斑狼疮：真皮深部血管及附属器周围炎症细胞浸润

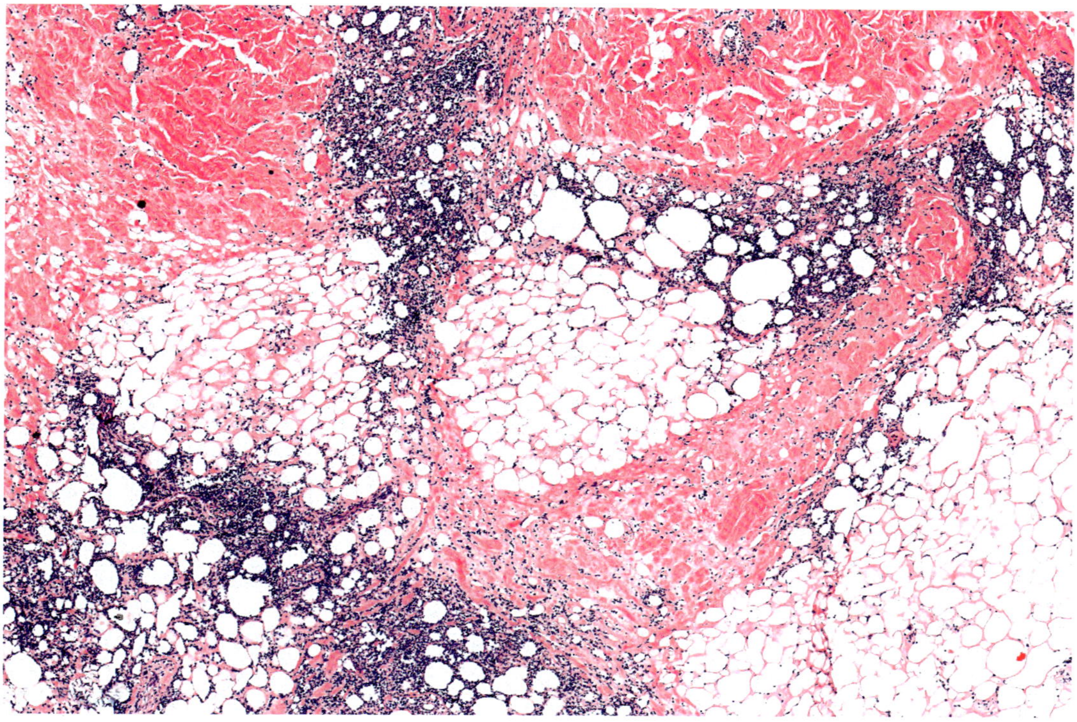

深在性红斑狼疮：脂肪小叶及间隔炎症细胞浸润

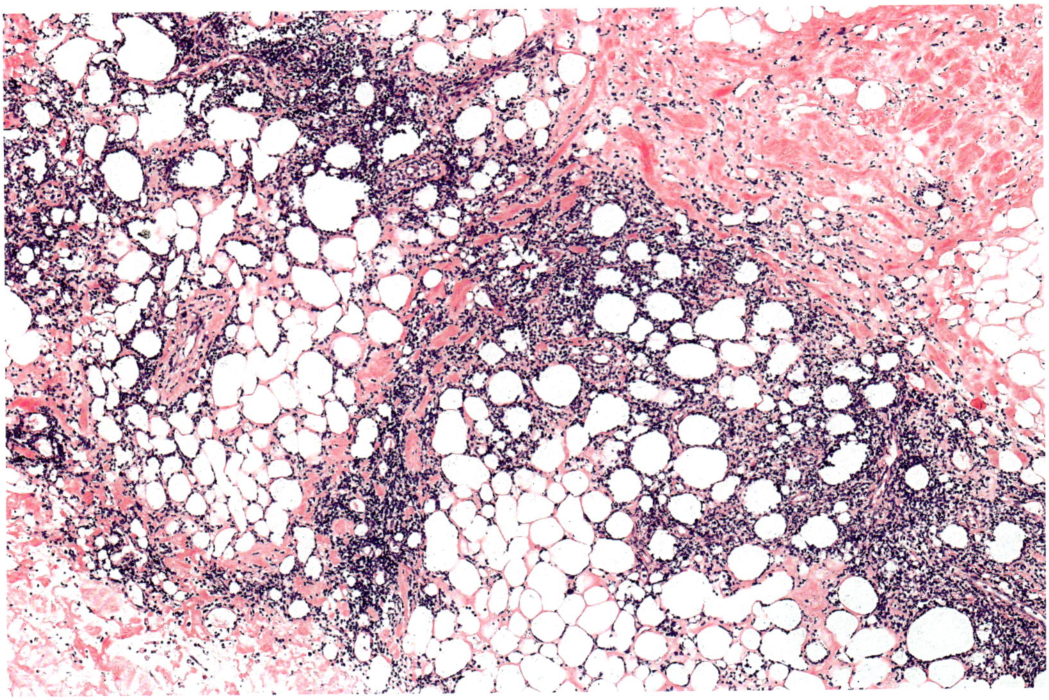

深在性红斑狼疮：脂肪小叶及间隔炎症细胞浸润及核尘

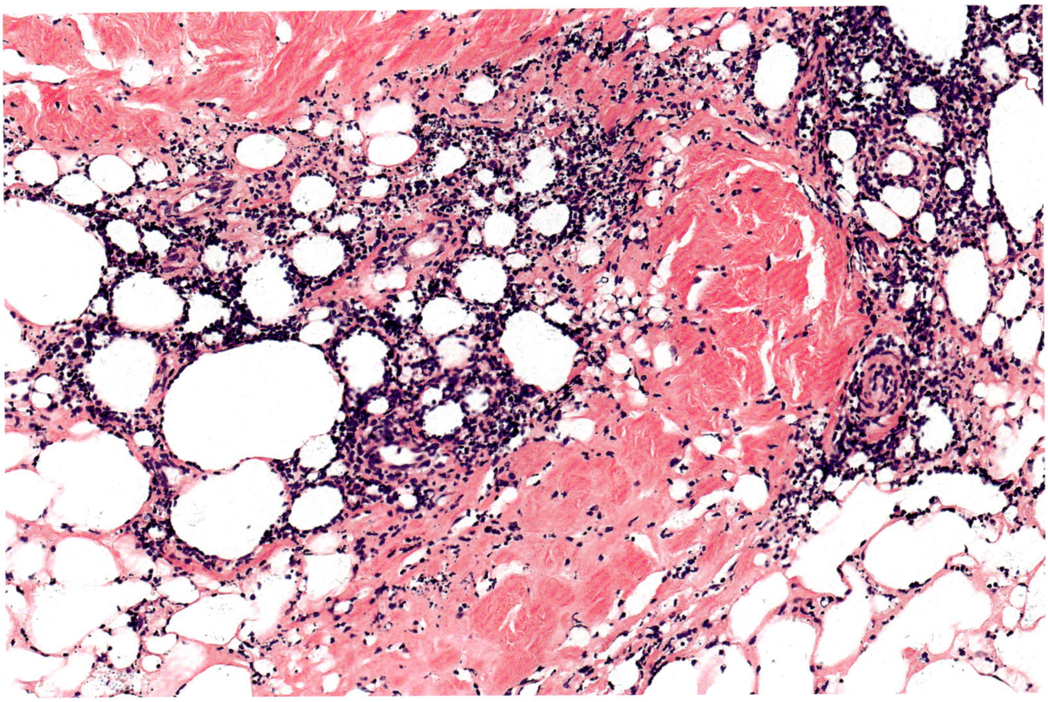

深在性红斑狼疮：脂肪小叶及间隔炎症细胞浸润，主要为淋巴细胞，伴有浆细胞，有较多核尘

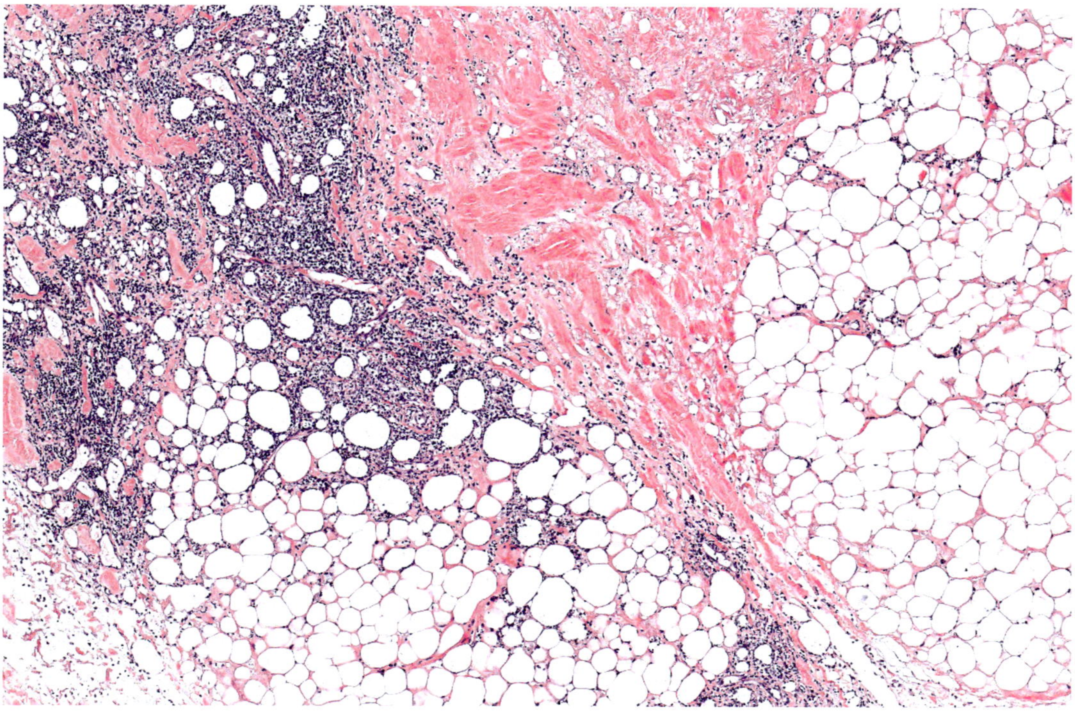

深在性红斑狼疮： 真皮及脂肪小叶间隔可见胶原纤维硬化

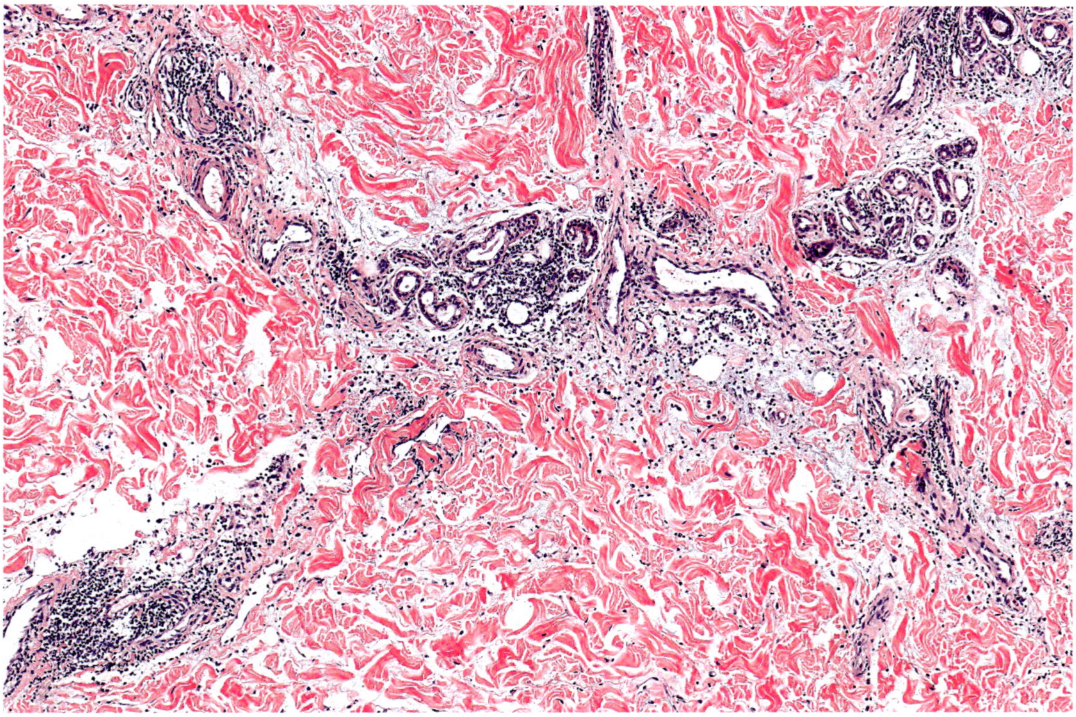

深在性红斑狼疮： 真皮血管及附属器周围出现黏蛋白沉积

47. 皮肌炎
Dermatomyositis

- 表皮萎缩
- 基底细胞液化变性
- 真皮浅层水肿
- 真皮内可出现黏蛋白沉积
- 真皮上部血管周围炎症细胞浸润
- 肌肉活检可见肌纤维变性改变
- 病理特征有时与亚急性皮肤型红斑狼疮不易鉴别
- 特征性临床表现：眼周水肿性红斑、Gottron丘疹、披肩征、甲周红斑等

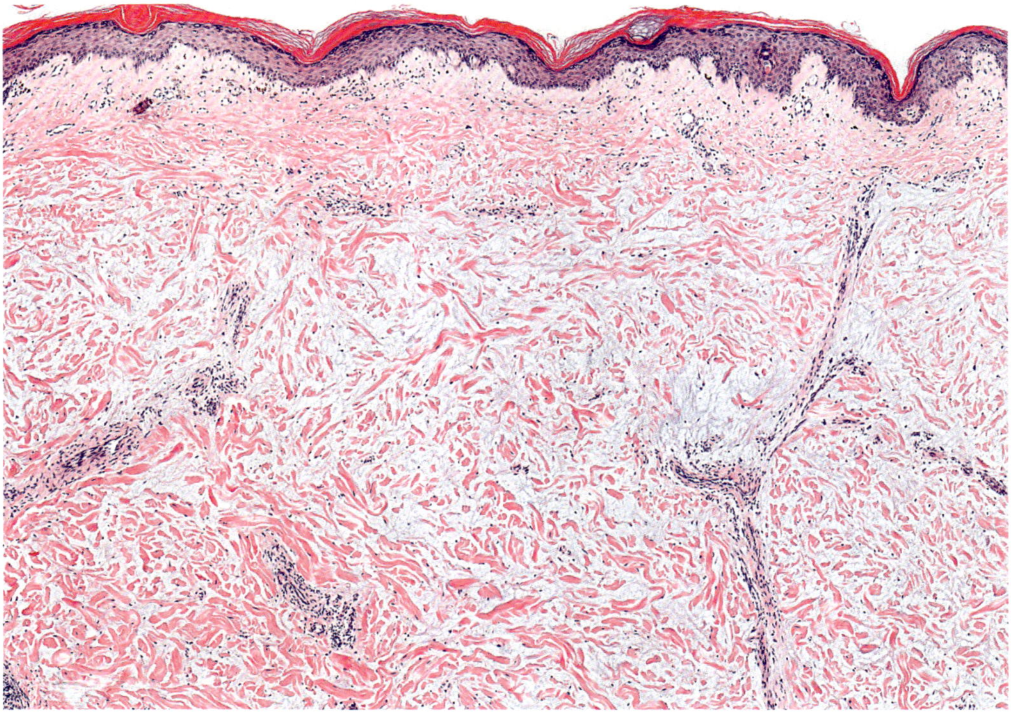

皮肌炎： 表皮萎缩，真皮血管周围稀疏炎症细胞浸润，真皮中上部黏蛋白沉积

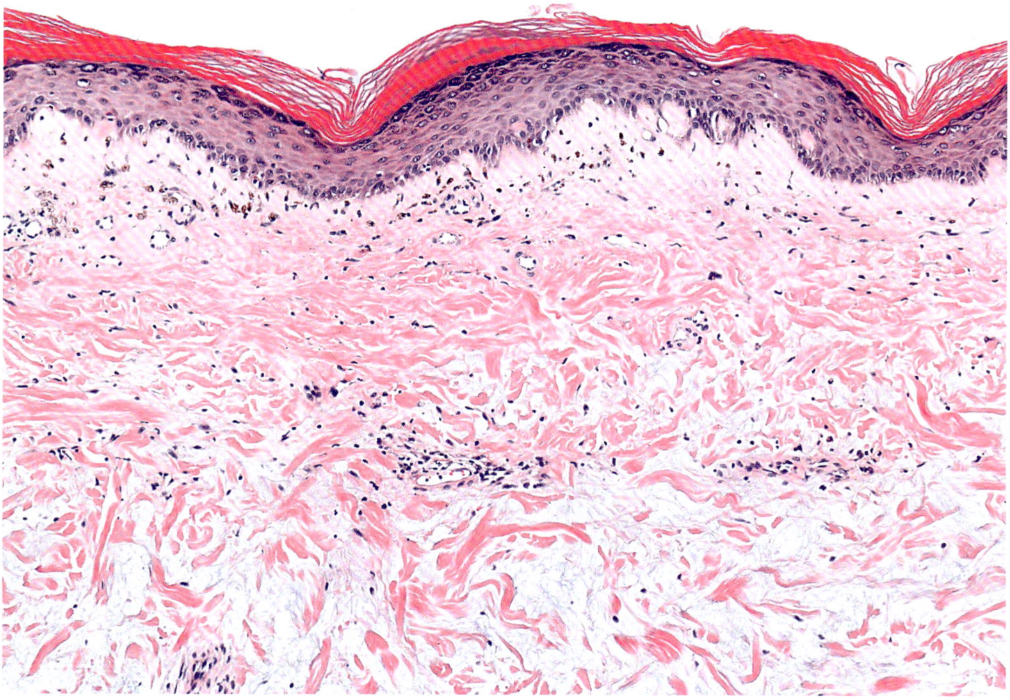

皮肌炎：表皮萎缩，基底细胞液化变性，真皮浅层有较多噬色素细胞

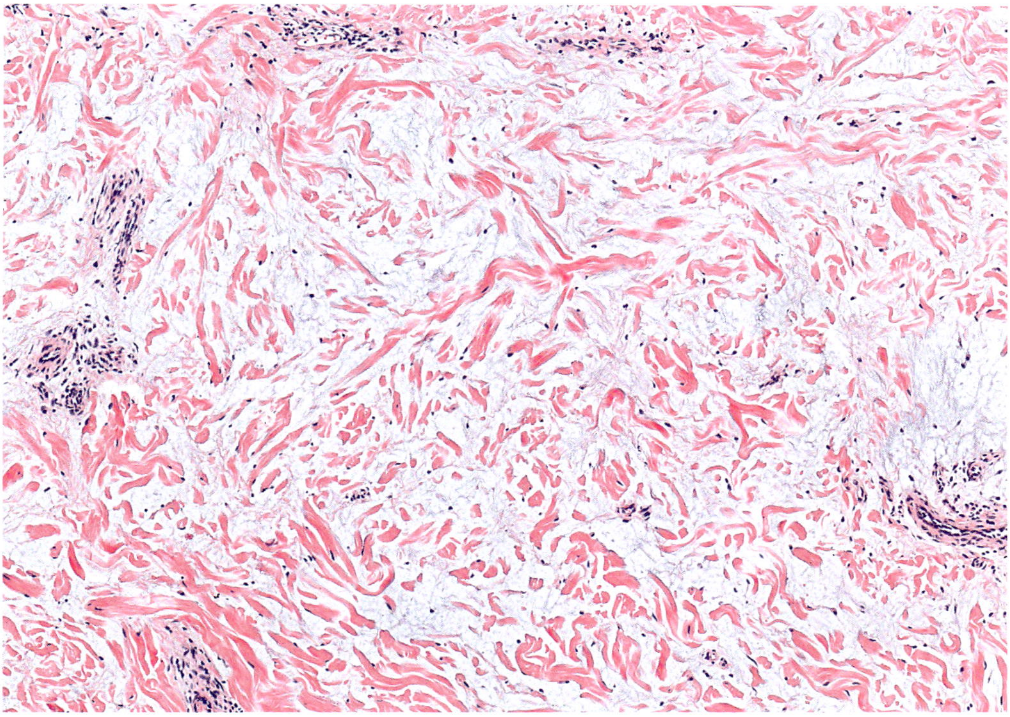

皮肌炎：真皮胶原纤维束间黏蛋白沉积，血管周围稀疏炎症细胞浸润

48. 皮肌炎性脂膜炎 Dermatomyositis panniculitis

- 基底细胞液化变性
- 真皮胶原纤维束间黏蛋白沉积
- 脂肪小叶及间隔淋巴细胞及浆细胞浸润
- 脂肪小叶及间隔或真皮深部可出现胶原纤维增厚及透明变性
- 可有脂肪细胞坏死
- 脂肪小叶或间隔常出现钙化
- 可出现血管壁纤维素样坏死及管腔闭塞
- 临床表现为皮肌炎患者出现质地较硬的结节或斑块
- 好发于躯干及四肢

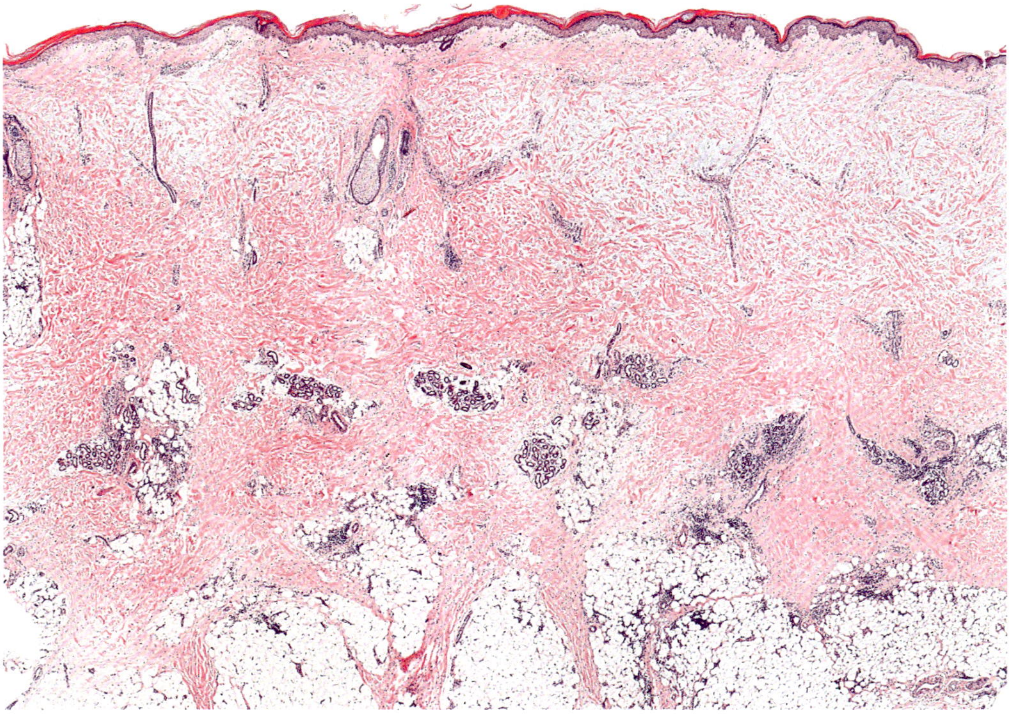

皮肌炎性脂膜炎：真皮深部及脂肪小叶炎症细胞浸润

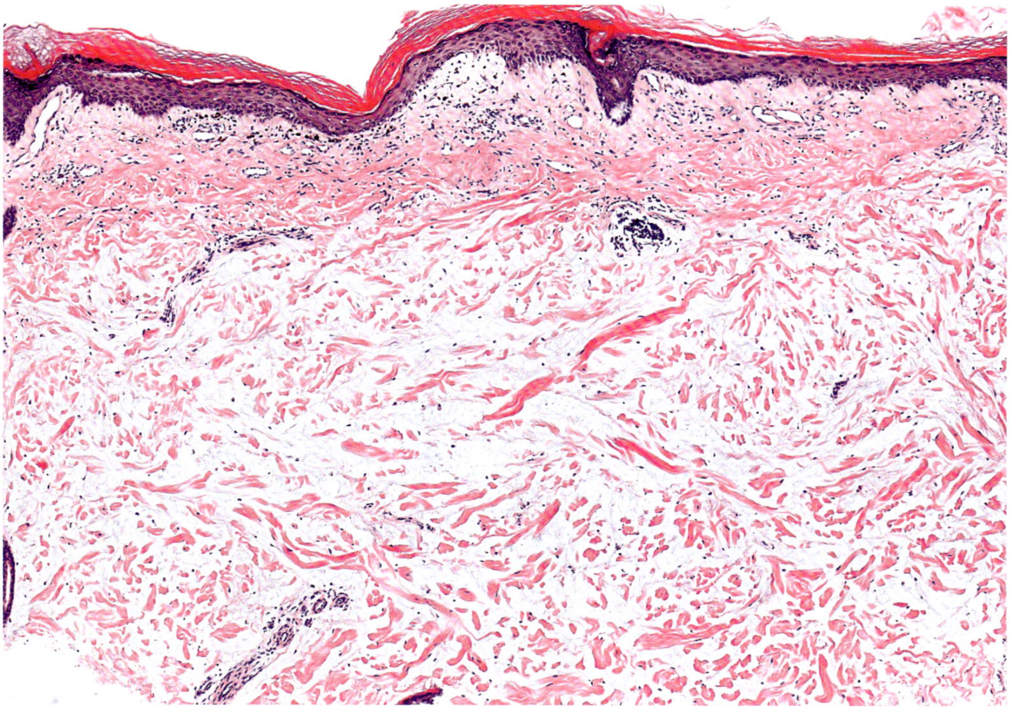

皮肌炎性脂膜炎：表皮萎缩，基底细胞液化变性，真皮胶原纤维束间黏蛋白沉积

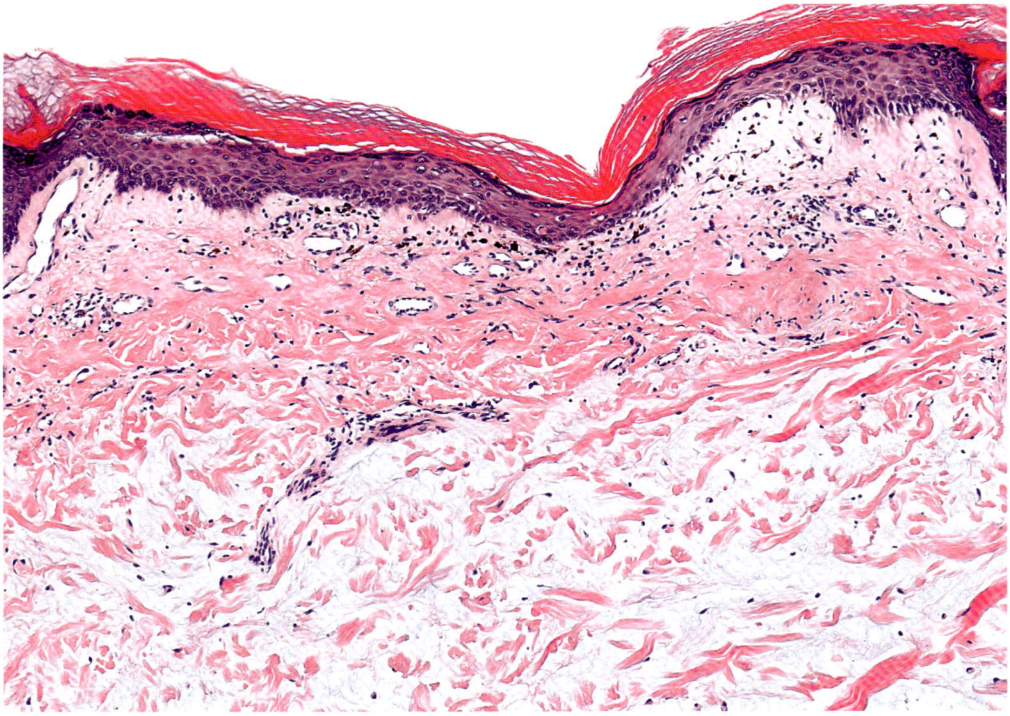

皮肌炎性脂膜炎：表皮萎缩，基底细胞液化变性，真皮胶原纤维束间黏蛋白沉积

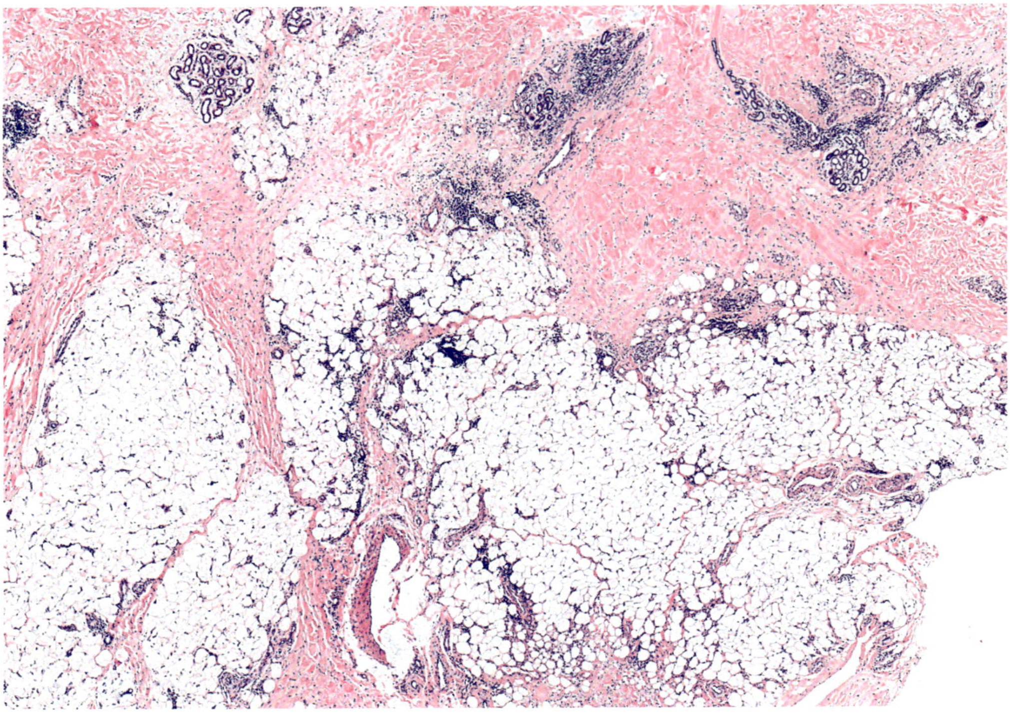

皮肌炎性脂膜炎： 脂肪小叶炎症细胞浸润

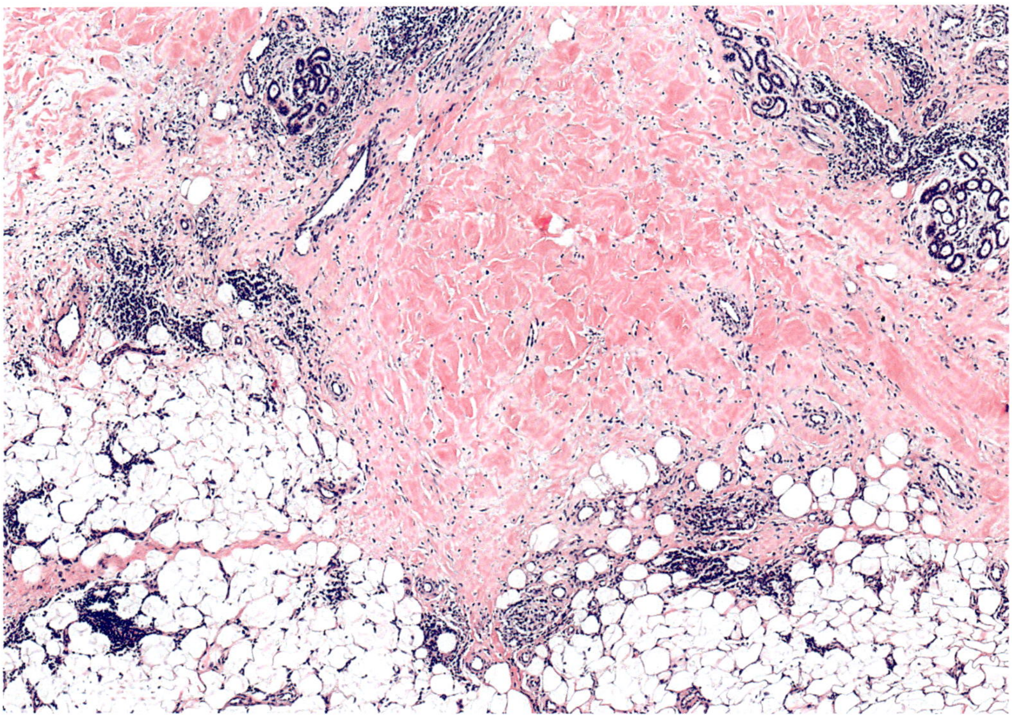

皮肌炎性脂膜炎： 真皮深部胶原纤维透明变性

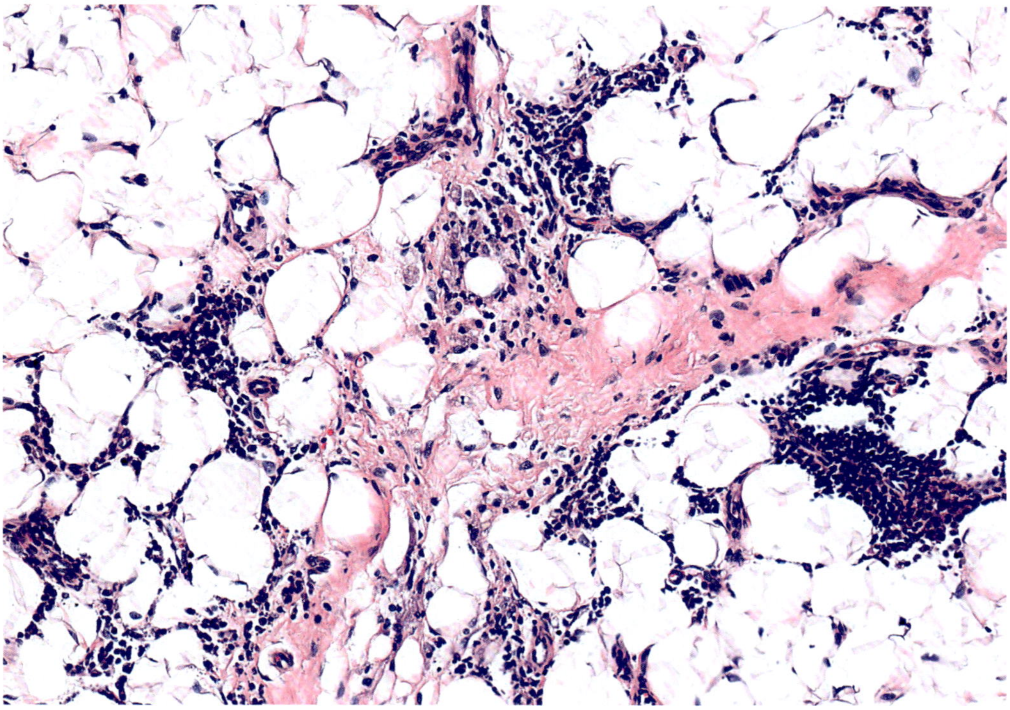

皮肌炎性脂膜炎： 脂肪小叶及间隔淋巴细胞及浆细胞浸润

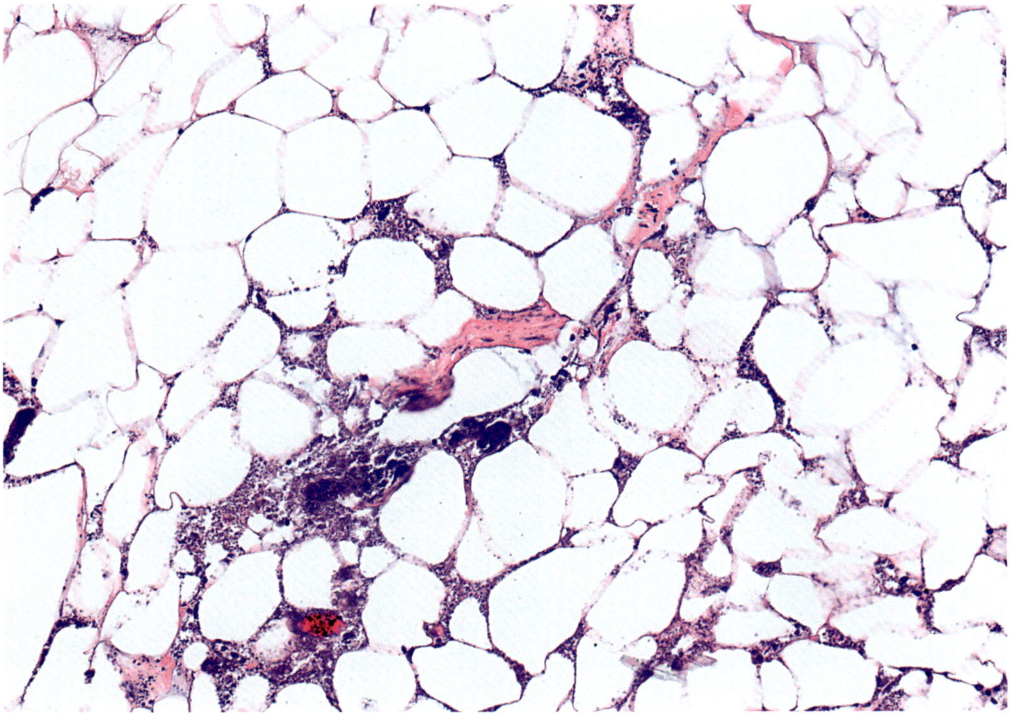

皮肌炎性脂膜炎： 脂肪小叶钙化

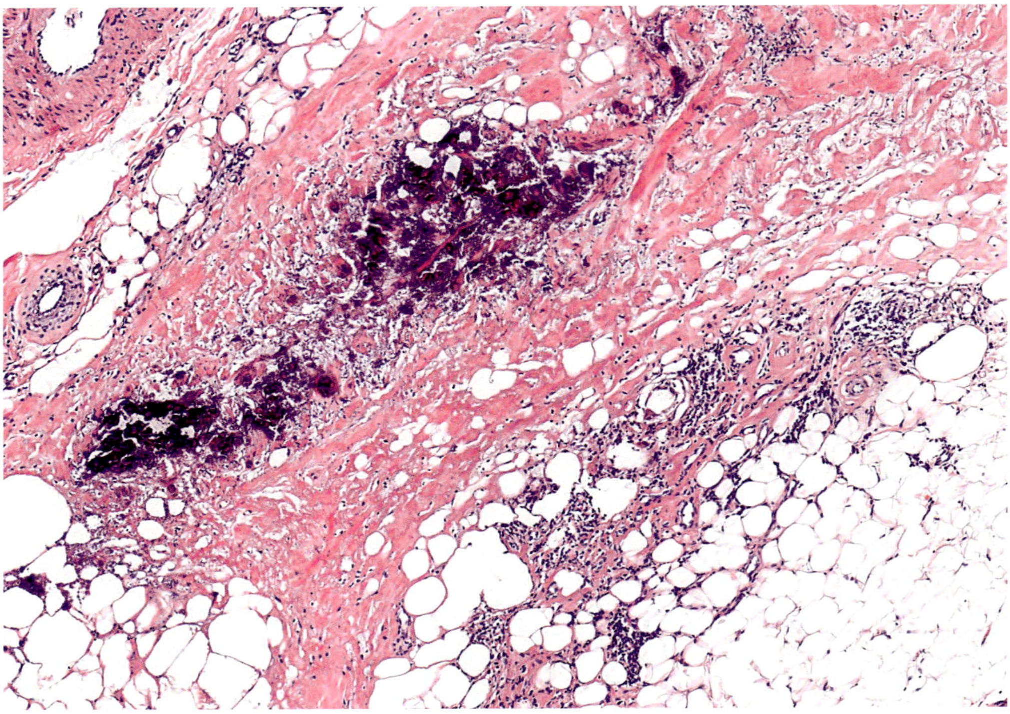

皮肌炎性脂膜炎： 脂肪小叶间隔钙化

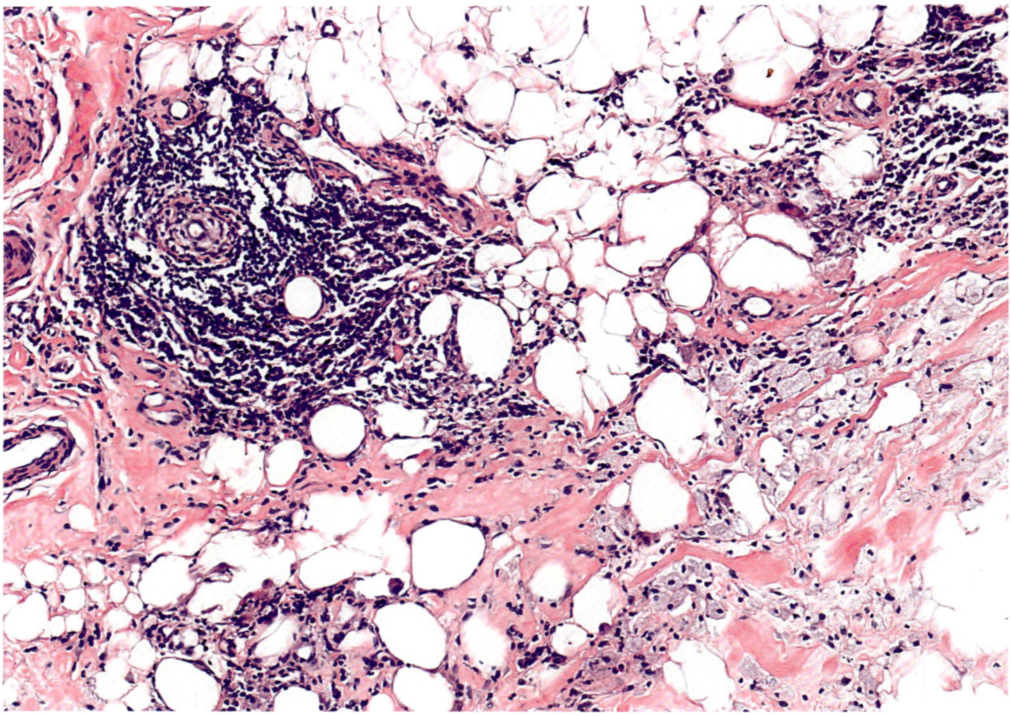

皮肌炎性脂膜炎： 可见脂肪细胞坏死

49. 硬皮病
Scleroderma

➢ 表皮正常或萎缩
➢ 基底层色素增加
➢ 真皮血管周围及胶原纤维间灶状淋巴细胞浸润
➢ 可见浆细胞及嗜酸性粒细胞
➢ 真皮网状层与皮下组织交界处可见小灶状淋巴细胞和浆细胞浸润
➢ 真皮网状层胶原增厚硬化
➢ 皮肤附属器减少或消失
➢ 临床上分为系统性硬皮病和局限性硬皮病
➢ 系统性硬皮病表现为弥漫的皮肤硬化
➢ 局限性硬皮病表现为界限清楚的硬化萎缩性斑块

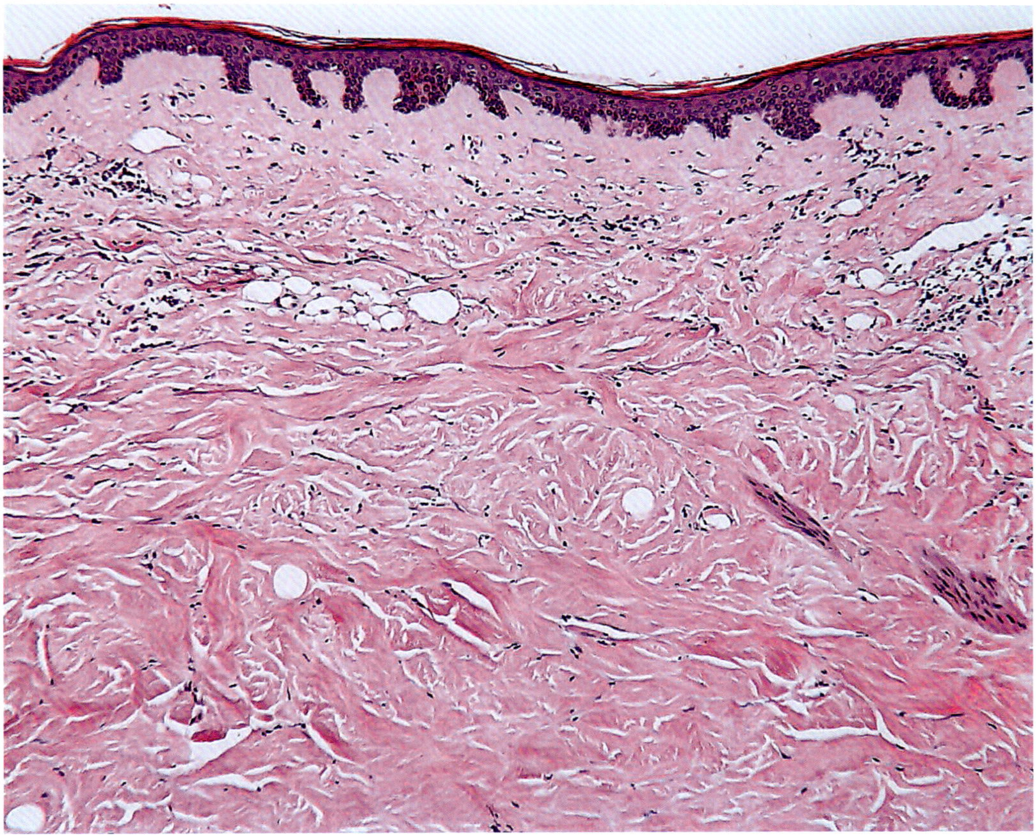

硬皮病：表皮基底层色素增加，真皮网状层胶原增厚硬化

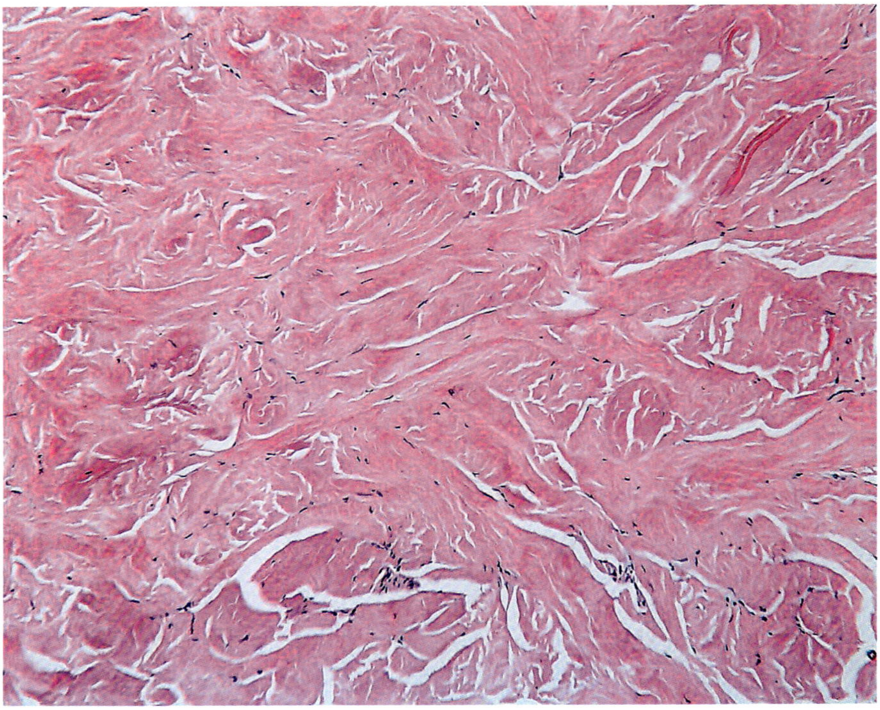

硬皮病： 真皮网状层胶原增厚硬化

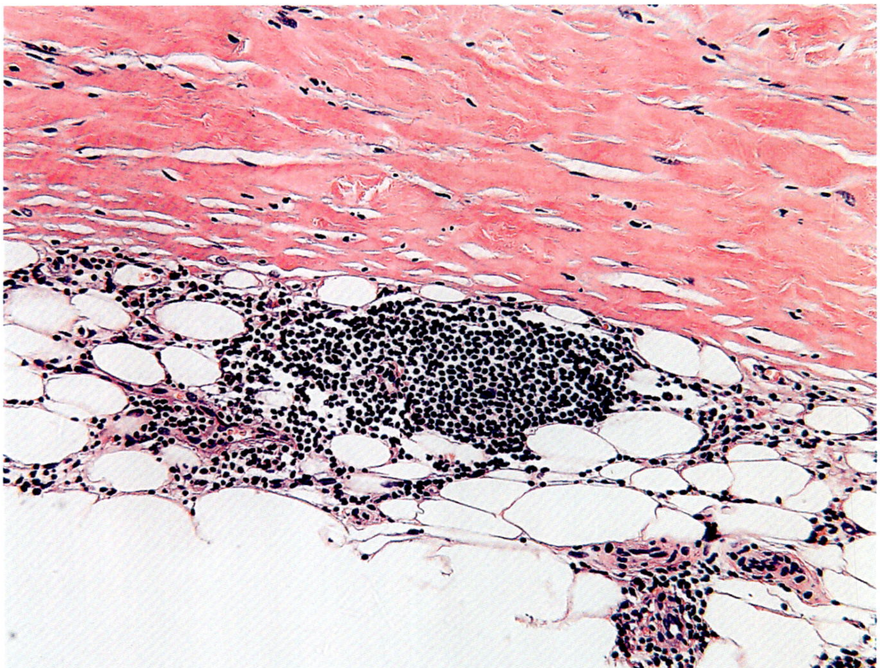

硬皮病： 真皮网状层与皮下组织交界处可见灶状淋巴细胞和浆细胞浸润

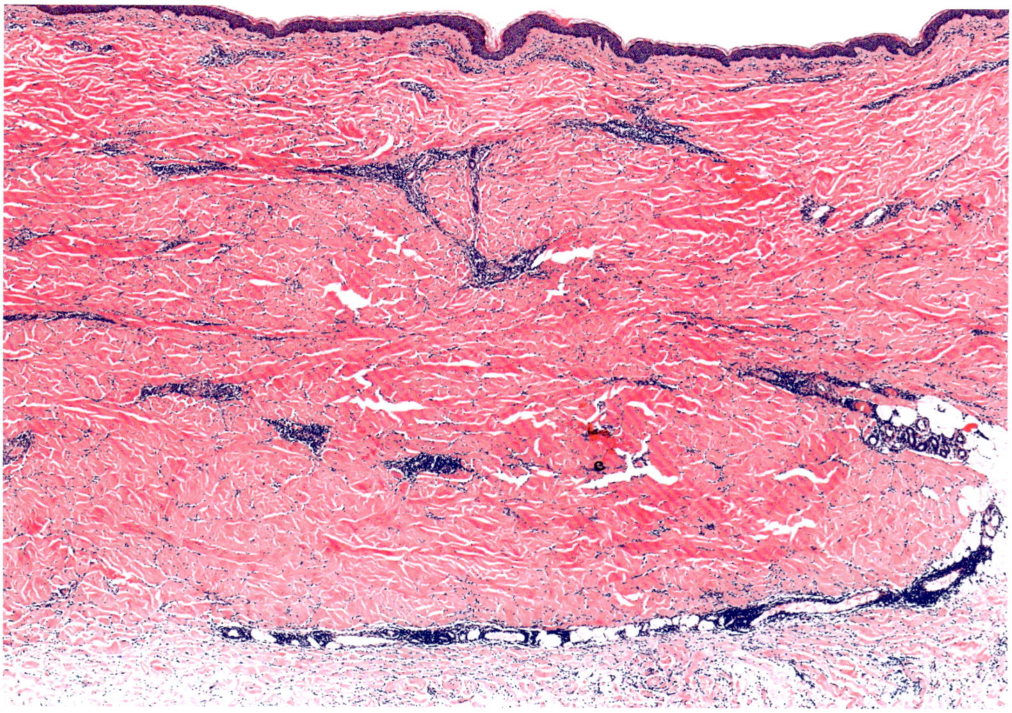

硬皮病： 真皮血管周围及胶原纤维间灶状炎症细胞浸润，真皮网状层胶原增厚硬化

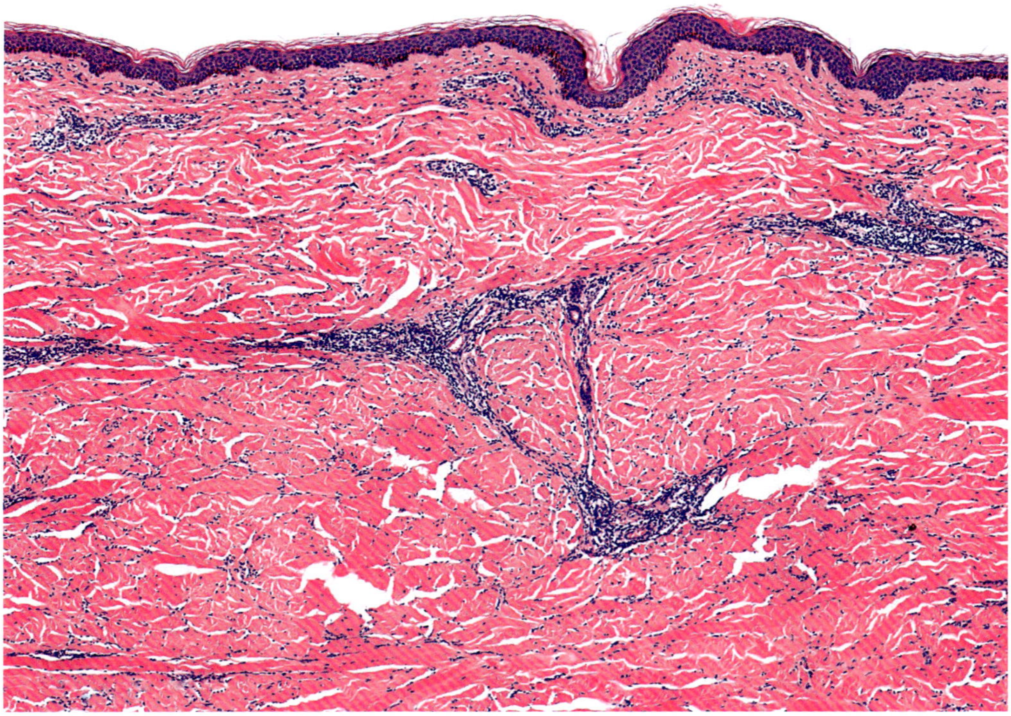

硬皮病： 真皮血管周围及胶原纤维间灶状炎症细胞浸润，真皮网状层胶原增厚硬化

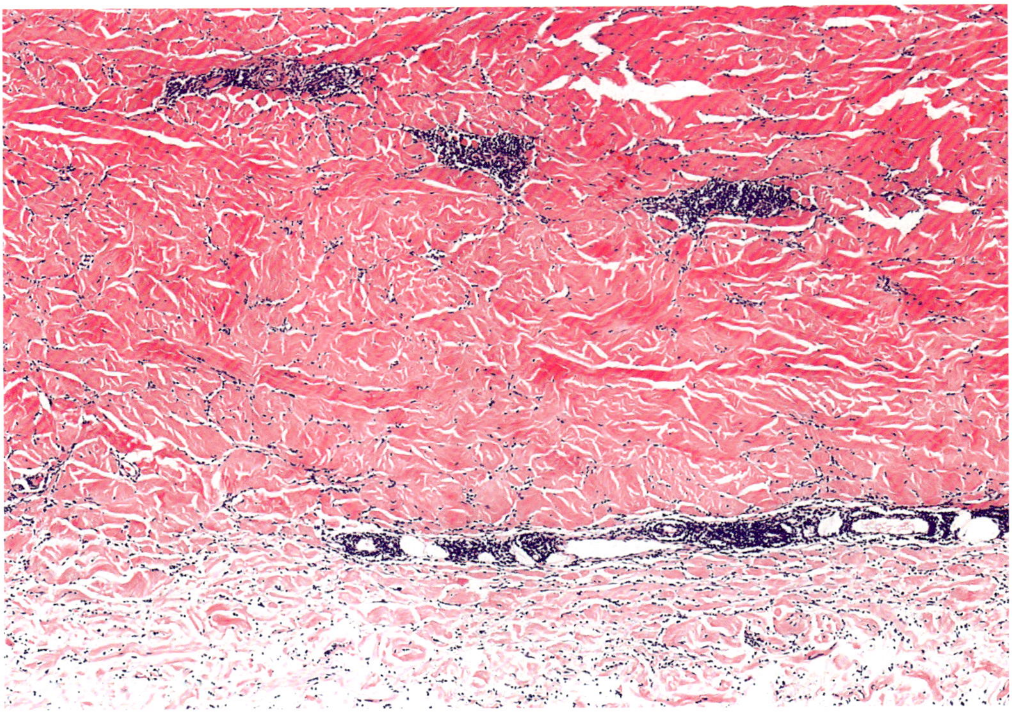

硬皮病： 真皮血管周围及胶原纤维间灶状炎症细胞浸润，真皮网状层胶原增厚硬化

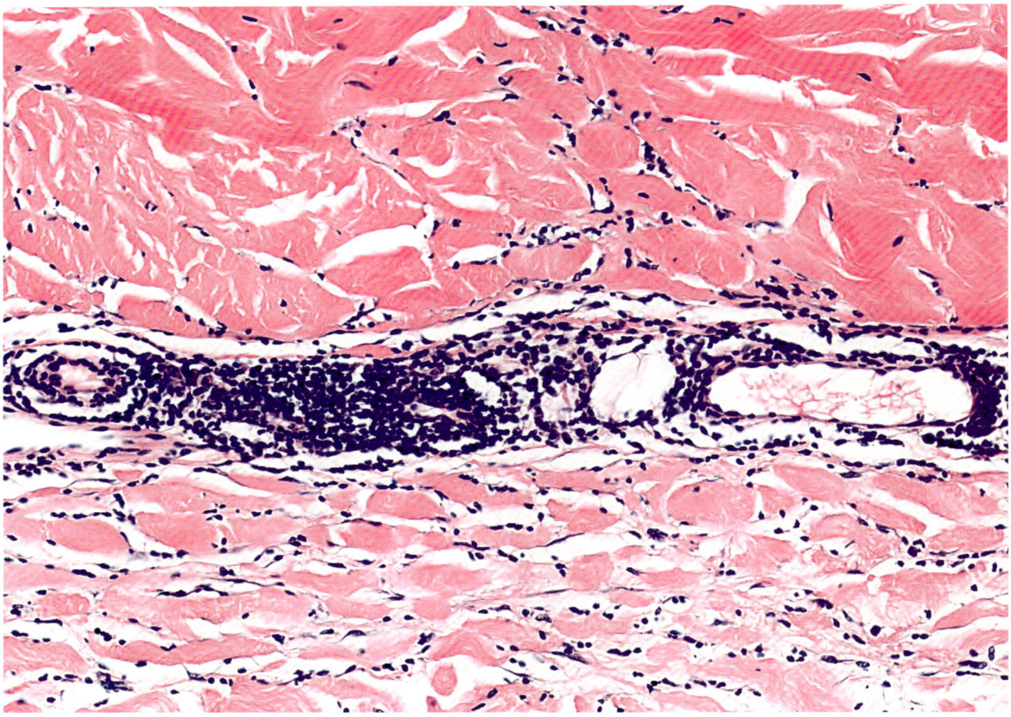

硬皮病： 血管周围淋巴细胞为主的炎症细胞浸润

50. 成人Still病
Adult-onset Still disease

- 真皮中上部血管周围淋巴细胞及中性粒细胞浸润
- 表皮可出现坏死角质形成细胞
- 典型皮疹为鲜红色或桃红色的斑疹或斑丘疹，压之褪色
- 与发热相平行
- 好发于躯干及四肢近端
- 多呈一过性

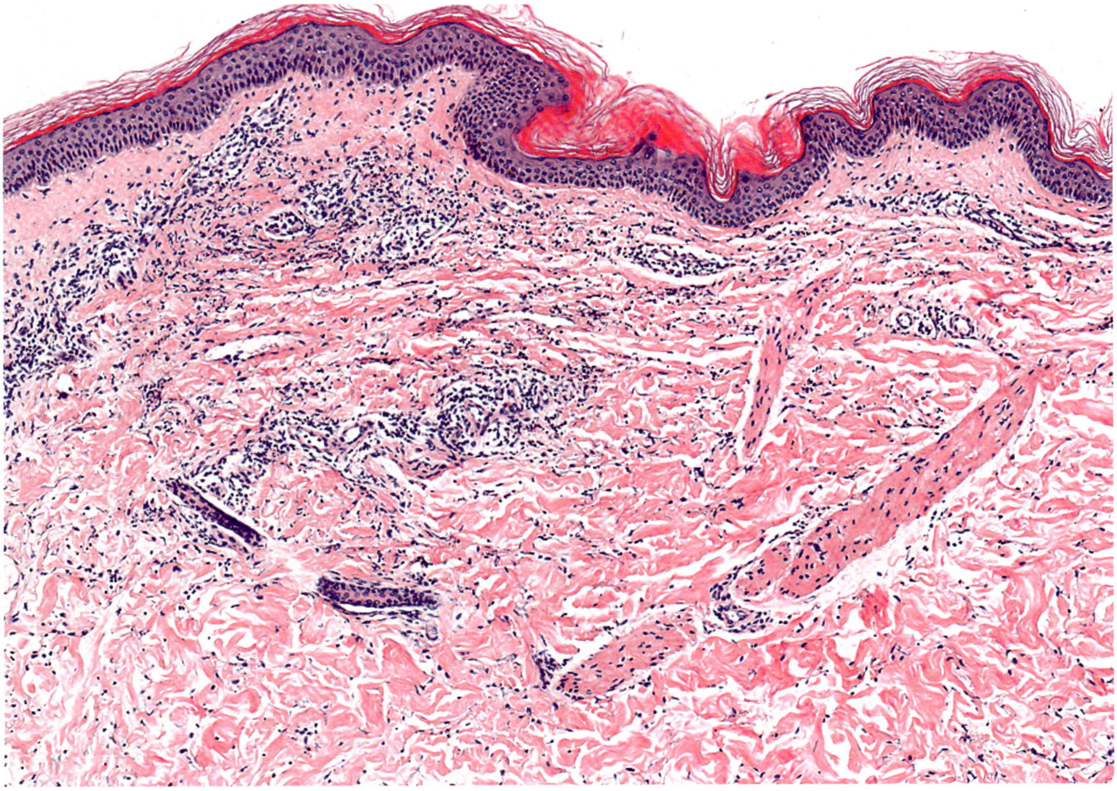

成人Still病：真皮中上部血管周围炎症细胞浸润

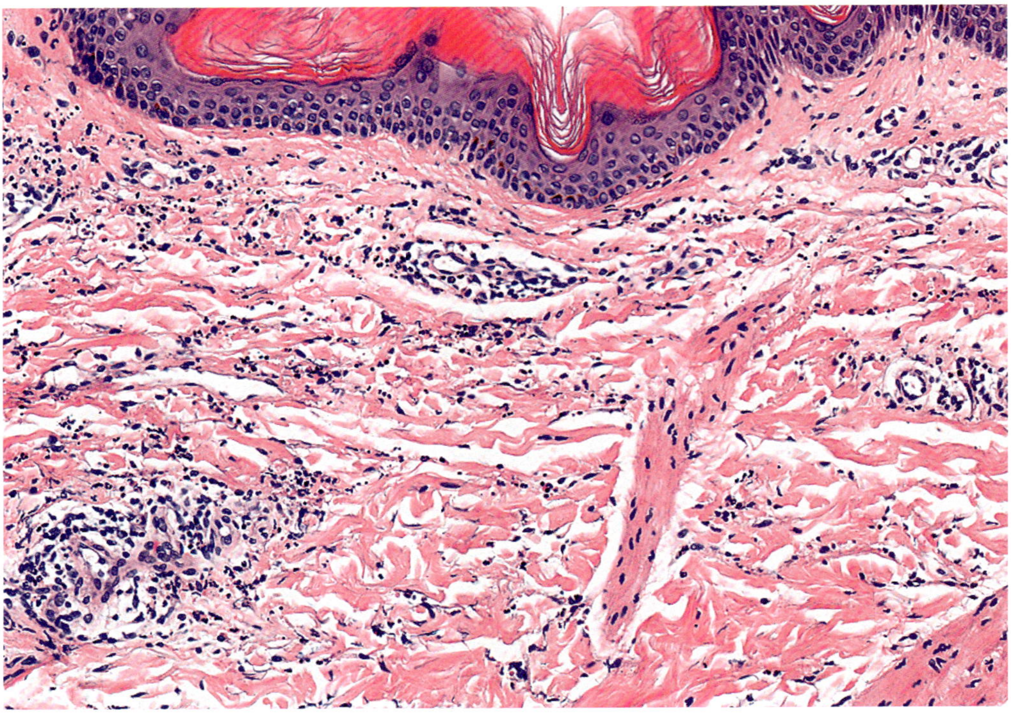

成人Still病：真皮中上部血管周围淋巴细胞及中性粒细胞浸润，可见核尘

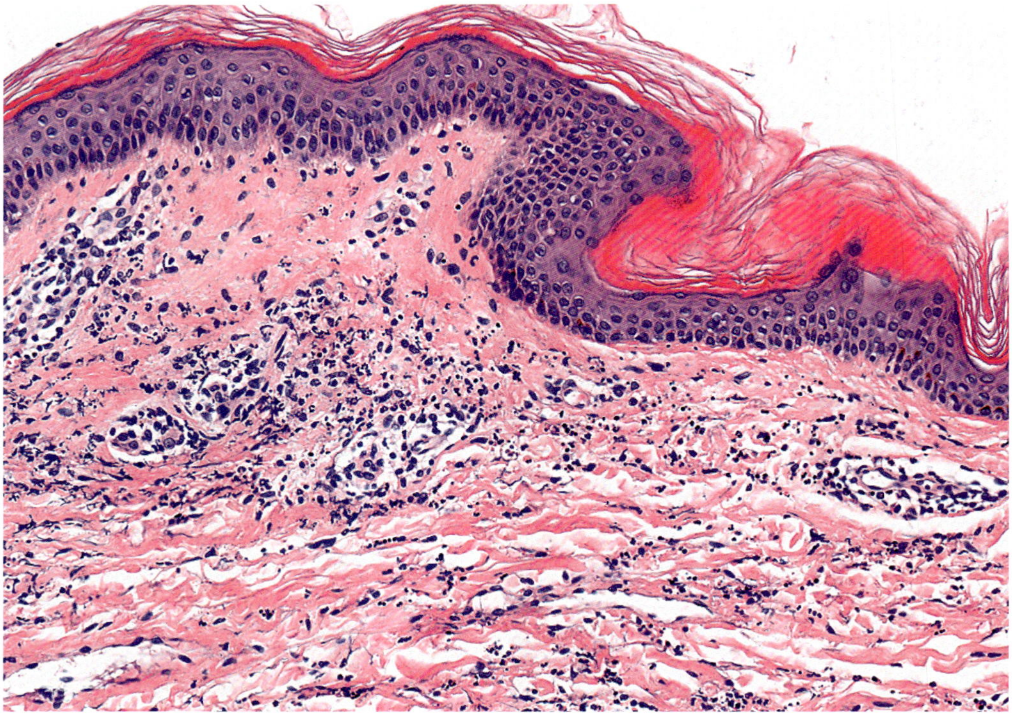

成人Still病：真皮上部血管周围淋巴细胞及中性粒细胞浸润，可见核尘

51. 皮肤淋巴细胞浸润症 Lymphocytic infiltration of the skin

- 又称为Jessner病（Jessner's disease）
- 表皮一般正常，无角化过度及毛囊角栓
- 真皮浅层及深层血管及附属器周围淋巴细胞为主的致密炎症细胞浸润
- 浸润淋巴细胞形态基本一致，无异型性
- 一般无基底细胞液化变性改变
- 真皮胶原纤维间可有黏蛋白沉积
- 好发于面部
- 临床表现为红色或暗红色浸润性斑块
- 无自觉症状

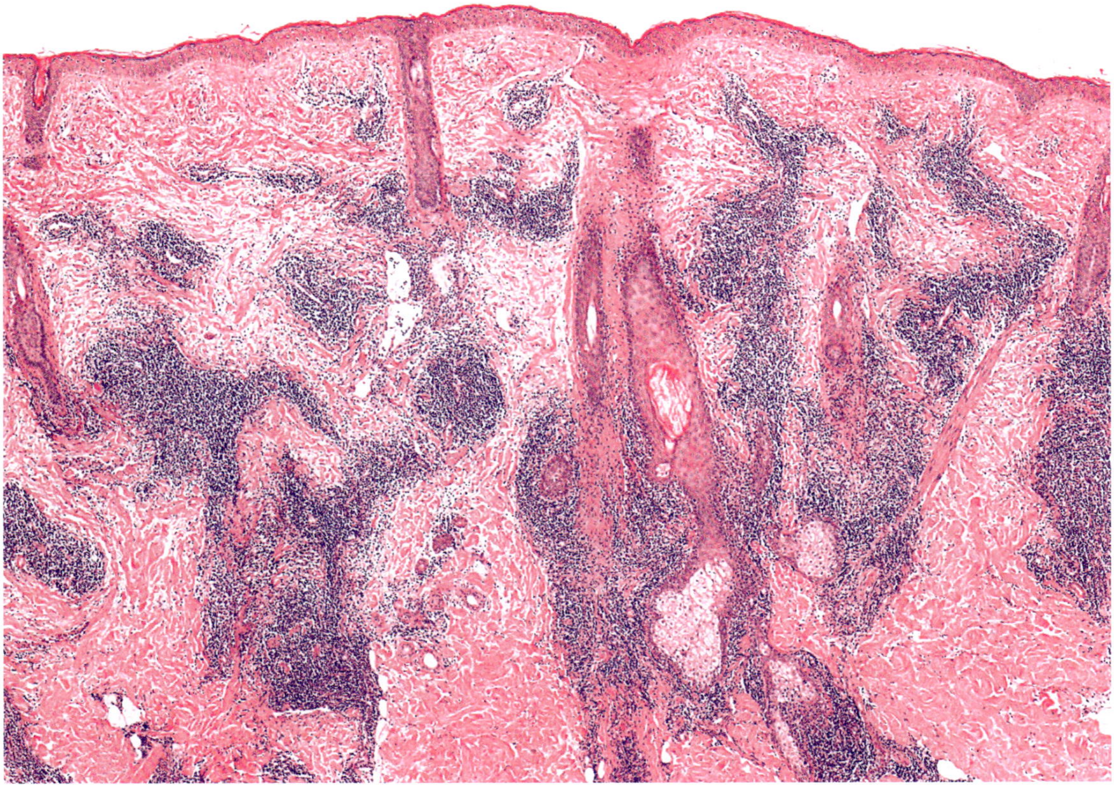

皮肤淋巴细胞浸润症：真皮浅层及深层血管及附属器周围致密炎症细胞浸润，表皮无角化过度及毛囊角栓

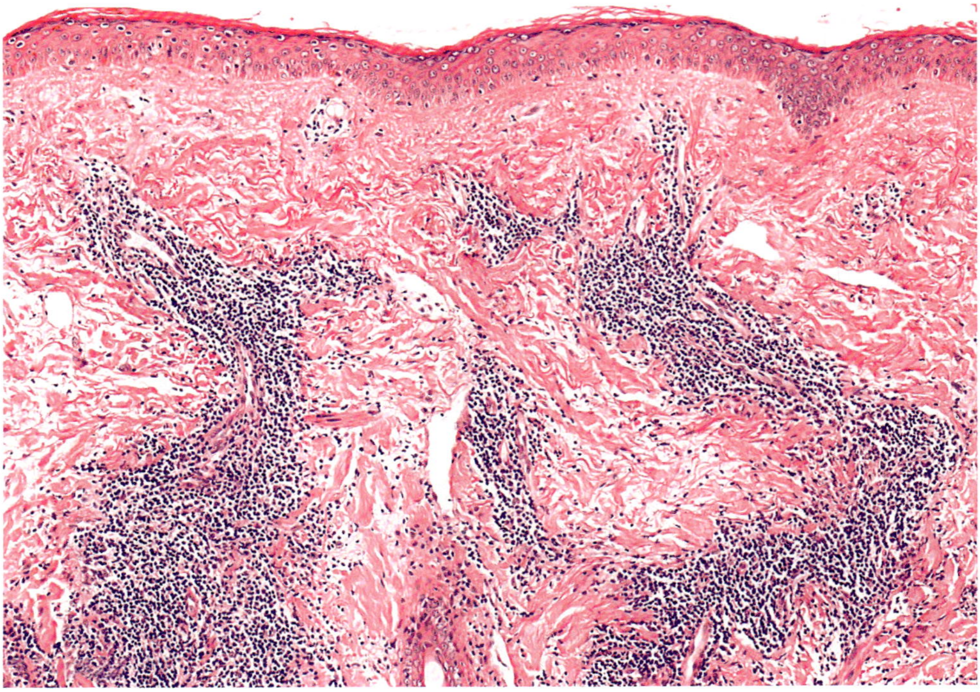

皮肤淋巴细胞浸润症：表皮正常，无角化过度及基底细胞液化变性

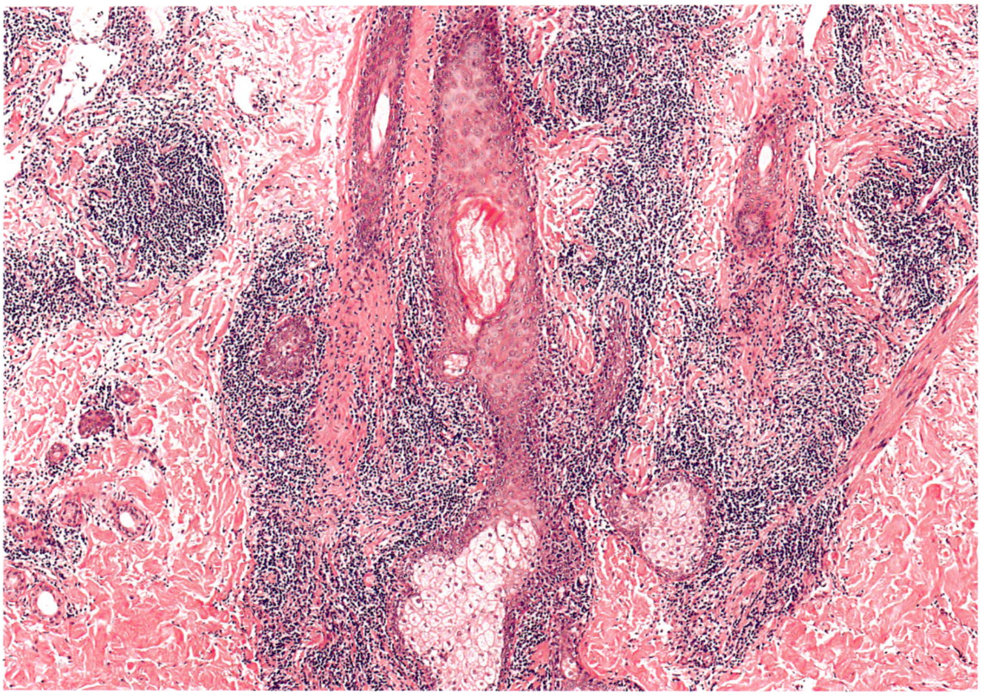

皮肤淋巴细胞浸润症：真皮浅层及深层血管及附属器周围淋巴细胞为主的致密炎症细胞浸润

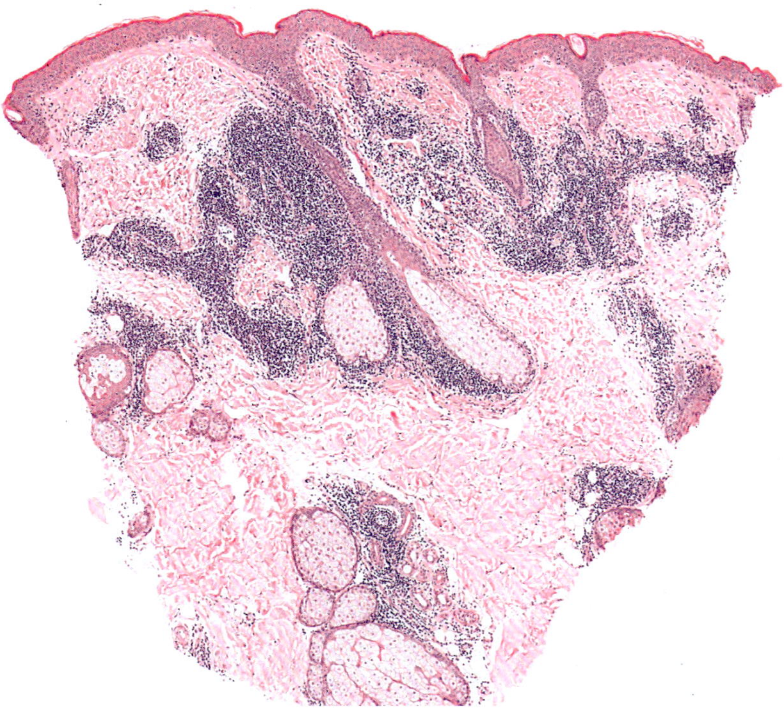

皮肤淋巴细胞浸润症： 真皮浅层及深层血管及附属器周围致密炎症细胞浸润

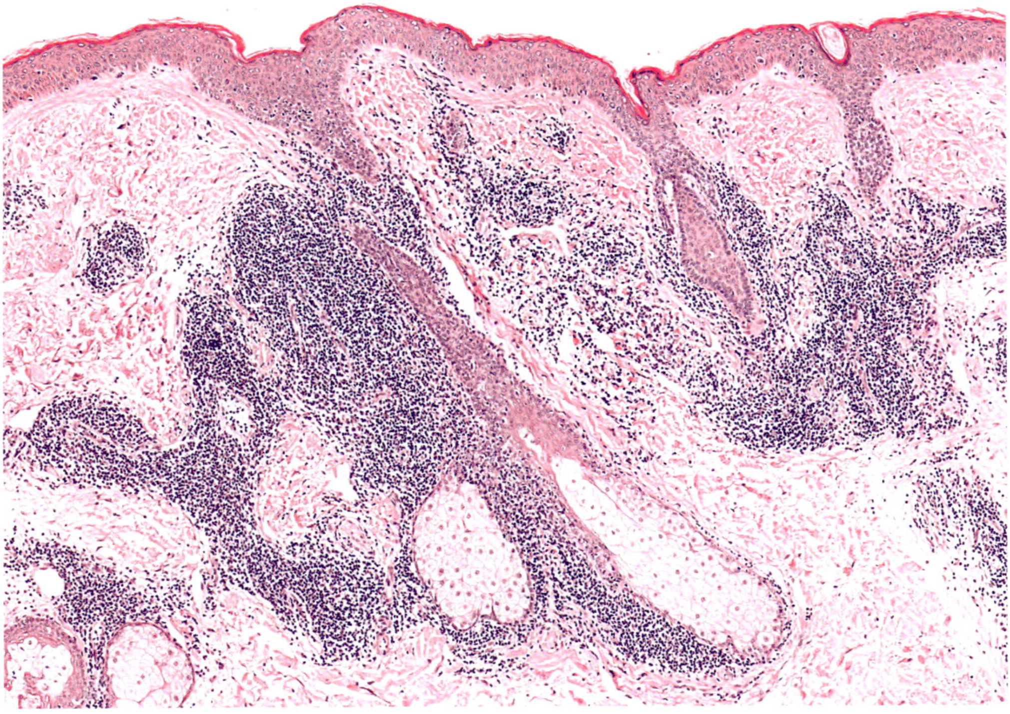

皮肤淋巴细胞浸润症： 真皮血管及附属器周围致密炎症细胞浸润

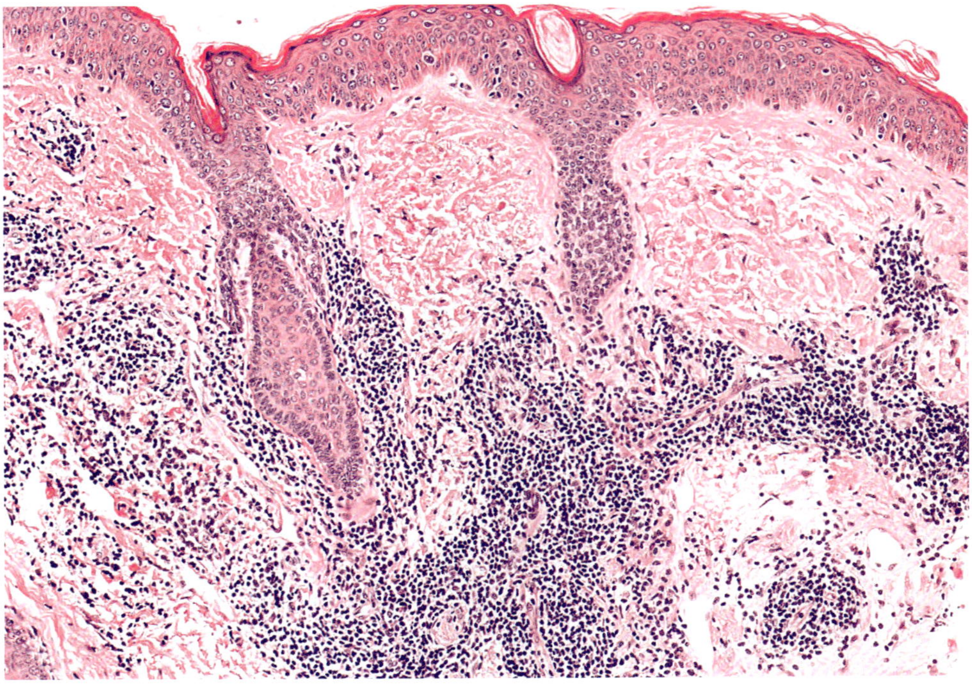

皮肤淋巴细胞浸润症： 表皮正常，未见基底细胞液化变性改变，浸润细胞以淋巴细胞为主

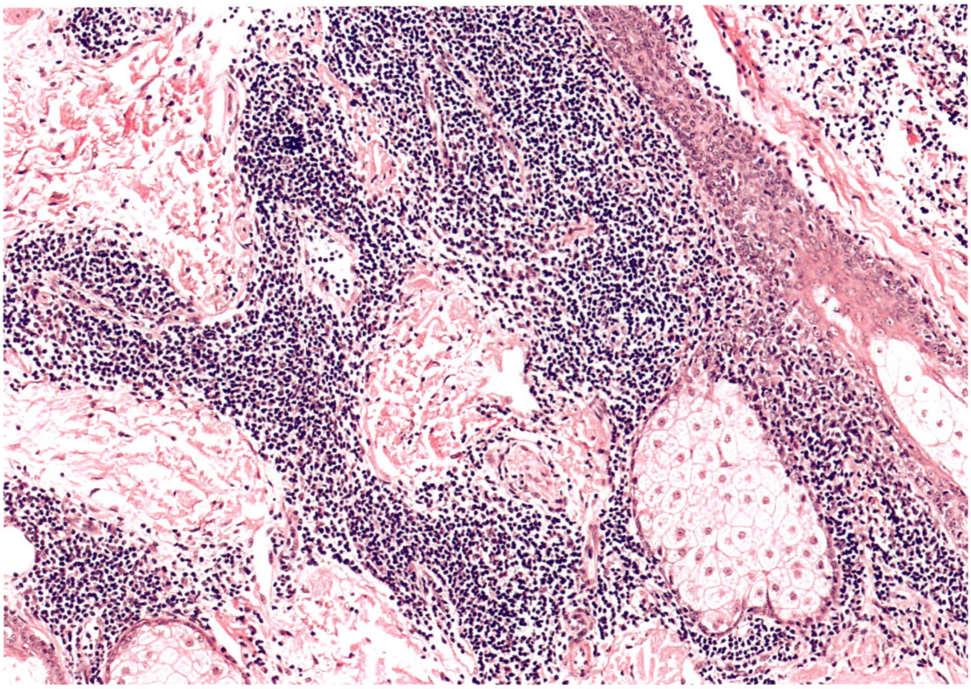

皮肤淋巴细胞浸润症： 淋巴细胞大小形态一致

52. 寻常型天疱疮 Pemphigus vulgaris

- 表皮内水疱
- 水疱位于基底层上方，疱底多为一层基底细胞
- 水疱上方的表皮一般完整
- 毛囊及小汗腺导管上皮可出现松解
- 真皮浅层及血管周围稀疏的淋巴细胞、嗜酸性粒细胞及中性粒细胞浸润
- 直接免疫荧光检查表皮内IgG及补体C3沉积
- 好发于中年人
- 临床表现为松弛性大疱，容易出现糜烂
- 尼氏征阳性
- 一般在正常外观的皮肤上发生，常累及口腔黏膜

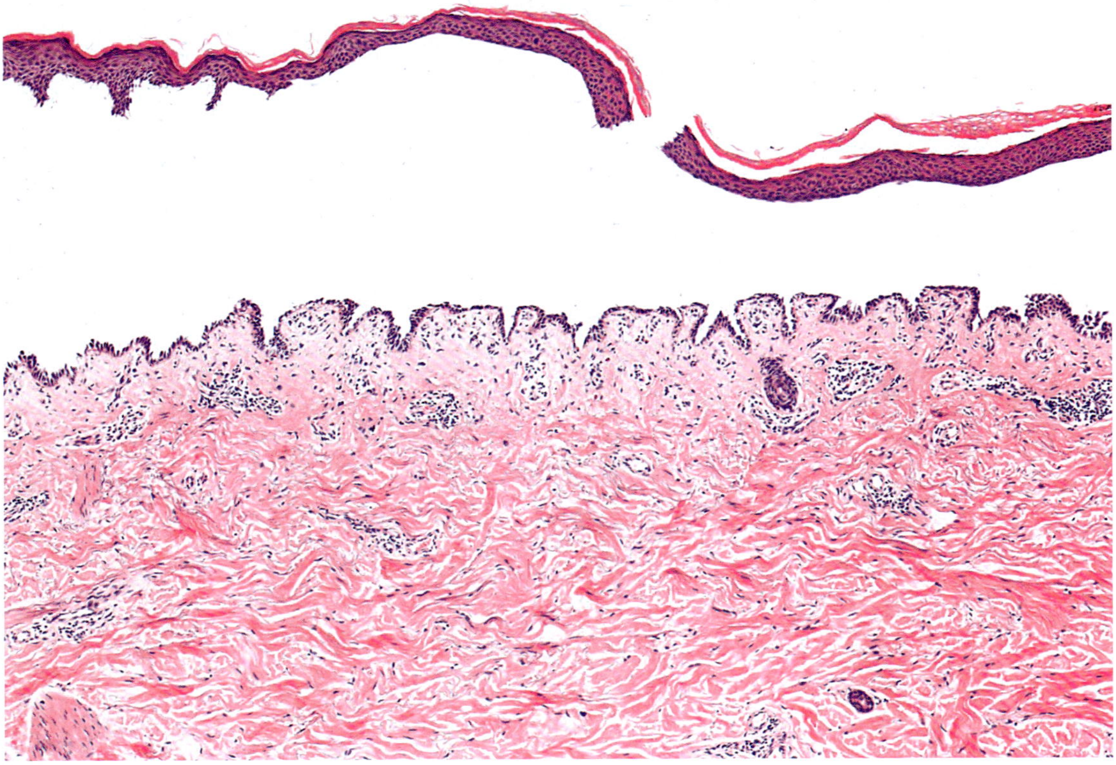

寻常型天疱疮：表皮内水疱，位于基底层上方，水疱上方表皮完整

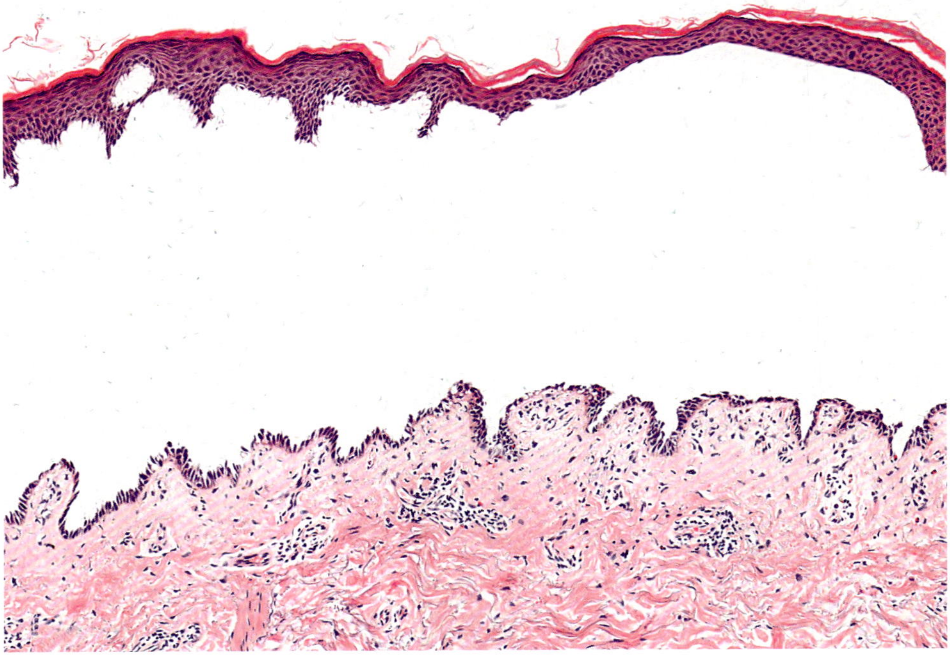

寻常型天疱疮： 表皮内水疱，位于基底层上方，水疱上方表皮完整，疱底多为一层基底细胞

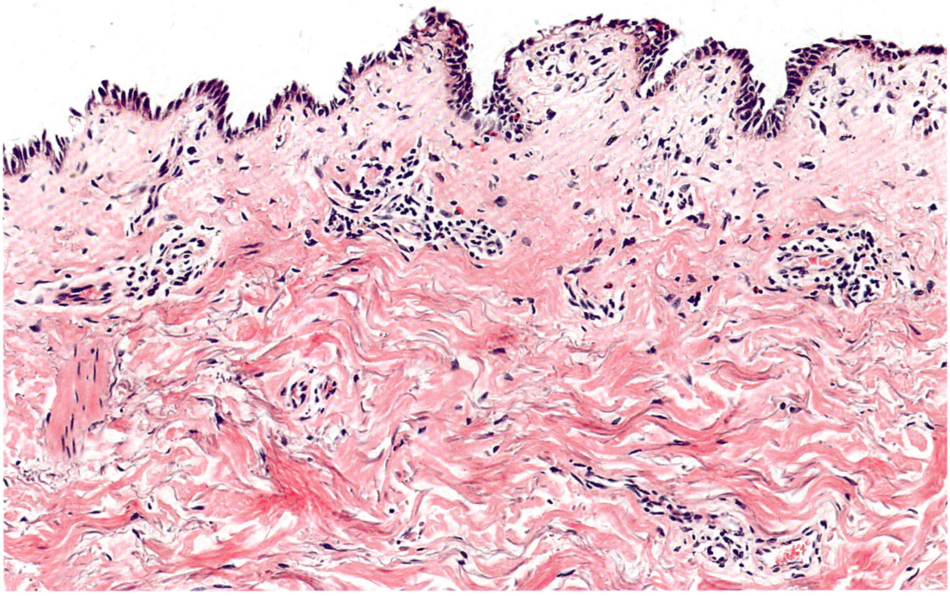

寻常型天疱疮： 疱底多为一层基底细胞，真皮浅层及血管周围稀疏淋巴细胞、嗜酸性粒细胞及中性粒细胞浸润

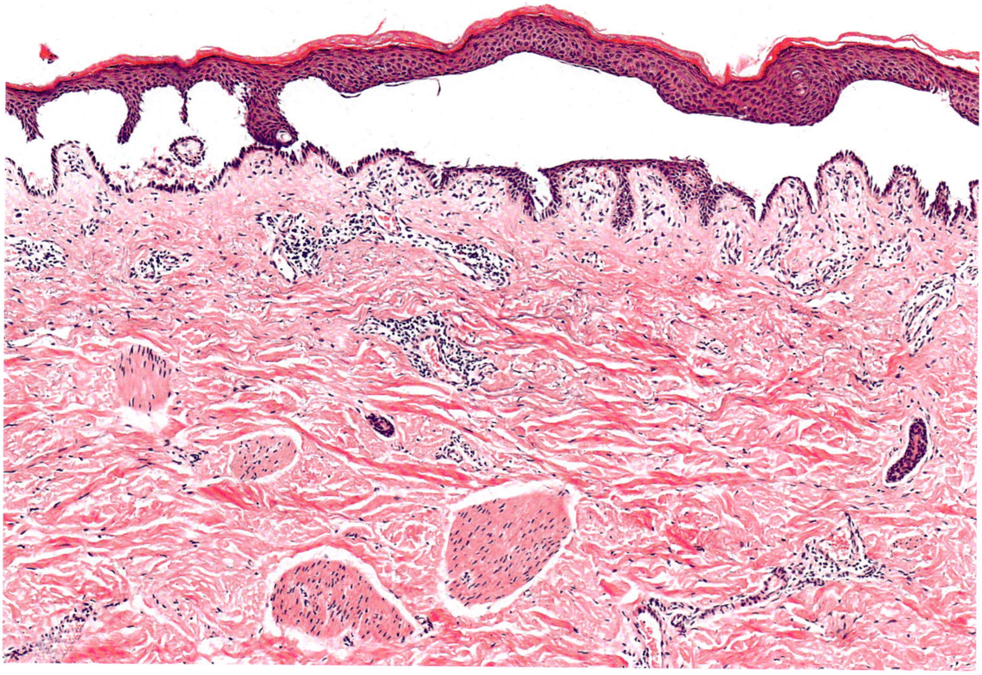

寻常型天疱疮：表皮内水疱，位于基底层上方，水疱上方表皮完整

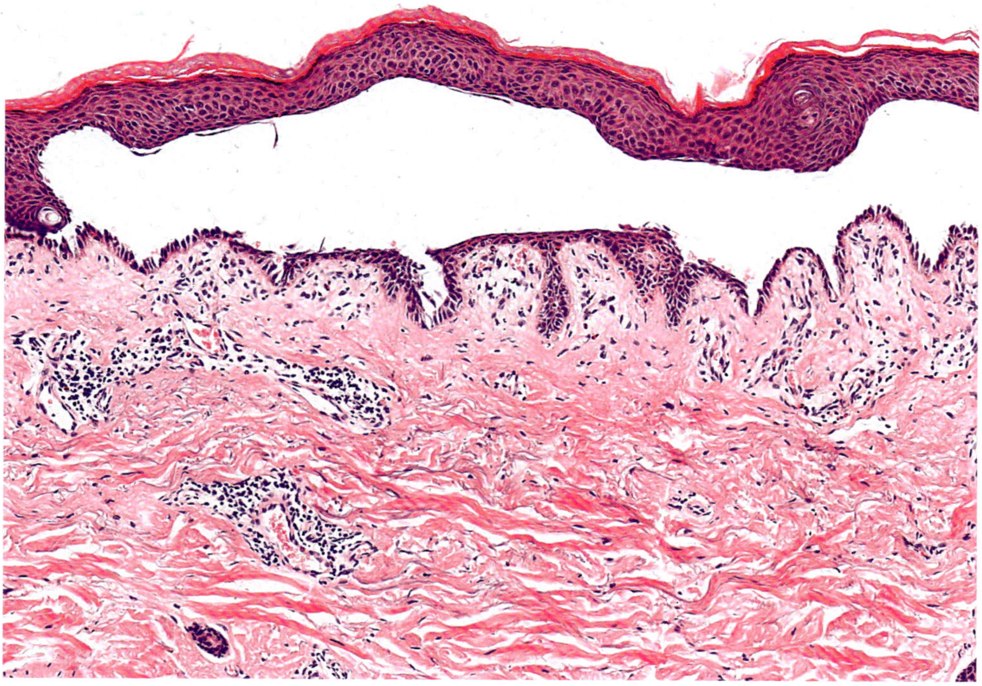

寻常型天疱疮：表皮内水疱，位于基底层上方，水疱上方的表皮完整，疱底多为一层基底细胞，真皮浅层及血管周围淋巴细胞、嗜酸性粒细胞浸润

53. 红斑型天疱疮及落叶型天疱疮
Pemphigus erythematosus and pemphigus foliaceus

- 红斑型天疱疮及落叶型天疱疮病理改变相同
- 水疱位于角质层下方或颗粒层
- 常出现颗粒层松解
- 水疱中可有中性粒细胞
- 真皮浅层血管周围可出现稀疏的淋巴细胞、嗜酸性粒细胞及中性粒细胞浸润
- 制片中疱顶可能脱失，最上方仅见少许松解的颗粒层
- 红斑型天疱疮好发于头面部及躯干上部，临床表现为红斑基础上松弛的水疱及糜烂
- 落叶型天疱疮可泛发全身，临床表现为红斑、水疱及如落叶的痂屑

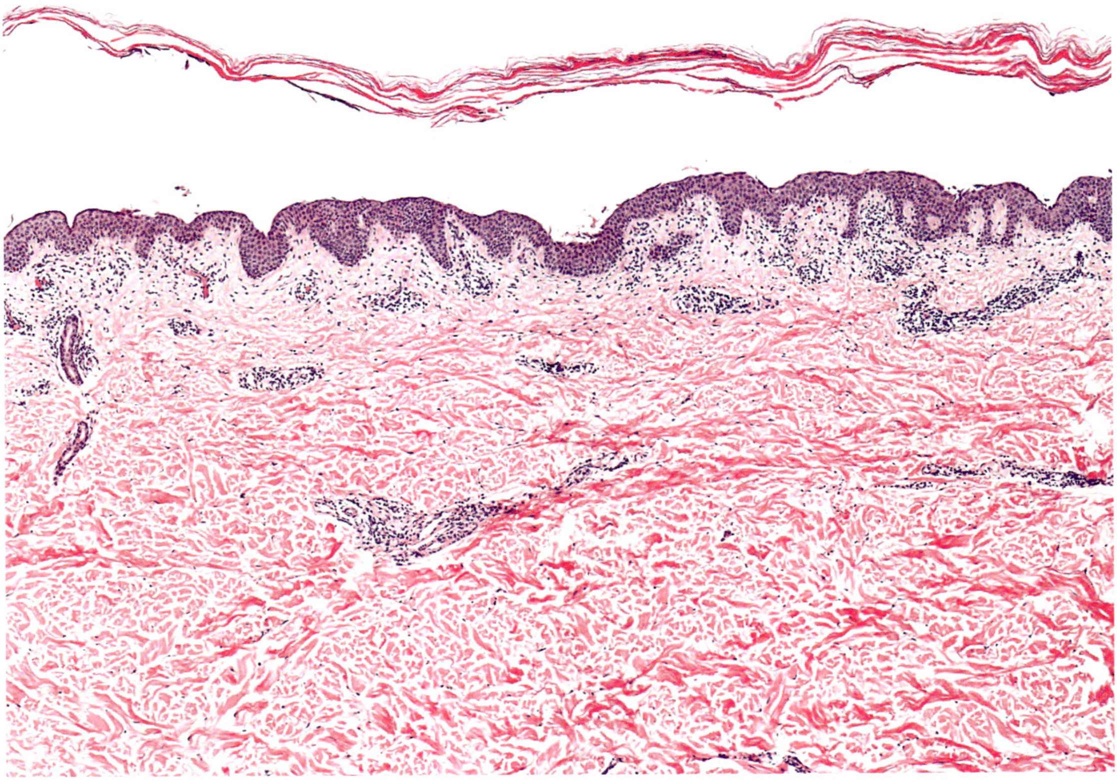

红斑型天疱疮：角质层下方水疱

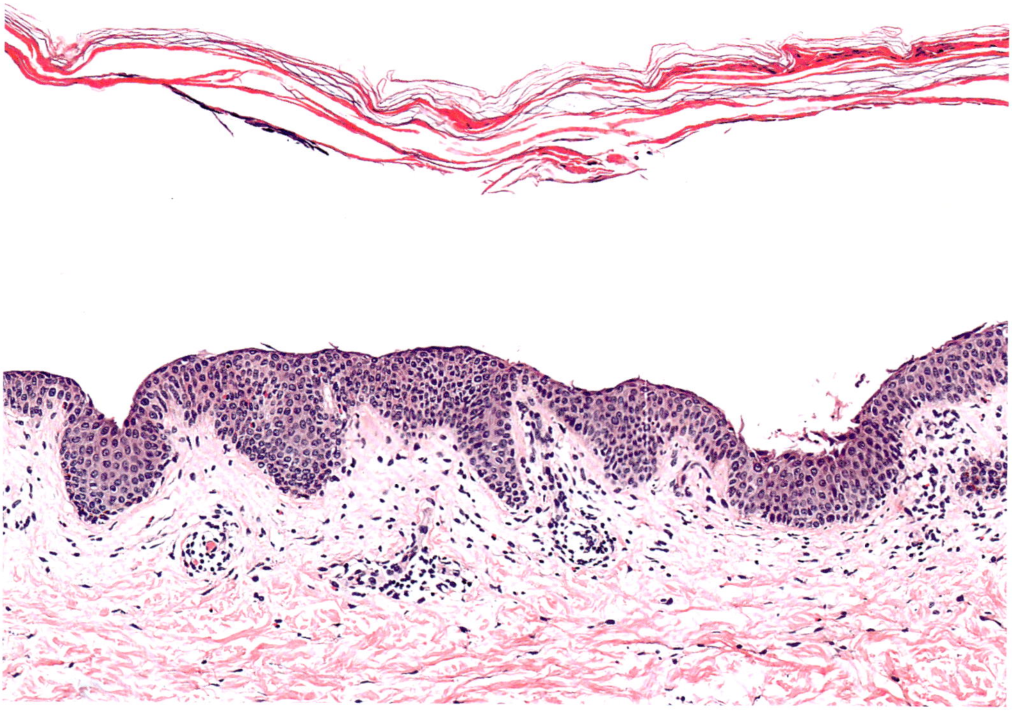

红斑型天疱疮：角质层下方水疱

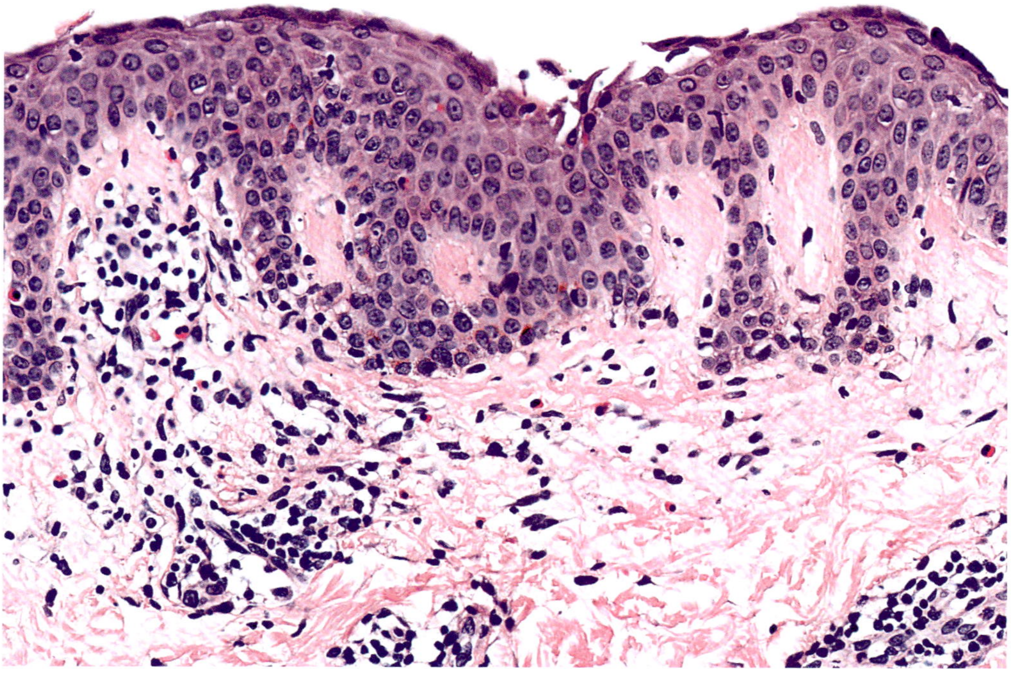

红斑型天疱疮：颗粒层松解，真皮浅层淋巴细胞、嗜酸性粒细胞浸润

54. 增殖型天疱疮 Pemphigus vegetans

- 表皮棘层肥厚
- 棘层松解，可有水疱形成
- 表皮内及真皮浅层可见较多嗜酸性粒细胞浸润
- 可在表皮内形成嗜酸性粒细胞微脓疡
- 好发于头颈部、腋窝、腹股沟、外阴等部位
- 为增殖性皮损，可呈环状
- 表面多有结痂，可出现水疱

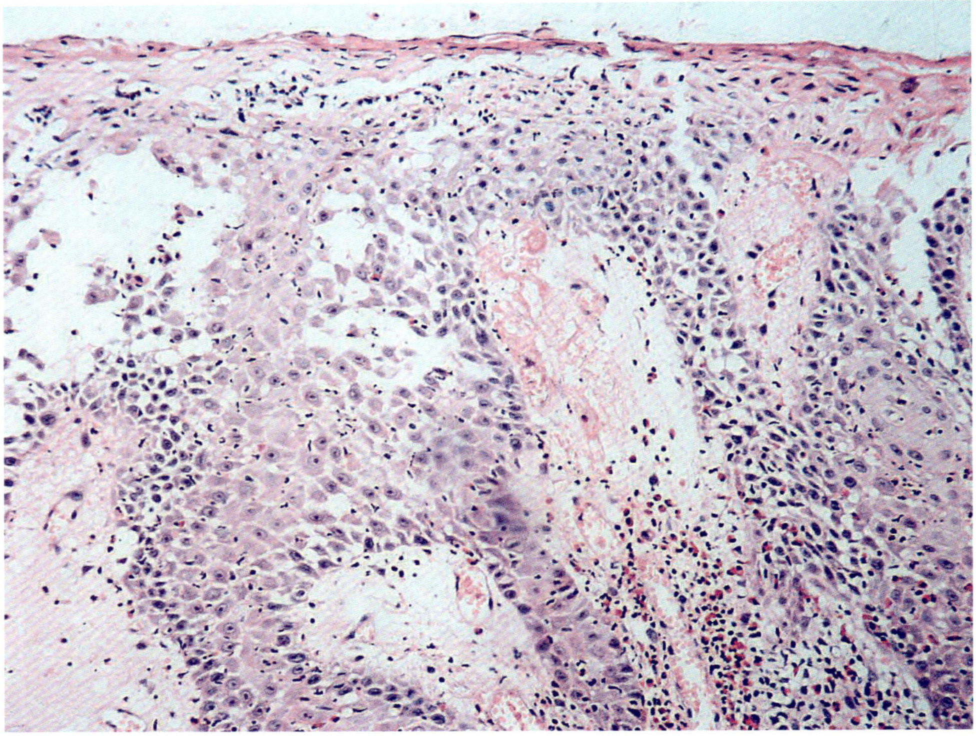

增殖型天疱疮：表皮增生伴棘层松解，表皮内及真皮内可见较多嗜酸性粒细胞浸润

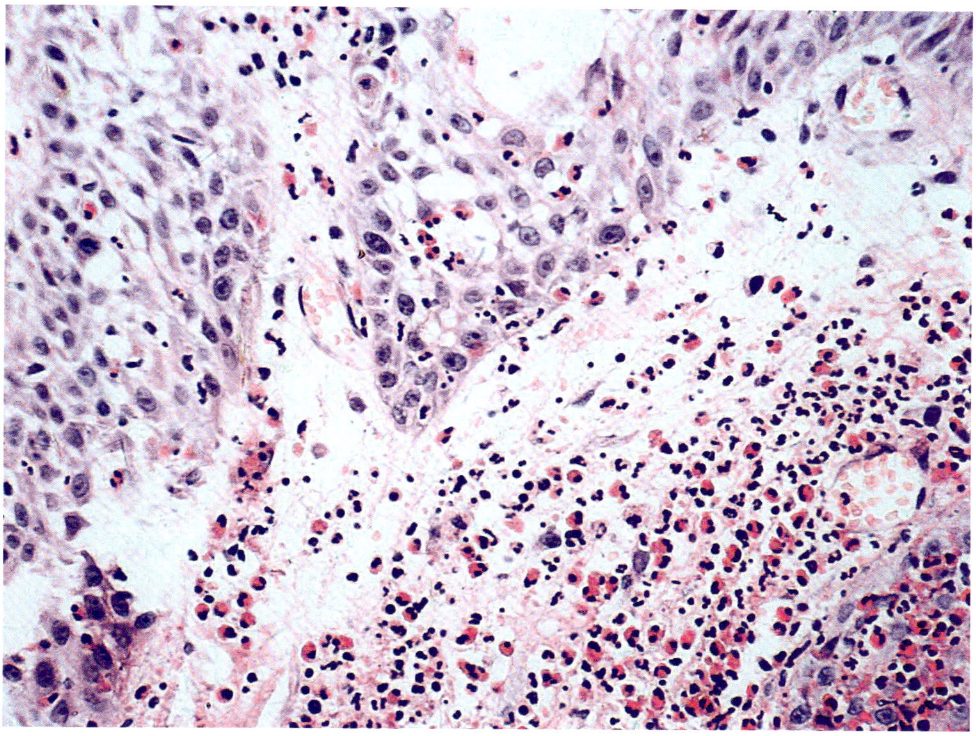

增殖型天疱疮：表皮增生伴棘层松解，表皮内及真皮内可见较多嗜酸性粒细胞浸润

55. 疱疹样天疱疮 Pemphigus herpetiformis

- 表皮内水疱
- 水疱多位于表皮中上部
- 疱内可见较多嗜酸性粒细胞及中性粒细胞
- 一般嗜酸性粒细胞数量多于中性粒细胞
- 常伴表皮海绵水肿
- 表皮内可有嗜酸性粒细胞侵入，形成嗜酸性海绵水肿
- 免疫荧光可见表皮细胞间有IgG和C3的沉积
- 血清中有低滴度Dsg1或Dsg3抗体
- 多见于中老年人
- 好发部位为胸、腹、背部及四肢近端
- 临床表现为环形或多环形红斑，上有小水疱
- 瘙痒剧烈
- 可合并寻常型天疱疮

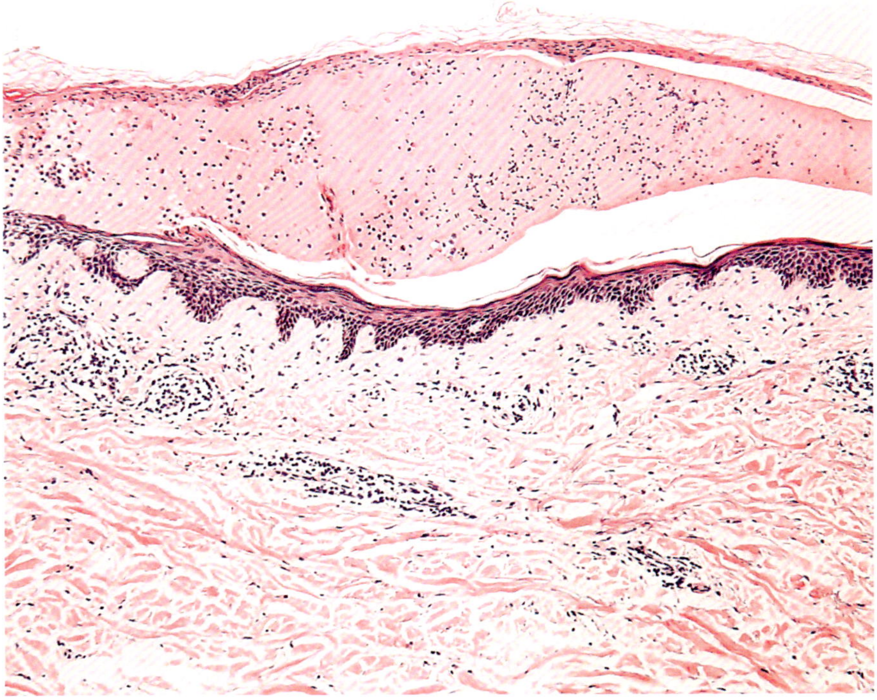

疱疹样天疱疮：表皮内水疱形成，水疱位于表皮中上部

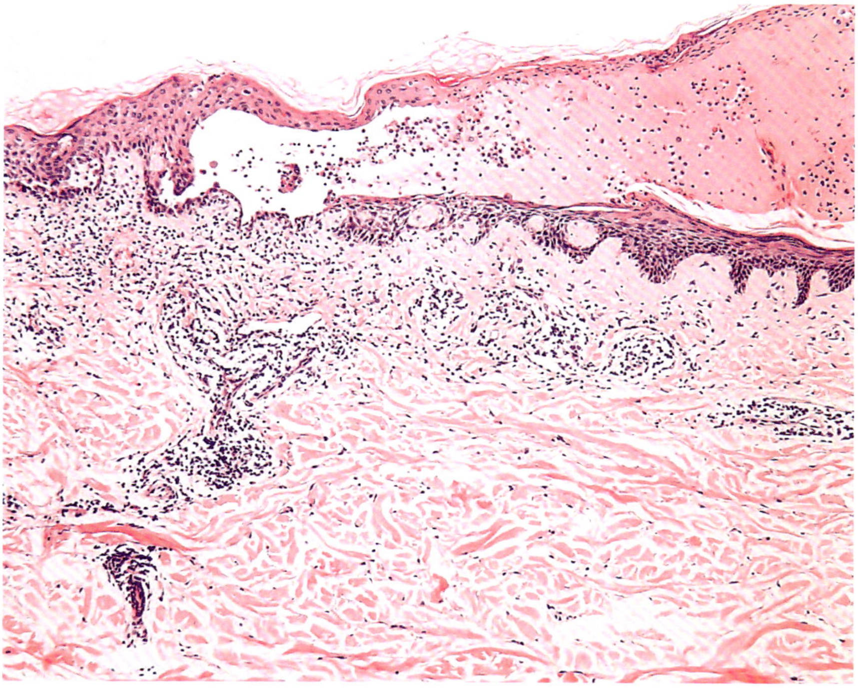

疱疹样天疱疮：表皮内水疱，疱内有较多嗜酸性粒细胞、中性粒细胞及淋巴细胞

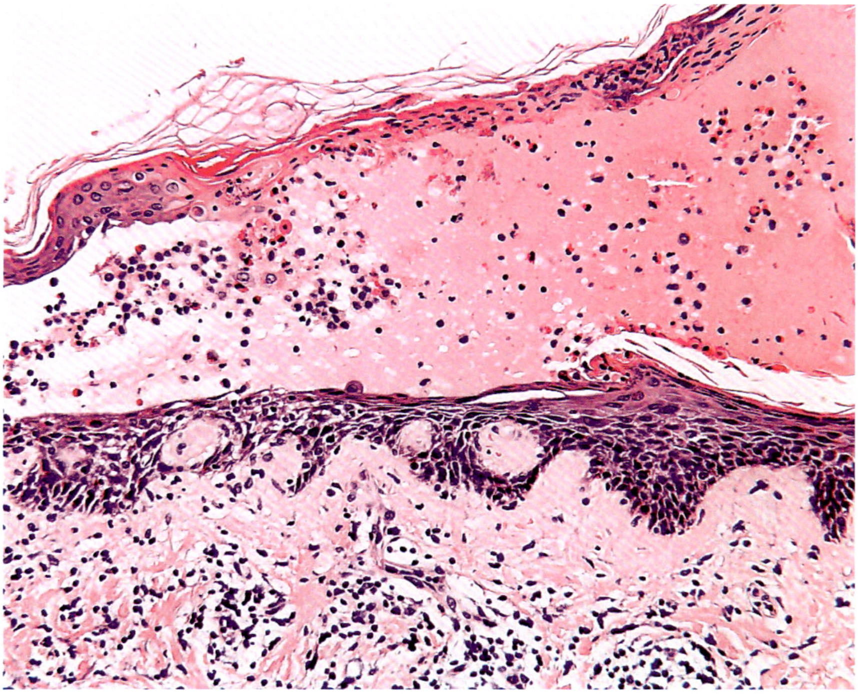

疱疹样天疱疮：疱内有较多嗜酸性粒细胞、中性粒细胞及淋巴细胞

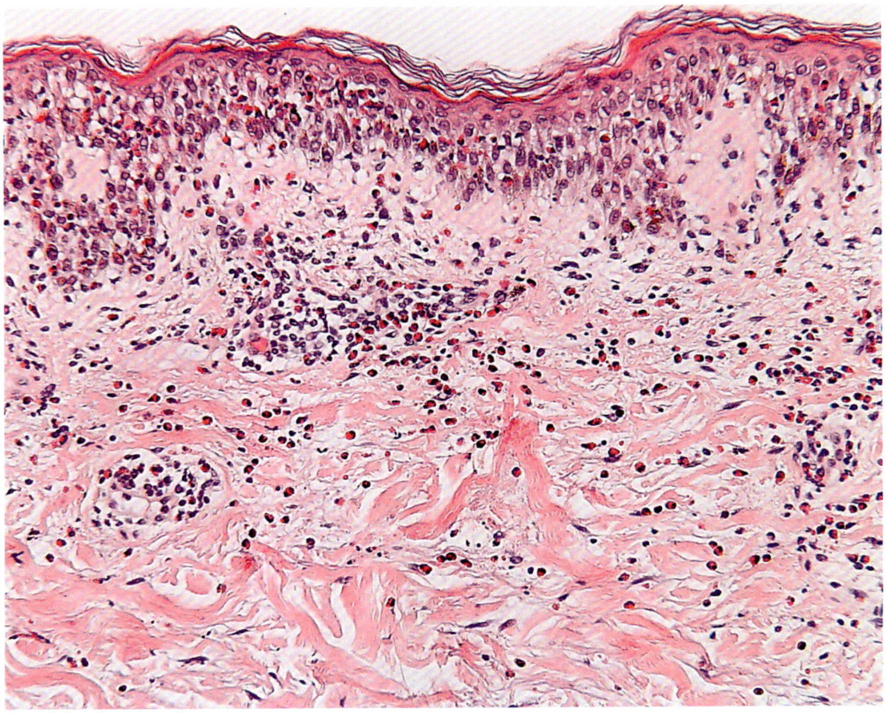

疱疹样天疱疮： 水疱周围表皮出现嗜酸性海绵水肿

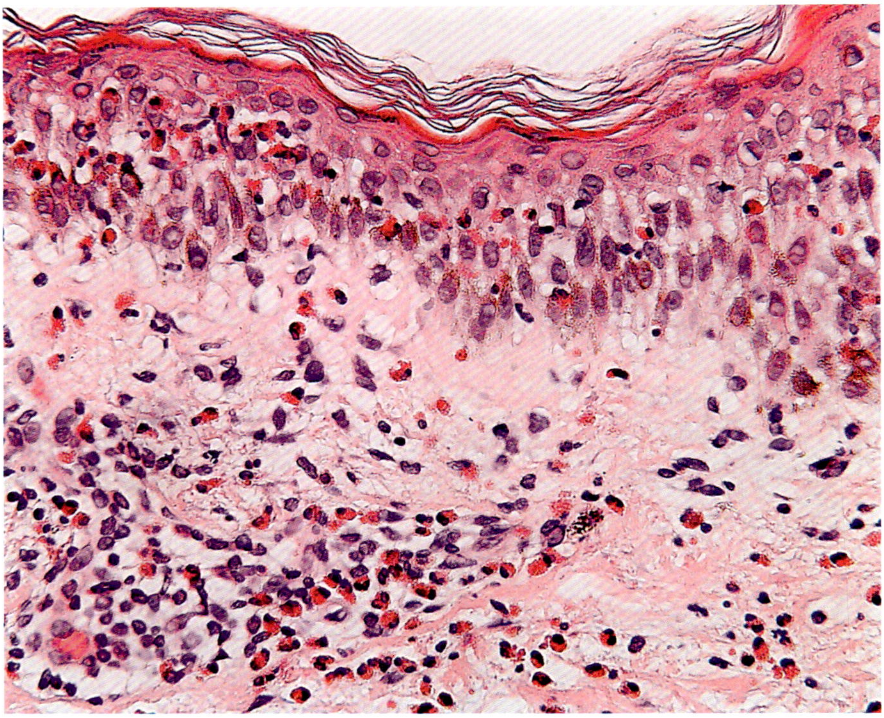

疱疹样天疱疮： 水疱周围表皮出现嗜酸性海绵水肿

56. 大疱性类天疱疮 Bullous pemphigoid

- 表皮下水疱
- 水疱内可有一定数量的嗜酸性粒细胞
- 真皮中上部可见嗜酸性粒细胞浸润，常伴有少量中性粒细胞
- 红斑期皮损仅在血管周围有嗜酸性粒细胞浸润及真皮乳头水肿
- 直接免疫荧光检查可见基底膜带IgG及补体C3呈线状沉积
- 好发于老年人
- 临床表现为在红斑基础上的张力性大疱
- 尼氏征阴性
- 瘙痒剧烈
- 好发于躯干及四肢屈侧

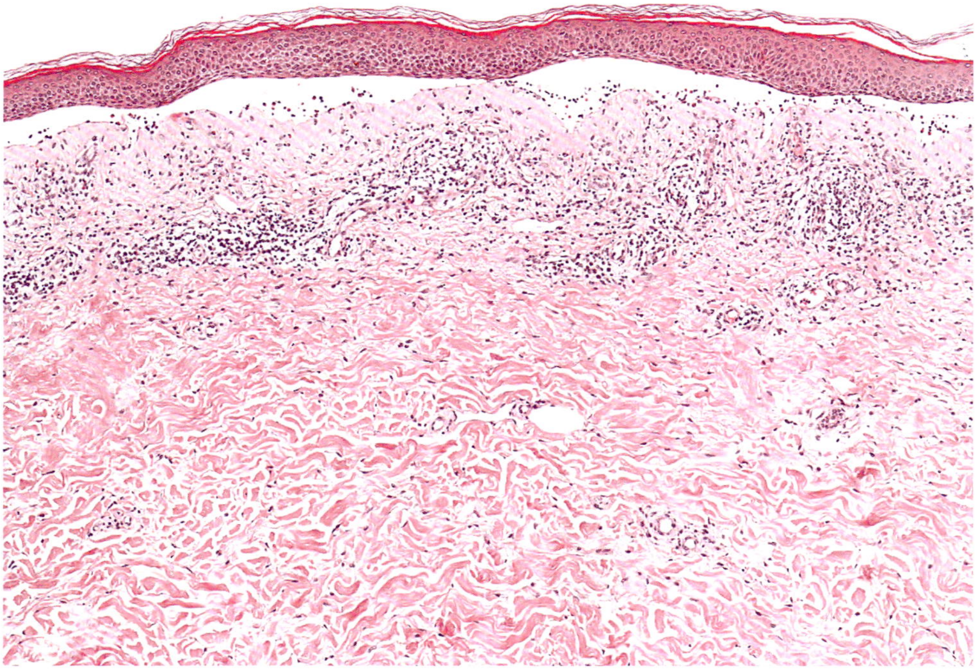

大疱性类天疱疮：表皮下水疱

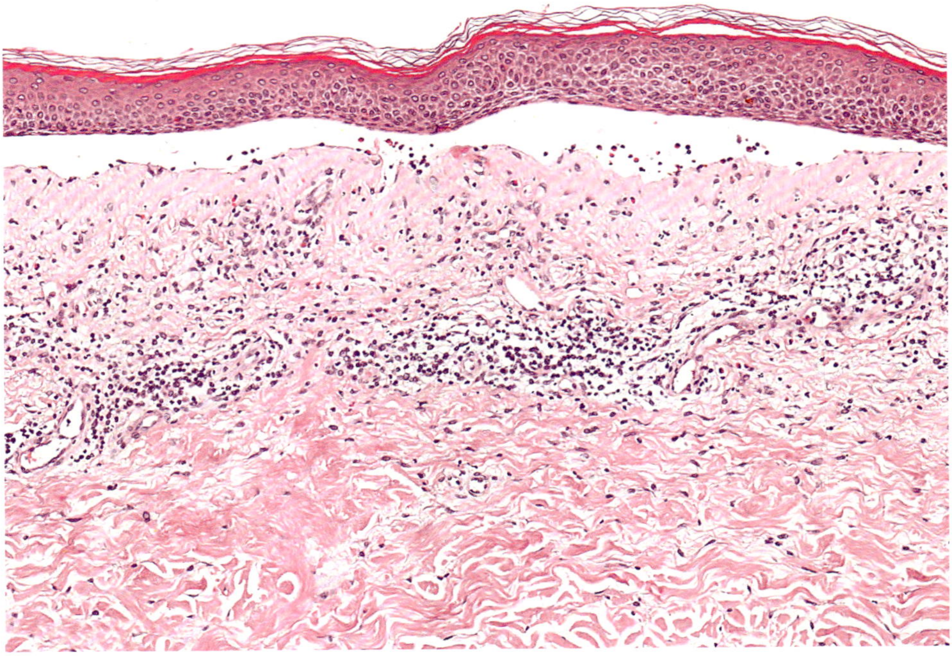

大疱性类天疱疮：表皮下水疱，水疱中及真皮上部有较多的嗜酸性粒细胞，散在中性粒细胞

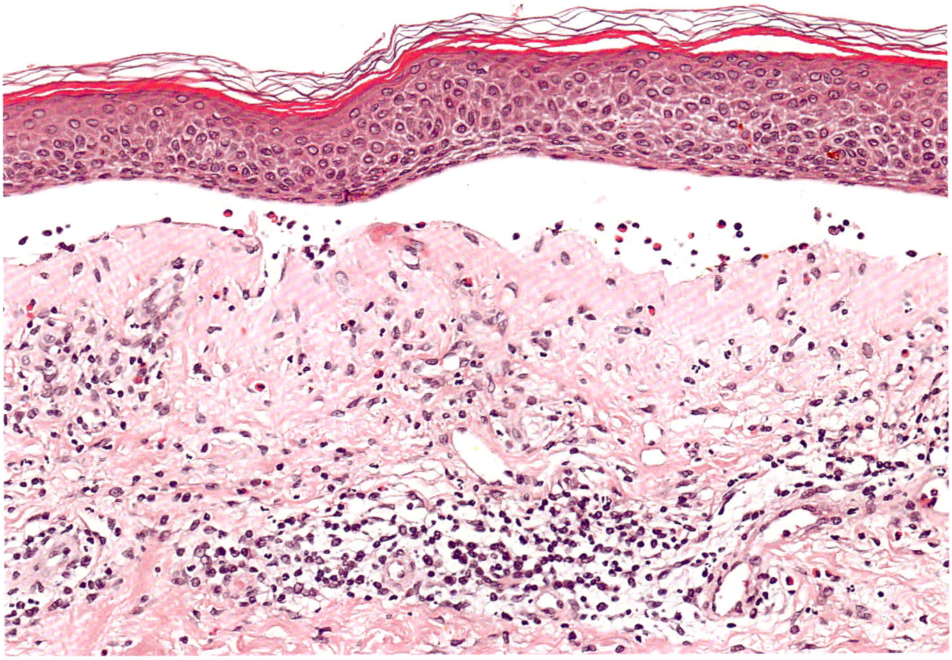

大疱性类天疱疮：表皮下水疱，水疱中及真皮上部有较多的嗜酸性粒细胞，散在中性粒细胞

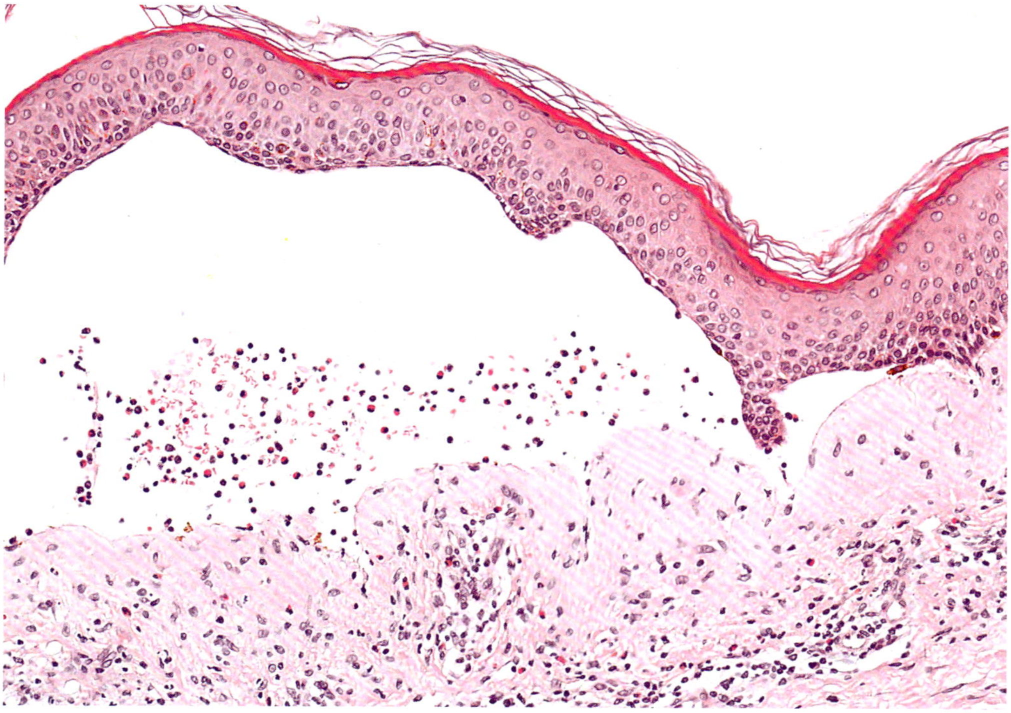

大疱性类天疱疮：表皮下水疱，疱液中有较多的嗜酸性粒细胞

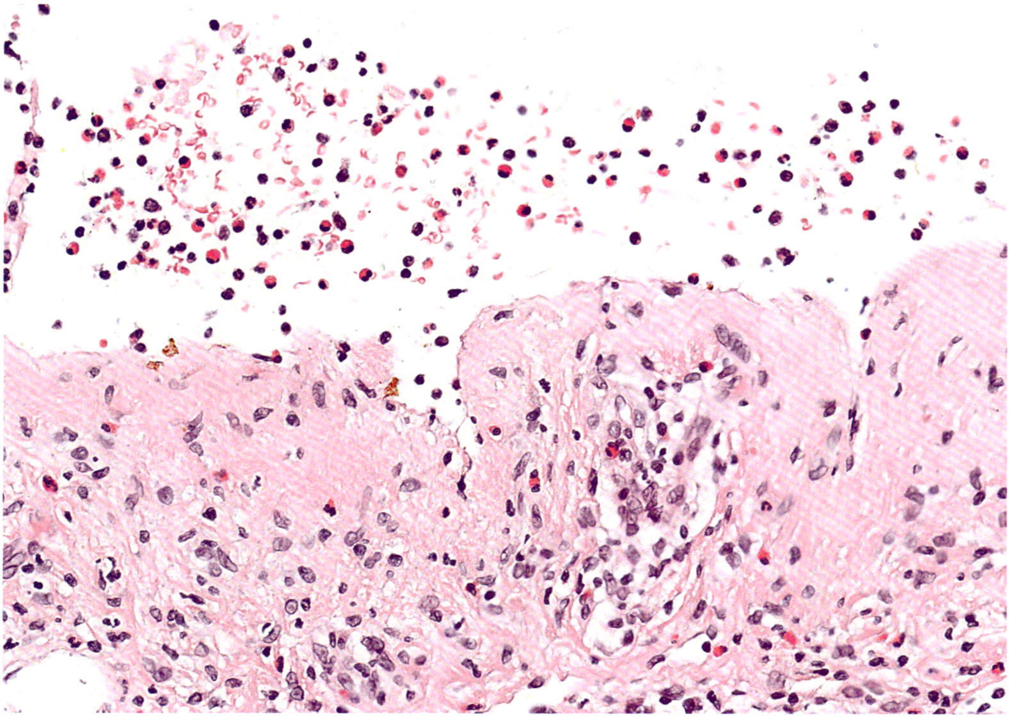

大疱性类天疱疮：疱液中有较多的嗜酸性粒细胞，散在中性粒细胞

57. 疱疹样皮炎
Dermatitis herpetiformis

- 表皮下水疱，多在真皮乳头处
- 真皮乳头中性粒细胞组成的微脓疡
- 常出现核尘
- 常伴有嗜酸性粒细胞浸润
- 早期皮损可仅表现为真皮乳头水肿及中性粒细胞聚集
- 水疱顶部可见坏死的角质形成细胞
- 直接免疫荧光检查可见真皮乳头IgA颗粒状沉积
- 好发于中青年人
- 皮疹有多形性，可出现红斑、丘疹、丘疱疹、水疱
- 水疱多排列成环状
- 好发于四肢伸侧，瘙痒剧烈

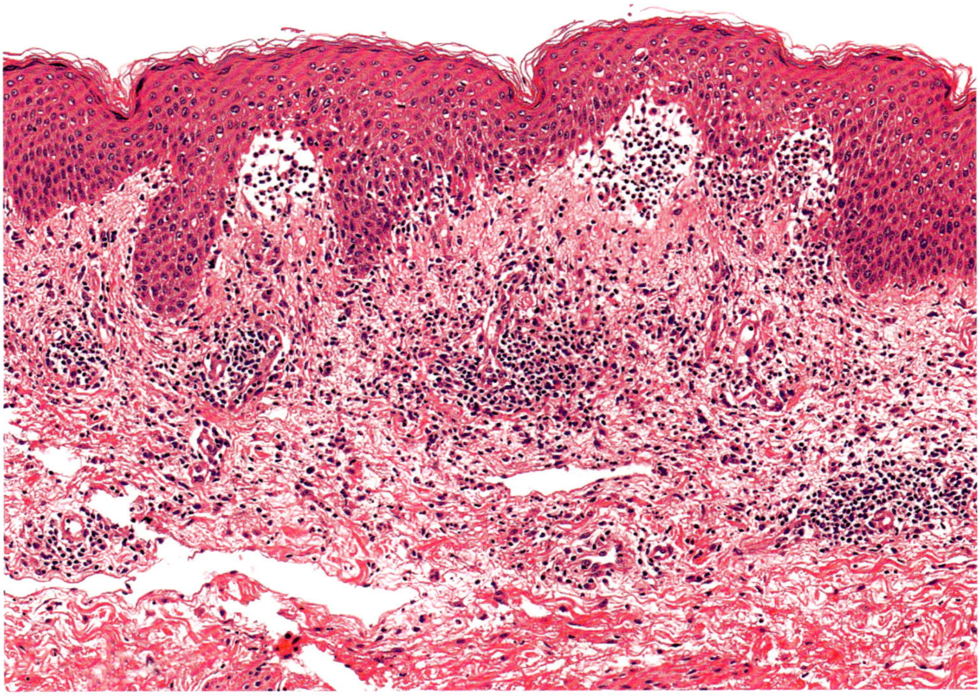

疱疹样皮炎：真皮乳头处表皮下水疱

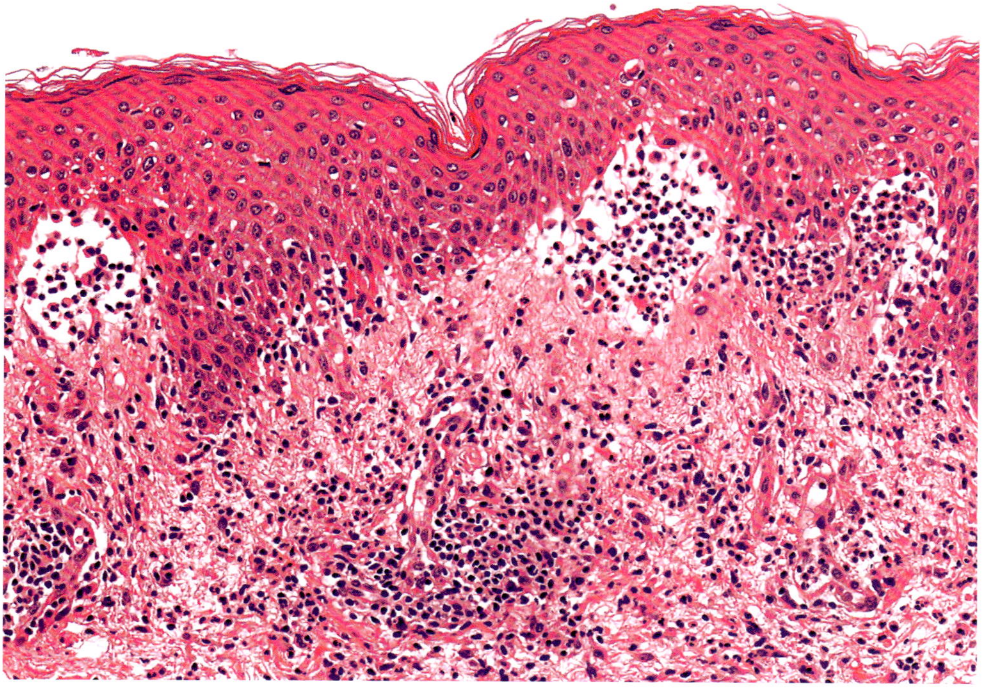

疱疹样皮炎： 表皮下水疱，真皮乳头中性粒细胞微脓疡，上方表皮可见角化不良细胞，真皮浅层淋巴细胞及嗜酸性粒细胞浸润

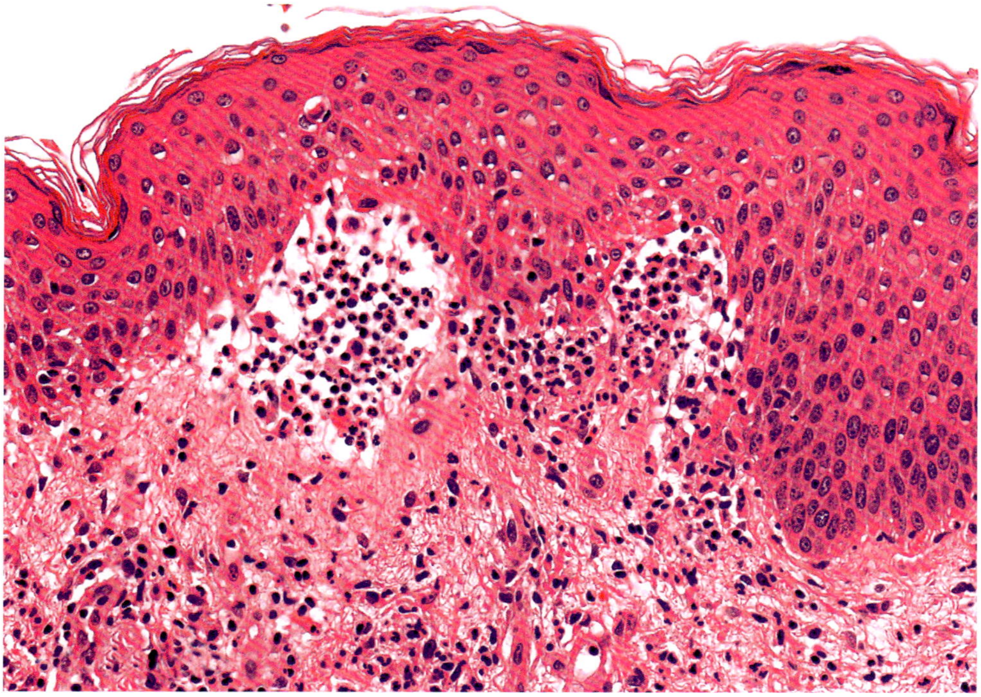

疱疹样皮炎： 表皮下水疱，真皮乳头内中性粒细胞微脓疡

58. 线状IgA大疱性皮病
Linear IgA bullous dermatosis

- 表皮下水疱
- 疱内及真皮浅层可见中性粒细胞及淋巴细胞浸润
- 可伴有嗜酸性粒细胞浸润
- 真皮乳头可出现中性粒细胞小脓疡，类似疱疹样皮炎
- 免疫荧光检查基底膜带有IgA呈线状沉积
- 可见于儿童及成人
- 皮疹为环状或半环状红斑，边缘为张力性水疱
- 瘙痒较轻

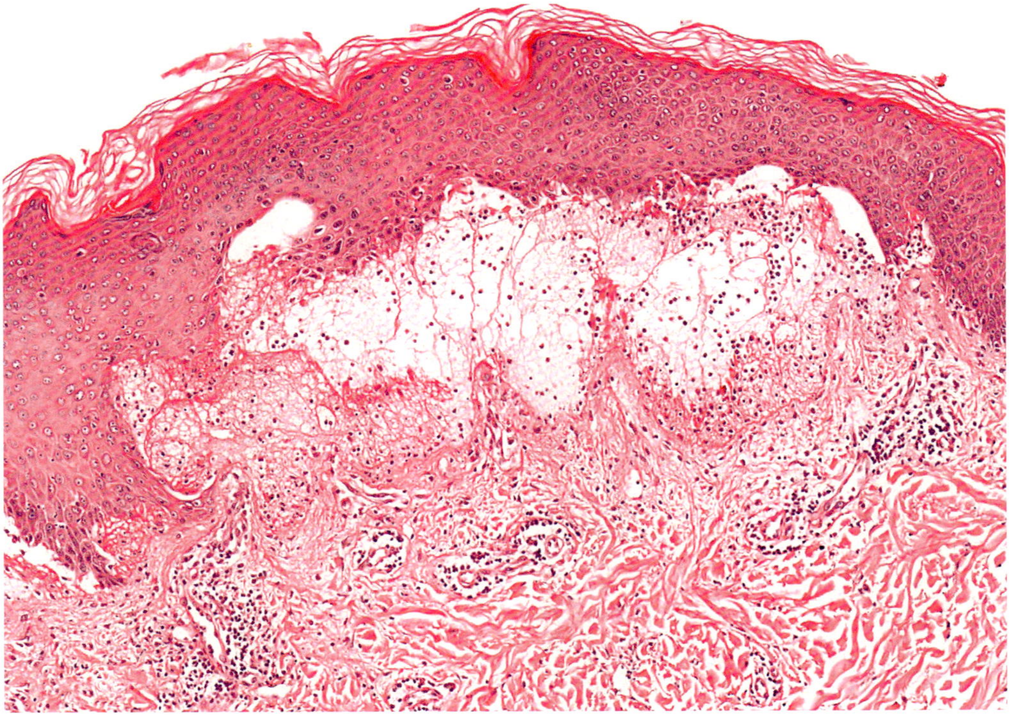

线状IgA大疱性皮病：表皮下水疱

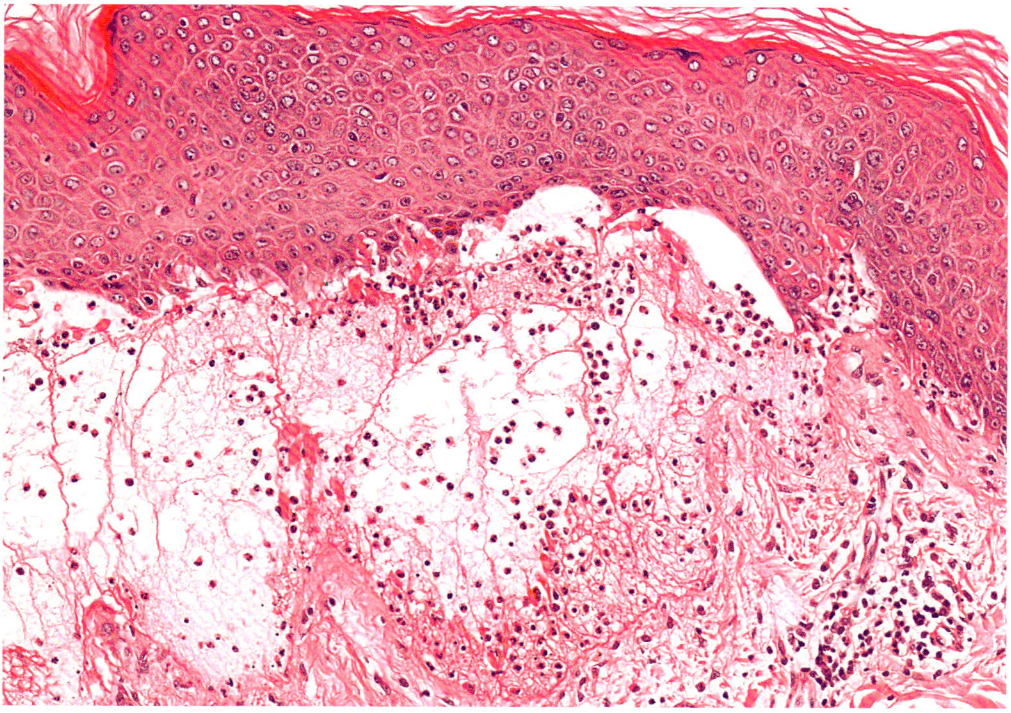

线状IgA大疱性皮病：表皮下水疱，疱内中性粒细胞、嗜酸性粒细胞及淋巴细胞浸润

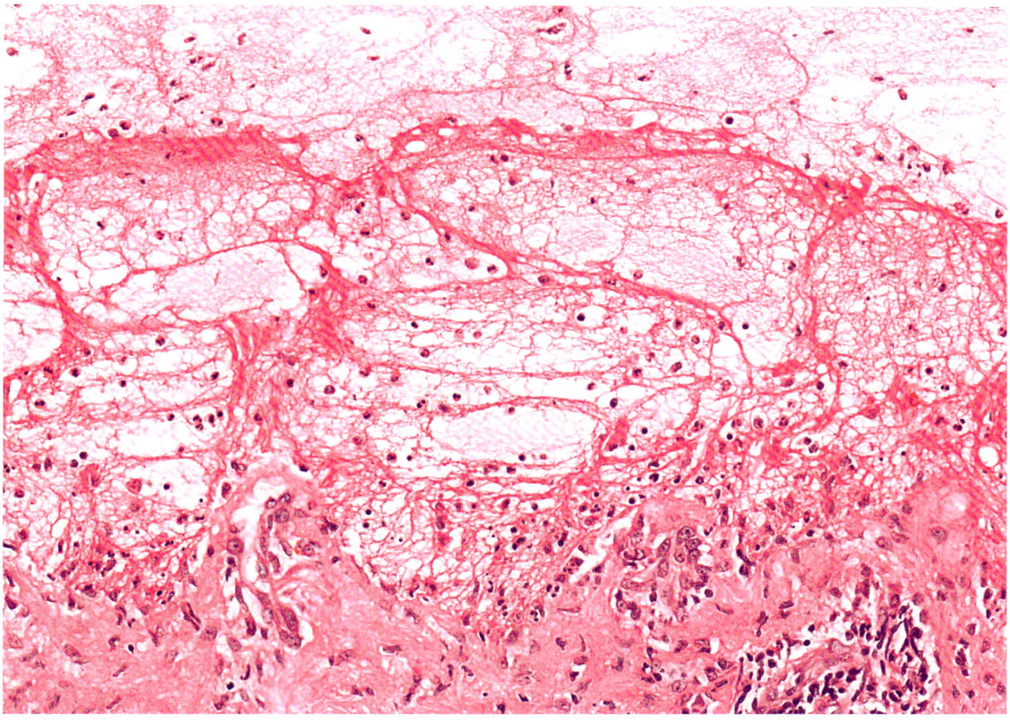

线状IgA大疱性皮病：疱内中性粒细胞、嗜酸性粒细胞及淋巴细胞浸润

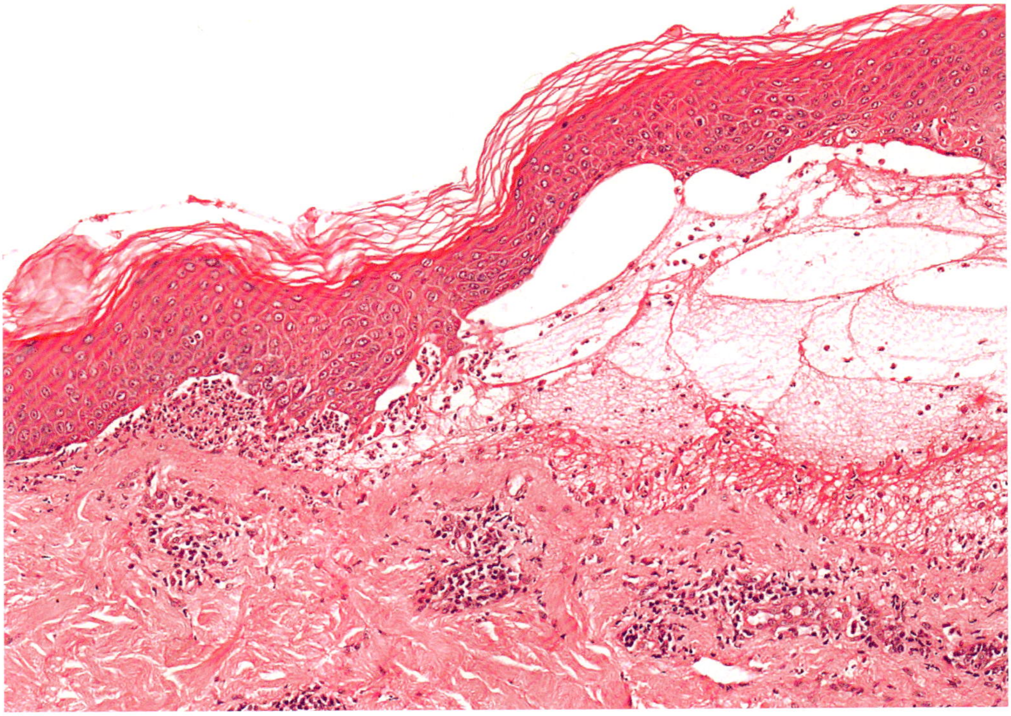

线状IgA大疱性皮病：表皮下水疱，真皮乳头中性粒细胞小脓疡

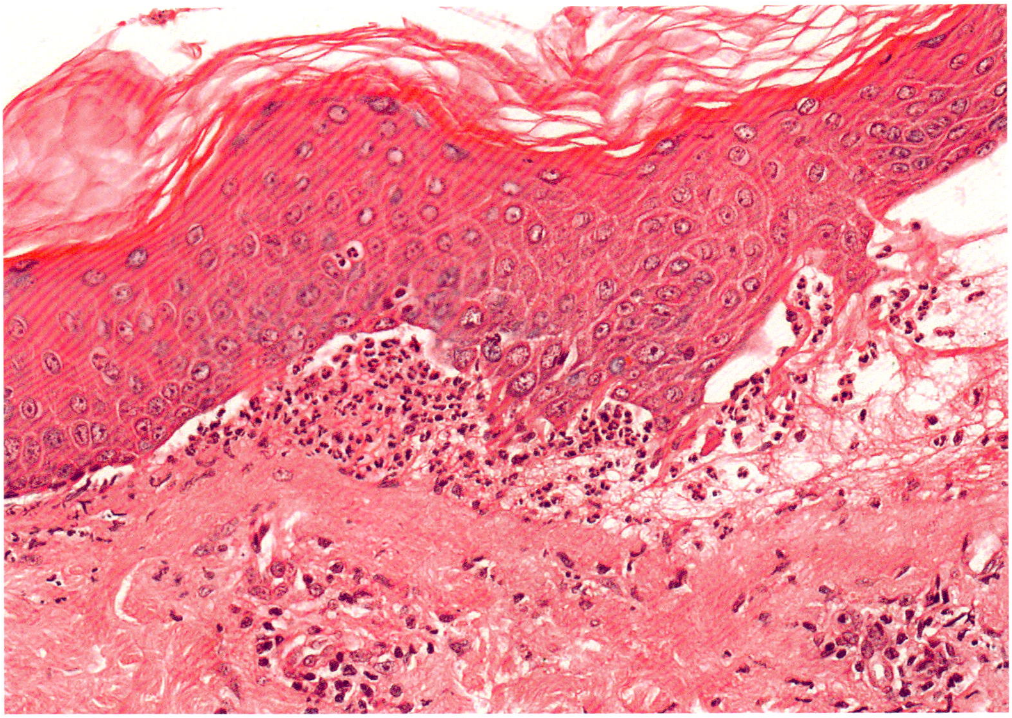

线状IgA大疱性皮病：真皮乳头中性粒细胞小脓疡

59. 营养不良型大疱性表皮松解症
Dystrophic epidermolysis bullosa

- 表皮下水疱
- 疱内常有红细胞
- 真皮内及疱内炎症细胞相对较少
- 疱顶上方表皮基本正常
- 临床上分为显性遗传和隐性遗传两个亚型
- 表现为摩擦部位出现张力性水疱及大疱
- 多幼年即发病

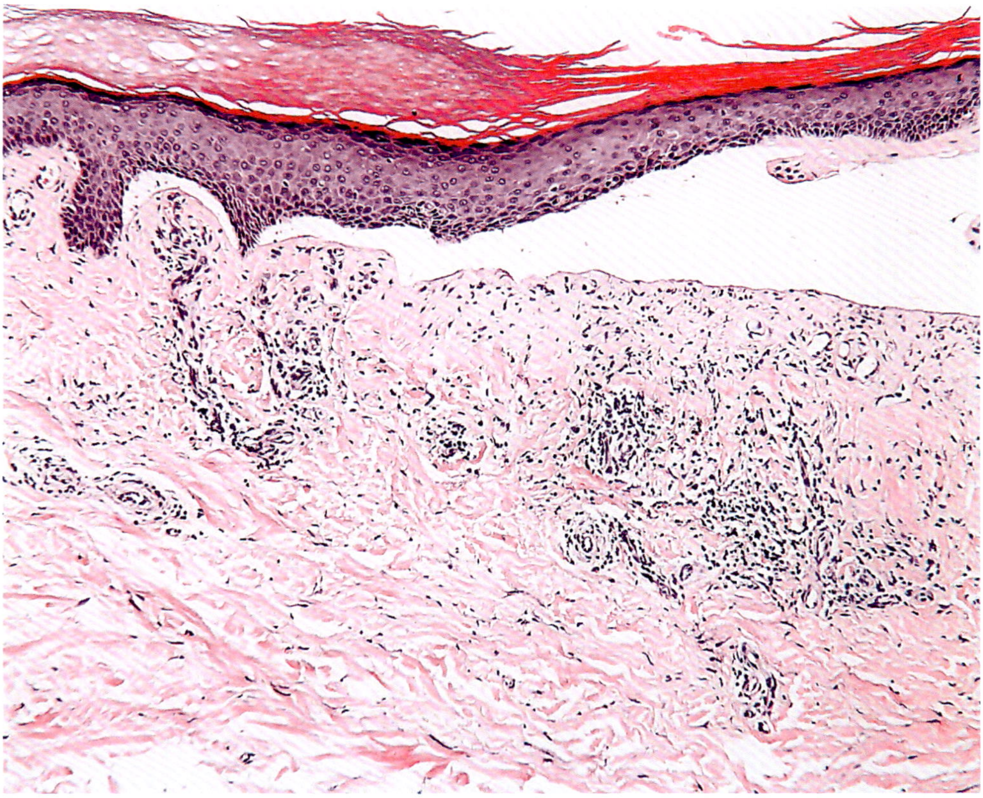

营养不良型大疱性表皮松解症：表皮下水疱，疱顶上方表皮正常

60. 痒疹型营养不良型大疱性表皮松解症 Dystrophic epidermolysis bullosa pruriginosa

- 角化过度
- 棘层轻度肥厚
- 表皮下方裂隙或表皮下水疱
- 初发皮损真皮内炎症细胞较少或无
- 病程较长或反复发病时真皮内可有较多炎症细胞甚至肉芽组织形成
- 好发于小腿伸侧
- 皮疹类似结节性痒疹
- 有一定程度瘙痒

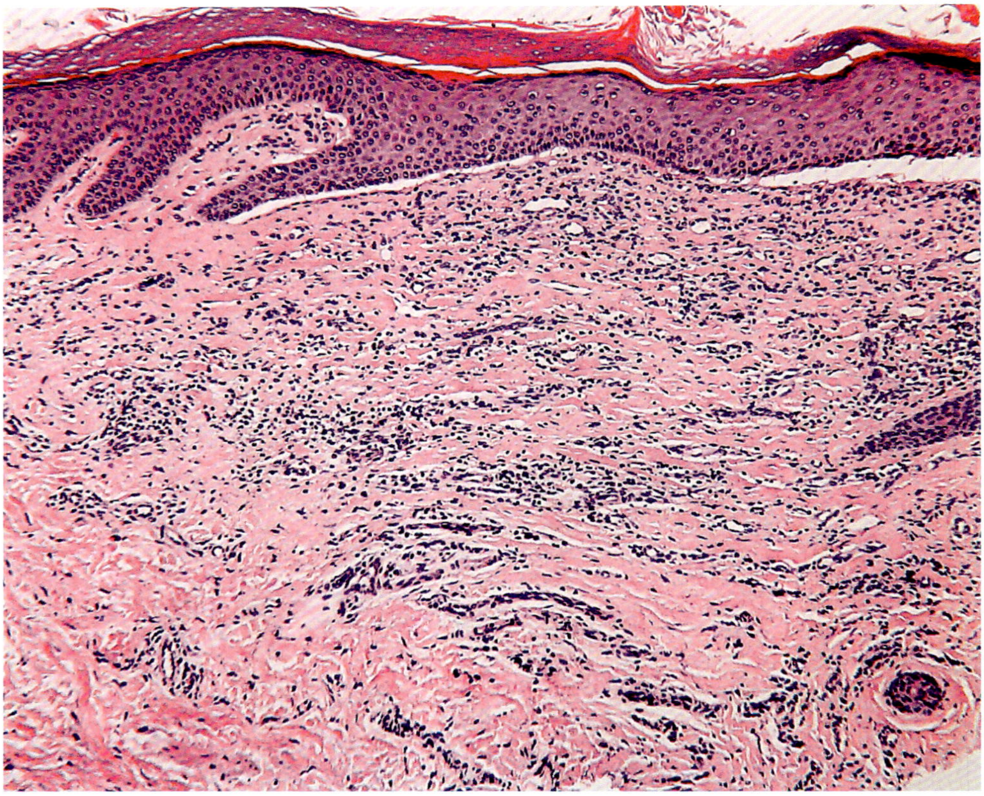

痒疹型营养不良型大疱性表皮松解症：表皮下方裂隙，真皮内有小血管增生及炎症细胞浸润

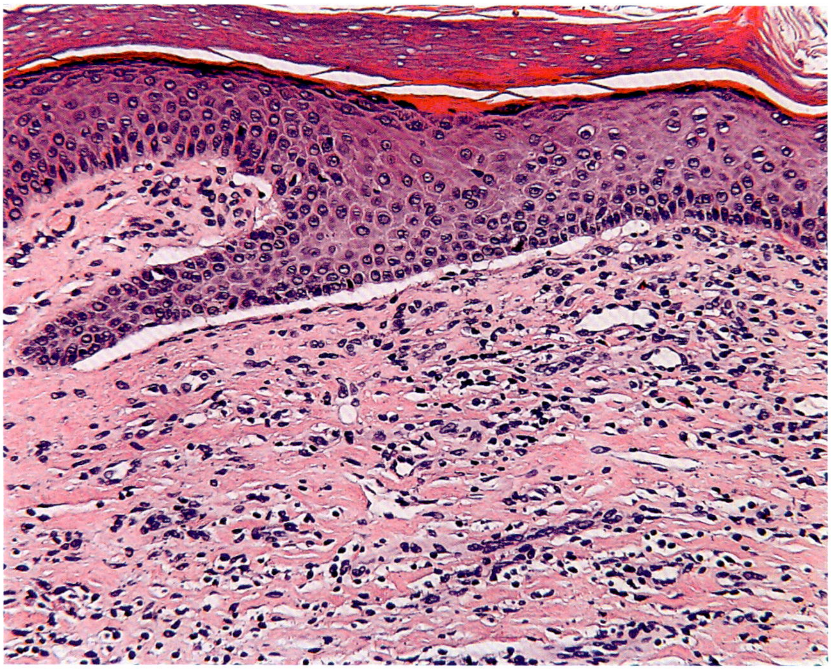

痒疹型营养不良型大疱性表皮松解症：表皮下方裂隙，真皮内小血管增生及炎症细胞浸润

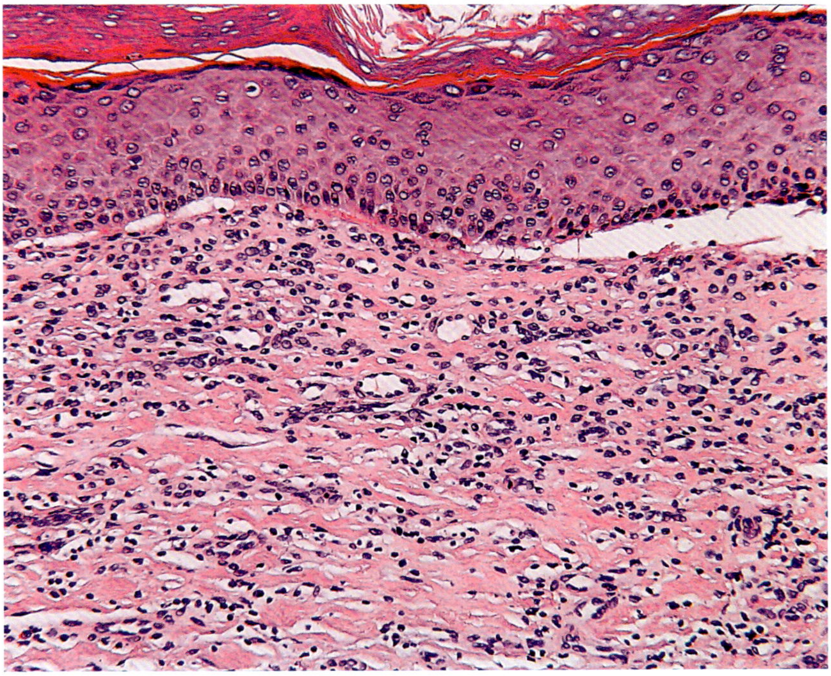

痒疹型营养不良型大疱性表皮松解症：表皮下方裂隙，真皮内小血管增生及炎症细胞浸润

61. 家族性慢性良性天疱疮
Familial chronic benign pemphigus

- 表皮角化过度，角化不全
- 棘层肥厚
- 早期皮损可仅表现为基底层上方裂隙
- 充分发展期表现为棘层松解，可出现表皮内水疱
- 棘层松解细胞如倒塌的墙砖
- 可出现角化不良细胞
- 真皮浅层血管周围淋巴细胞为主的炎症细胞浸润
- 大部分患者有家族史
- 好发于腋窝、腹股沟等皱褶部位
- 表现为红斑、糜烂，可出现小的水疱

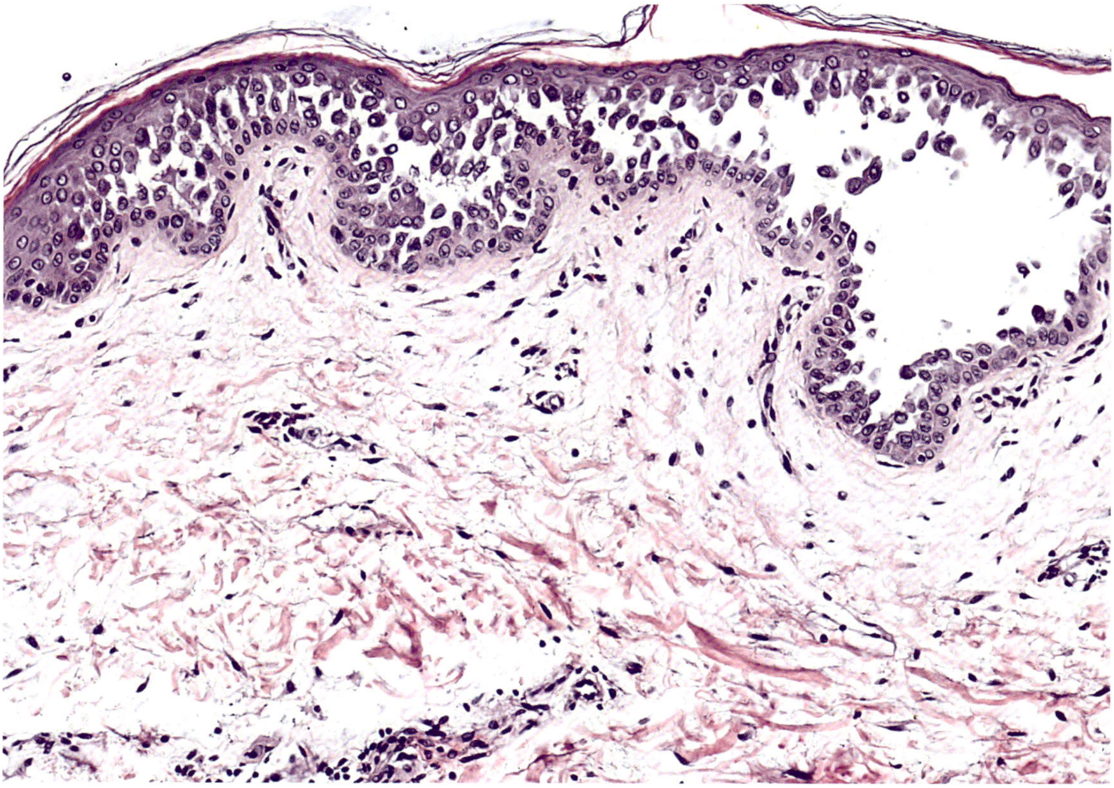

家族性慢性良性天疱疮：棘层松解，表皮内水疱形成

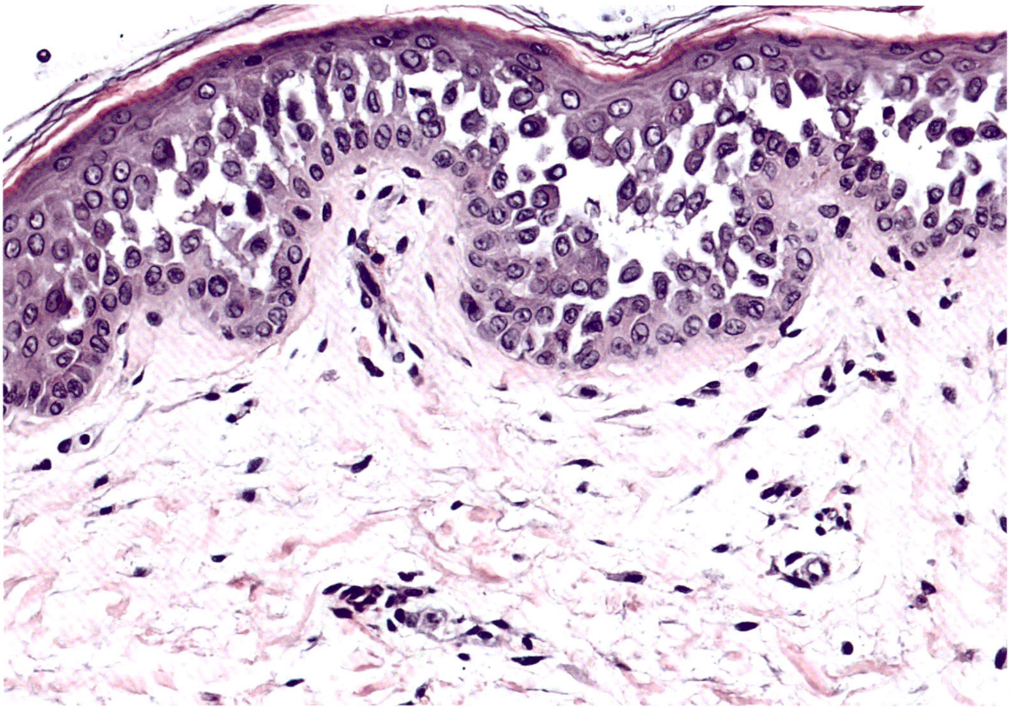

家族性慢性良性天疱疮：棘层松解，表皮内形成裂隙

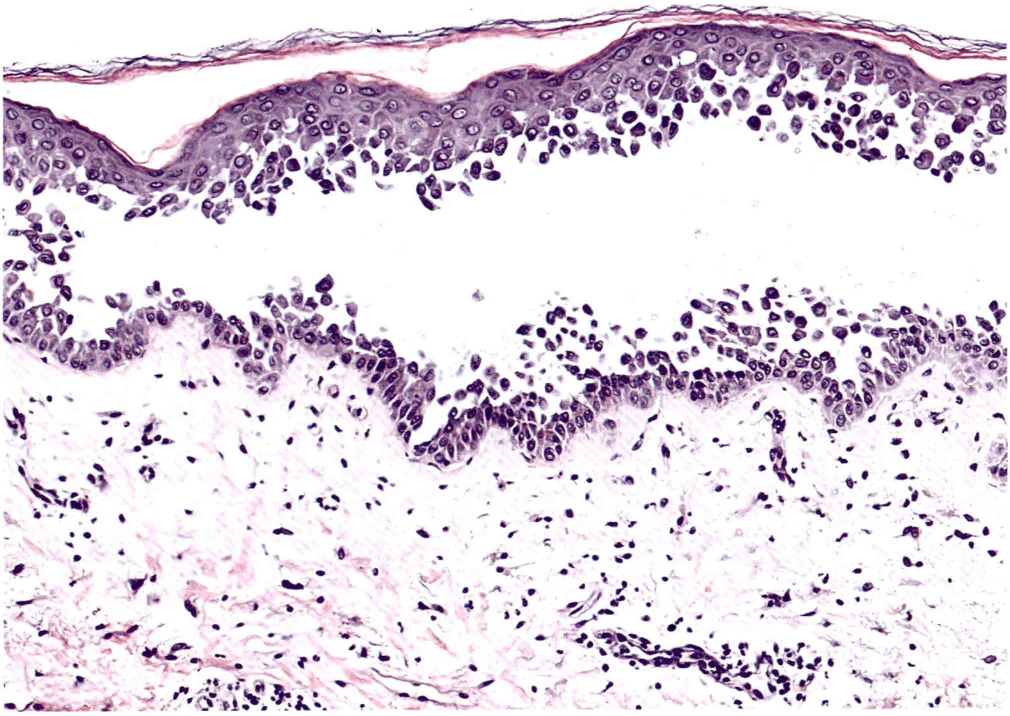

家族性慢性良性天疱疮：棘层松解，表皮内水疱形成，棘层松解细胞如倒塌的墙砖

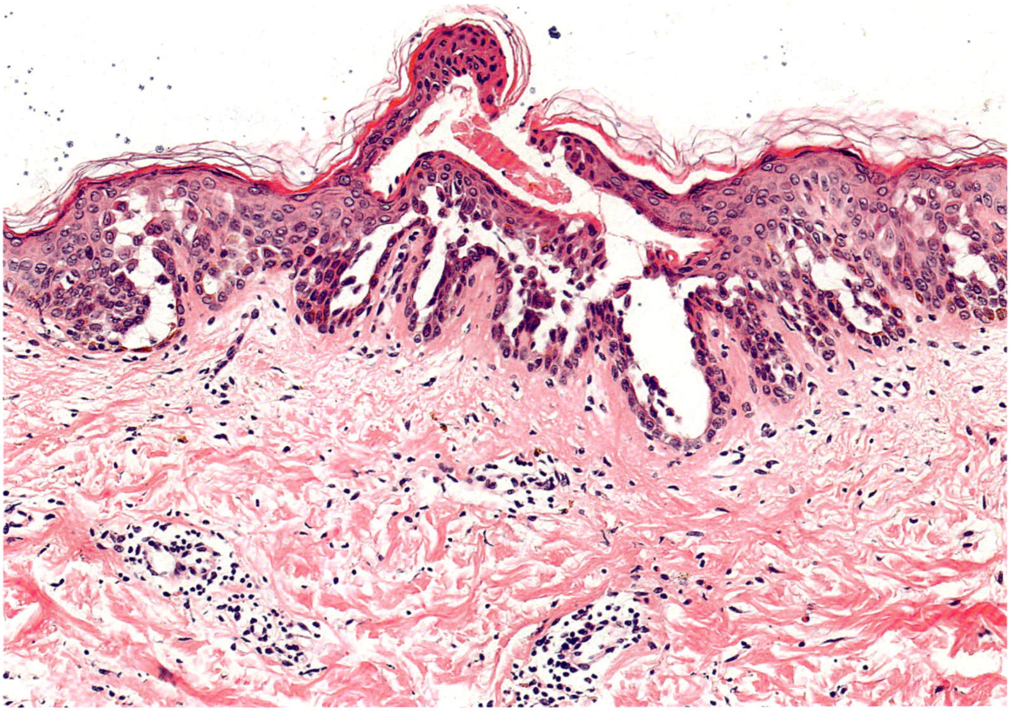

家族性慢性良性天疱疮： 棘层松解，表皮内形成较多裂隙

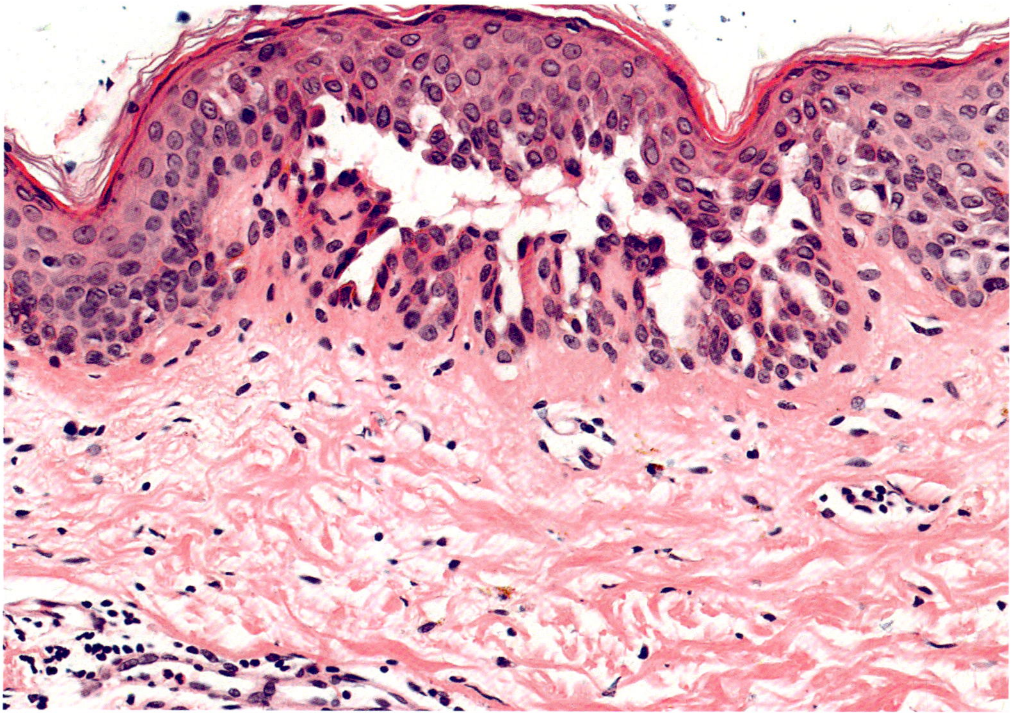

家族性慢性良性天疱疮： 可见角化不良细胞

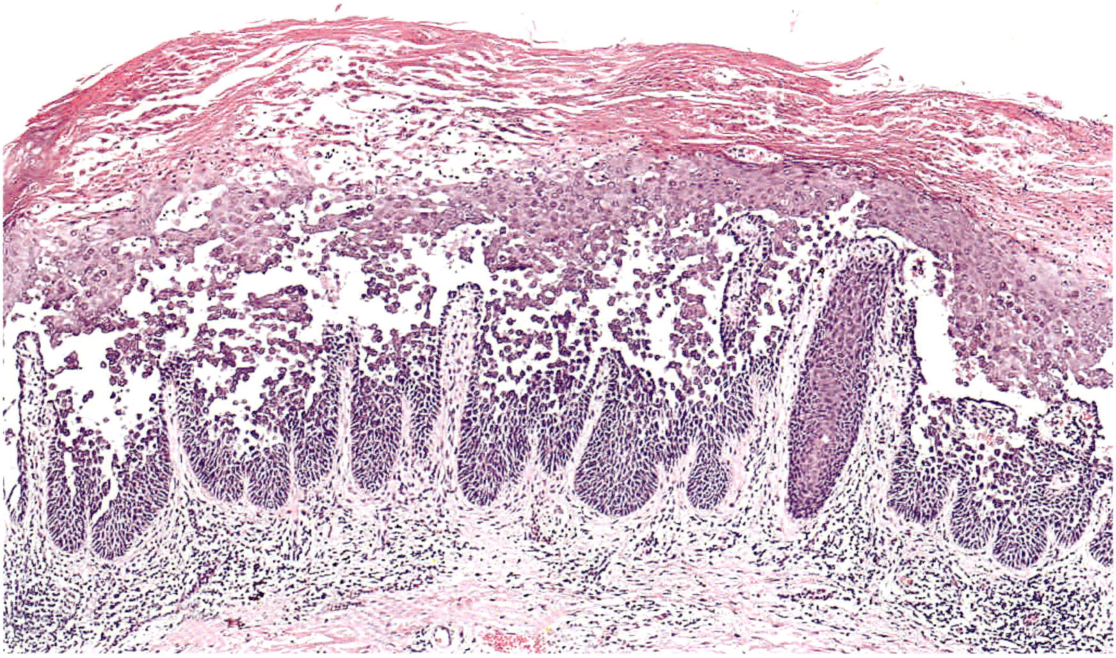

家族性慢性良性天疱疮： 角化过度，角化不全，棘层肥厚，棘层松解，棘层松解细胞如倒塌的墙砖

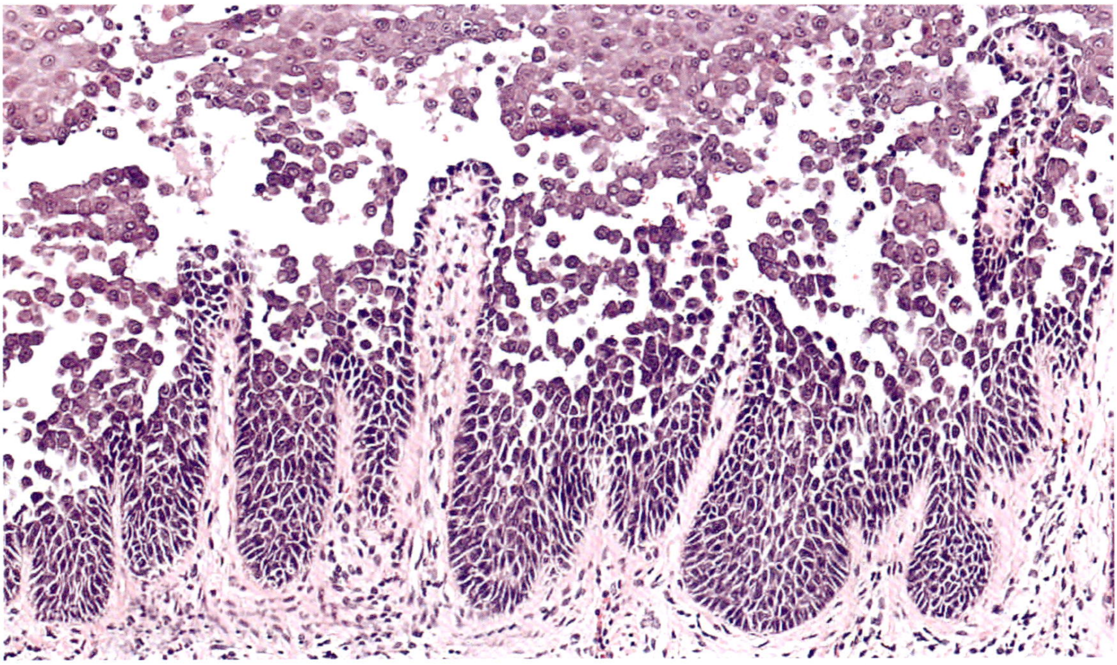

家族性慢性良性天疱疮： 棘层松解，棘层松解细胞如倒塌的墙砖

62. 丘疹性棘层松解性角化不良 Papular acantholytic dyskeratosis

- 又称为生殖器部位棘层松解性皮病（acantholytic dermatosis of genital region）
- 病理特征与家族性慢性良性天疱疮相同
- 表皮角化过度，角化不全
- 表皮棘层松解
- 有角化不良细胞
- 女性好发
- 无毛囊角化病及家族性慢性良性天疱疮家族史
- 好发于大阴唇、肛周及会阴部位
- 多表现为多发的扁平丘疹
- 皮疹为皮色或灰白色
- 多无自觉症状

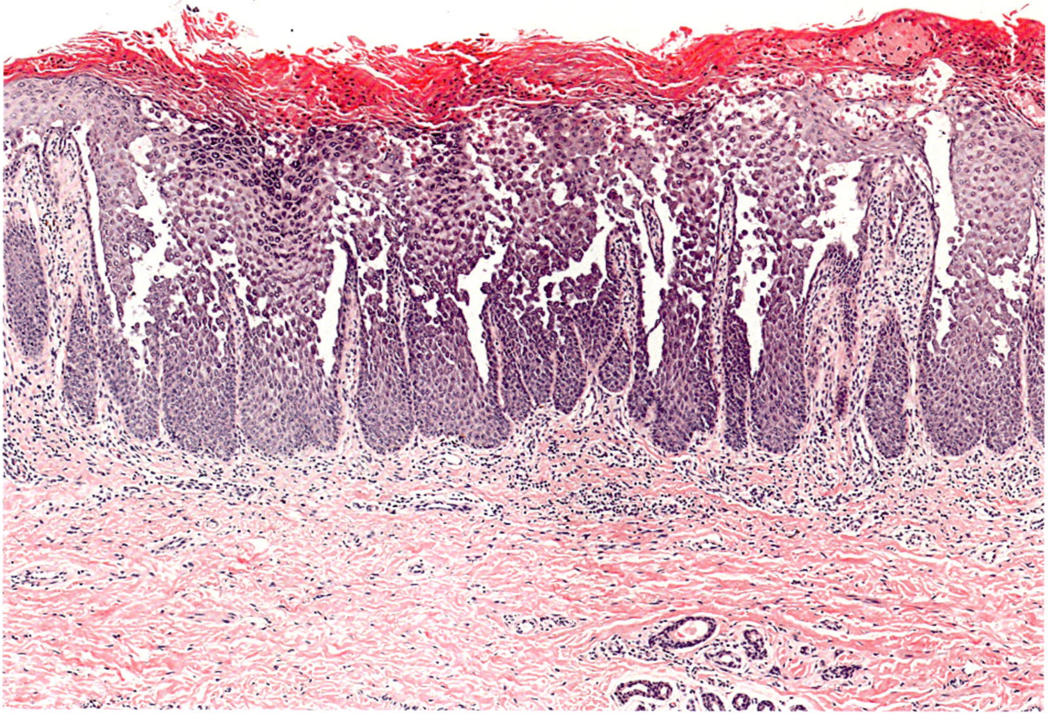

丘疹性棘层松解性角化不良：表皮角化过度，角化不全，棘层松解

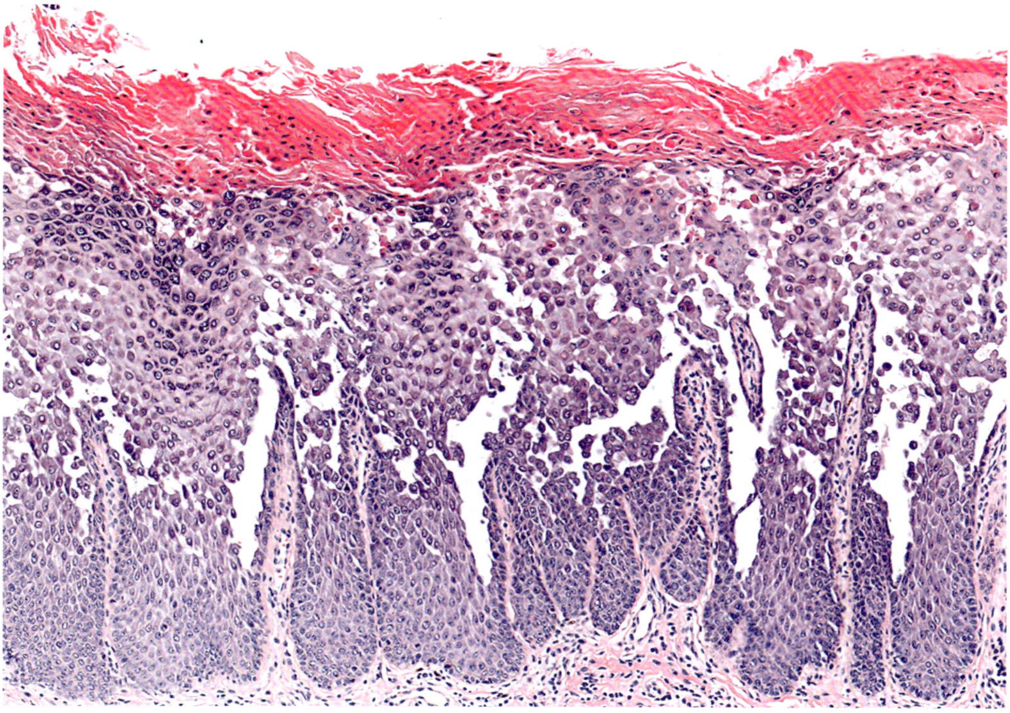

丘疹性棘层松解性角化不良： 表皮角化过度，角化不全，棘层松解

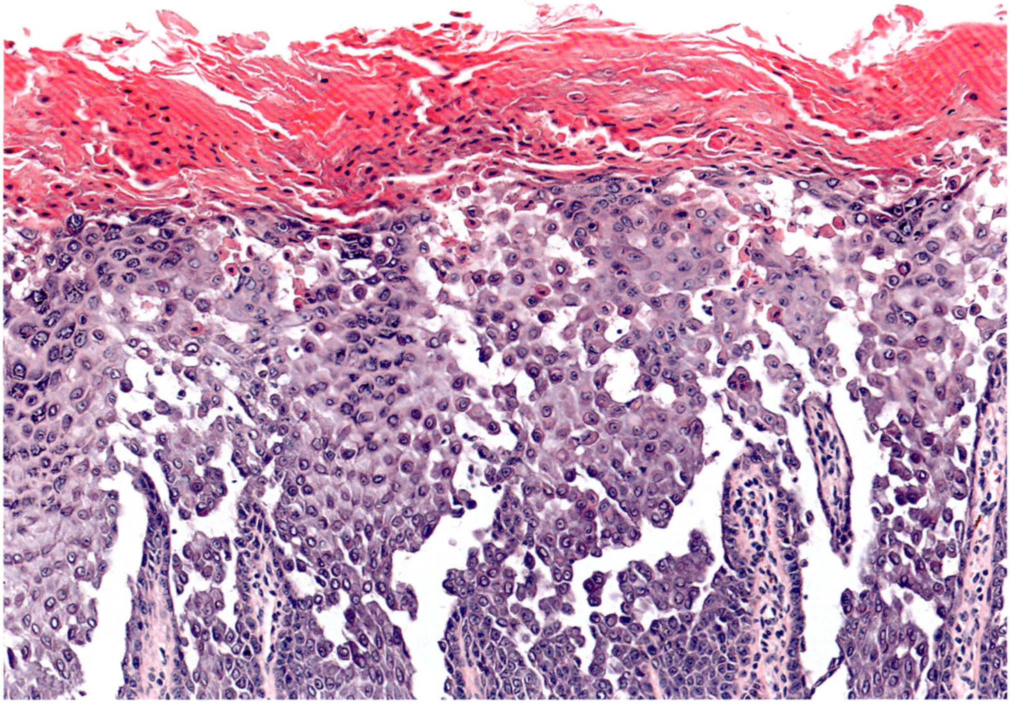

丘疹性棘层松解性角化不良： 表皮内可见较多角化不良细胞

63. 毛囊角化病 Keratosis follicularis

- 又称为Darier病
- 表皮角化过度，角化不全，棘层肥厚
- 表皮基底层上方棘层松解及裂隙形成
- 在棘层松解区域可见角化不良细胞，即圆体细胞和谷粒细胞
- 真皮乳头部不规则向上增生，形成绒毛样外观
- 真皮浅层血管周围淋巴细胞浸润
- 临床上为灰褐色角化性丘疹
- 轻度瘙痒
- 好发于脂溢部位如上胸部、后背、面颈部及皱褶部位如腋窝、腹股沟等
- 多有家族史

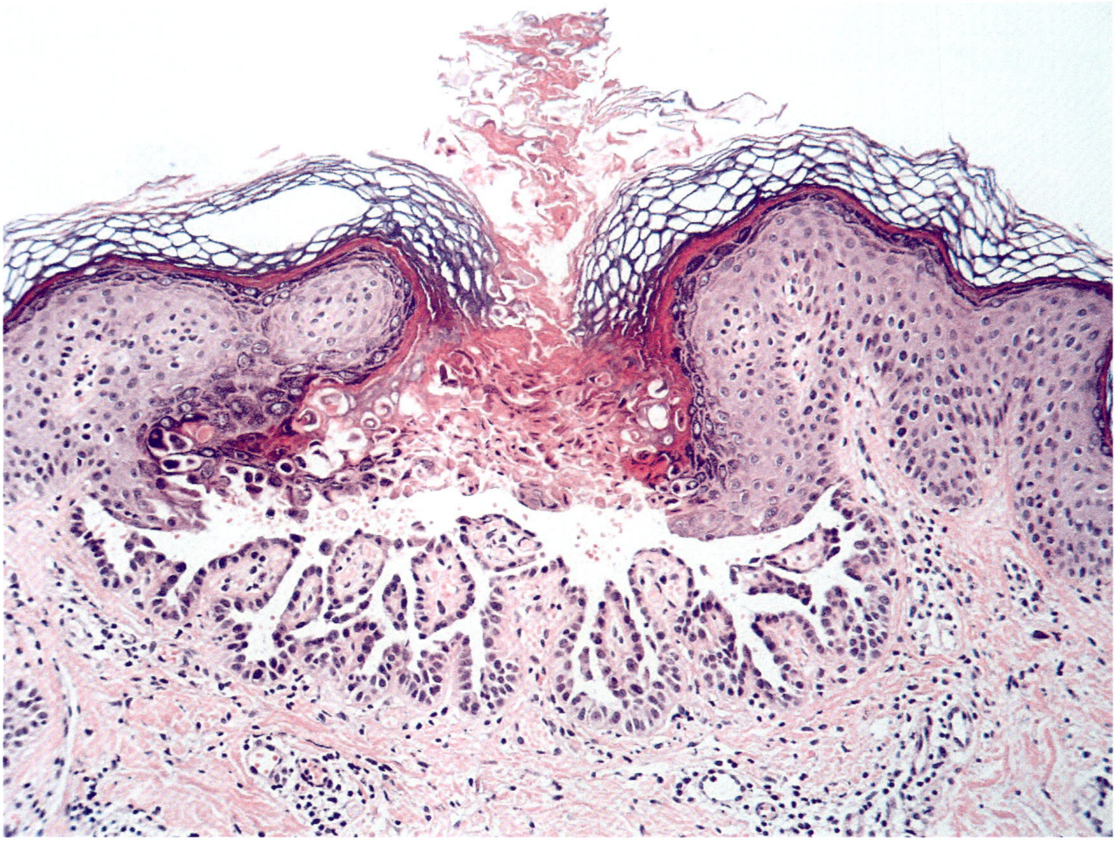

毛囊角化病： 角化过度及角化不全，表皮呈杯状下陷，可见棘层松解及裂隙形成

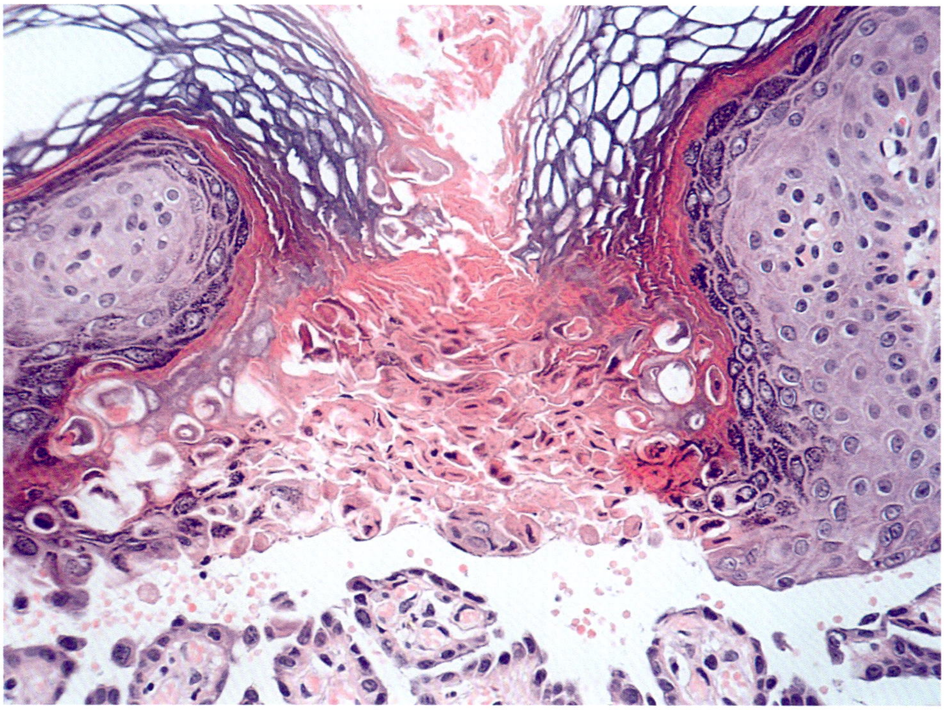

毛囊角化病：角化不良细胞，主要为谷粒细胞，可见圆体细胞

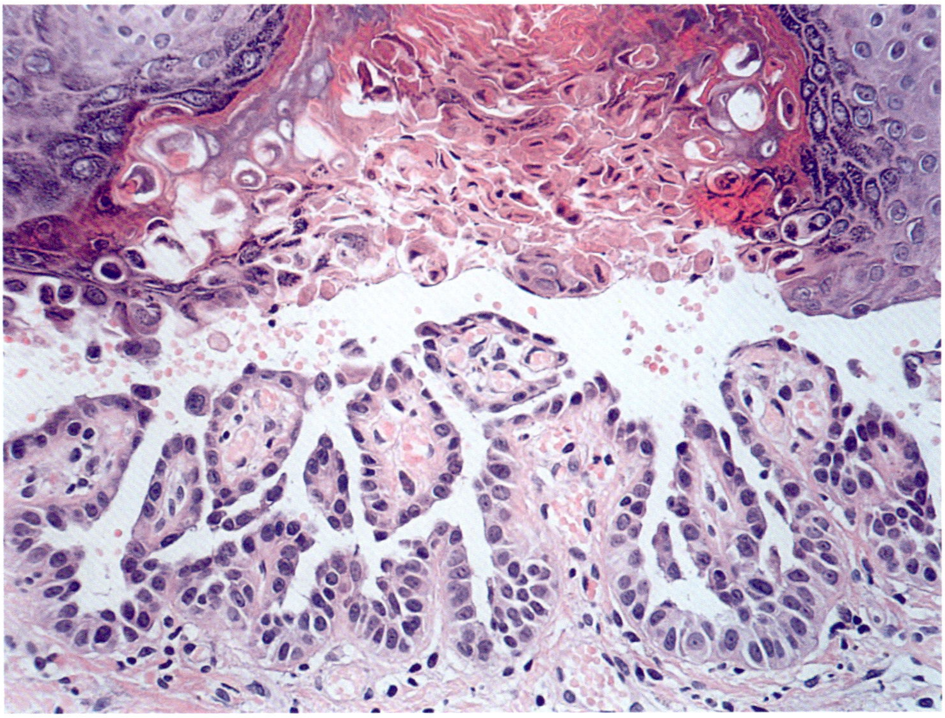

毛囊角化病：可见绒毛样外观

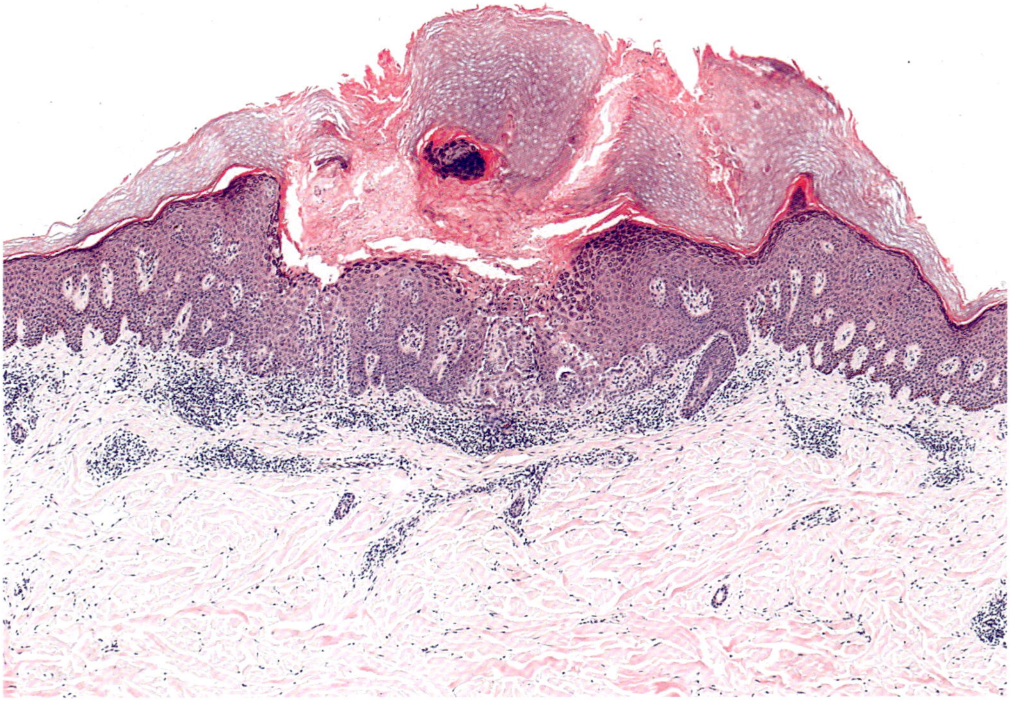

毛囊角化病： 表皮角化过度及角化不全，棘层肥厚，表皮内裂隙形成

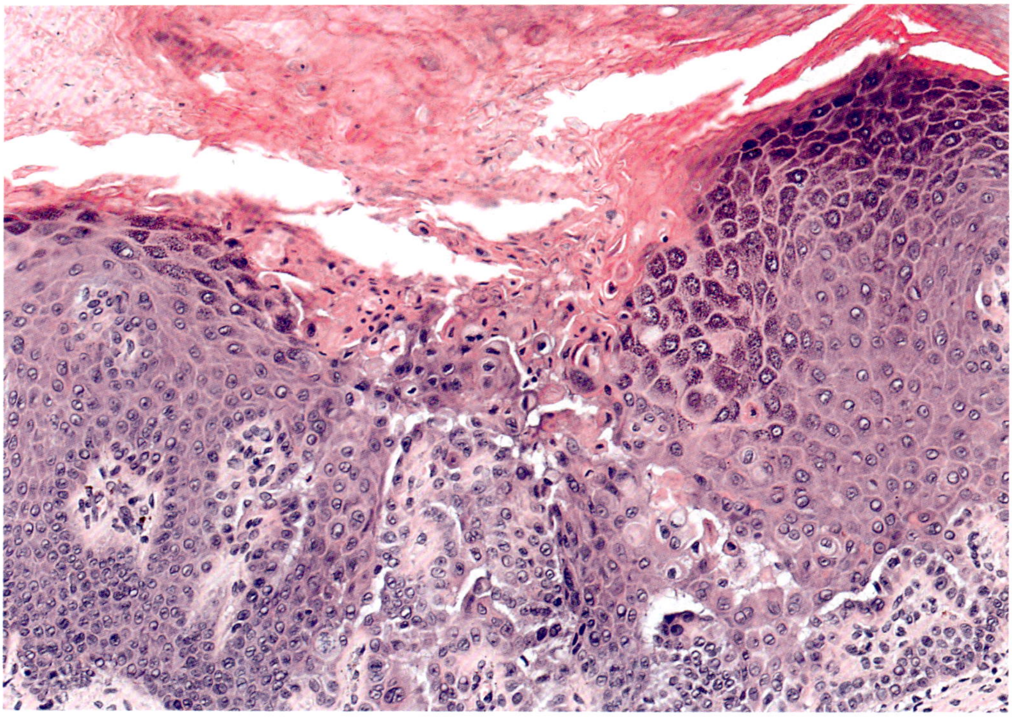

毛囊角化病： 表皮内裂隙及角化不良细胞（圆体细胞及谷粒细胞）

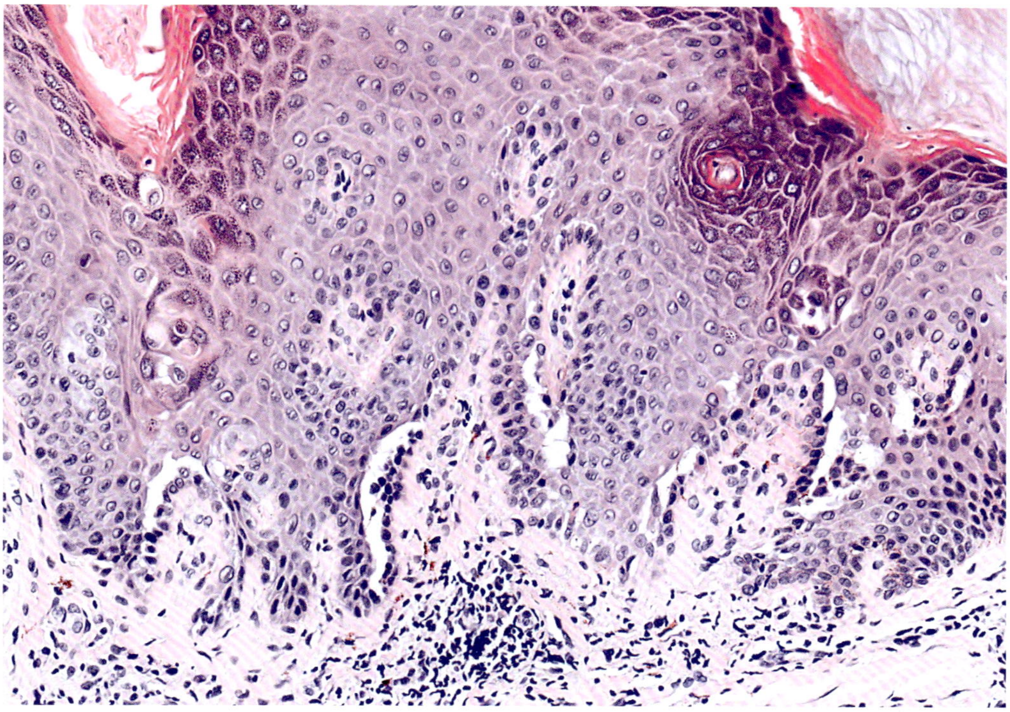

毛囊角化病：表现为表皮内裂隙，可见散在角化不良细胞

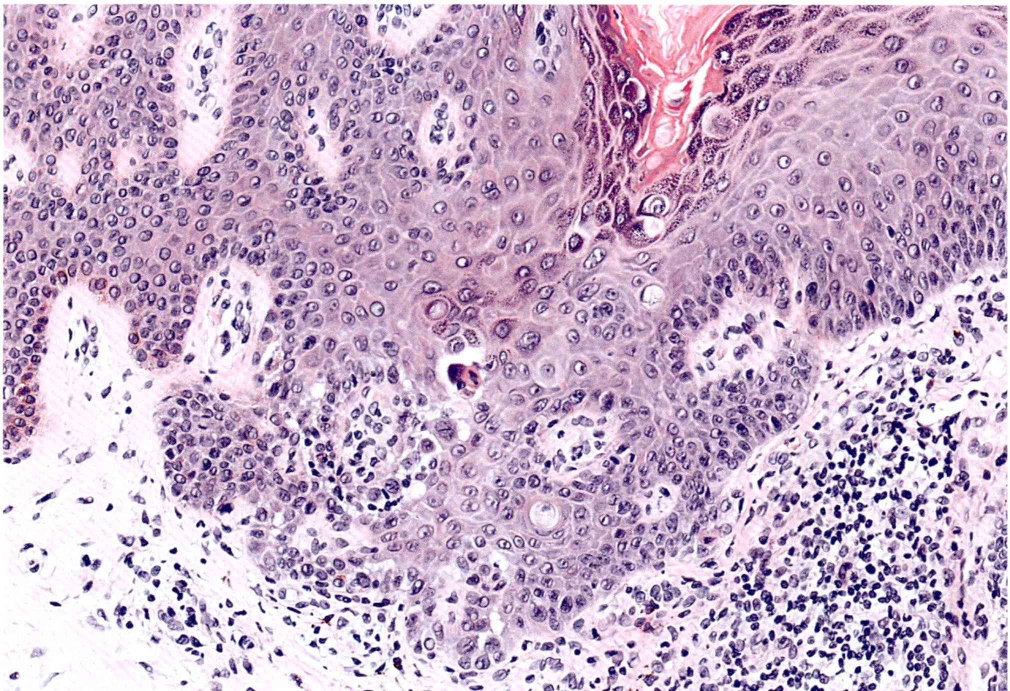

毛囊角化病：可见圆体细胞

64. 暂时性棘层松解性皮病
Transient acantholytic dermatosis

- 又称为Grover病
- 基底层上裂隙或水疱
- 棘层松解的范围相对局限
- 可见角化不良细胞（圆体细胞或谷粒细胞）
- 真皮浅层血管周围淋巴细胞为主的炎症细胞浸润
- 真皮内数量不等的嗜酸性粒细胞及浆细胞浸润
- 病理特征可类似毛囊角化病、家族性慢性良性天疱疮甚至寻常型天疱疮
- 针头或绿豆大小的丘疹或丘疱疹
- 好发于上胸部及背部
- 有不同程度的瘙痒
- 中年男性多见

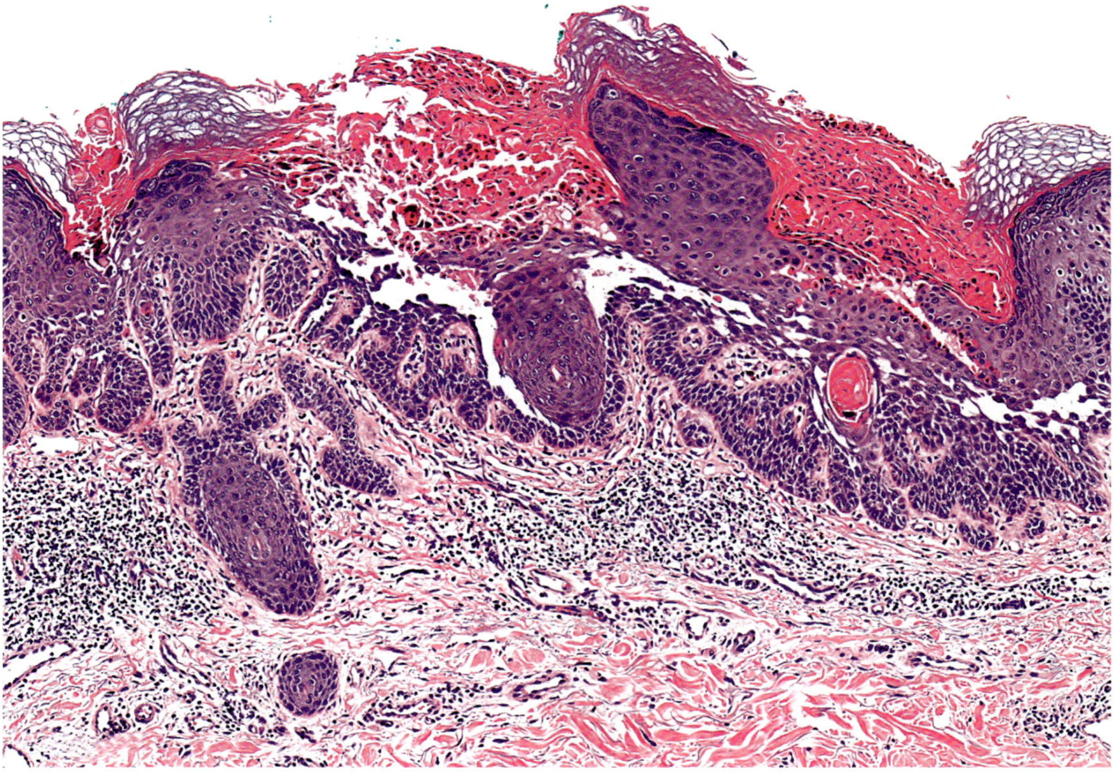

暂时性棘层松解性皮病： 角化过度，角化不全，表皮内裂隙，病理特征与毛囊角化病类似

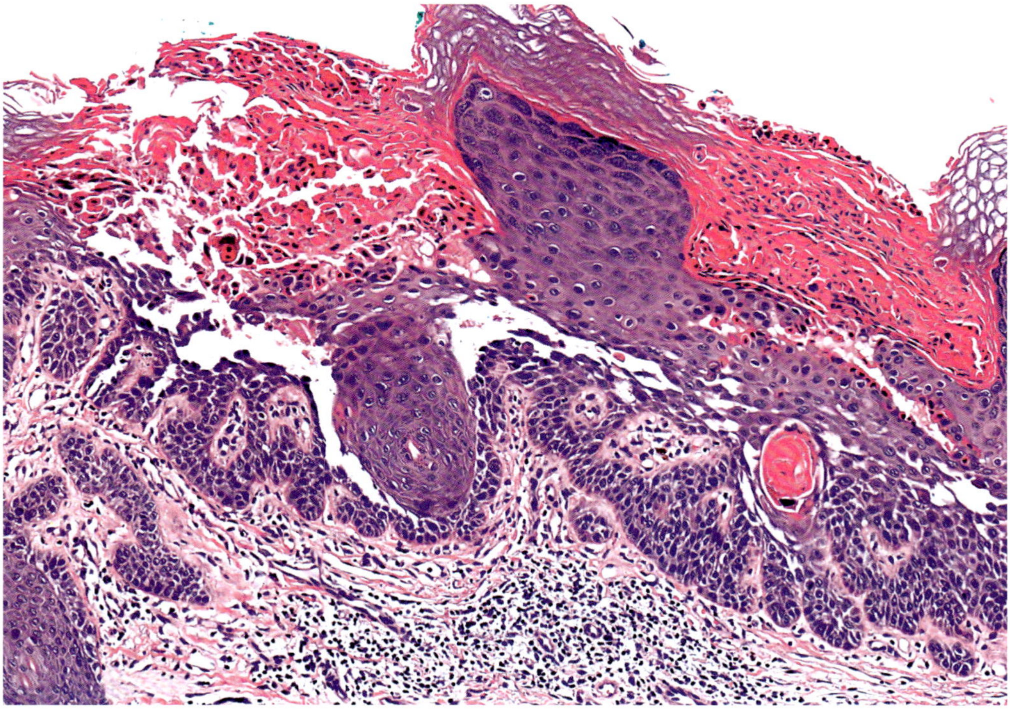

暂时性棘层松解性皮病：角化过度，角化不全，表皮内裂隙，可见角化不良细胞

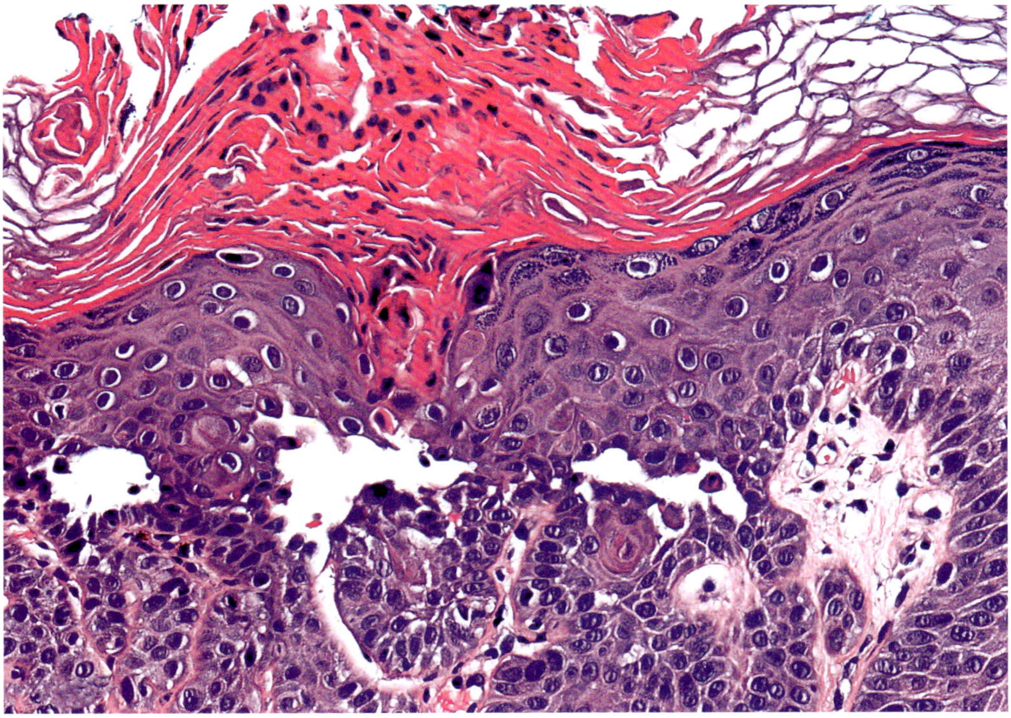

暂时性棘层松解性皮病：角化过度，角化不全，表皮内裂隙，可见角化不良细胞

65. 摩擦性水疱
Friction blister

- 水疱位于表皮上部，接近颗粒层
- 疱顶多由角质层、颗粒层和一些细胞碎片组成
- 疱周可见苍白淡染、变性的角质形成细胞
- 真皮炎症较轻或者无炎症反应
- 多发生于角质层较厚的部位如足跖、手掌、手指
- 初为摩擦部位的红斑，然后发展为大疱
- 疱液清亮或呈血性

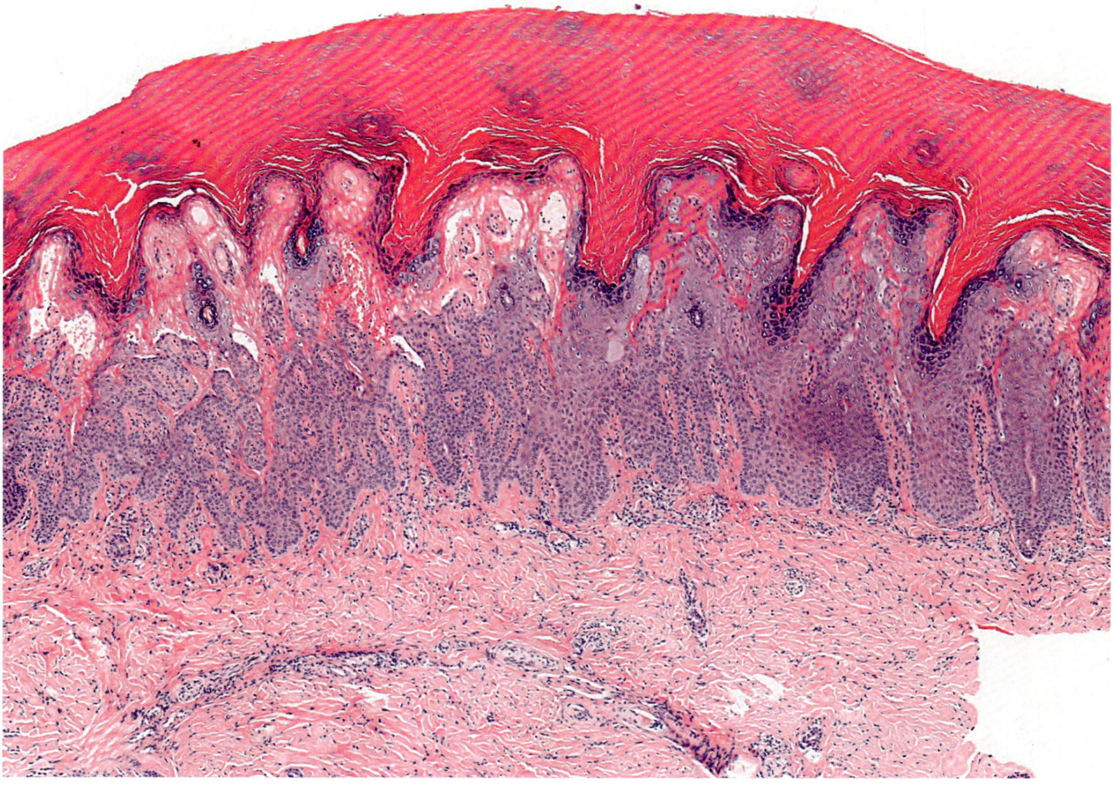

摩擦性水疱：颗粒层下方水疱及血疱，真皮内炎症较轻

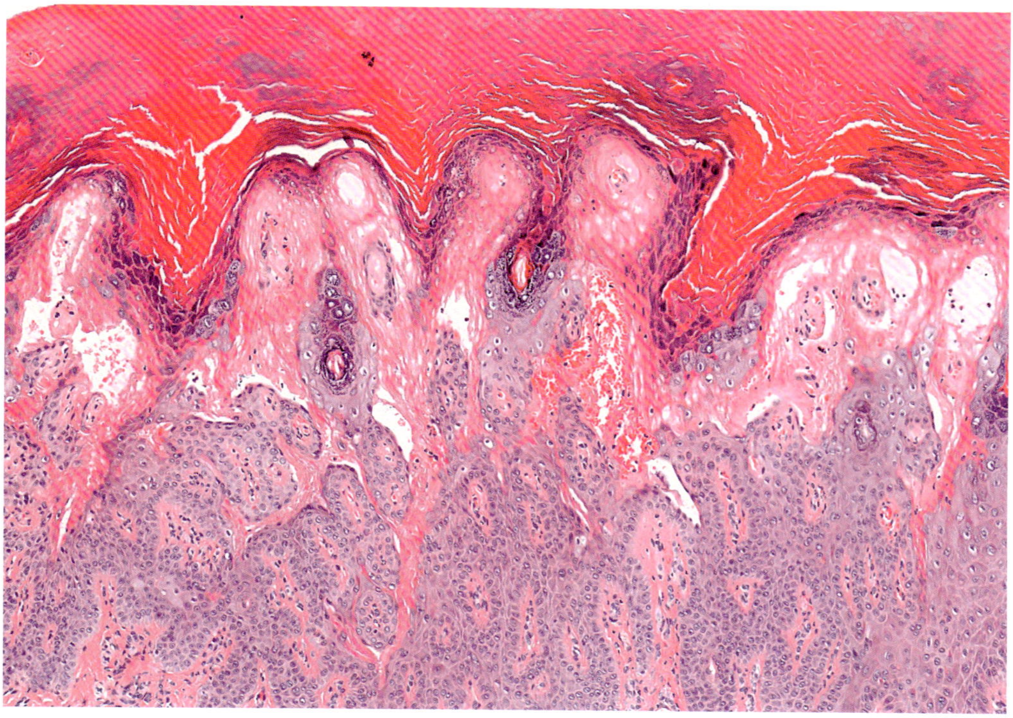

摩擦性水疱：颗粒层下方水疱及血疱

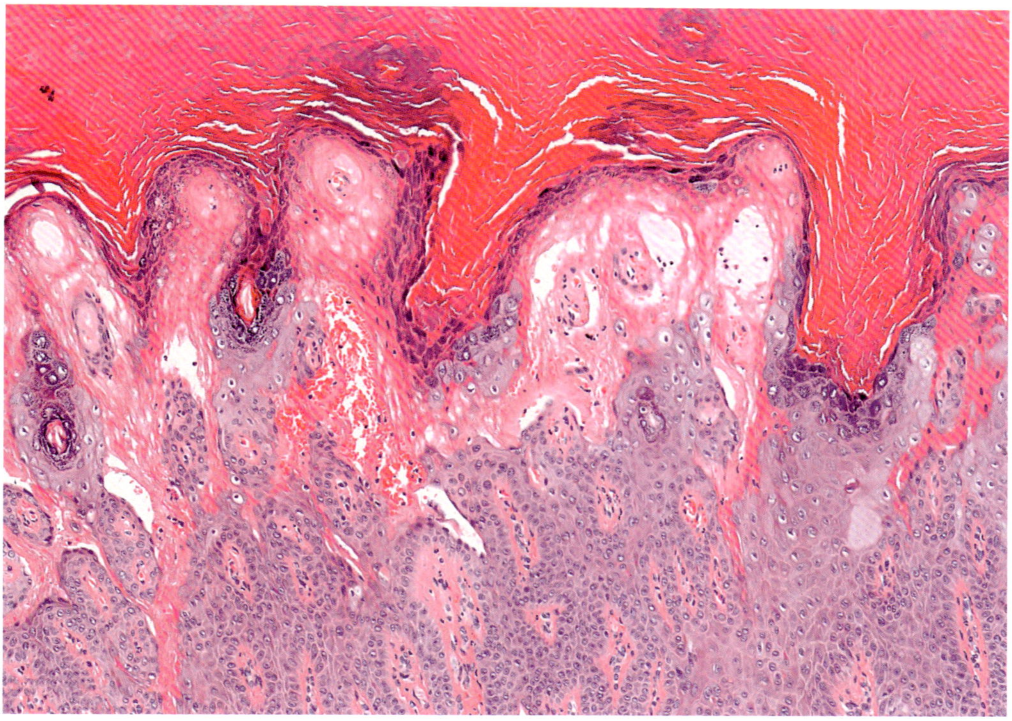

摩擦性水疱：疱顶主要由角质层和颗粒层组成，疱周可见苍白淡染的角质形成细胞

66. 急性发热性嗜中性皮肤病 Acute febrile neutrophilic dermatosis

- 又称为Sweet综合征
- 真皮乳头显著水肿，严重时可形成表皮下水疱
- 真皮内有致密的中性粒细胞浸润
- 常伴有核碎裂
- 多有数量不等的嗜酸性粒细胞、淋巴细胞和组织细胞浸润
- 无血管壁纤维素样坏死
- 典型皮损为红色斑块，有压痛
- 可出现假水疱
- 皮损可呈环状
- 发病急，可伴有发热
- 好发于面颈部、躯干上部、上肢

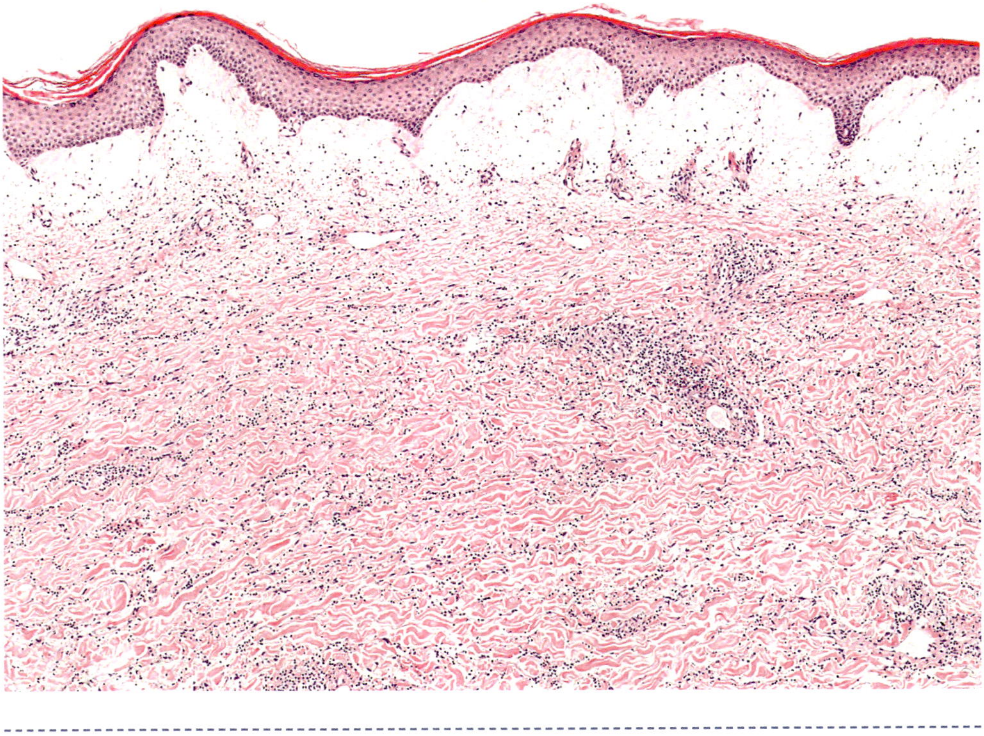

急性发热性嗜中性皮肤病：真皮乳头水肿，血管扩张，真皮内中性粒细胞浸润

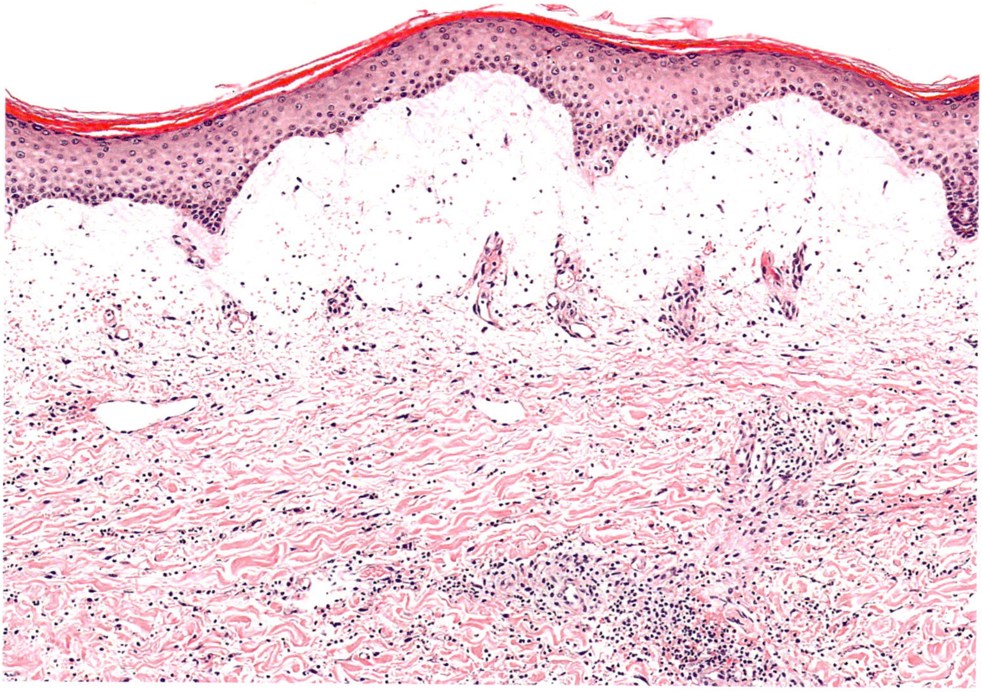

急性发热性嗜中性皮肤病：真皮乳头水肿，血管扩张，真皮内中性粒细胞浸润，未见血管炎改变

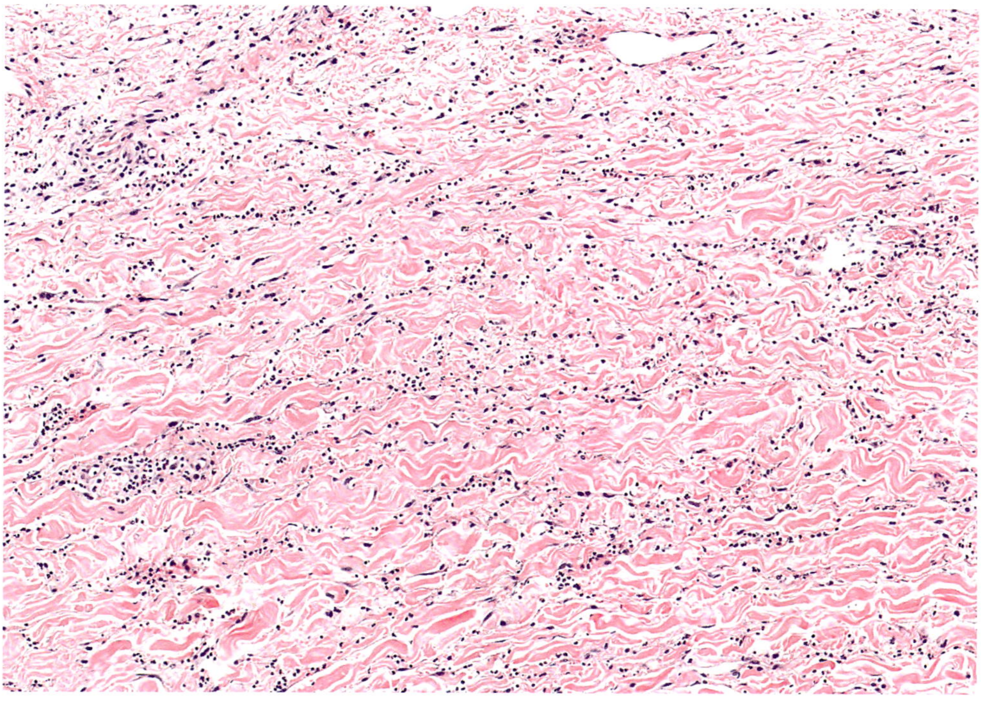

急性发热性嗜中性皮肤病：真皮内中性粒细胞浸润，可见较多核尘

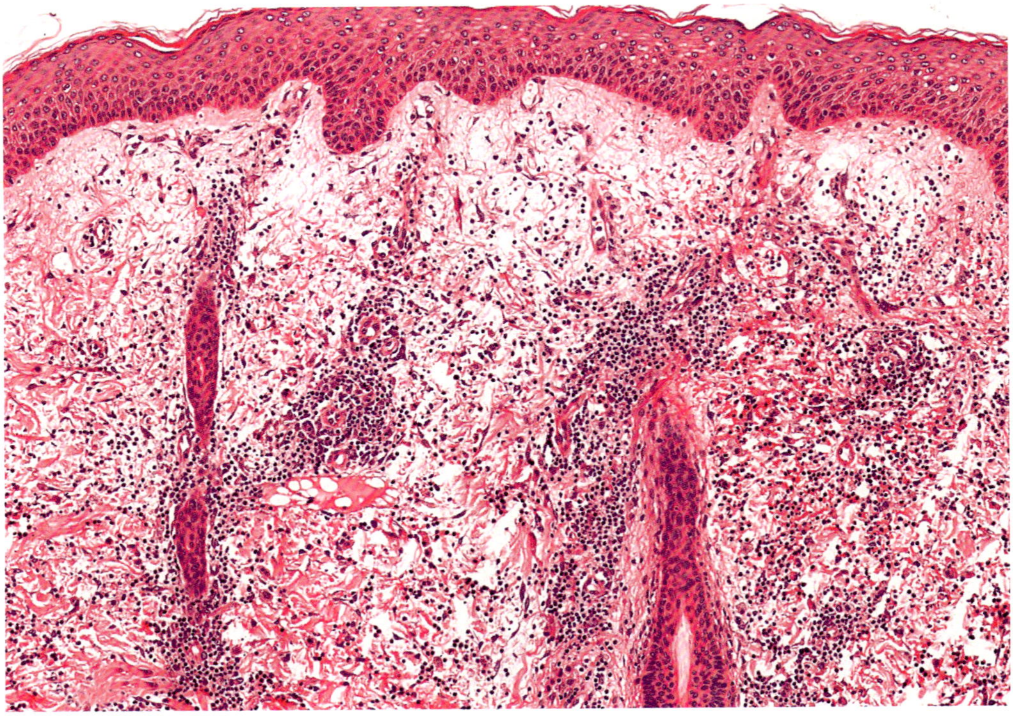

急性发热性嗜中性皮肤病： 真皮乳头水肿，血管扩张，真皮内中性粒细胞浸润

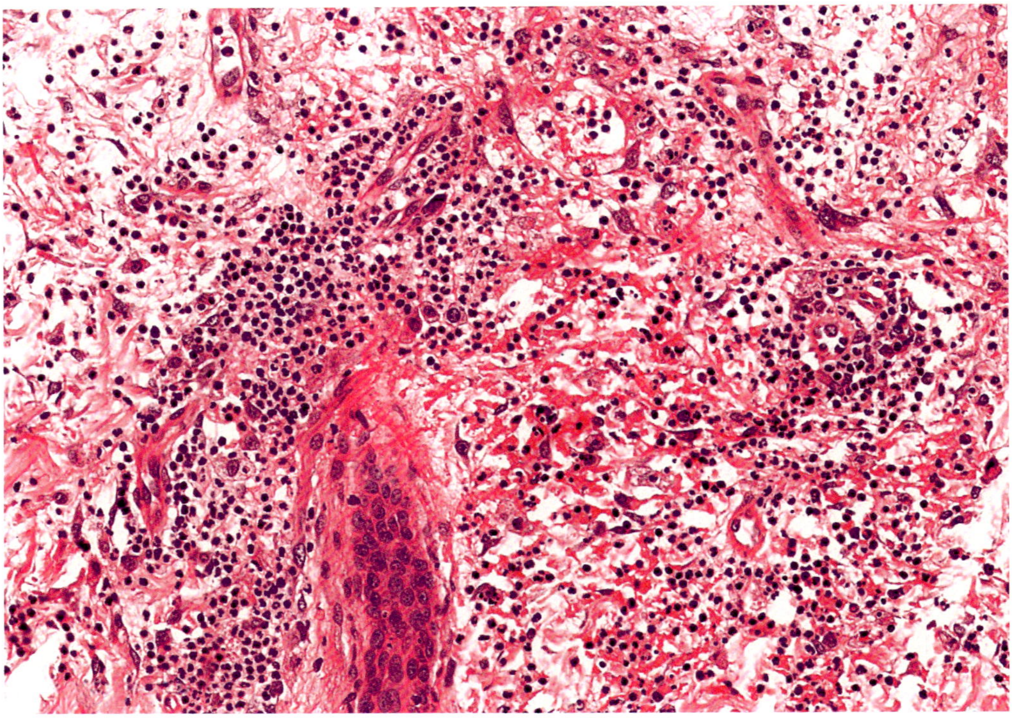

急性发热性嗜中性皮肤病： 真皮内中性粒细胞浸润，可见核尘

67. 白细胞碎裂性血管炎
Leukocytoclastic vasculitis

- 病变主要位于真皮中上部
- 血管周围淋巴细胞及中性粒细胞浸润，有核尘
- 可出现嗜酸性粒细胞
- 血管壁纤维素样变性，呈粉红色
- 红细胞外溢，可见含铁血黄素沉积
- 可出现表皮下水疱或血疱
- 有时可累及皮下组织小血管
- 临床上为一组疾病，包括过敏性紫癜、变应性血管炎、持久性隆起性红斑等

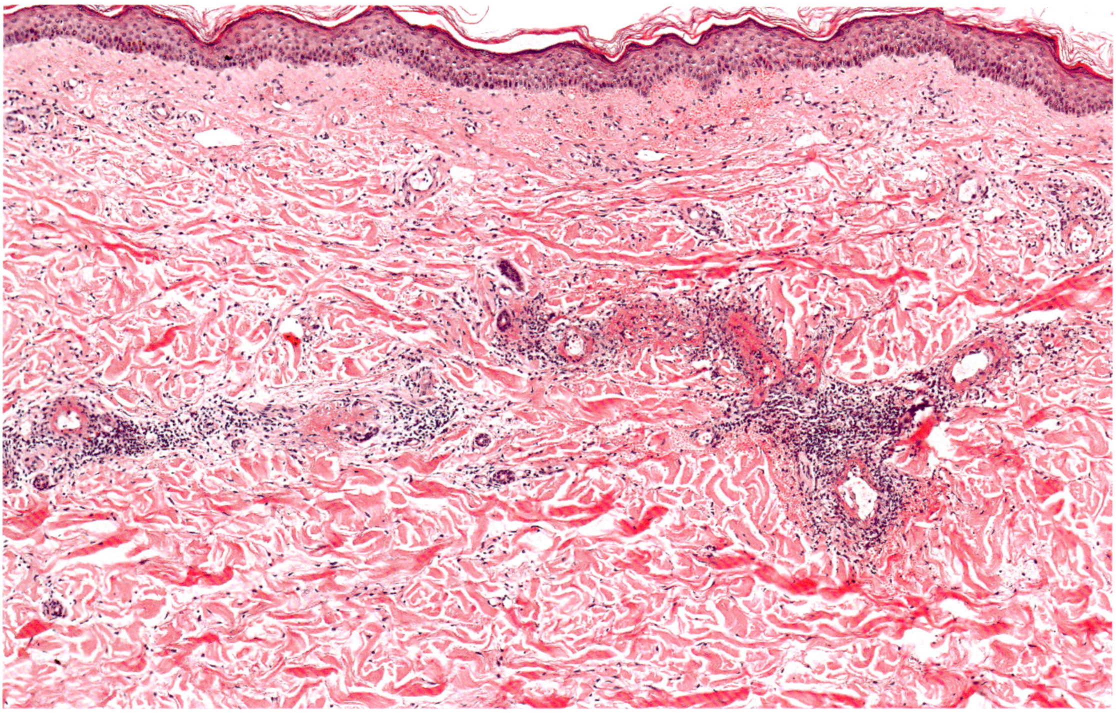

白细胞碎裂性血管炎：真皮血管周围炎症细胞浸润，血管壁纤维素样变性，呈粉红色

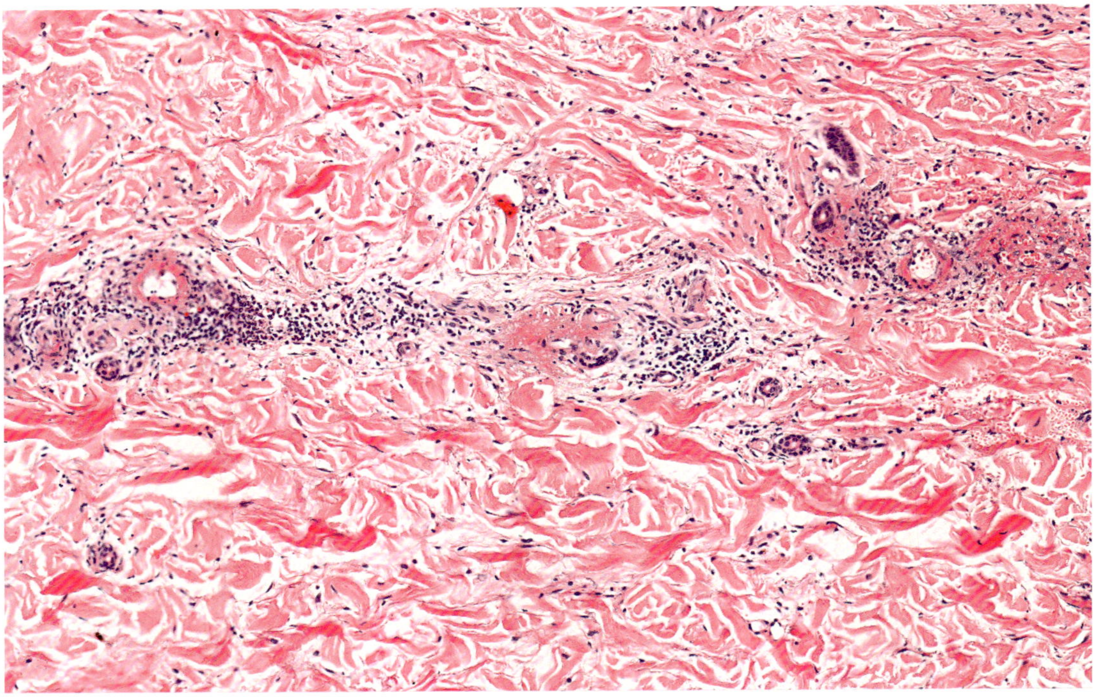

白细胞碎裂性血管炎：血管周围淋巴细胞及中性粒细胞浸润，散在嗜酸性粒细胞，可见核尘，血管壁纤维素样变性

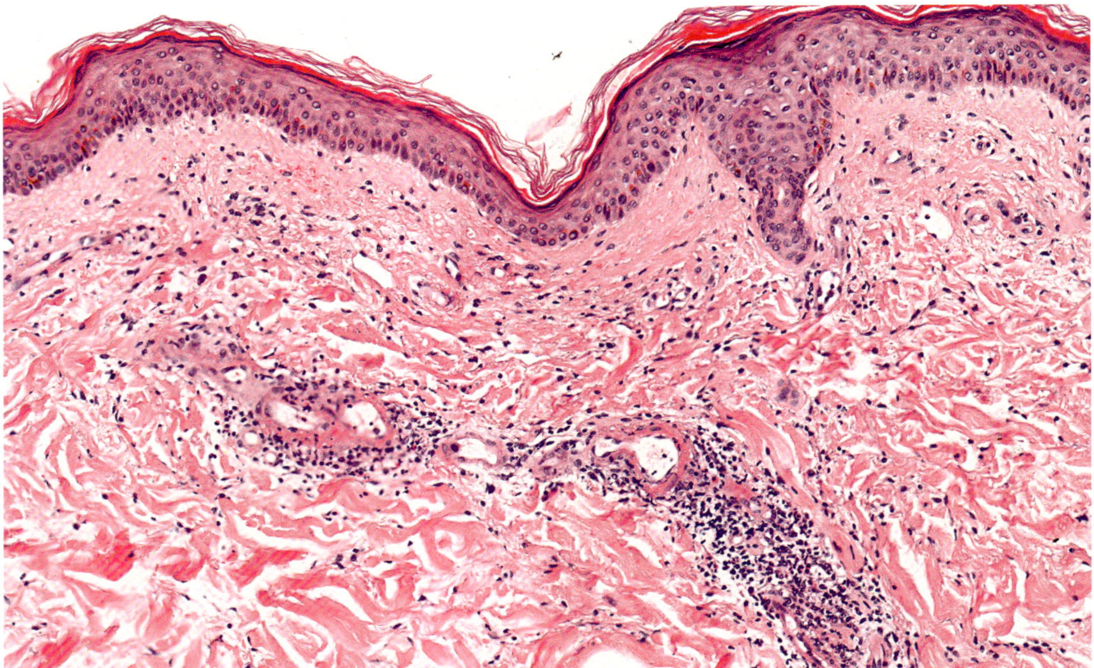

白细胞碎裂性血管炎：血管周围淋巴细胞及中性粒细胞浸润，可见核尘，血管壁纤维素样变性

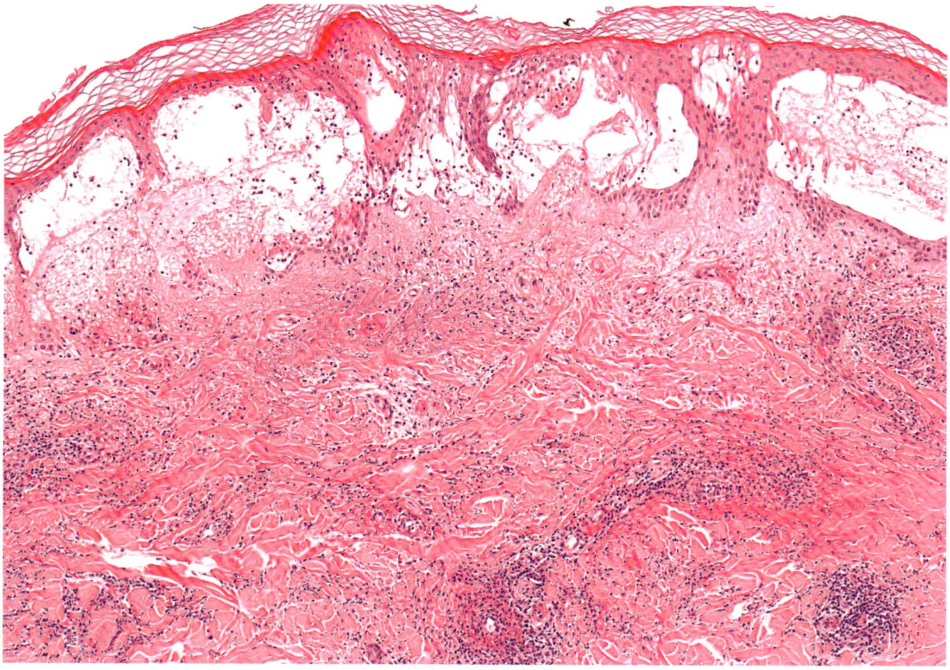

白细胞碎裂性血管炎：表皮内及表皮下水疱，真皮血管周围炎症细胞浸润，血管壁纤维素样变性

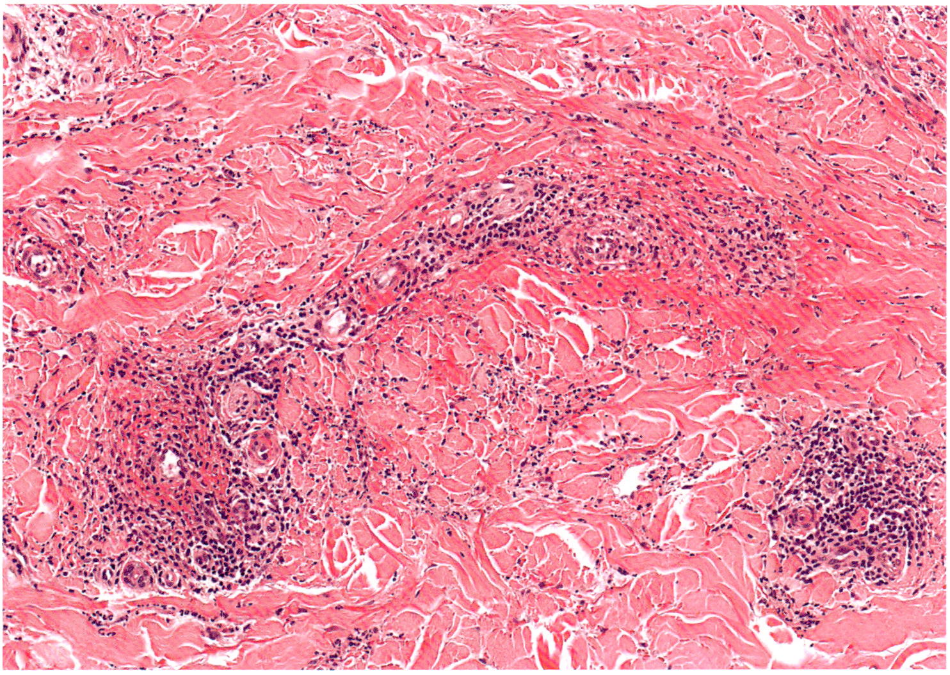

白细胞碎裂性血管炎：血管周围淋巴细胞及中性粒细胞浸润，可见核尘，血管壁纤维素样变性

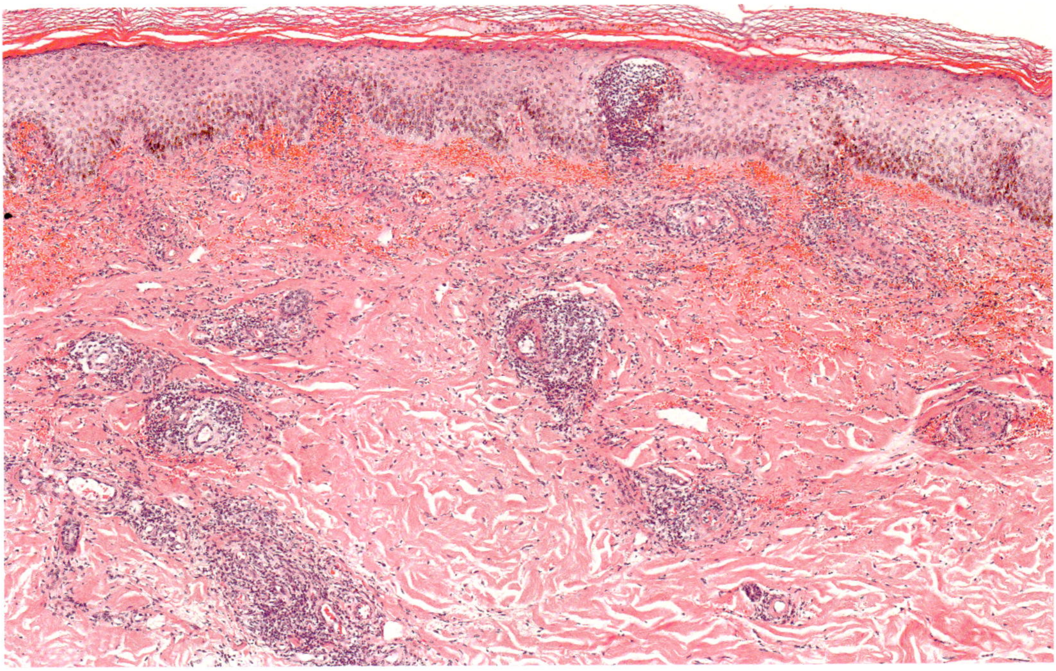

白细胞碎裂性血管炎：真皮浅层大量红细胞外溢，血管周围淋巴细胞及中性粒细胞浸润，血管壁纤维素样变性

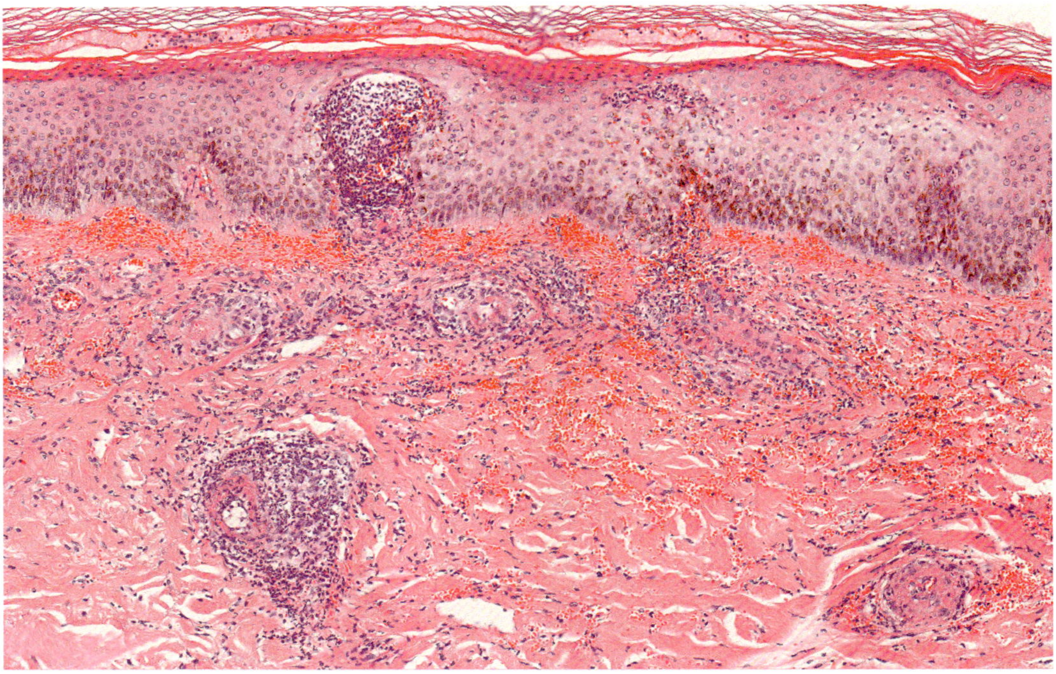

白细胞碎裂性血管炎：表皮内有脓疱形成，真皮浅层大量红细胞外溢，血管周围淋巴细胞及中性粒细胞浸润，血管壁纤维素样变性

68. 坏疽性脓皮病
Pyoderma gangrenosum

- 早期皮损表皮细胞间水肿，形成表皮内水疱或脓疱
- 真皮乳头水肿，血管周围有淋巴细胞及中性粒细胞浸润
- 溃疡期皮损可见表皮和浅表真皮坏死，其下有以中性粒细胞为主的混合性炎细胞浸润或脓肿形成
- 溃疡的红色边缘处可出现淋巴细胞性血管炎或白细胞碎裂性血管炎
- 好发于20～50岁女性
- 初起皮疹常为红斑基础上脓疱或结节
- 典型皮损为坏死性溃疡，溃疡边缘呈潜行性、远心性向周围扩展，自觉疼痛
- 临床主要分4型：溃疡型、水疱型、脓疱型、浅表肉芽肿型
- 50%的患者合并炎性肠病、关节炎、骨髓异常增生性疾病等系统性疾病

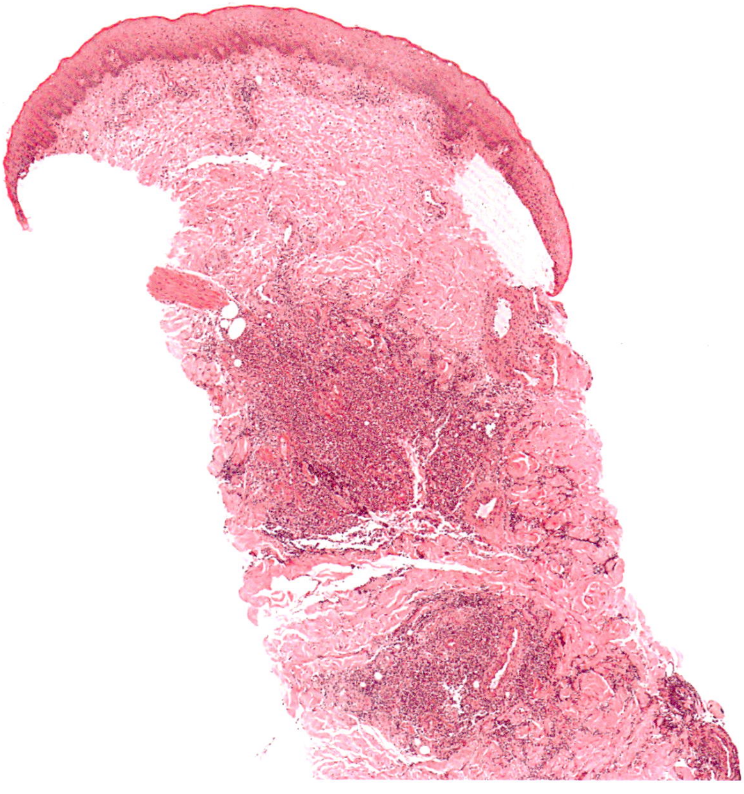

坏疽性脓皮病：真皮中下部以中性粒细胞为主的混合性炎细胞浸润

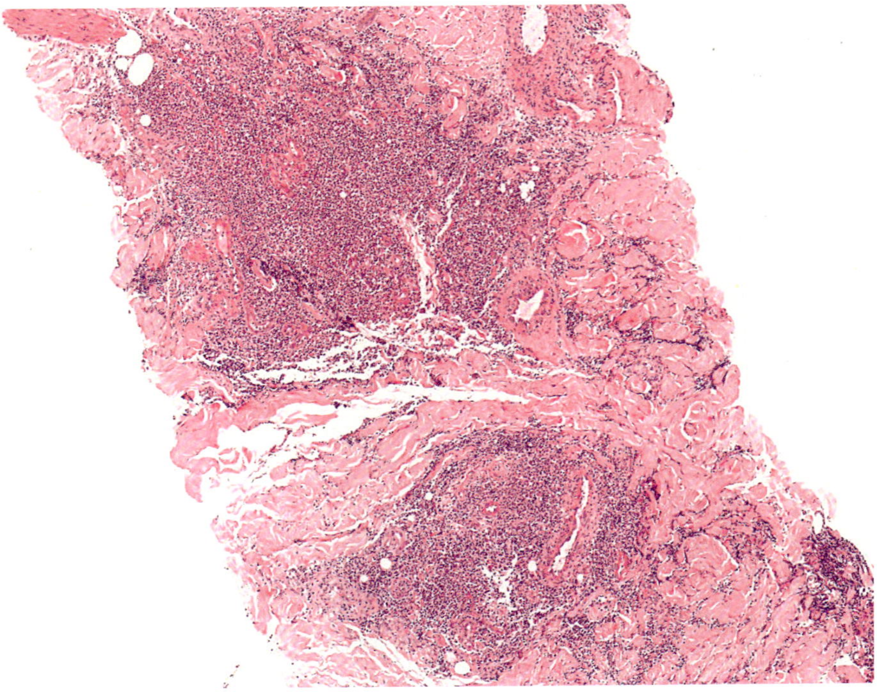

坏疽性脓皮病： 真皮中下部以中性粒细胞为主的混合性炎细胞浸润

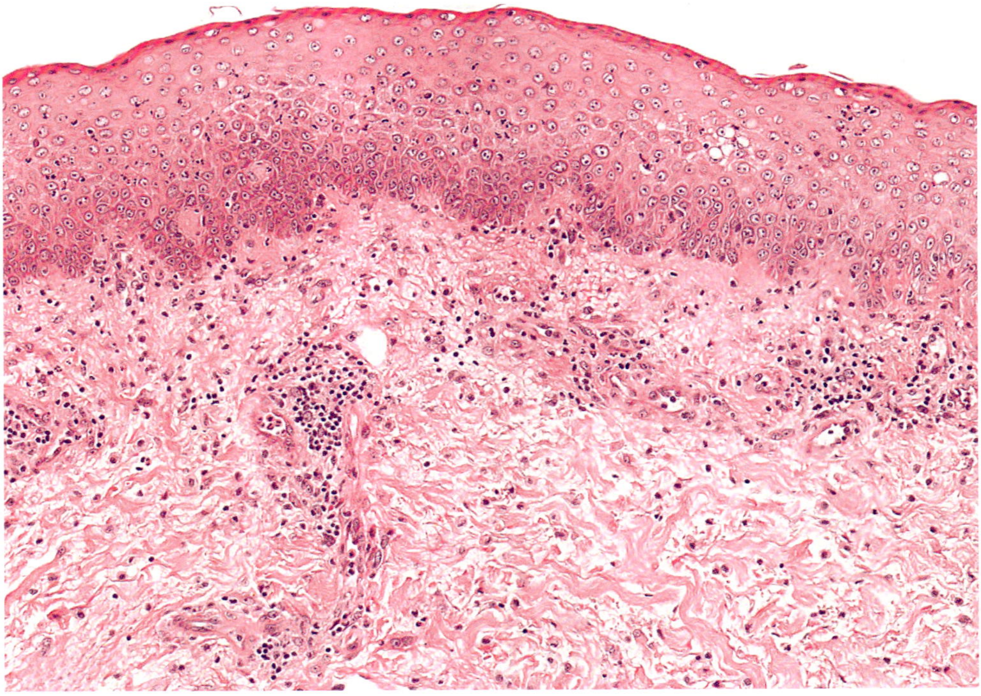

坏疽性脓皮病： 真皮血管周围淋巴细胞及中性粒细胞浸润，可见中性粒细胞侵入表皮

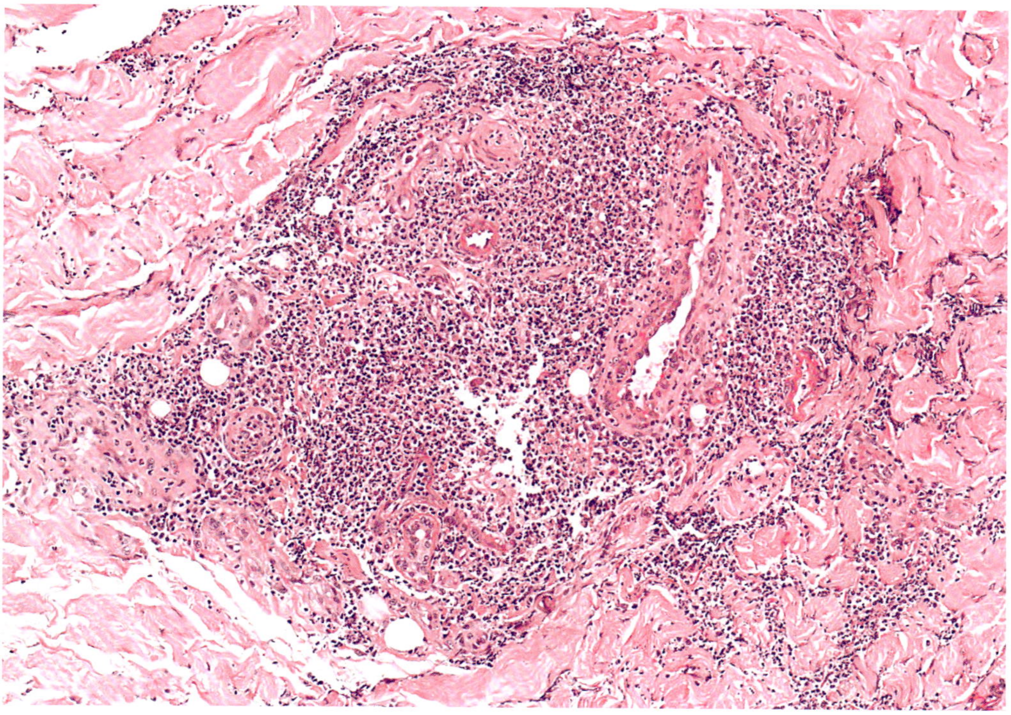

坏疽性脓皮病： 真皮中下部血管周围中性粒细胞为主的混合性炎细胞浸润

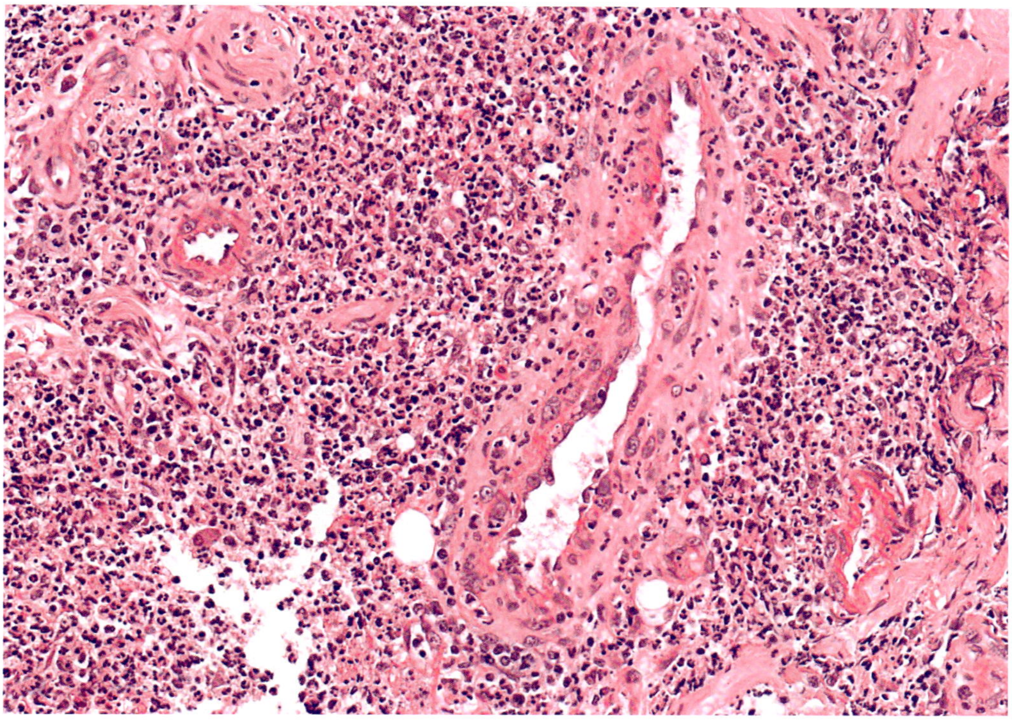

坏疽性脓皮病： 中性粒细胞为主的混合性炎细胞浸润，炎症细胞侵入血管壁

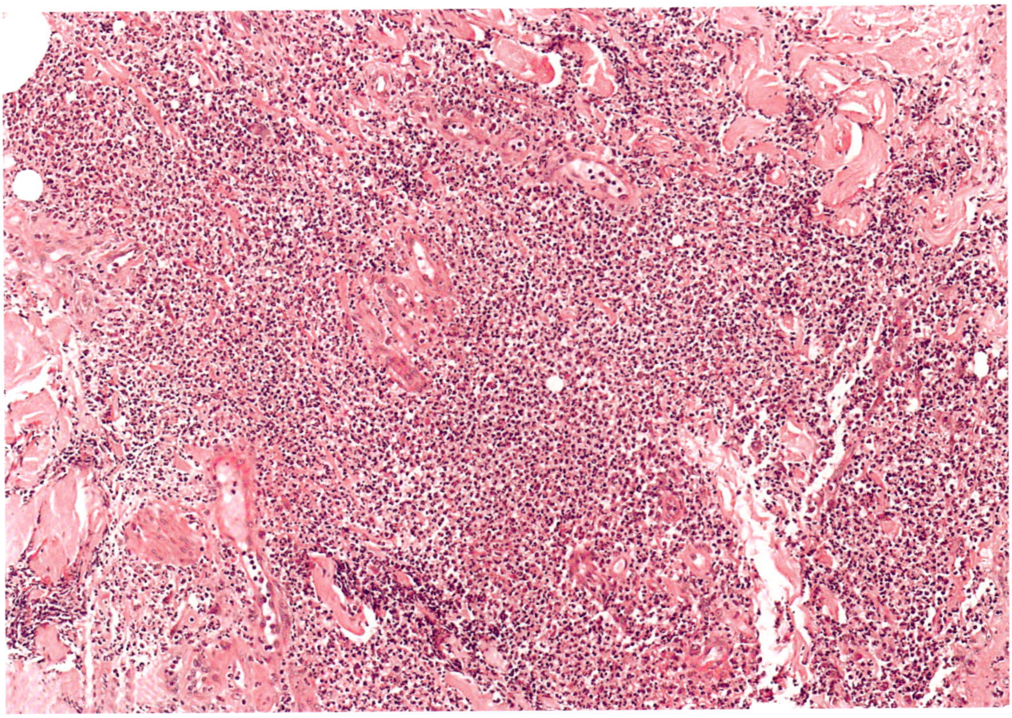

坏疽性脓皮病：可见大量中性粒细胞形成脓肿

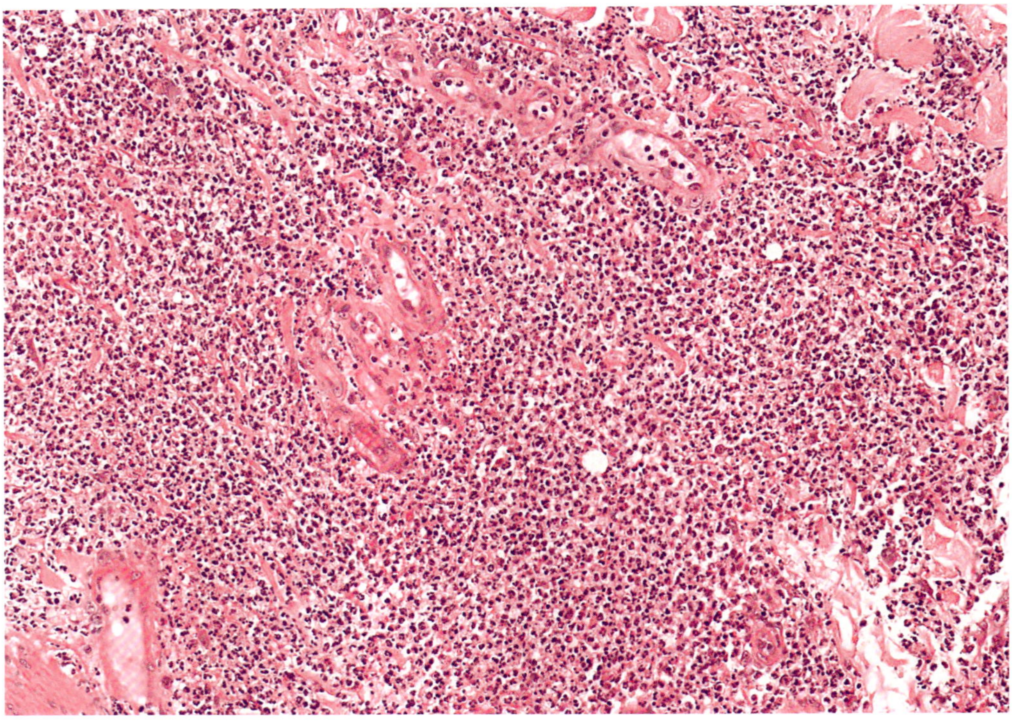

坏疽性脓皮病：可见大量中性粒细胞形成脓肿

69. 白塞病
Behçet’s disease

- 早期皮损为血管周围中性粒细胞为主的炎症细胞浸润，可见白细胞碎裂性血管炎
- 陈旧皮损为血管周围淋巴细胞为主的炎症细胞浸润，可见淋巴细胞性血管炎
- 结节性红斑样皮损表现为脂膜炎，表现为混合炎症细胞在小叶及间隔浸润，常有中性粒细胞
- 好发于20～35岁
- 常有多系统受累
- 表现为复发性生殖器或口腔溃疡、眼葡萄膜炎
- 皮肤出现结节性红斑样皮损或丘脓疱疹
- 针刺试验阳性

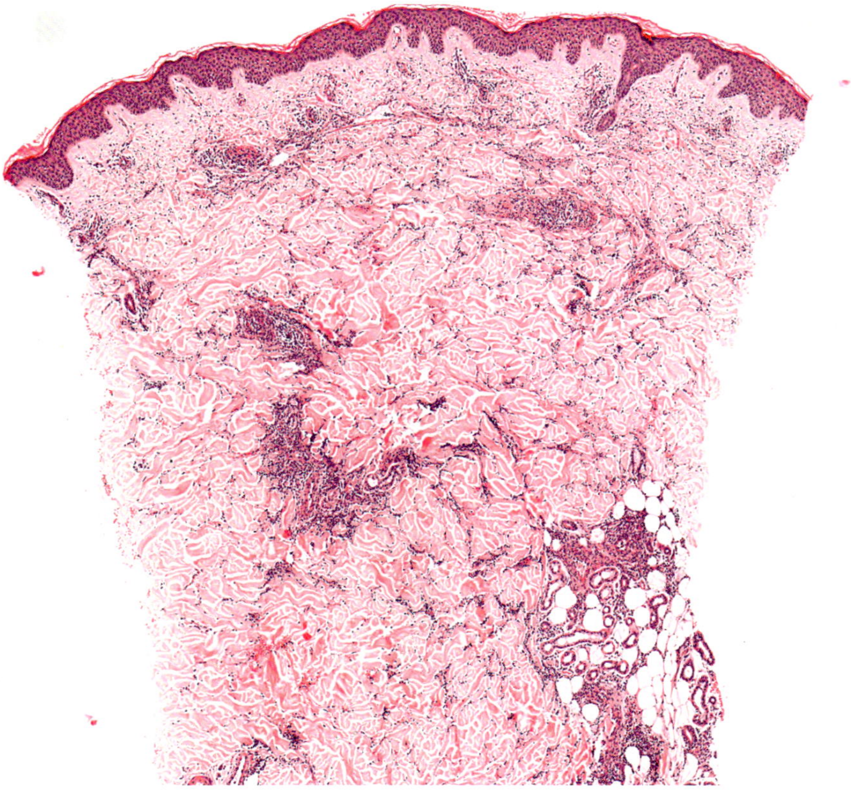

白塞病：真皮及皮下脂肪中性粒细胞为主的炎症细胞浸润

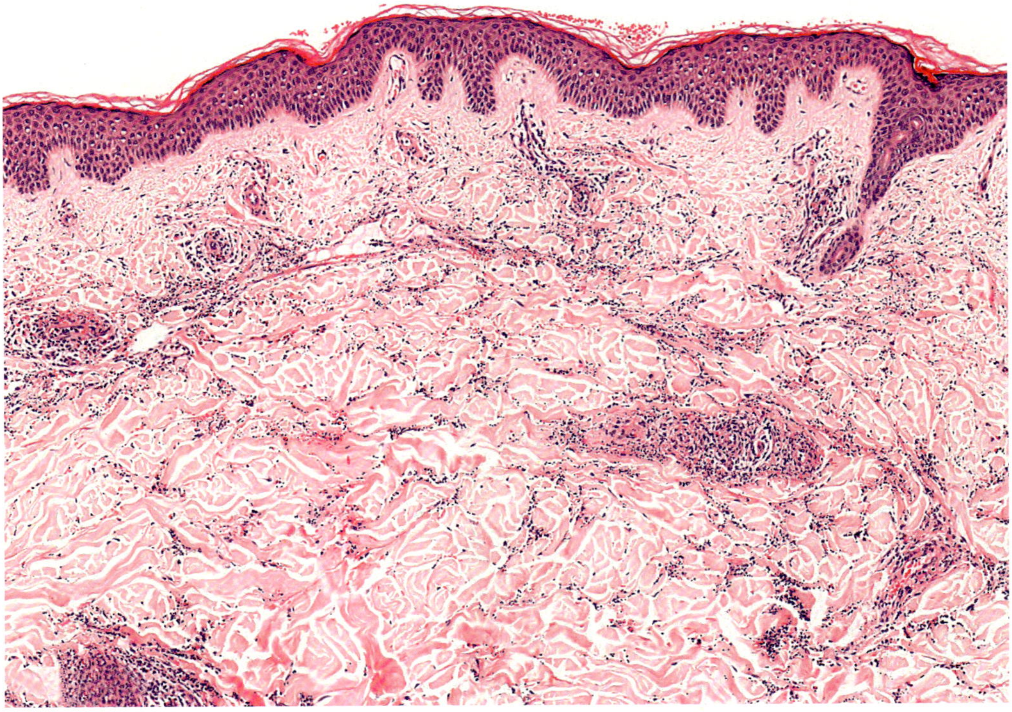

白塞病： 真皮全层可见白细胞碎裂性血管炎表现

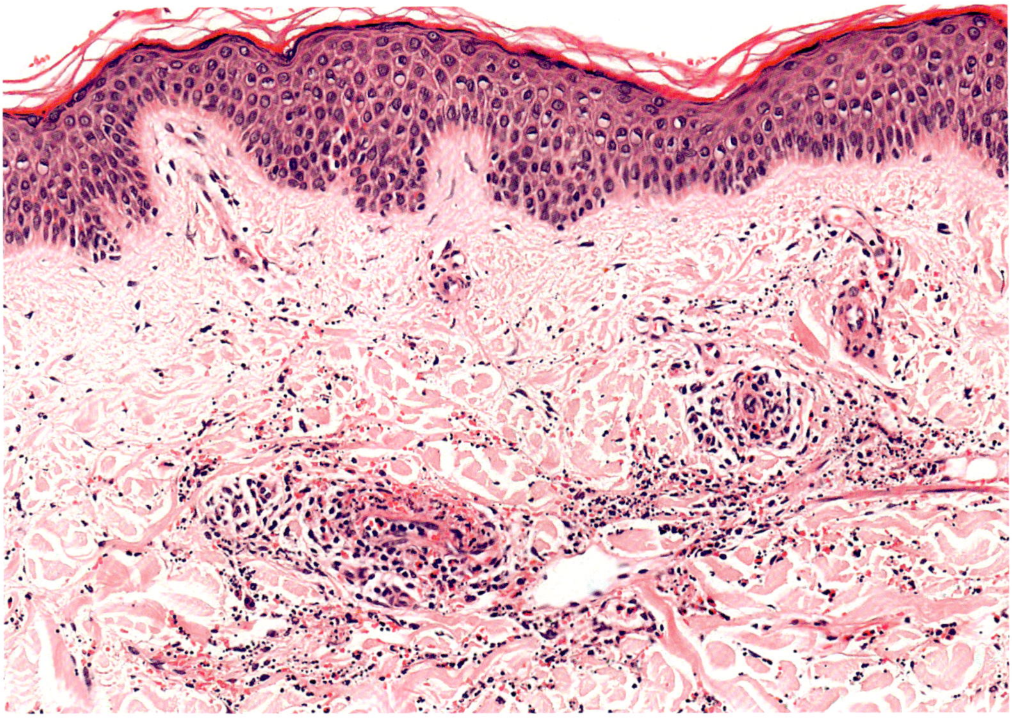

白塞病： 真皮内白细胞碎裂性血管炎

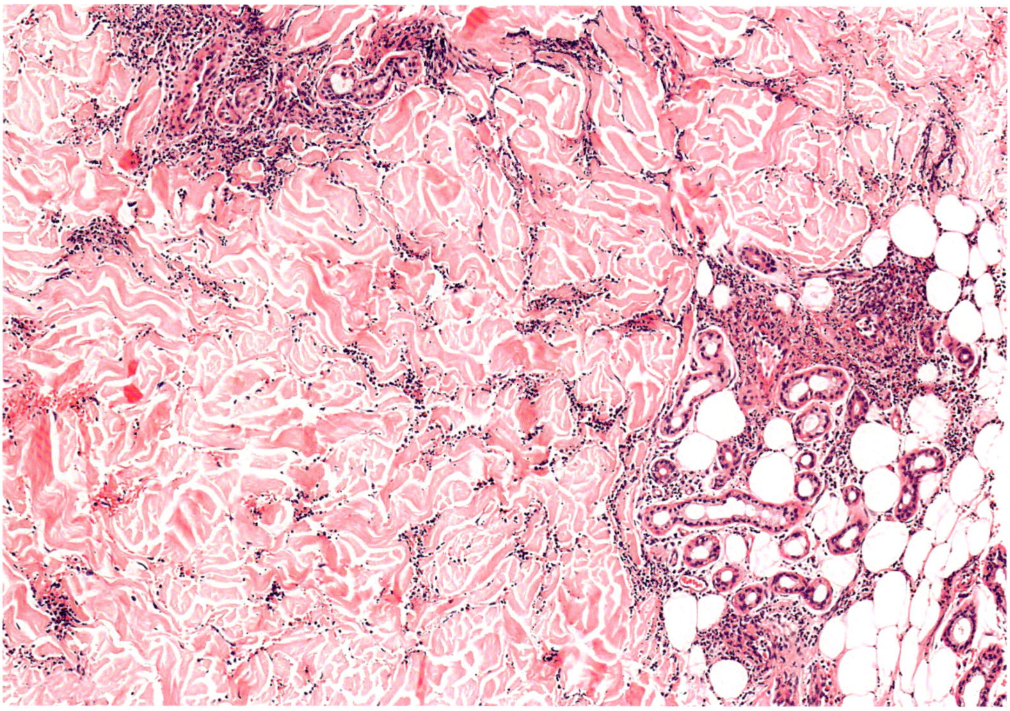

白塞病：真皮深部及脂肪小叶中性粒细胞为主的炎症细胞浸润

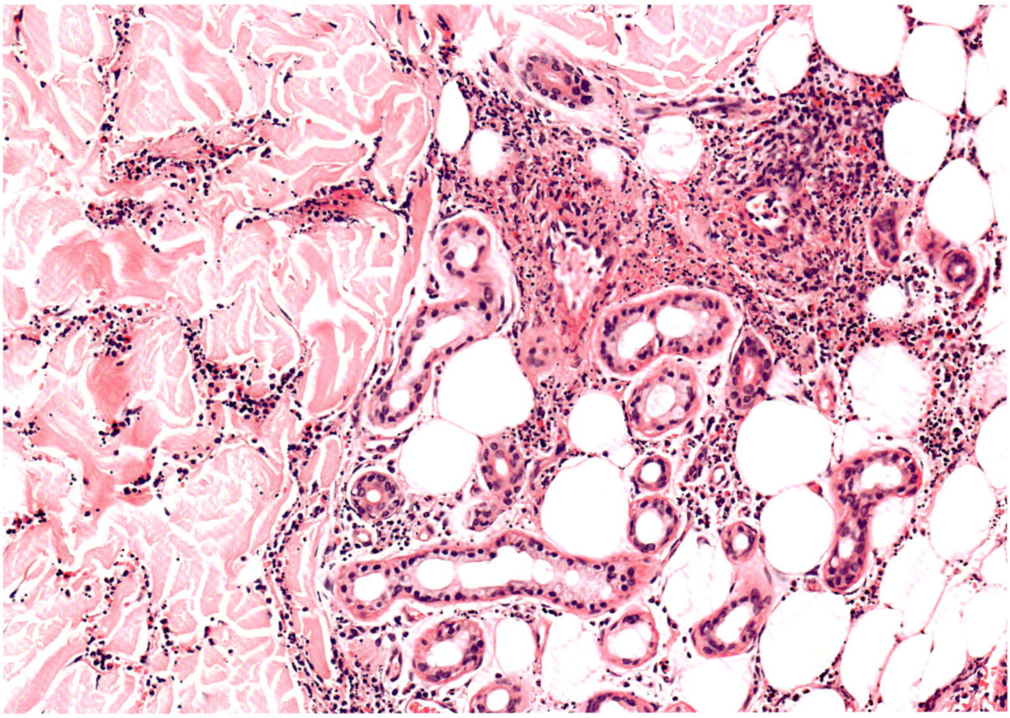

白塞病：脂肪小叶中性粒细胞为主的炎症细胞浸润

70. 面部肉芽肿
Granuloma faciale

➢ 虽然称为肉芽肿，实际上是白细胞碎裂性血管炎
➢ 因为有较多的嗜酸性粒细胞浸润，又称为嗜酸性血管炎
➢ 真皮内弥漫致密的炎症细胞浸润
➢ 与表皮间常有无浸润带
➢ 浸润细胞以淋巴细胞为主，有较多嗜酸性粒细胞及中性粒细胞
➢ 可见典型的白细胞碎裂性血管炎病理表现
➢ 好发于中老年男性面部
➢ 表面光滑呈褐红色或紫色丘疹、结节或斑块
➢ 可单发，也可多发
➢ 慢性病程，偶可自然消退
➢ 一般无自觉症状

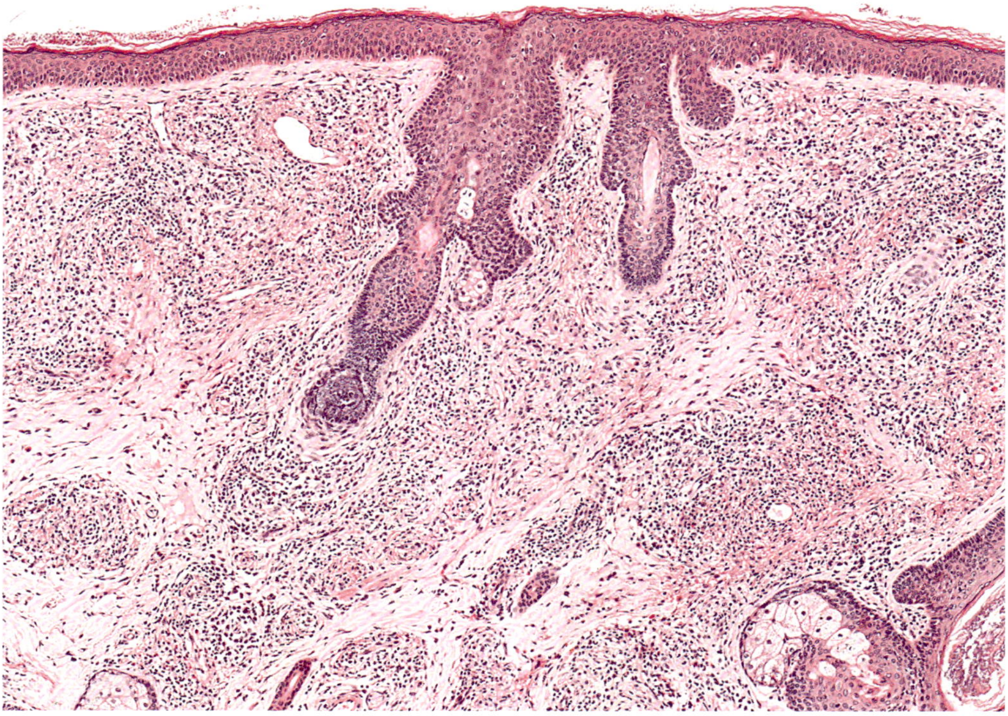

面部肉芽肿：表皮正常，真皮内弥漫的炎症细胞浸润，可见血管壁纤维素样坏死

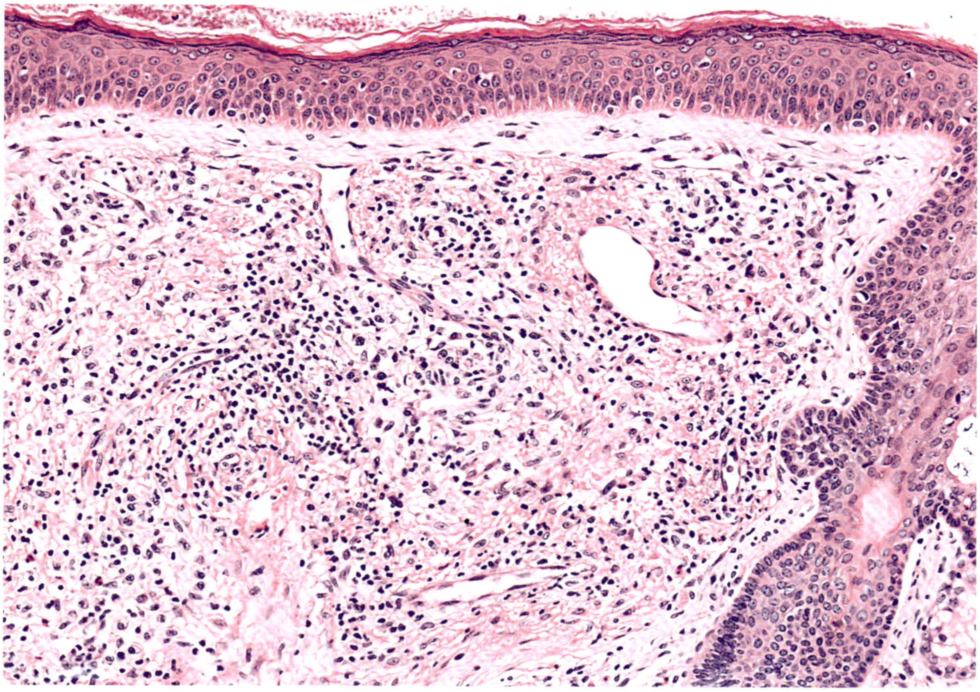

面部肉芽肿：真皮内弥漫炎症细胞浸润，与表皮间有无浸润带，可见血管壁纤维素样坏死

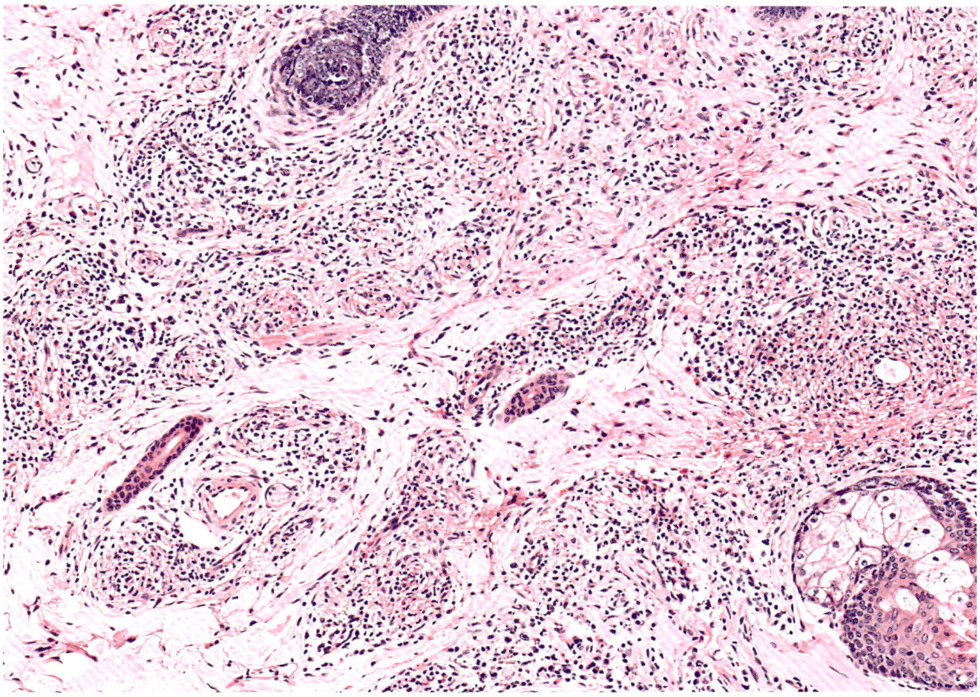

面部肉芽肿：真皮内弥漫炎症细胞浸润，可见血管壁坏死

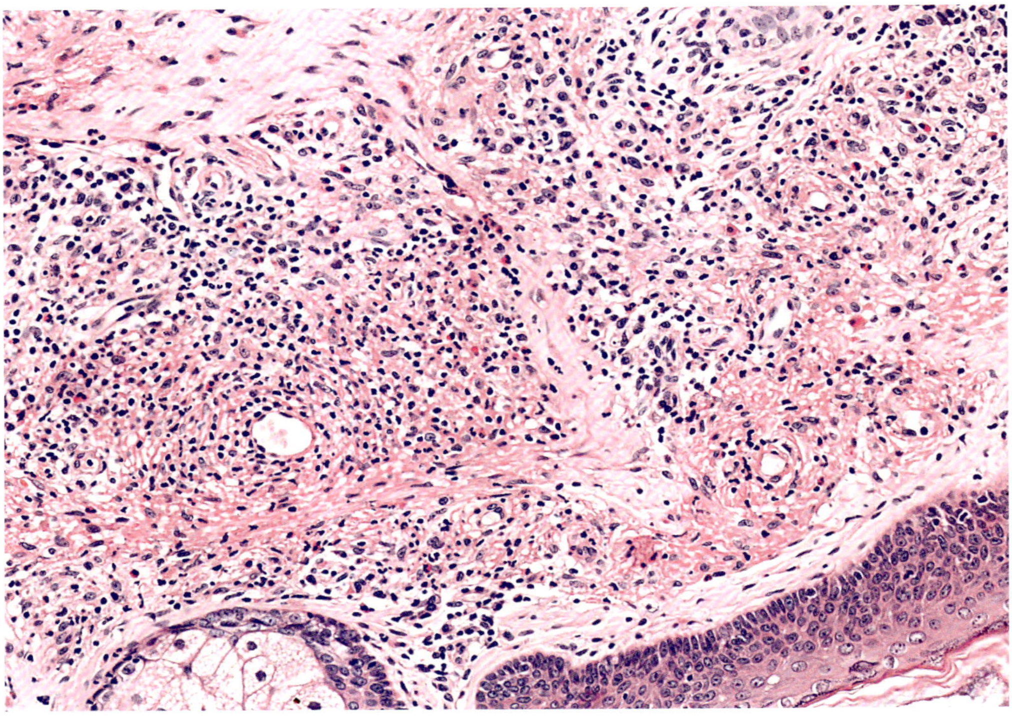

面部肉芽肿： 真皮血管壁坏死，血管周围淋巴细胞、嗜酸性粒细胞及中性粒细胞浸润

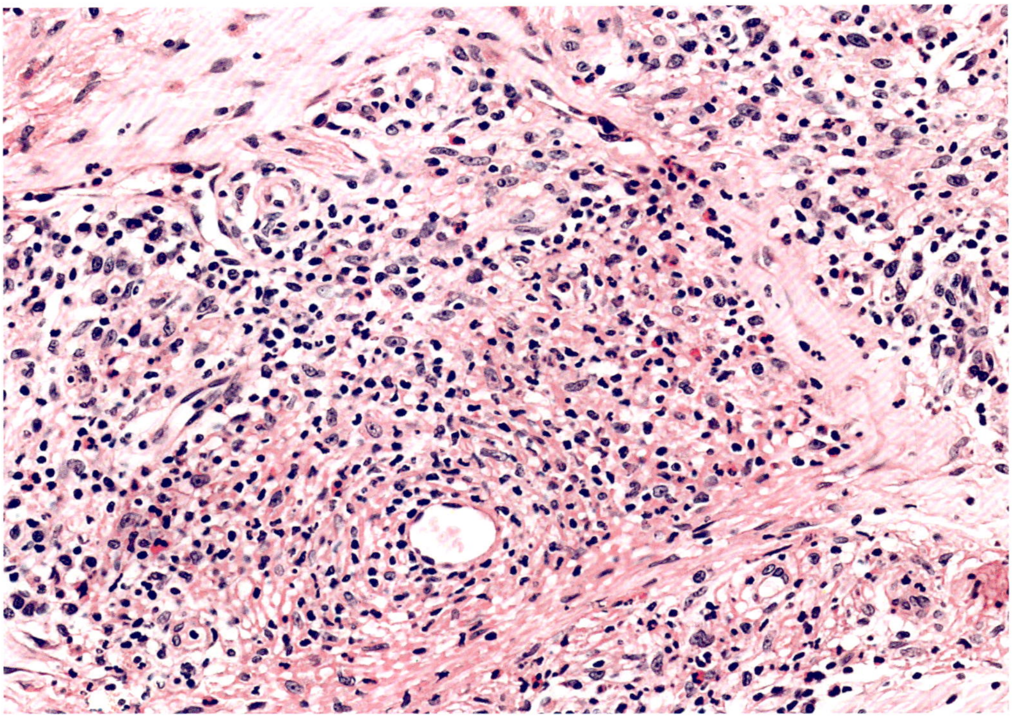

面部肉芽肿： 血管壁坏死，血管周围淋巴细胞、嗜酸性粒细胞及中性粒细胞浸润

71. 青斑样血管病 Livedoid vasculopathy

- 又称为节段性透明性血管炎、白色萎缩
- 真皮浅层毛细血管内血栓形成，尤以真皮乳头层明显
- 血管壁坏死
- 炎症细胞浸润轻微
- 常见于中青年女性
- 多数患者病情夏重冬轻
- 足背及踝部好发
- 临床表现为紫癜、糜烂、坏死、毛细血管扩张及色素增加
- 愈后常留下白色萎缩瘢痕，呈象牙色、网状或虫蚀状

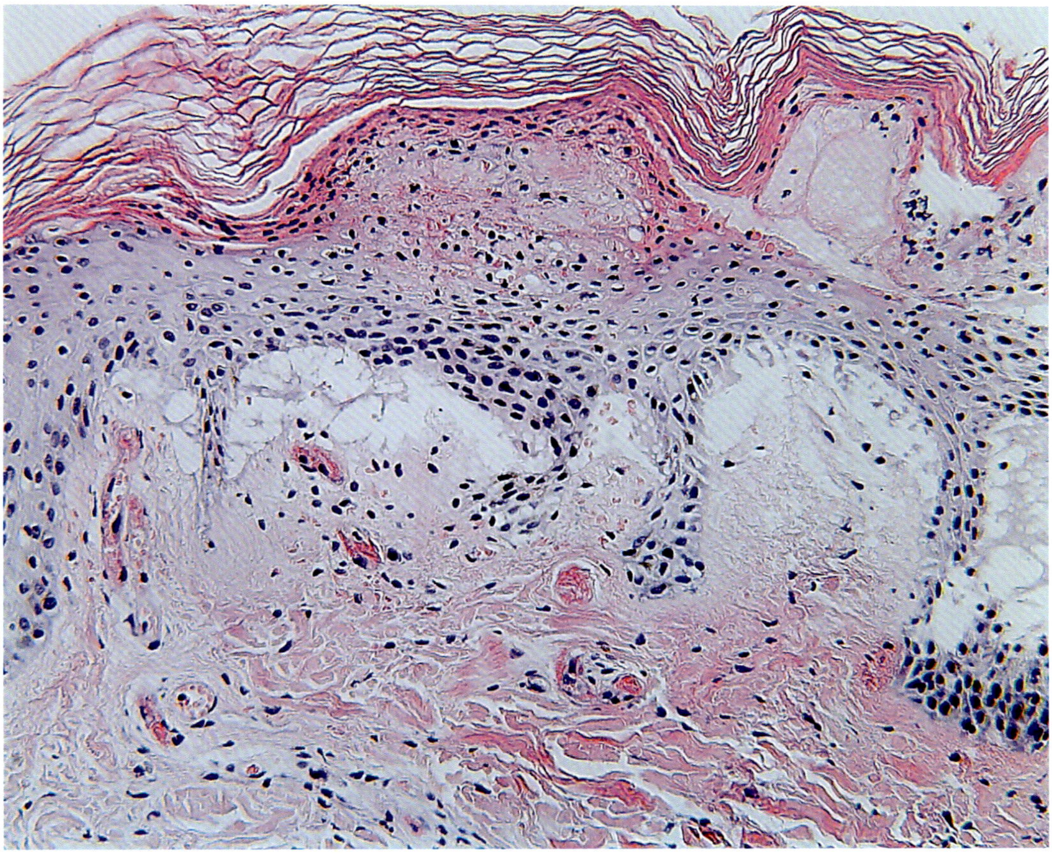

青斑样血管病： 真皮乳头血管内血栓，伴有真皮乳头水肿

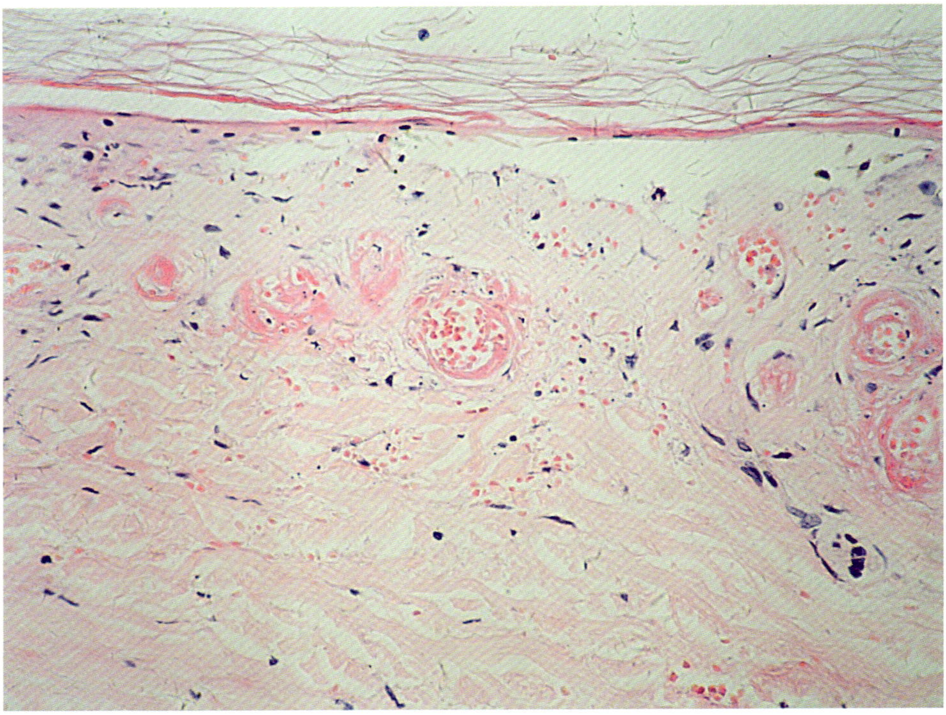

青斑样血管病： 真皮乳头血管内血栓及血管壁坏死，炎症细胞较少

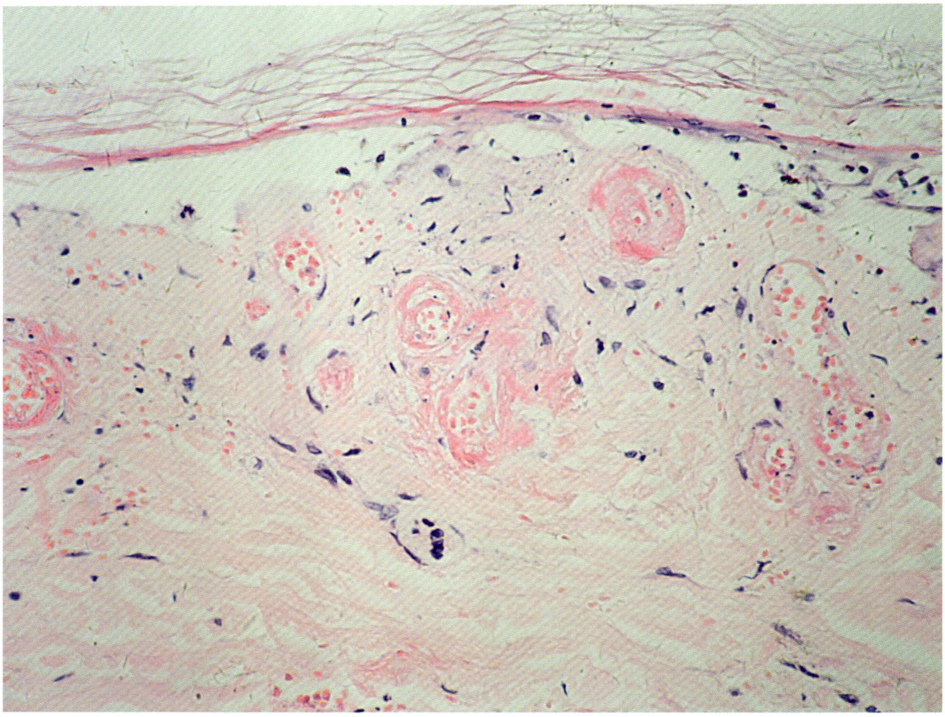

青斑样血管病： 真皮乳头血管内血栓及血管壁坏死，炎症细胞较少

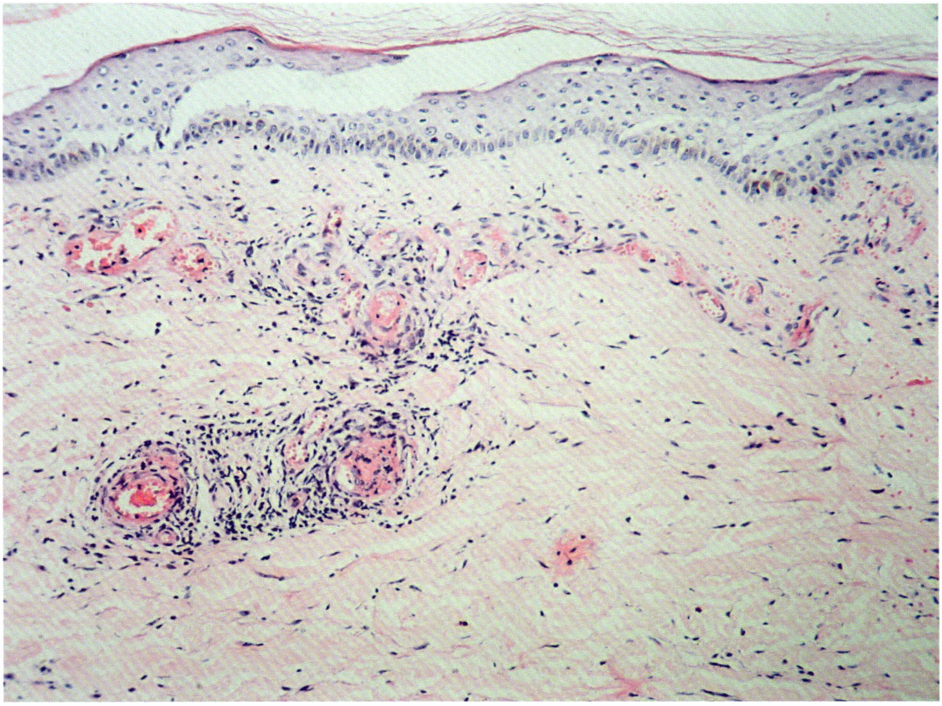

青斑样血管病：真皮浅层血管内血栓及血管壁坏死

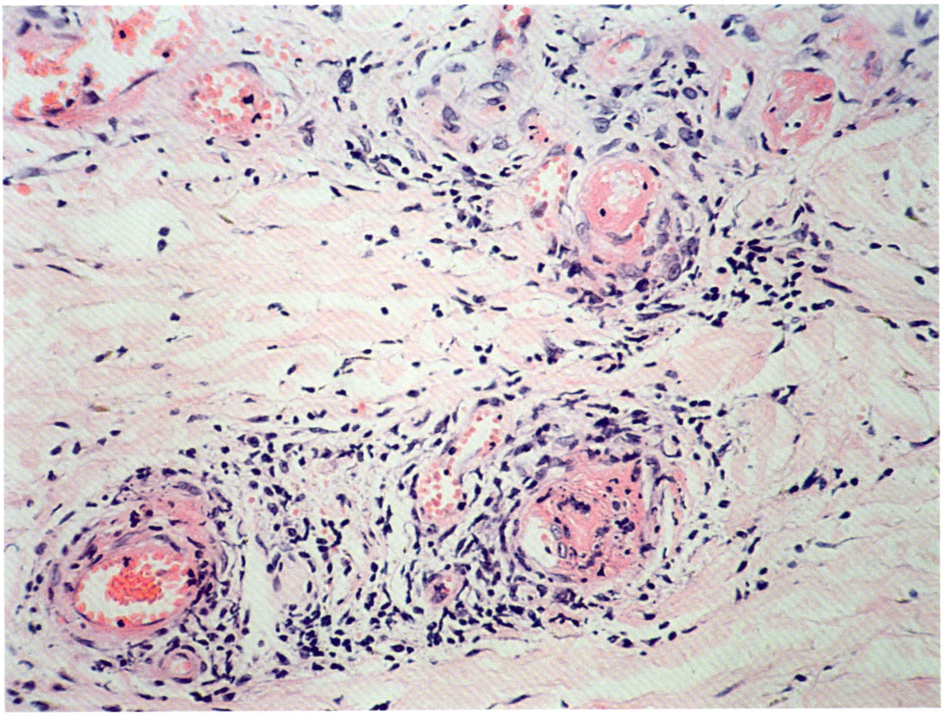

青斑样血管病：血管内血栓及血管壁坏死，血管周围炎症细胞浸润

72. 韦氏肉芽肿病
Wegener's granulomatosis

- 病理上具有肉芽肿及血管炎两种表现
- 坏死血管壁周围及真皮内可见肉芽肿
- 浸润细胞主要为组织细胞、淋巴细胞、中性粒细胞及浆细胞，可出现多核巨细胞
- 血管壁纤维素样坏死
- 血管周围有淋巴细胞及中性粒细胞浸润，可见核尘
- 有时管腔内可见血栓
- 以呼吸道损害为主
- 半数患者可出现皮肤表现
- 皮肤损害可为瘀点、瘀斑及坏死性丘疹、结节、溃疡

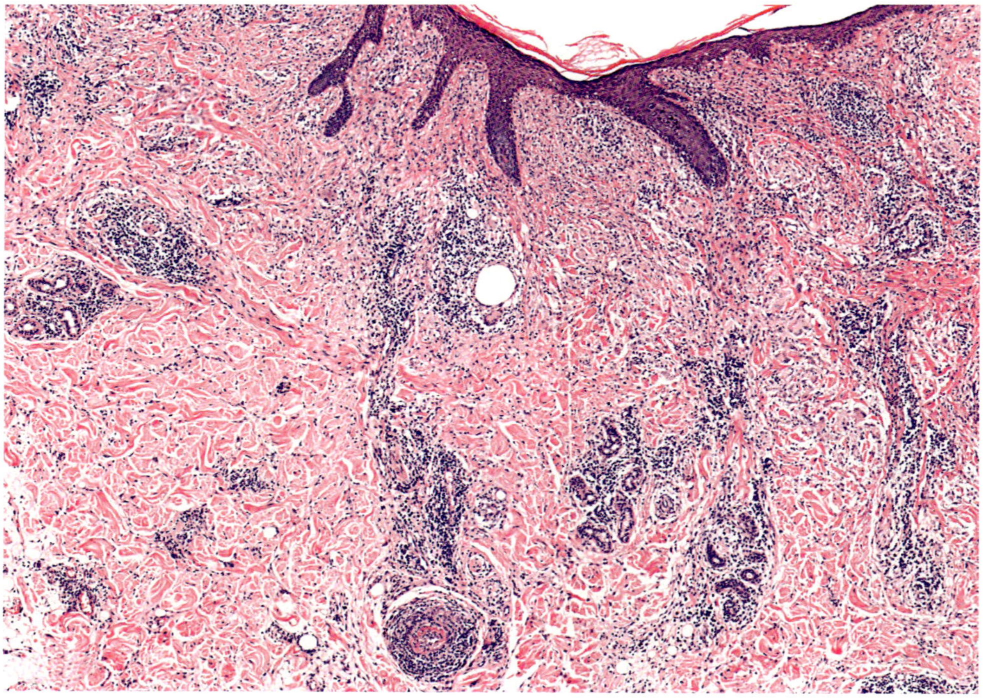

韦氏肉芽肿病：血管周围炎症细胞浸润，血管壁纤维素样坏死，部分区域可见肉芽肿

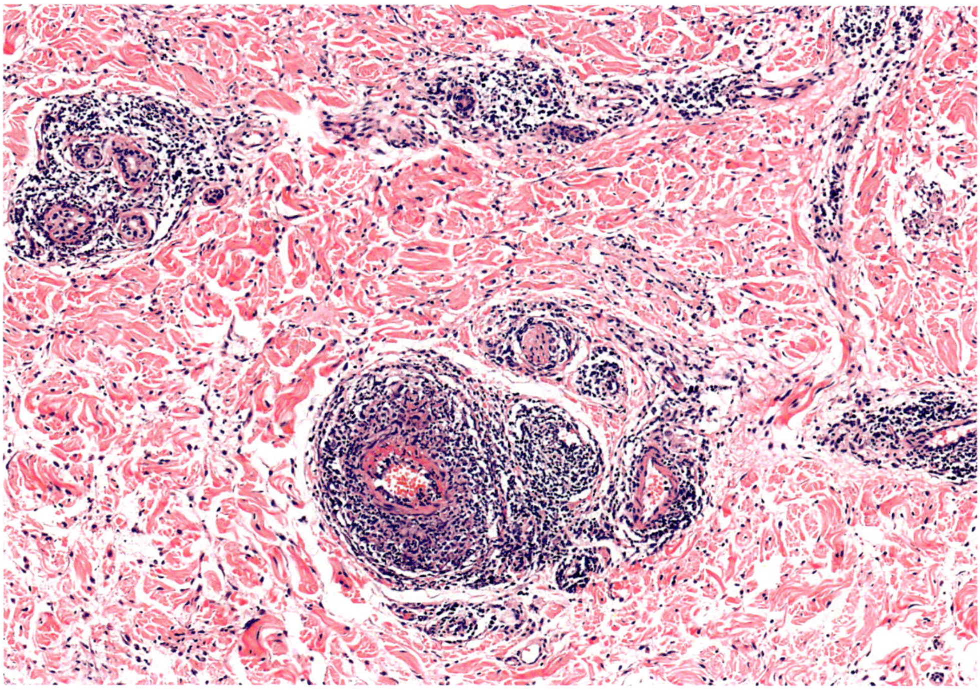

韦氏肉芽肿病：血管周围炎症细胞浸润，血管壁纤维素样坏死

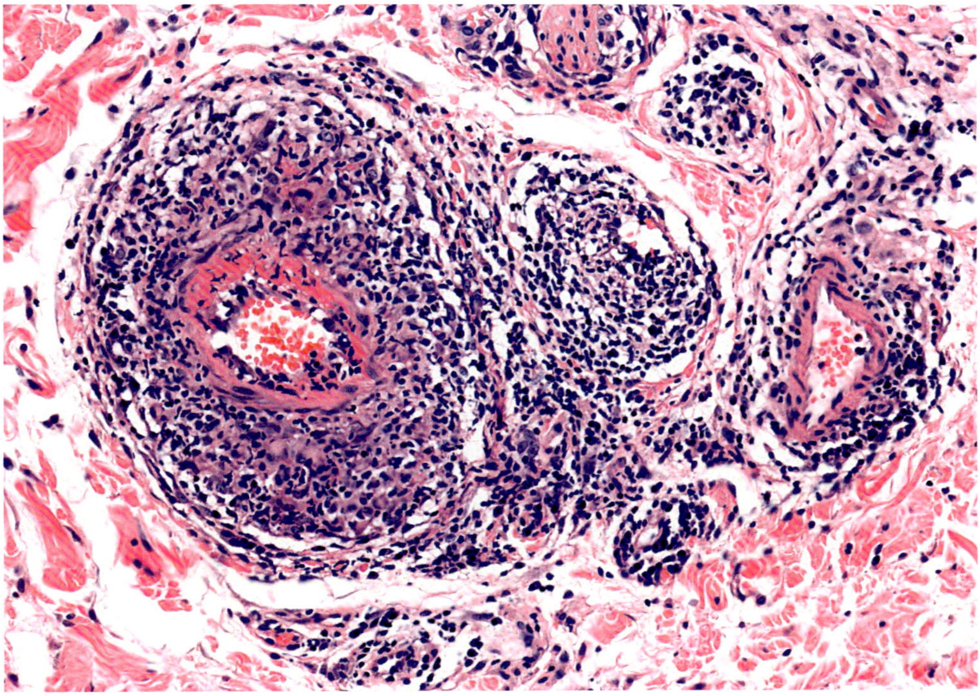

韦氏肉芽肿病：血管壁纤维素样坏死，血管壁有淋巴细胞、中性粒细胞浸润，可见核尘，血管周围可见组织细胞、浆细胞浸润

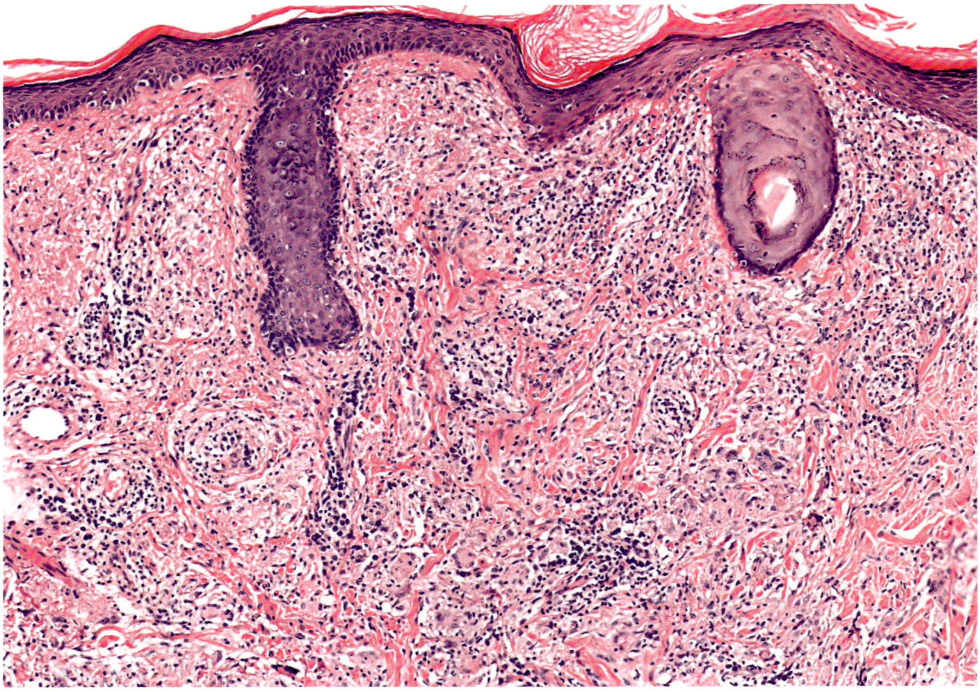

韦氏肉芽肿病： 真皮内肉芽肿

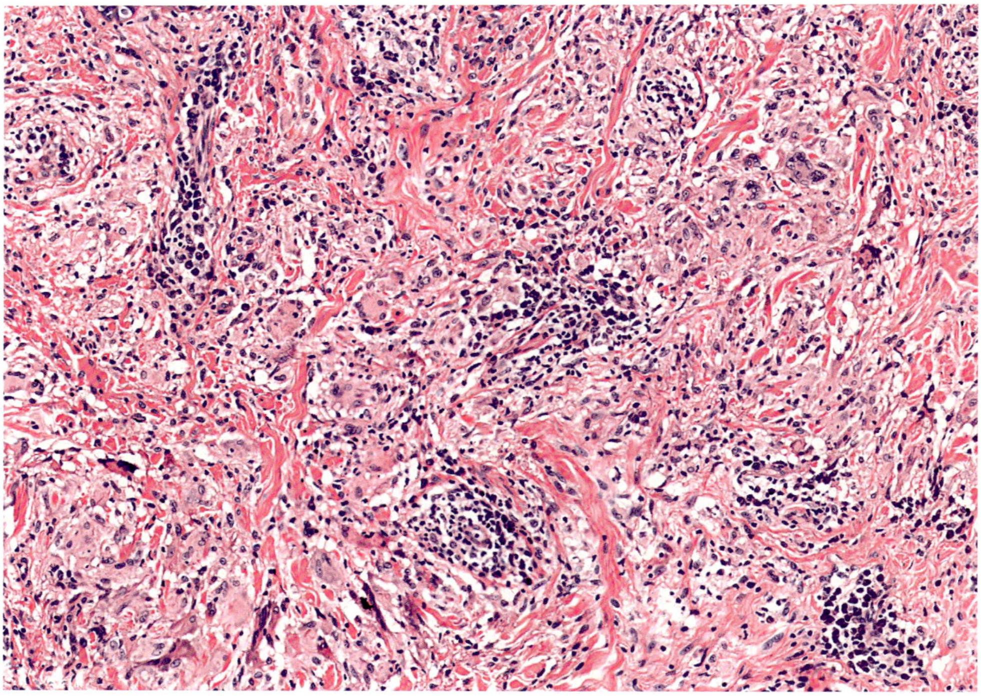

韦氏肉芽肿病： 浸润细胞主要为组织细胞、淋巴细胞、中性粒细胞及浆细胞，可见多核巨细胞

73. 色素性紫癜性苔藓样皮炎
Pigmented purpuric lichenoid dermatitis

- 表皮轻度增厚，灶状角化不全
- 棘层轻度海绵水肿
- 灶状基底细胞液化变性
- 真皮乳头红细胞外溢，含铁血黄素沉积
- 真皮浅层淋巴细胞为主的炎症细胞苔藓样浸润，可见嗜酸性粒细胞
- 真皮浅层毛细血管增生扩张，管壁增厚
- 表现为大小不一的紫红色斑片
- 表面有苔藓样改变
- 好发于下肢，尤其小腿伸侧及足背
- 男性多见

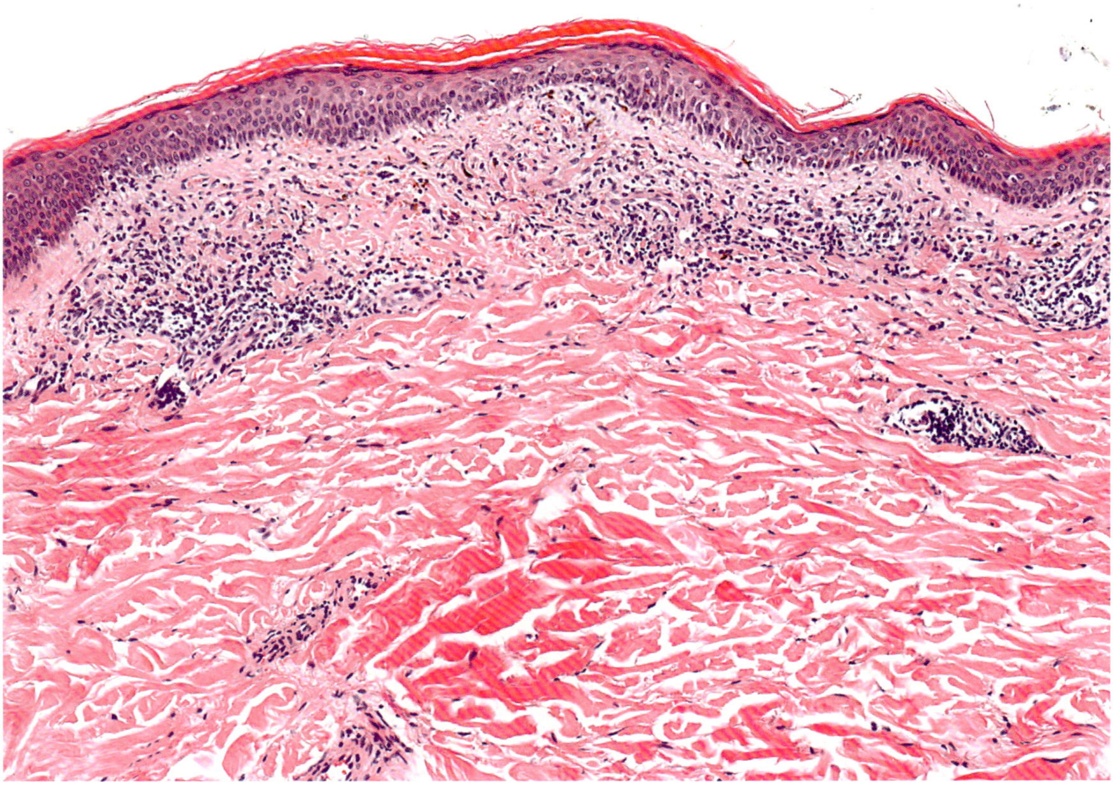

色素性紫癜性苔藓样皮炎：表皮角化过度，灶状角化不全，真皮浅层炎症细胞苔藓样浸润

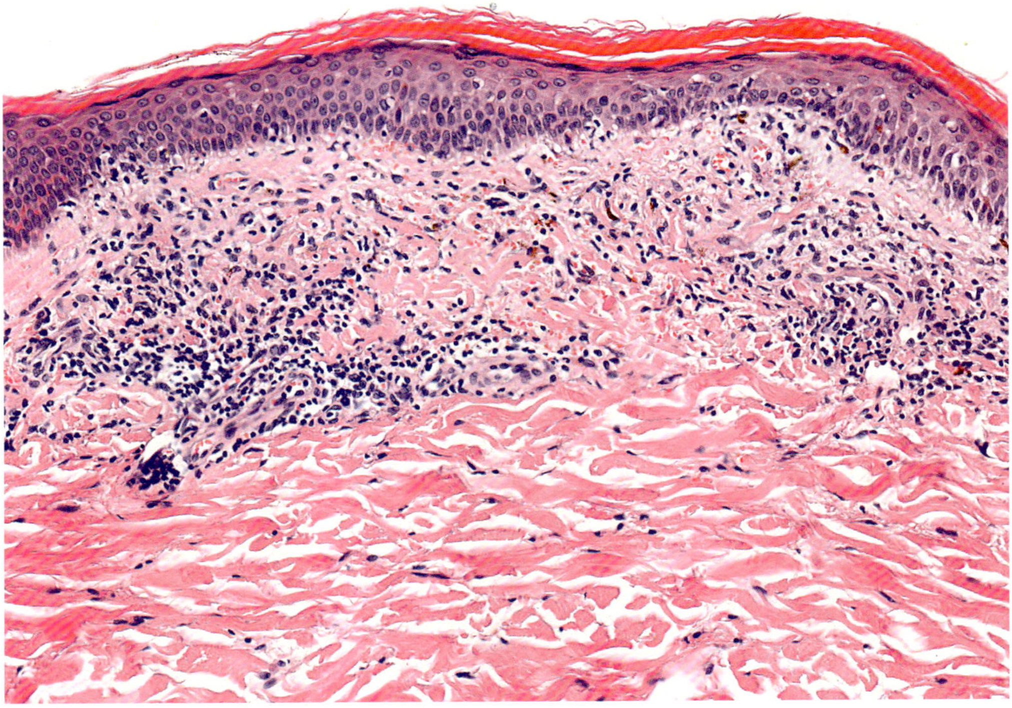

色素性紫癜性苔藓样皮炎：真皮浅层炎症细胞苔藓样浸润，可见红细胞外溢

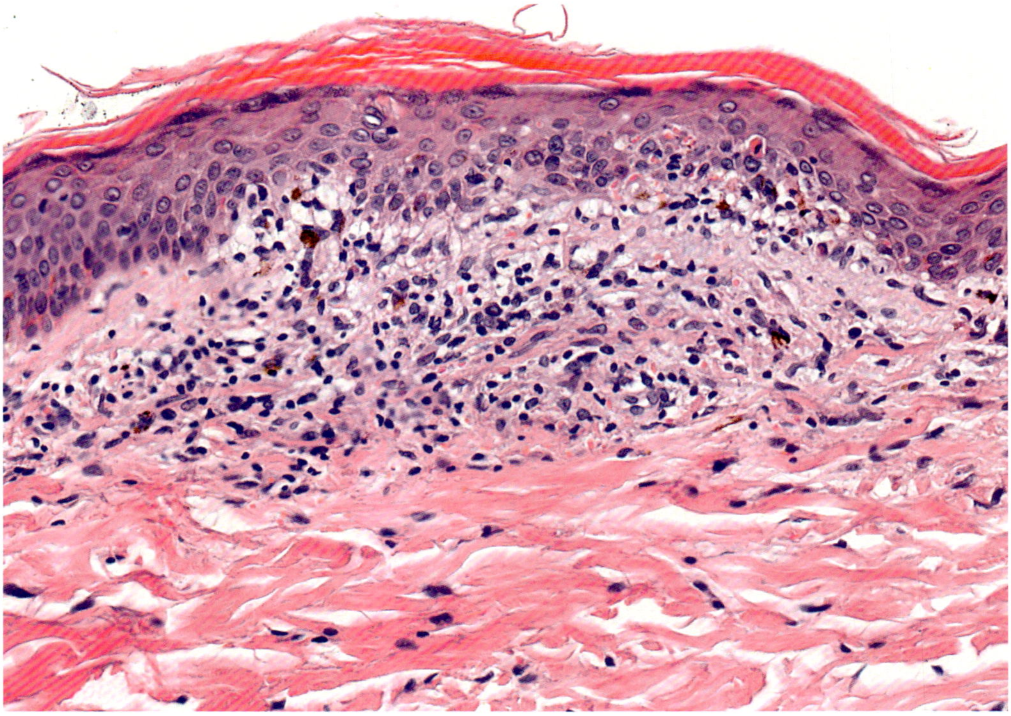

色素性紫癜性苔藓样皮炎：可见灶状基底细胞液化变性

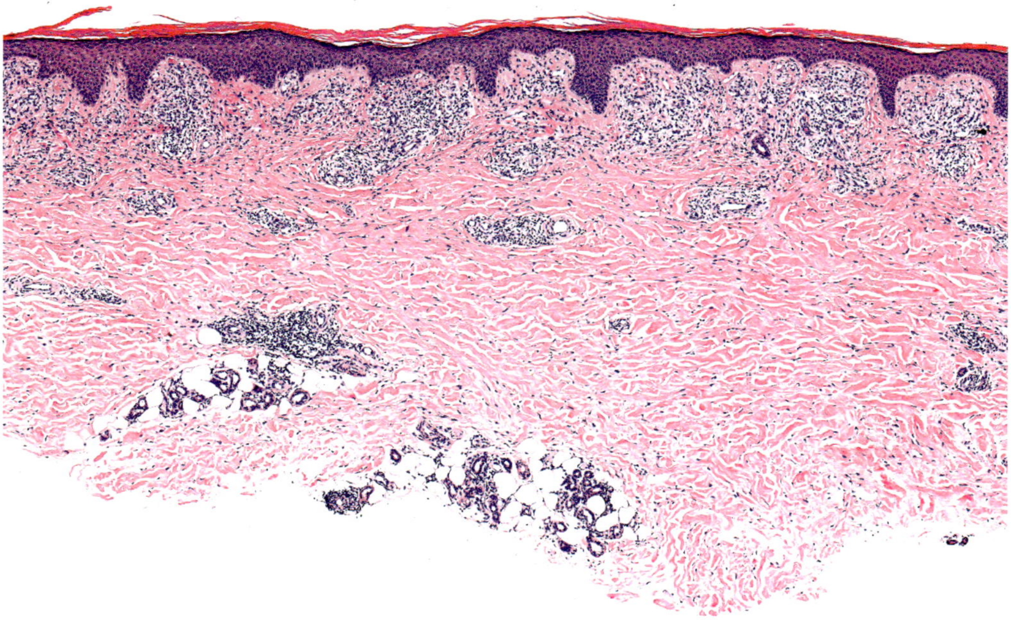

色素性紫癜性苔藓样皮炎：表皮角化过度，灶状角化不全，真皮浅层炎症细胞苔藓样浸润

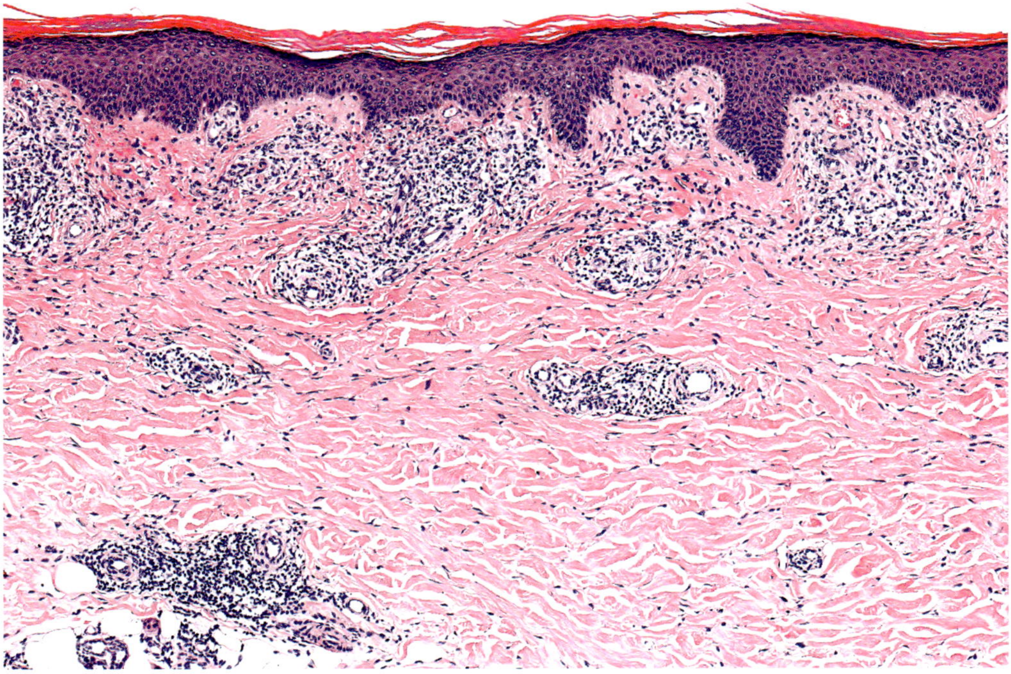

色素性紫癜性苔藓样皮炎：表皮角化过度，灶状角化不全，真皮浅层炎症细胞苔藓样浸润，真皮浅层血管增生扩张

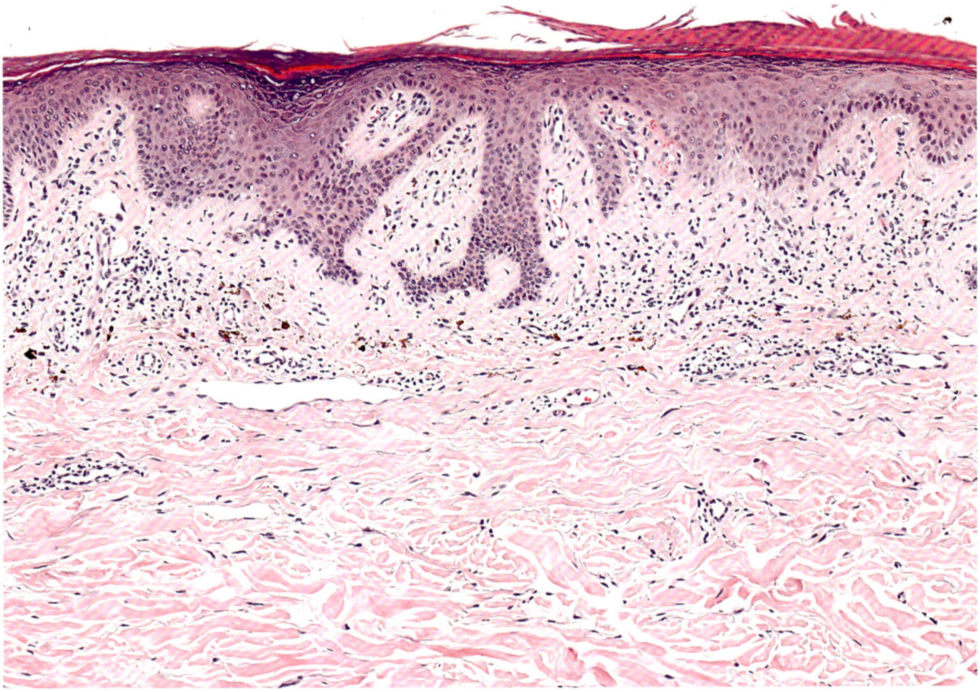

色素性紫癜性苔藓样皮炎： 表皮角化不全，棘层肥厚，真皮浅层炎症细胞苔藓样浸润及含铁血黄素沉积

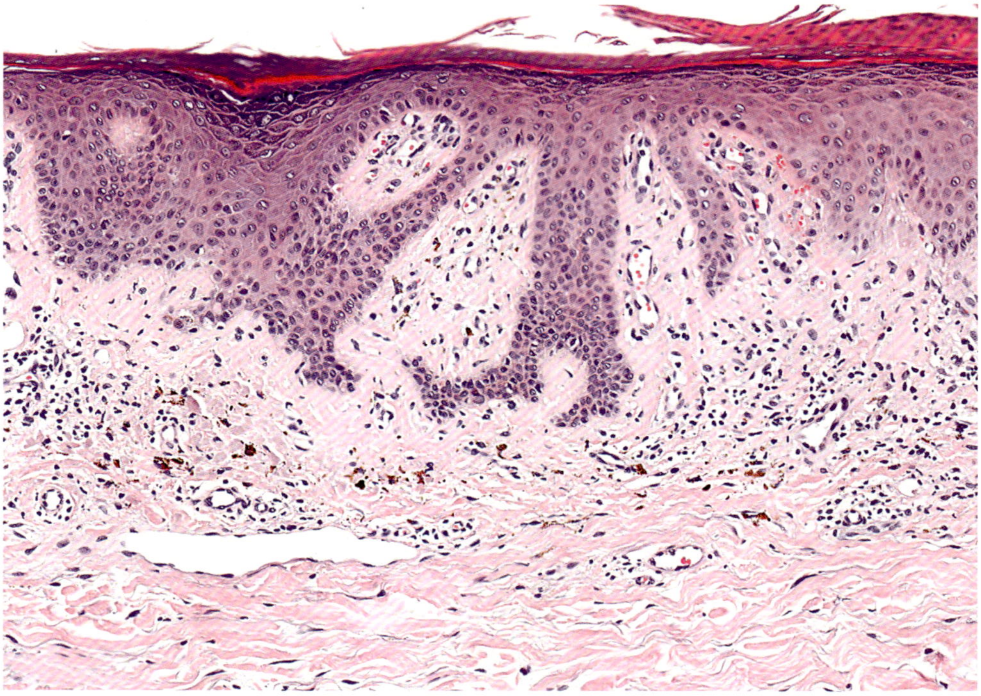

色素性紫癜性苔藓样皮炎： 真皮乳头红细胞外溢，真皮浅层含铁血黄素沉积

74. 结节性红斑 Erythema nodosum

- 主要为小叶间隔性脂膜炎
- 在脂肪小叶间隔淋巴细胞为主的炎症细胞浸润
- 可伴有中性粒细胞、嗜酸性粒细胞、组织细胞及浆细胞
- 可出现多核巨细胞
- 炎症反应可侵及脂肪小叶，引起脂肪坏死
- 部分病例可有血管炎改变，表现为血管内血栓形成，血管壁纤维素样坏死
- 病程较长者小叶间隔可出现纤维化
- 多见于青年女性
- 好发于下肢，尤其胫前
- 临床表现为红色轻度隆起的皮下结节，数目不等
- 结节有压痛，一般不破溃
- 可伴发关节痛或发热

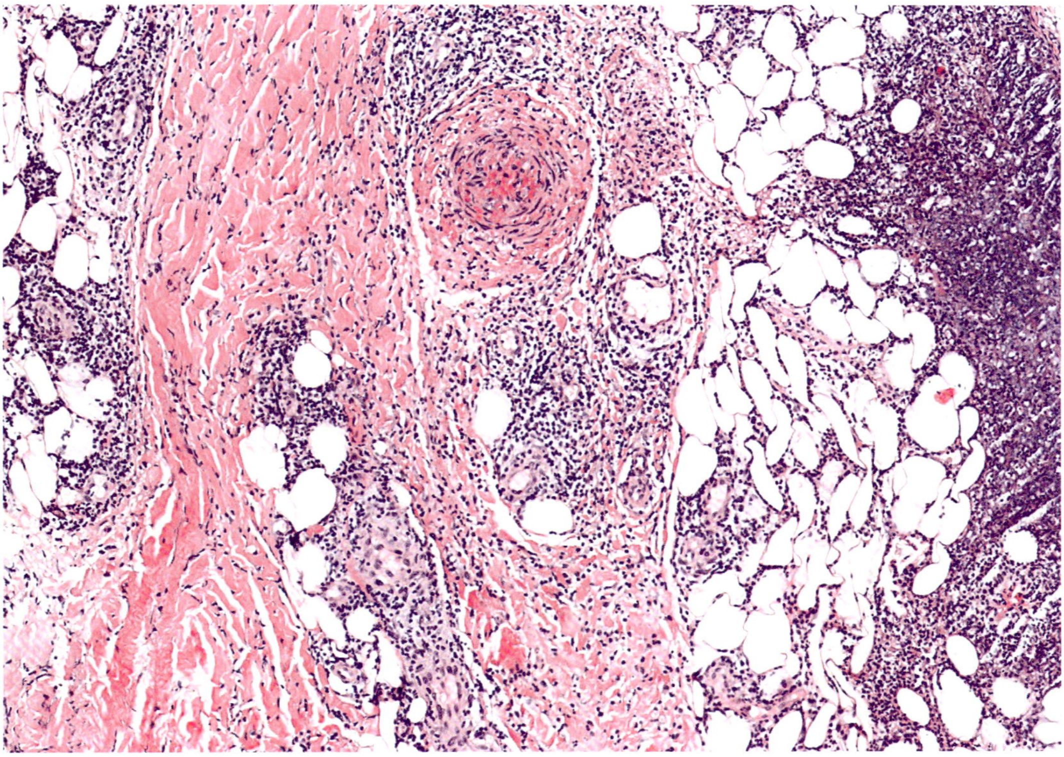

结节性红斑：脂肪小叶间隔以及脂肪小叶淋巴细胞为主的炎症细胞浸润，可见脂肪坏死

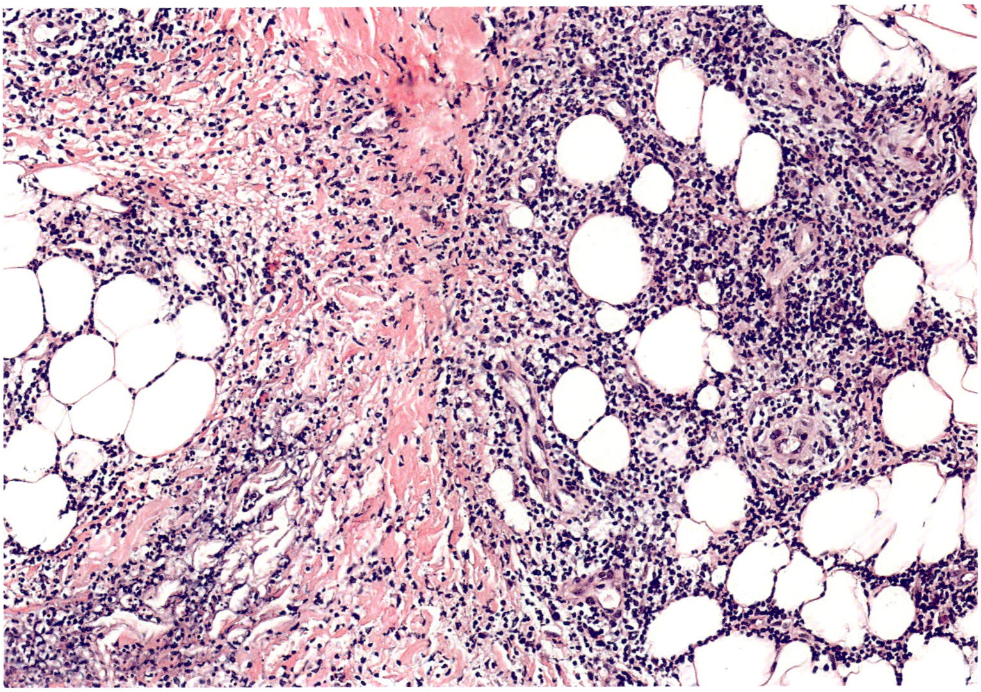

结节性红斑：脂肪小叶间隔以及脂肪小叶淋巴细胞为主的炎症细胞浸润

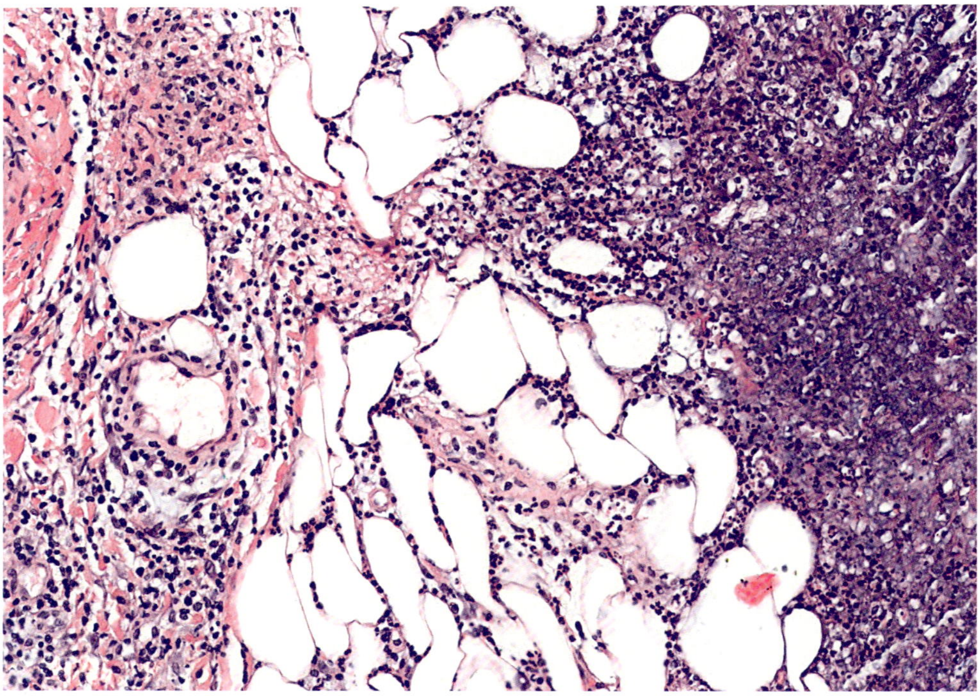

结节性红斑：脂肪小叶间隔以及脂肪小叶淋巴细胞、中性粒细胞、嗜酸性粒细胞、组织细胞混合浸润，可见脂肪坏死

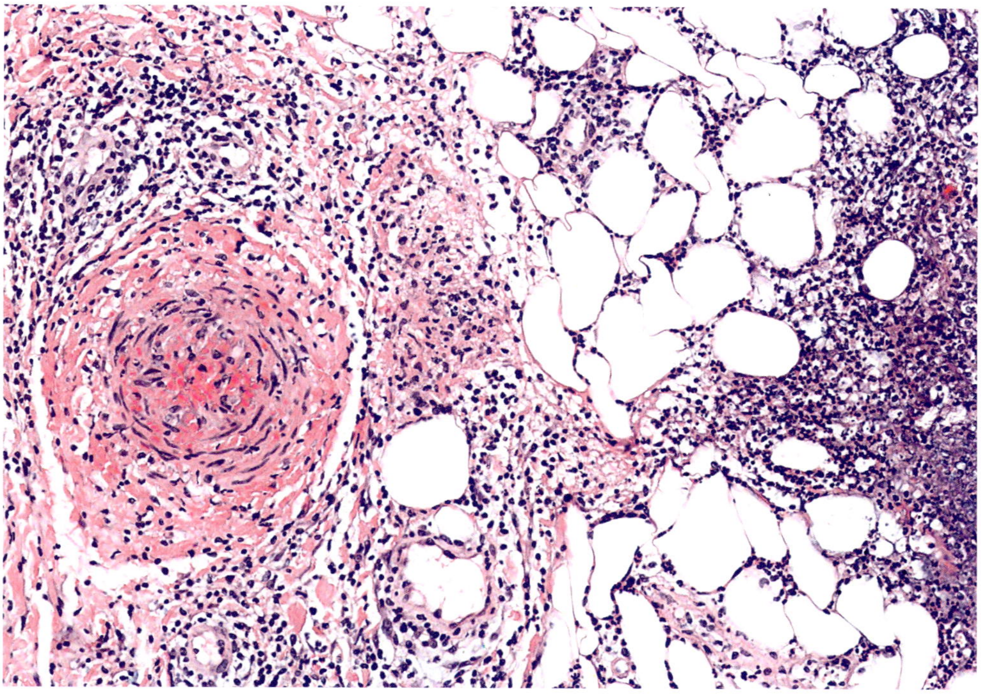

结节性红斑：可见血管炎病理改变

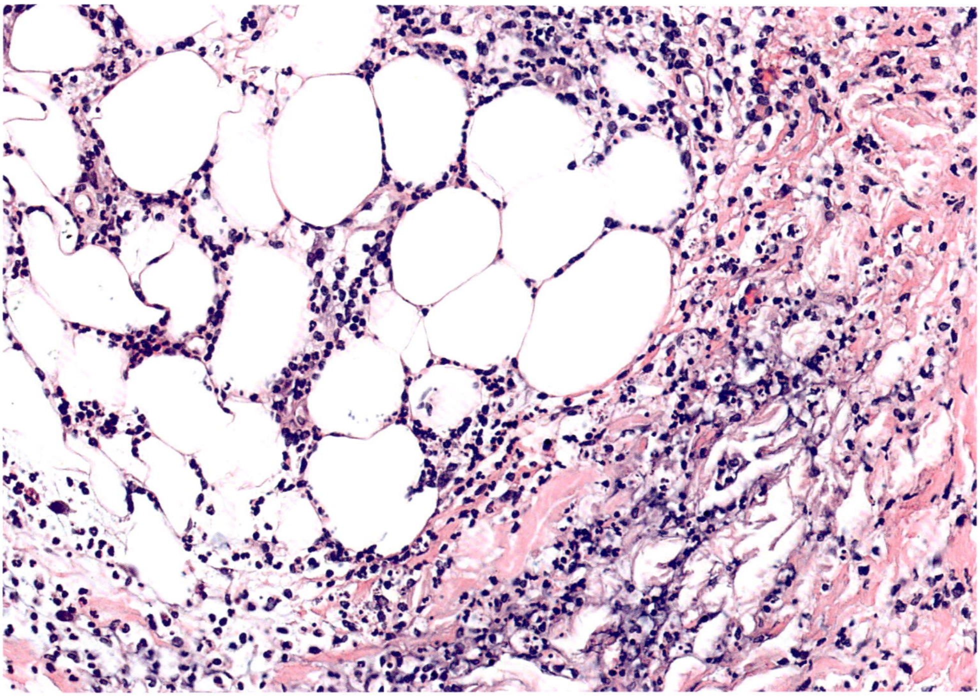

结节性红斑：脂肪小叶及间隔淋巴细胞、中性粒细胞、嗜酸性粒细胞、组织细胞混合浸润，可见核尘

75. 嗜酸性脂膜炎
Eosinophilic panniculitis

- 脂肪小叶以及间隔弥漫嗜酸性粒细胞浸润
- 可伴有数量不等的中性粒细胞及淋巴细胞
- 嗜酸性粒细胞浸润可扩展至真皮网状层，也可累及脂肪组织下方的筋膜
- 偶尔也可见到“火焰现象”
- 有时可见到脂肪组织坏死
- 嗜酸性脂膜炎是病理学诊断，并不是一个独立的疾病
- 可见于多种疾病中，如结节性红斑、血管炎、昆虫叮咬、寄生虫感染、药物反应、淋巴瘤等

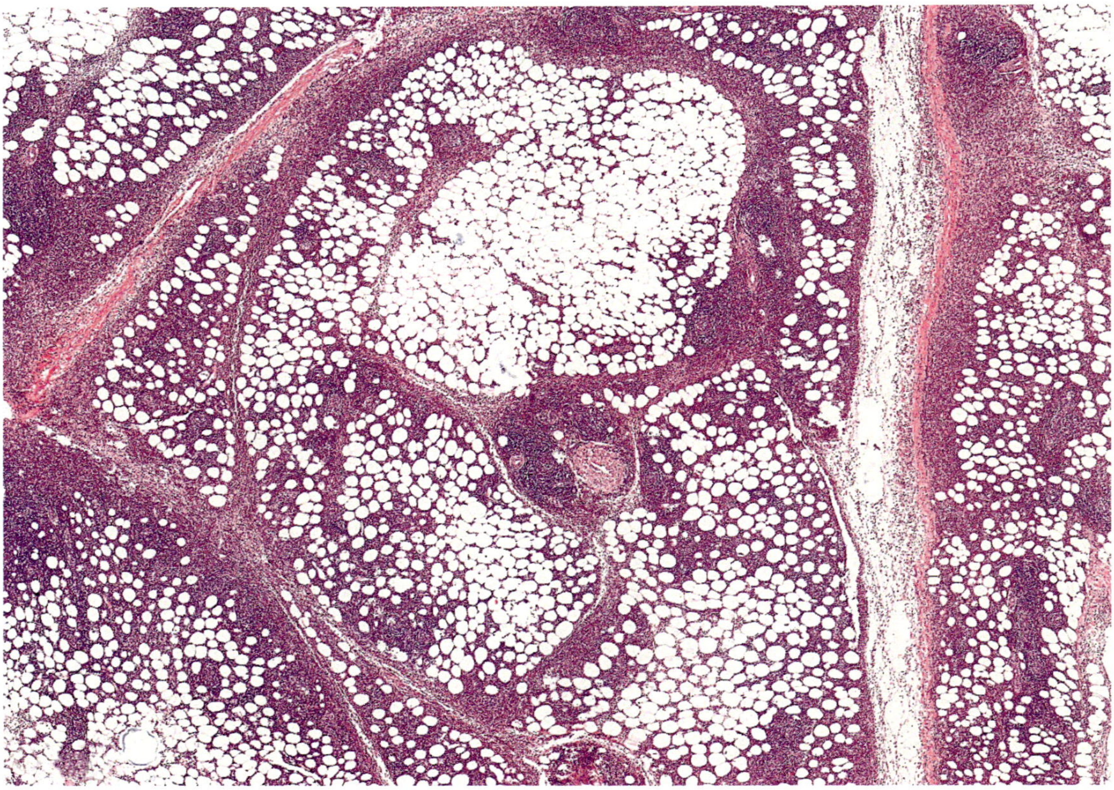

嗜酸性脂膜炎：脂肪小叶以及间隔弥漫细胞浸润

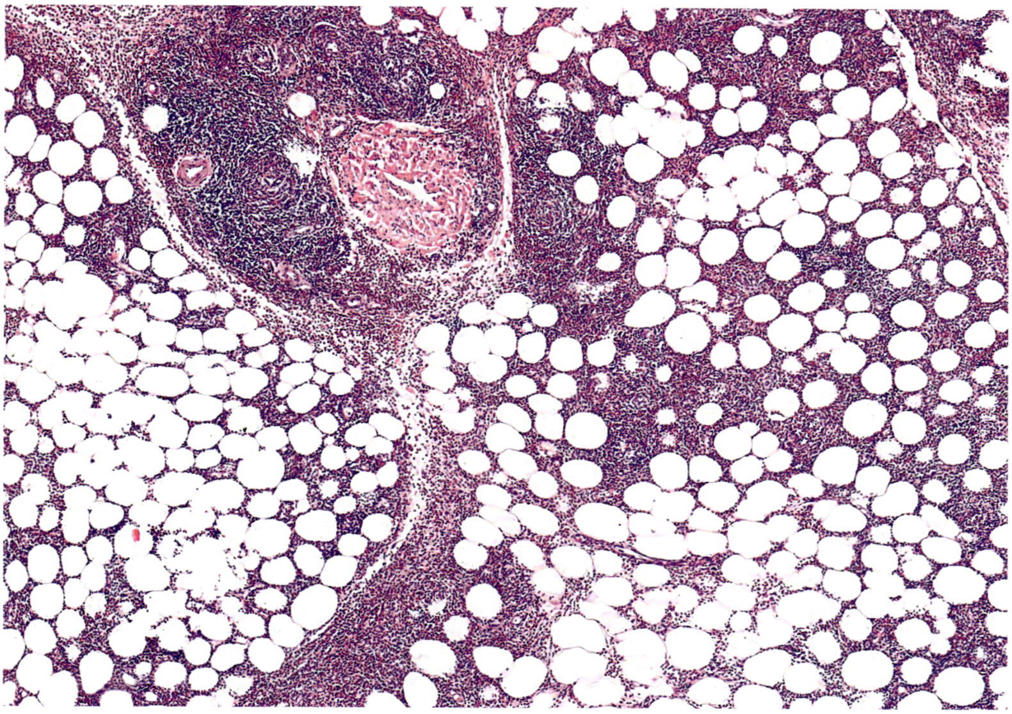

嗜酸性脂膜炎： 脂肪小叶以及间隔弥漫细胞浸润

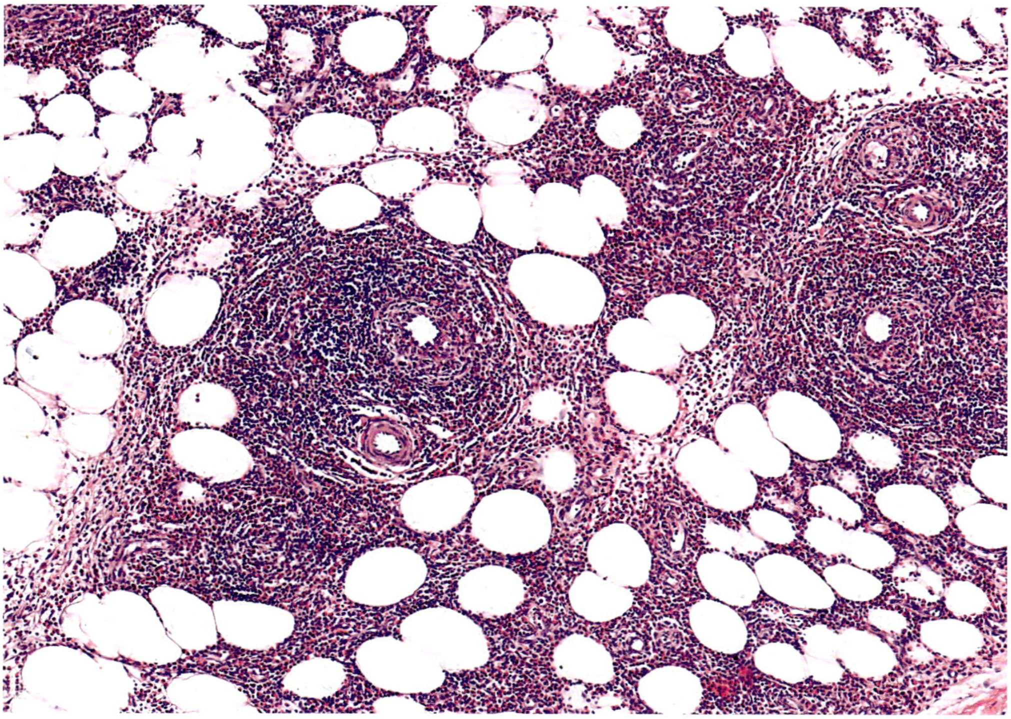

嗜酸性脂膜炎： 脂肪小叶以及间隔弥漫细胞浸润，主要为嗜酸性粒细胞

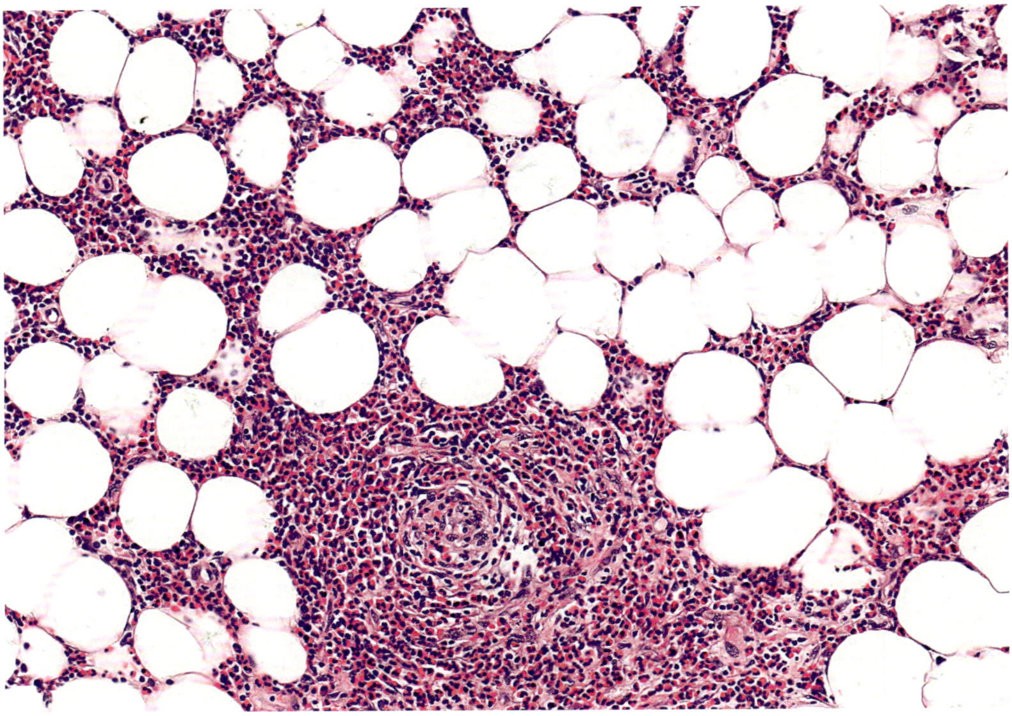

嗜酸性脂膜炎：脂肪小叶大量炎症细胞浸润，主要为嗜酸性粒细胞

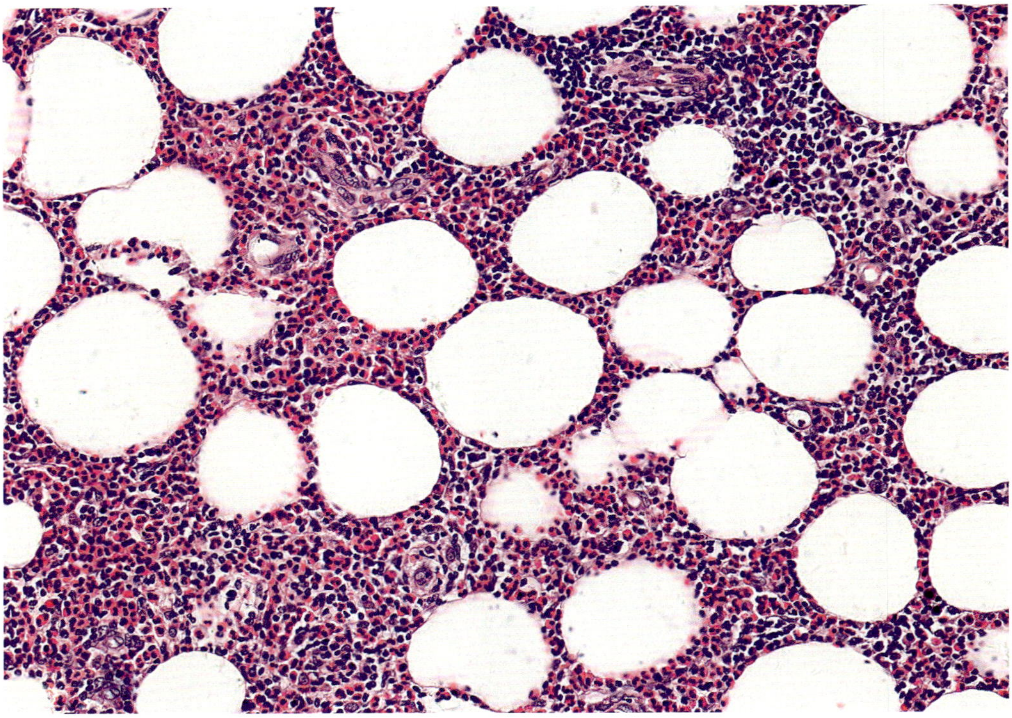

嗜酸性脂膜炎：脂肪小叶大量炎症细胞浸润，主要为嗜酸性粒细胞

76. 嗜酸性筋膜炎
Eosinophilic fasciitis

- 病变主要在皮下脂肪组织下方的筋膜
- 病理表现为筋膜增厚、硬化
- 皮下脂肪组织及真皮下部也可受累
- 可见嗜酸性粒细胞、淋巴细胞、组织细胞及浆细胞浸润
- 好发于四肢
- 临床表现为弥漫肿胀、硬化
- 边界相对清楚
- 常伴有外周血嗜酸性粒细胞增多

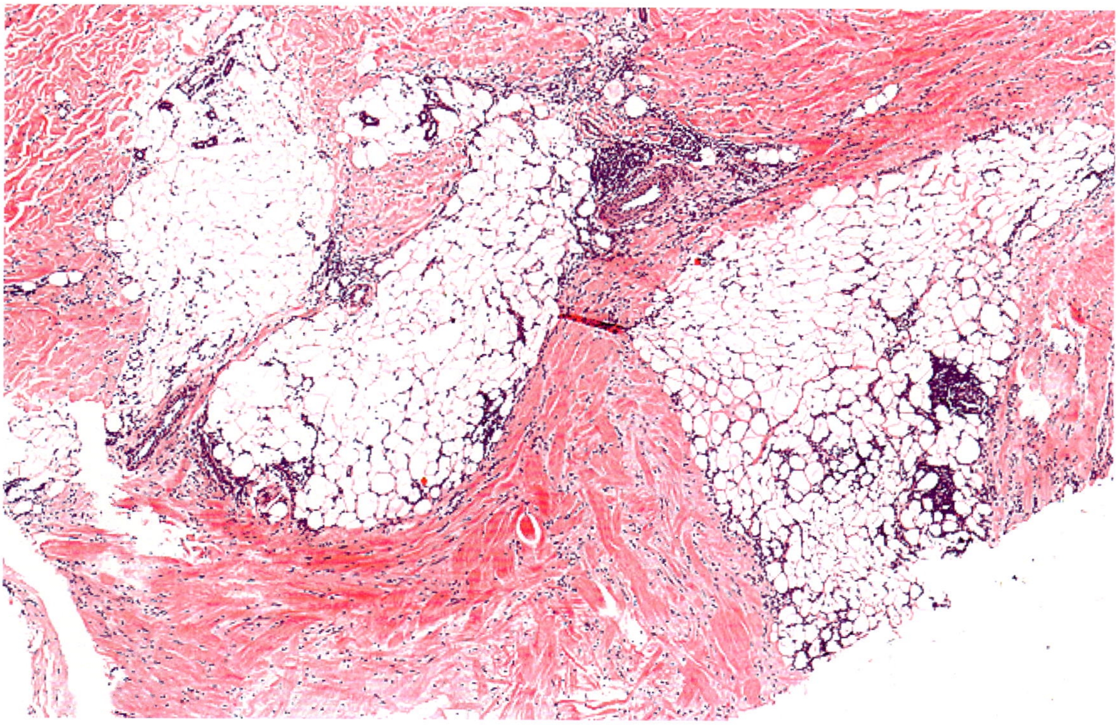

嗜酸性筋膜炎： 筋膜增厚、硬化，脂肪小叶淋巴细胞、嗜酸性粒细胞、浆细胞浸润

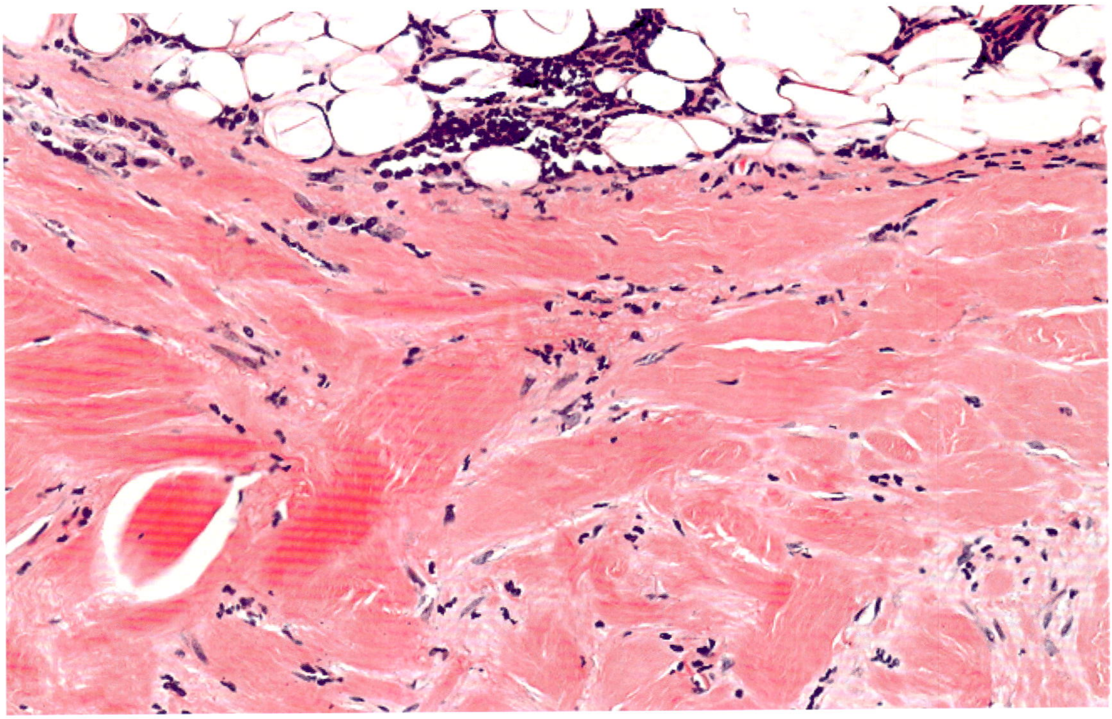

嗜酸性筋膜炎： 筋膜增厚、硬化，脂肪小叶可见淋巴细胞、浆细胞浸润

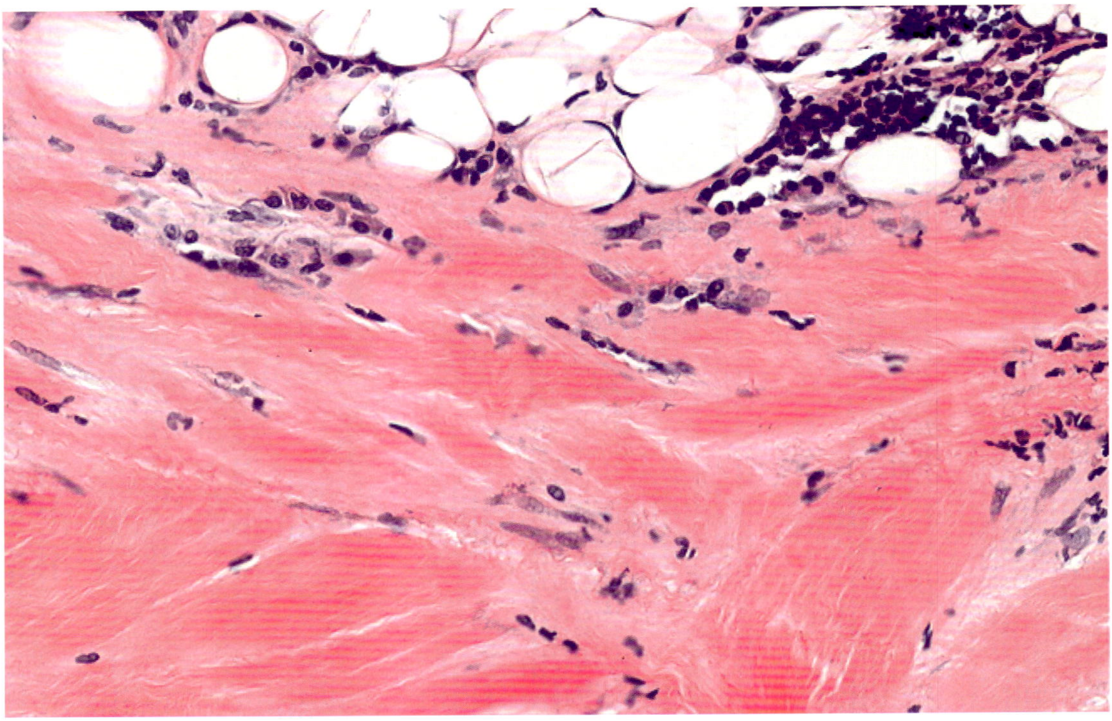

嗜酸性筋膜炎： 筋膜增厚、硬化，脂肪小叶可见淋巴细胞、浆细胞浸润

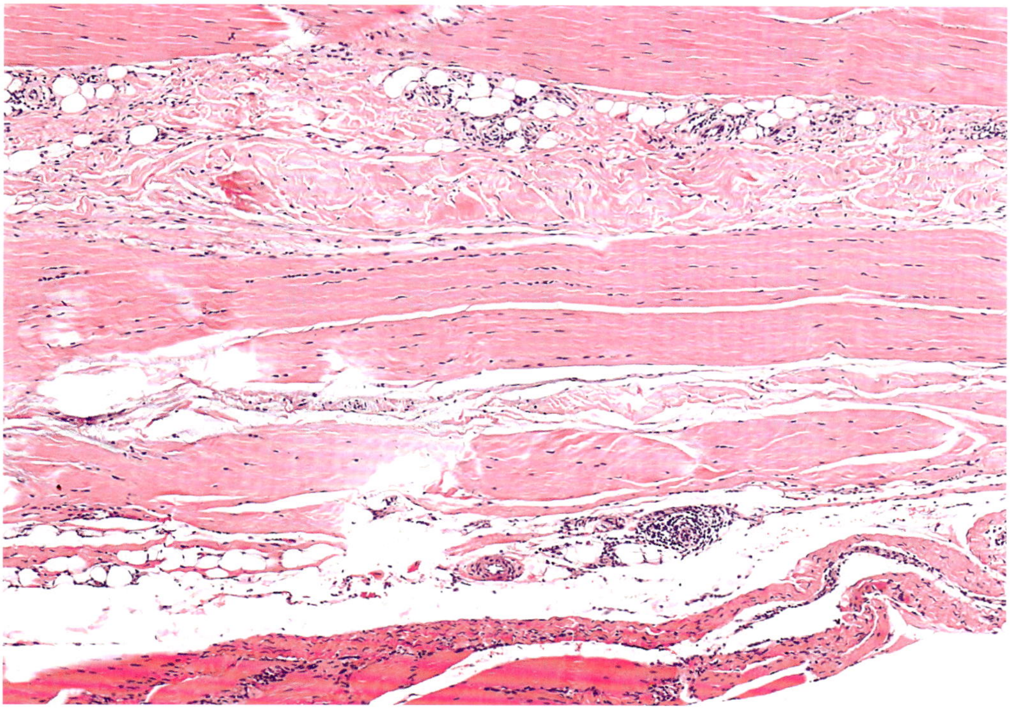

嗜酸性筋膜炎：筋膜增厚，淋巴细胞、嗜酸性粒细胞及浆细胞浸润

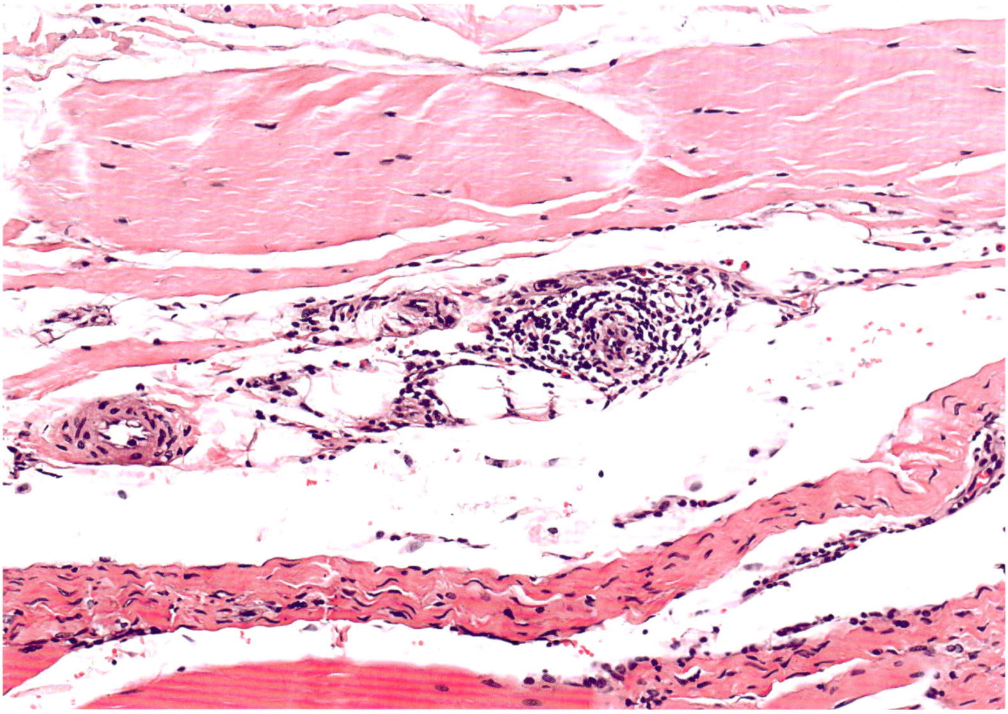

嗜酸性筋膜炎：筋膜增厚，淋巴细胞、嗜酸性粒细胞及浆细胞浸润

77. 环状肉芽肿 Granuloma annulare

- 表皮一般正常
- 真皮内出现栅栏状肉芽肿
- 栅栏状肉芽肿的边缘由组织细胞组成，可见多核巨细胞
- 栅栏状肉芽肿的中心是变性的胶原纤维，呈颗粒状，可见黏蛋白沉积
- 组织细胞也可不呈栅栏状排列，而是在胶原纤维间片状或散在分布
- 多见于儿童及青壮年
- 为皮色或淡红色的丘疹，融合或排列成环状
- 也可表现为散在分布的丘疹或结节
- 好发于手足

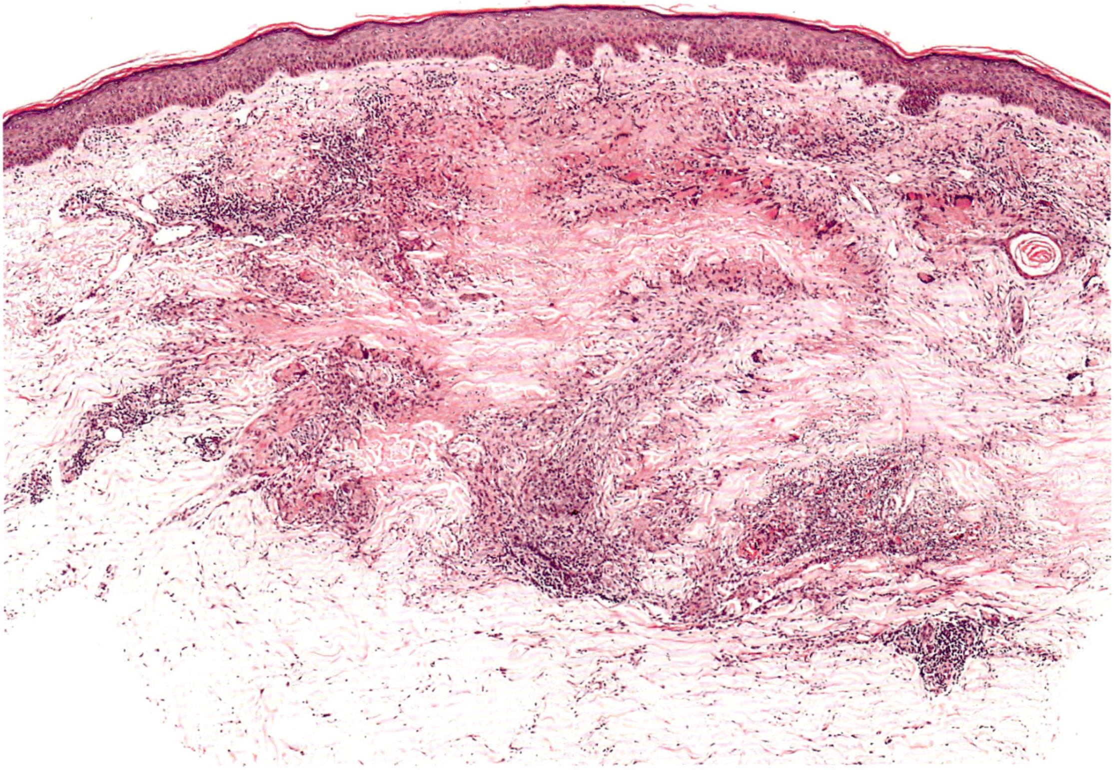

环状肉芽肿：真皮内可见栅栏状肉芽肿

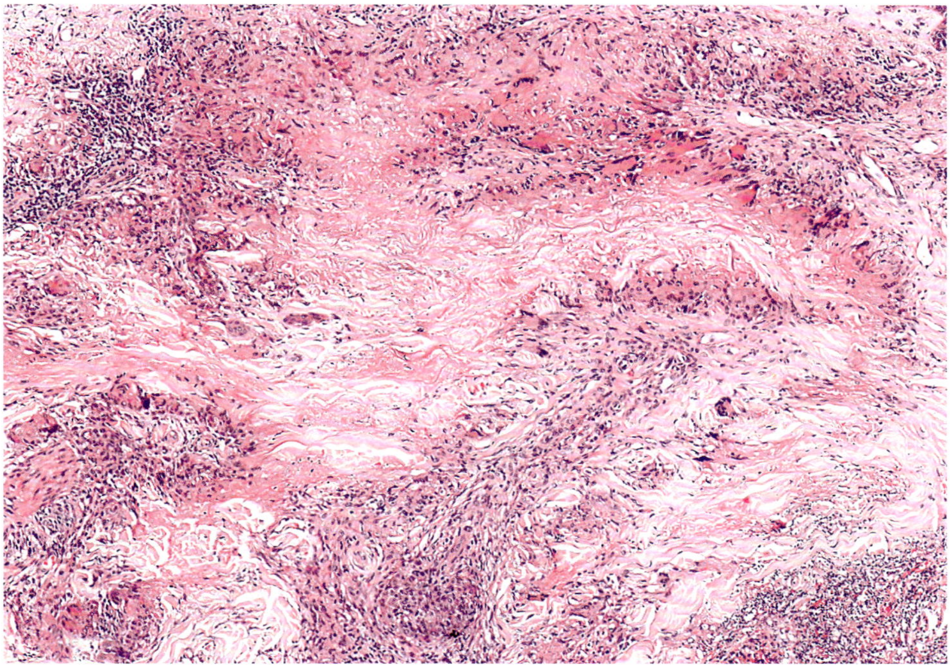

环状肉芽肿： 周围组织细胞排列呈栅栏状，中央为变性的胶原纤维，可见多核巨细胞

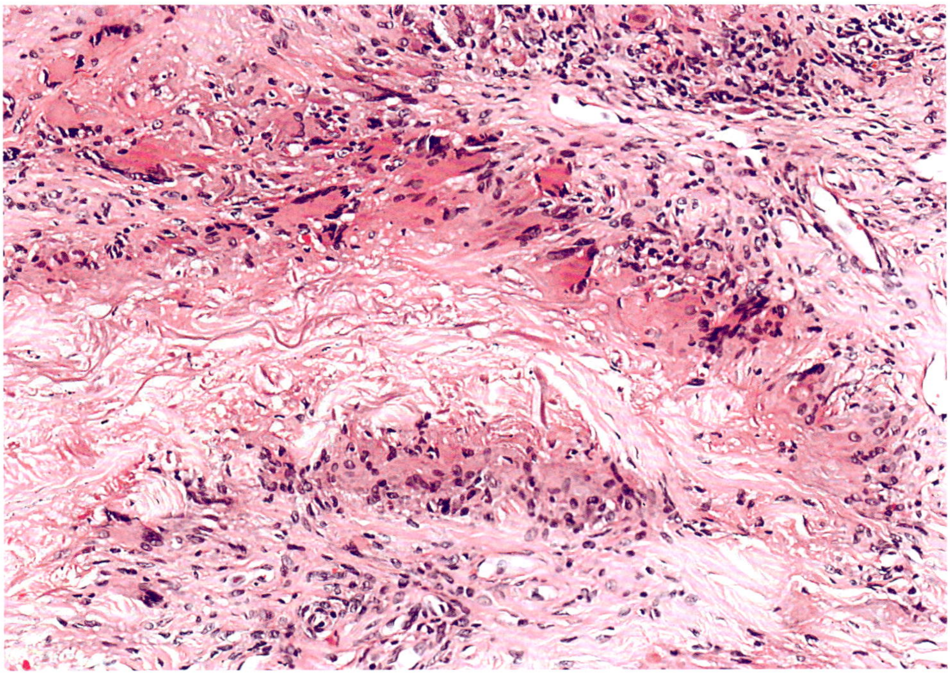

环状肉芽肿： 周围组织细胞排列呈栅栏状，中央为变性的胶原纤维，可见多核巨细胞

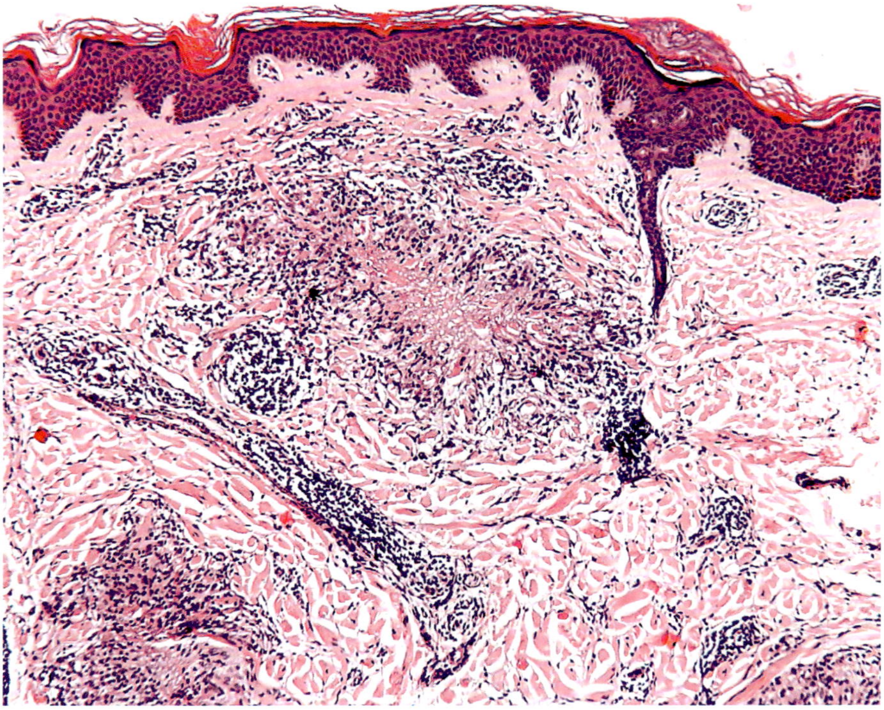

环状肉芽肿： 真皮上部可见栅栏状肉芽肿

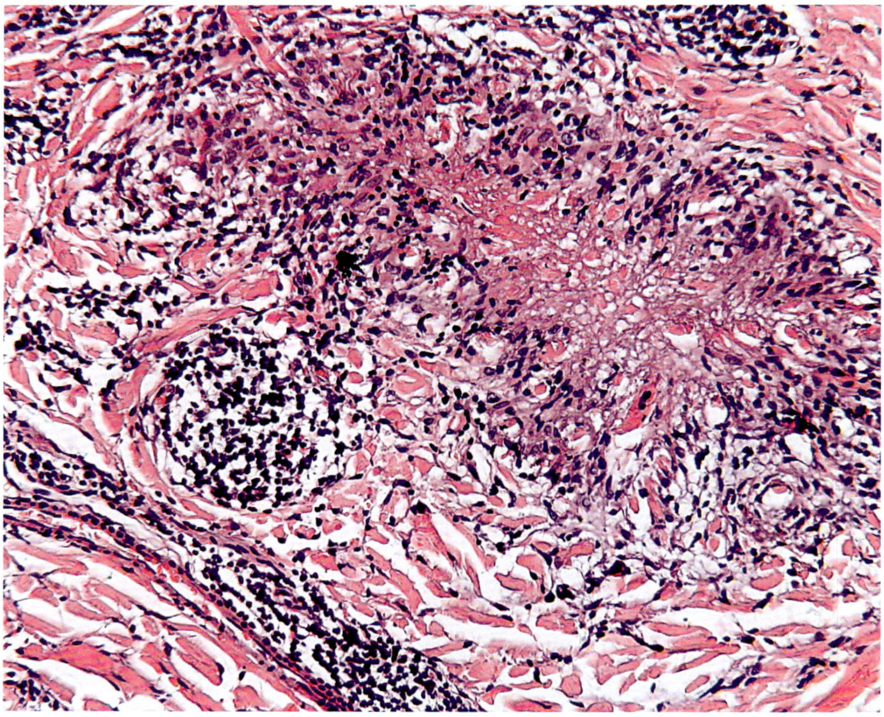

环状肉芽肿： 周围组织细胞排列呈栅栏状，中央为变性的胶原纤维

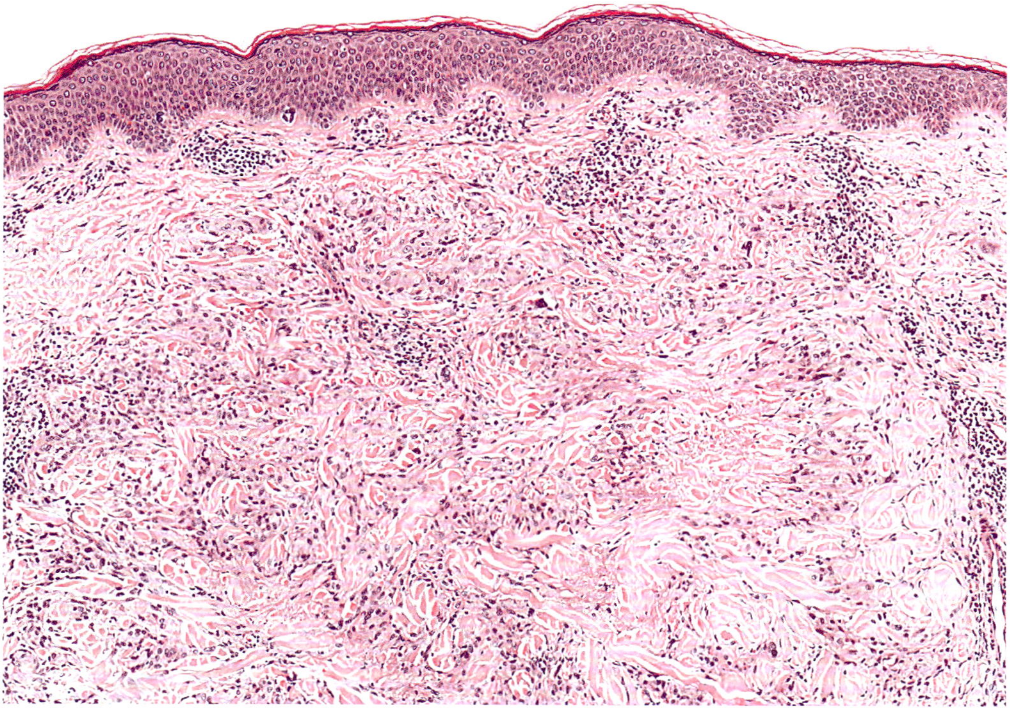

环状肉芽肿：可见栅栏状肉芽肿，但大部分组织细胞呈片状在胶原纤维间浸润

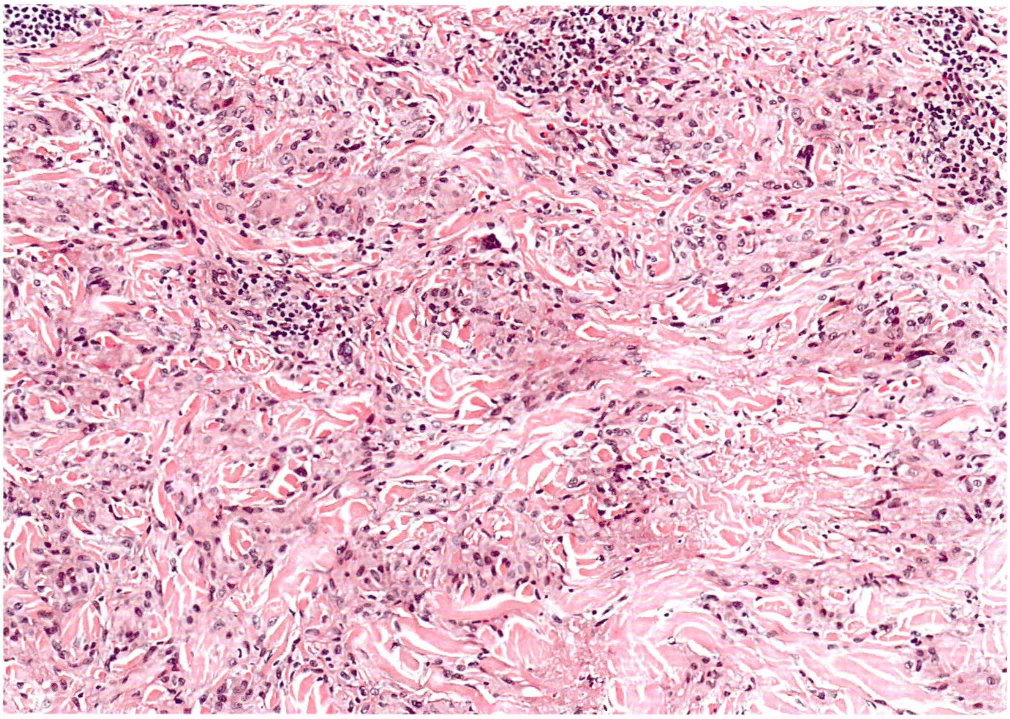

环状肉芽肿：可见栅栏状肉芽肿，但大部分组织细胞呈片状在胶原纤维间浸润

78. 类脂质渐进性坏死
Necrobiosis lipoidica

- 常累及真皮全层及皮下组织
- 为渐进坏死性肉芽肿
- 表现为胶原纤维变性坏死，周围组织细胞、多核巨细胞、淋巴细胞浸润
- 常有浆细胞浸润
- 一般无黏蛋白沉积
- 常有多层状病灶，呈三明治外观
- 多见于中年女性，部分伴发糖尿病
- 好发于胫前
- 临床表现为圆形或椭圆形界限清楚的斑块
- 中央凹陷，呈淡黄色
- 边缘隆起，呈紫红或粉红色

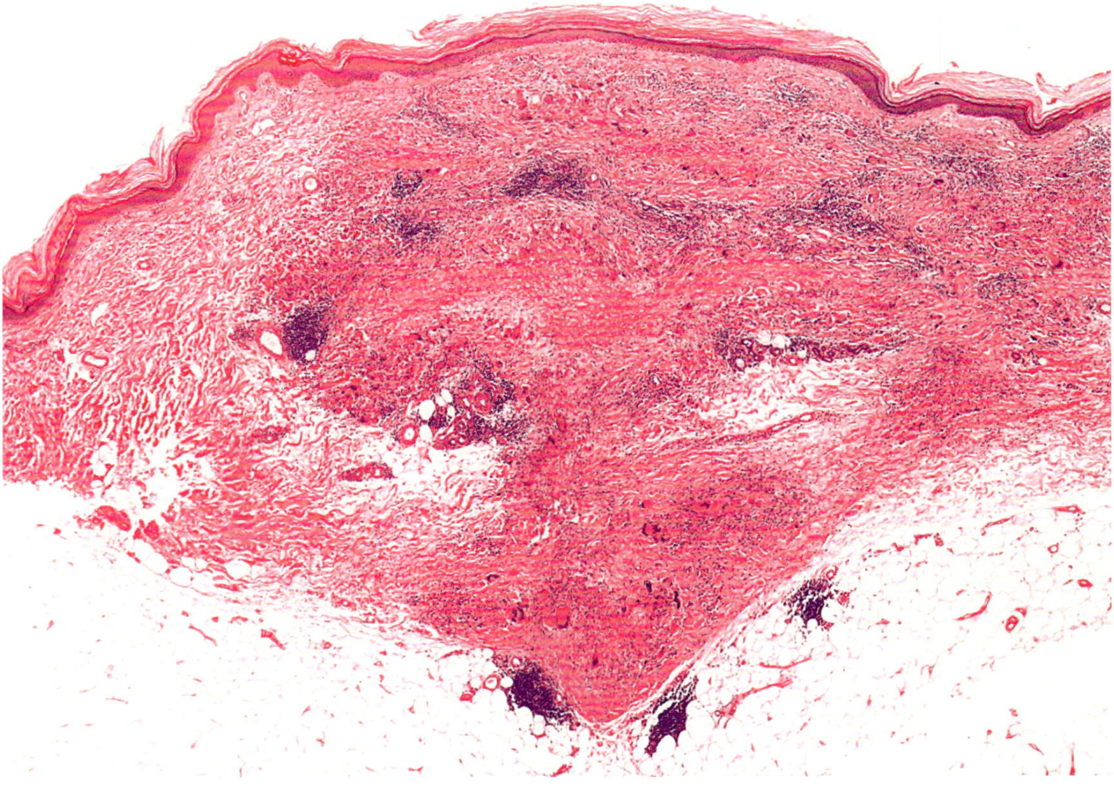

类脂质渐进性坏死：真皮内肉芽肿，深达脂肪层

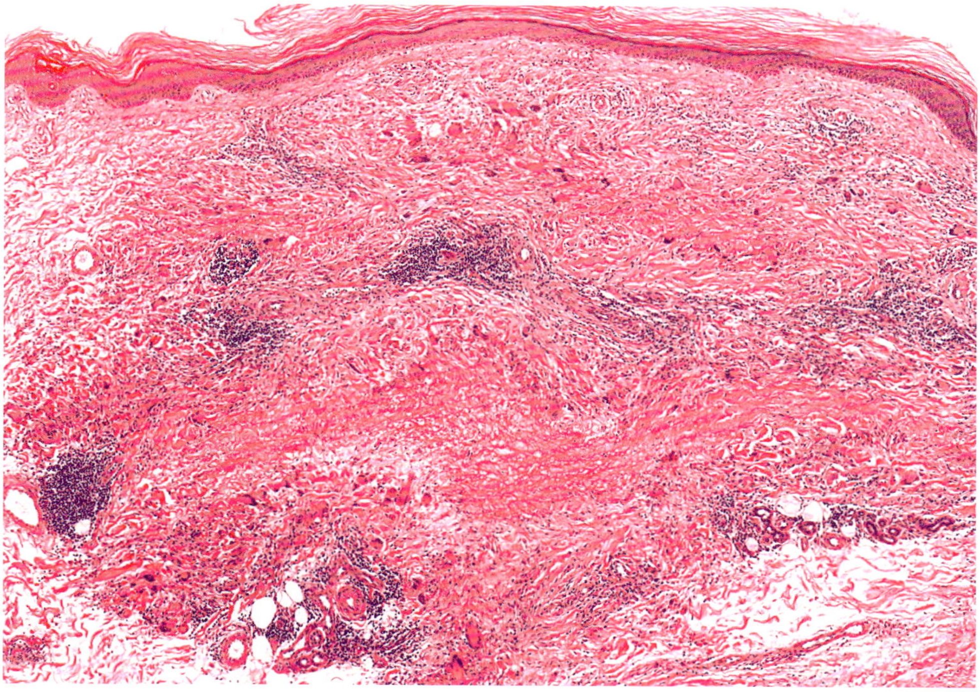

类脂质渐进性坏死：可见栅栏状肉芽肿

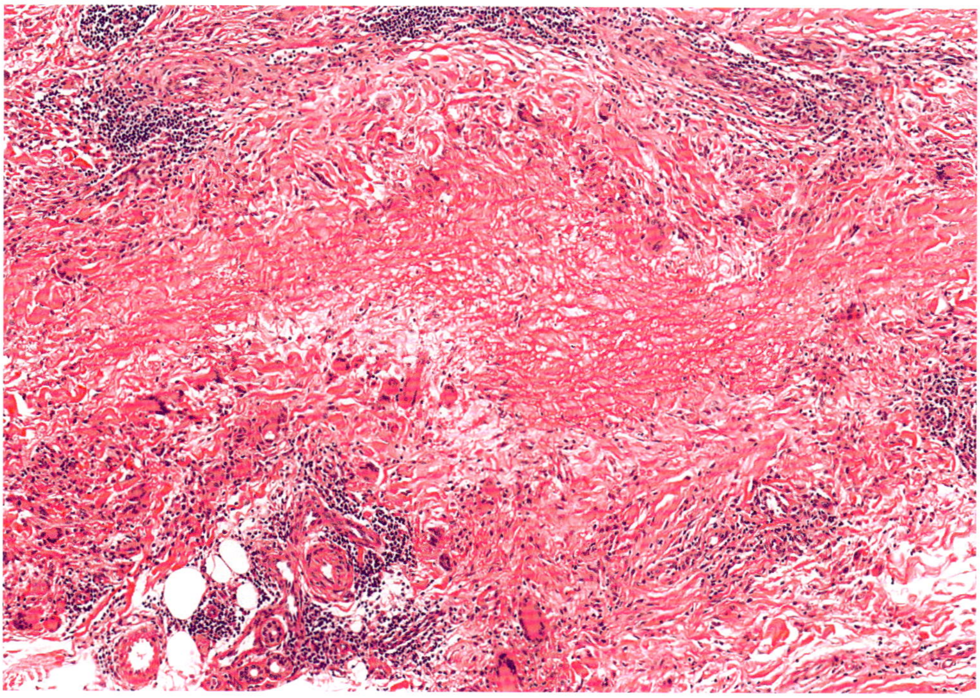

类脂质渐进性坏死：中央为胶原纤维变性坏死，周围组织细胞、多核巨细胞、淋巴细胞浸润

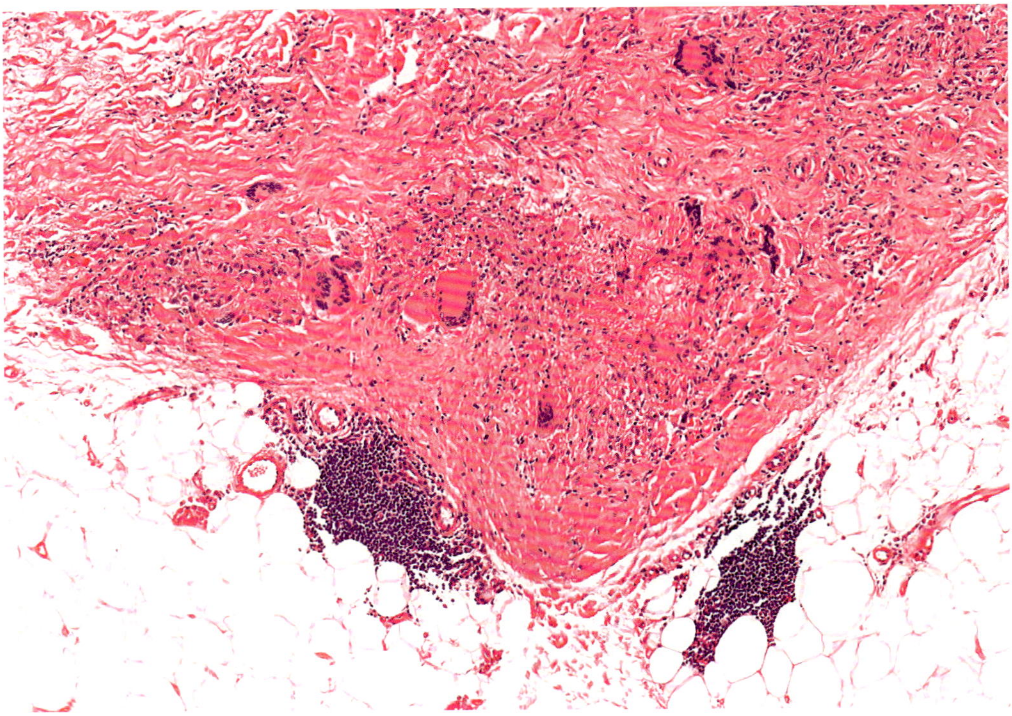

类脂质渐进性坏死：病变深达脂肪层

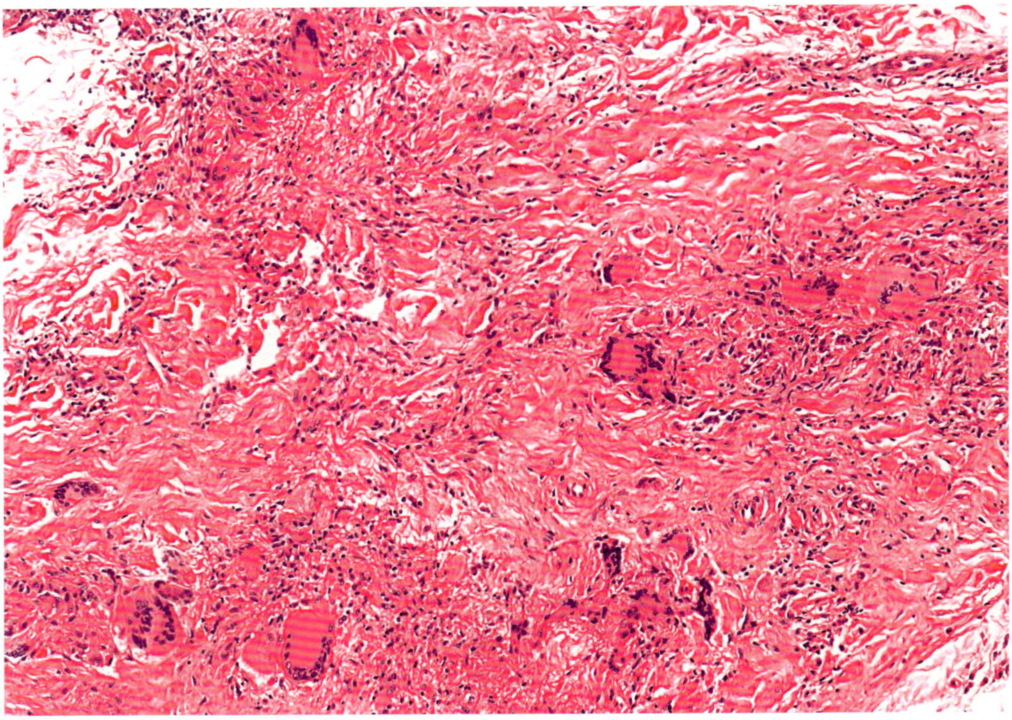

类脂质渐进性坏死：可见多核巨细胞、淋巴细胞及浆细胞浸润

79. 类风湿结节 Rheumatoid nodule

- 病变多位于真皮深部或皮下组织
- 表现为栅栏状肉芽肿
- 病变的中央为纤维素样物质
- 周围为组织细胞
- 见于30%类风湿关节炎患者
- 好发于上肢伸侧、肘部、指关节伸侧
- 临床表现为无症状的皮下肿物

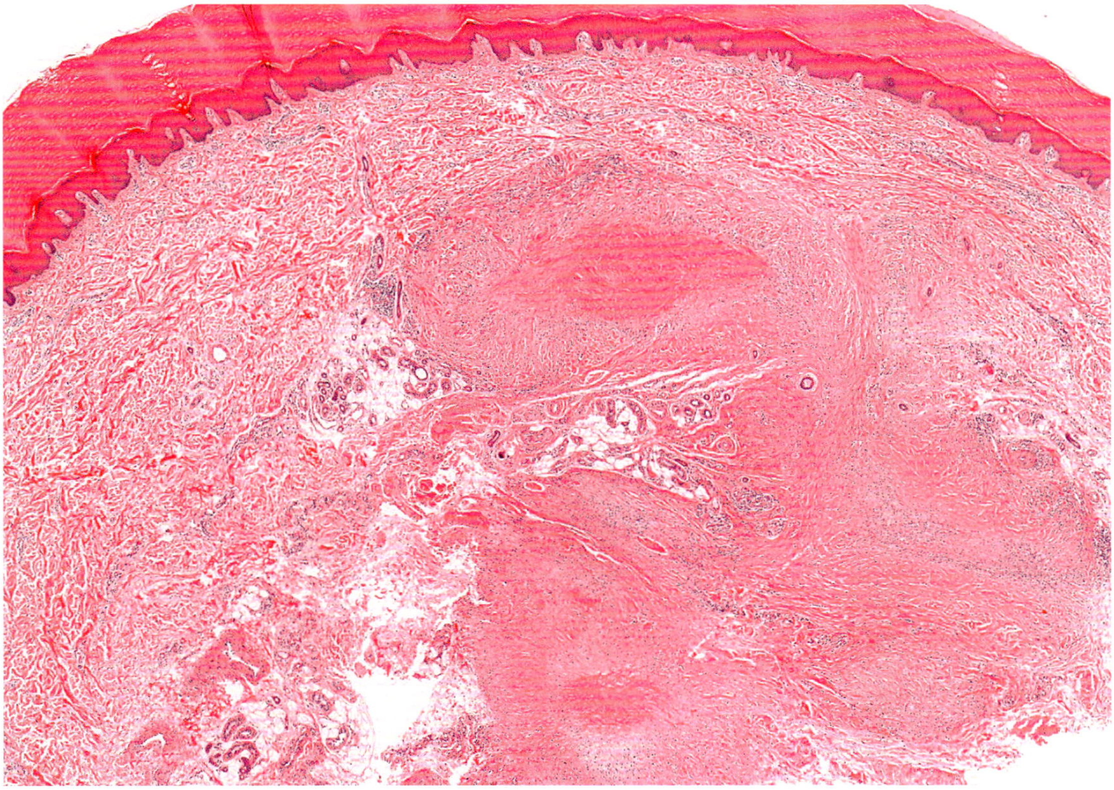

类风湿结节：真皮内多个栅栏状肉芽肿

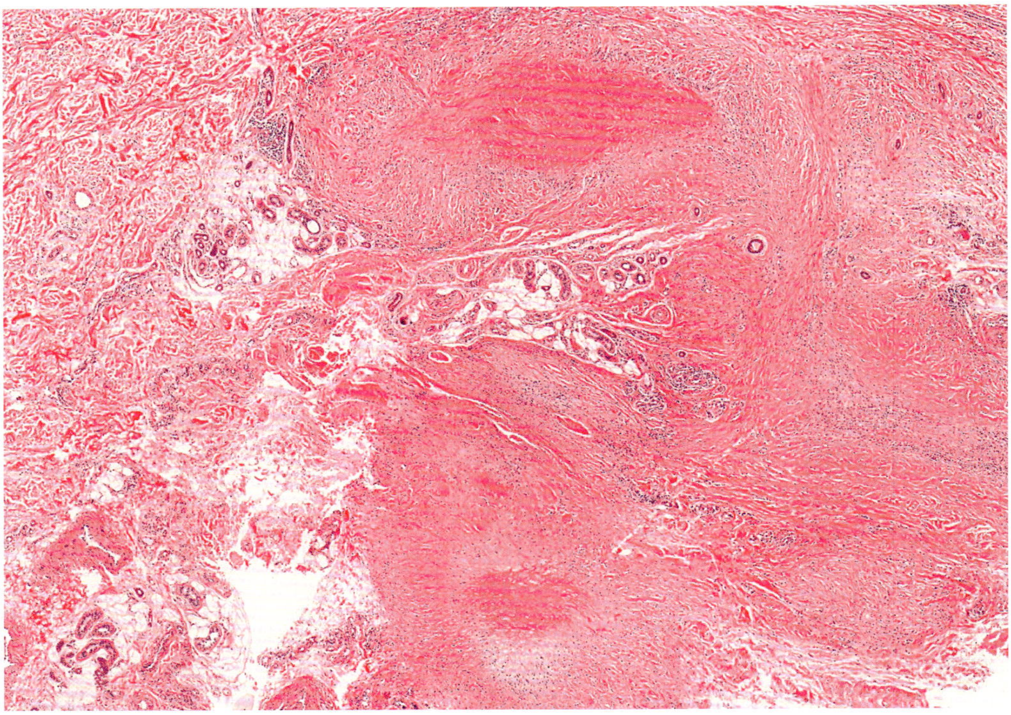

类风湿结节： 真皮内多个栅栏状肉芽肿

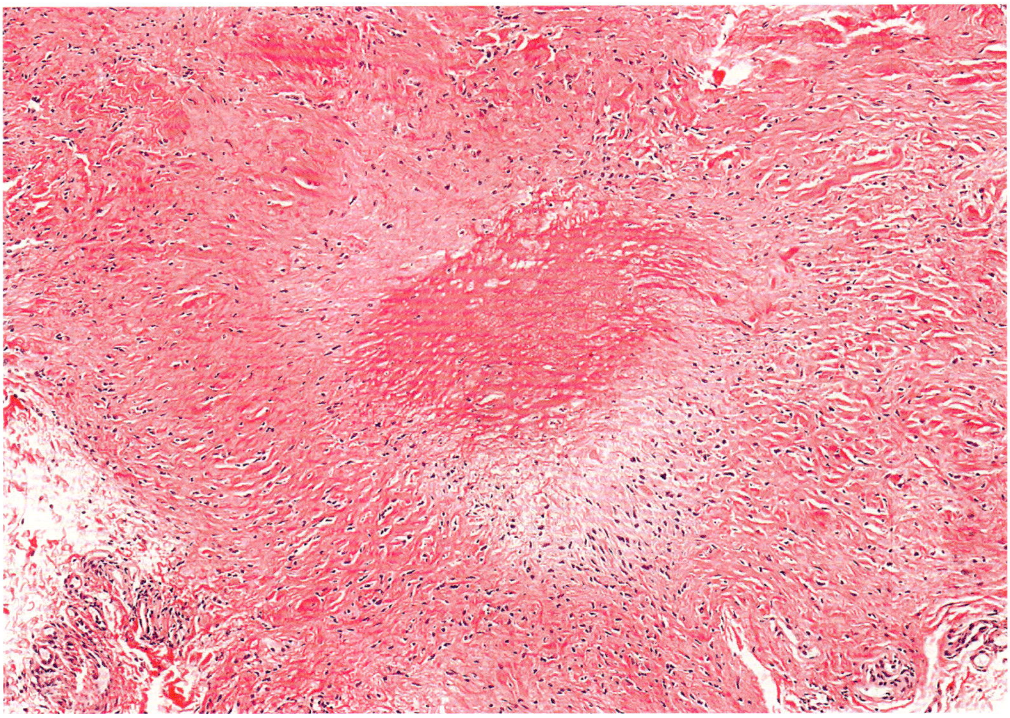

类风湿结节： 病变的中央为纤维素样物质，周围为组织细胞

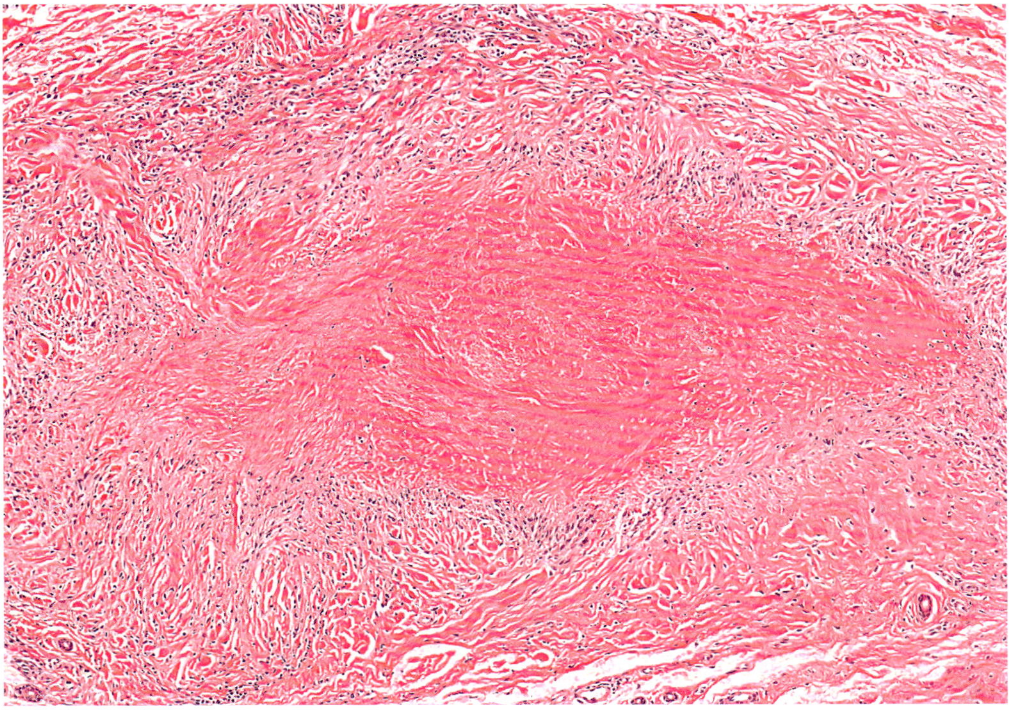

类风湿结节：栅栏状肉芽肿

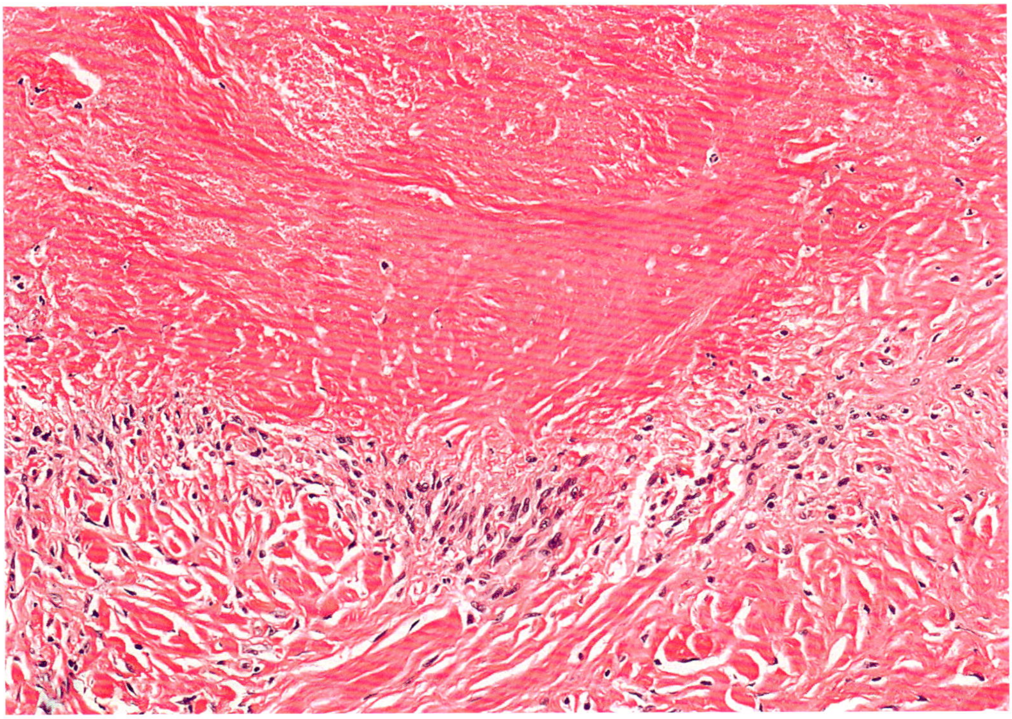

类风湿结节：病变的中央为纤维素样物质，周围为组织细胞

80. 结节病
Sarcoidosis

- 表皮一般正常，也可出现萎缩
- 真皮或皮下出现上皮样肉芽肿
- 多呈结节状分布
- 主要是由组织细胞组成的结节，边缘淋巴细胞数量较少，称为“裸结节”
- 有数量不等的多核巨细胞
- 结节中可出现星状体
- 无干酪样坏死
- 组织细胞也可呈片状在胶原纤维间分布
- 皮肤损害可为丘疹、结节或斑块
- 可呈环状或瘢痕状
- 呈暗红或紫红色，可出现色素减退
- 好发于中年人
- 面部是好发部位

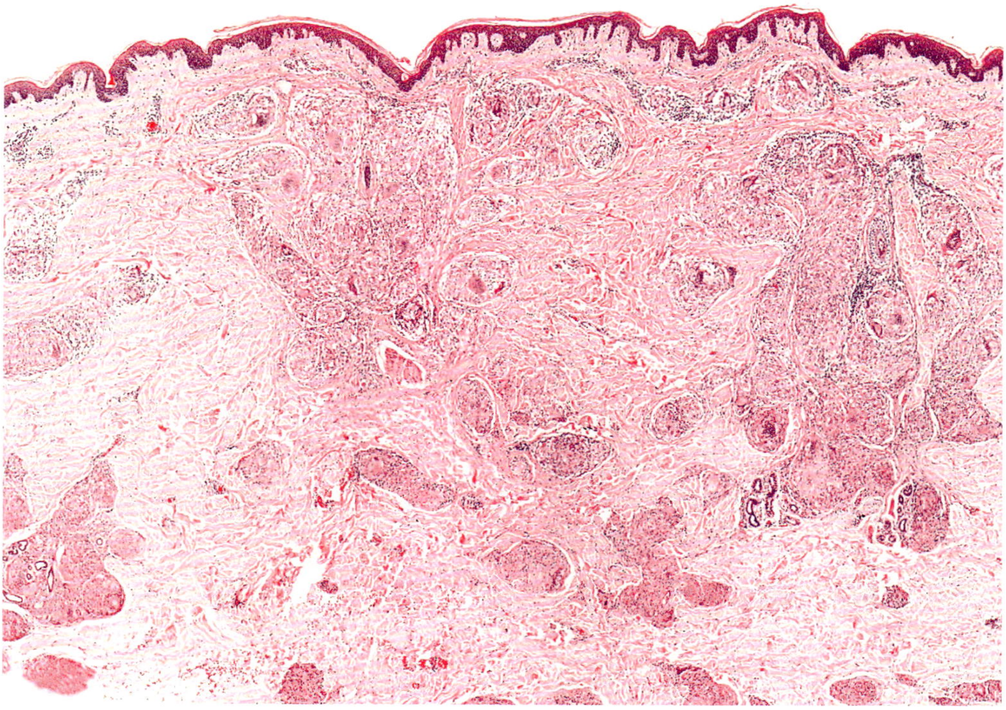

结节病：真皮内结节状团块

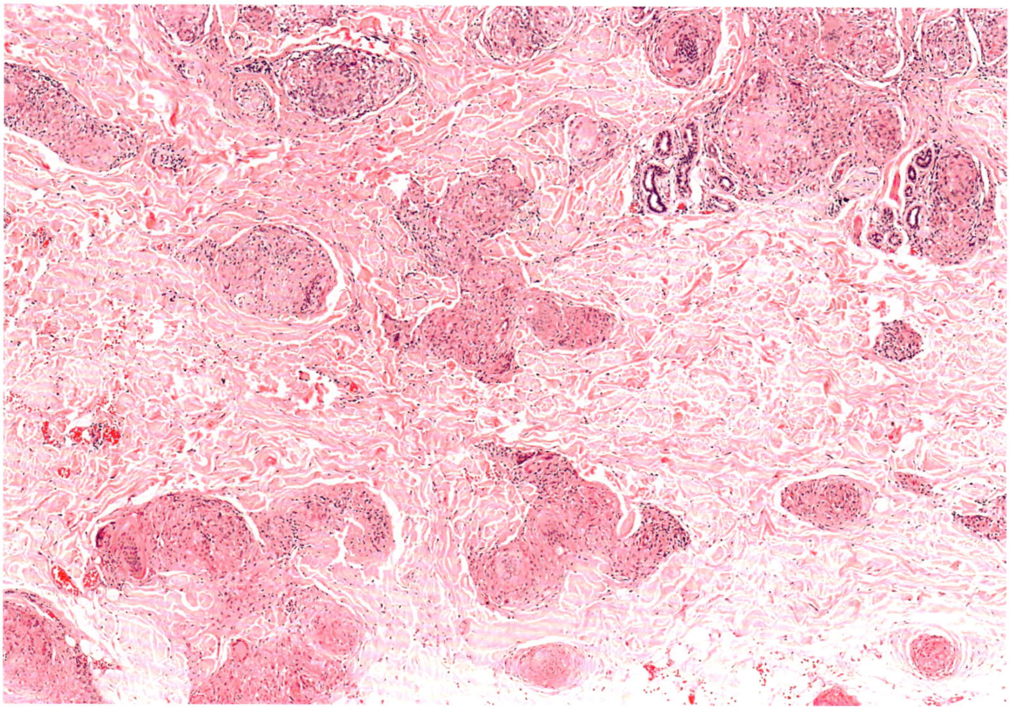

结节病：真皮内结节状团块，由组织细胞组成

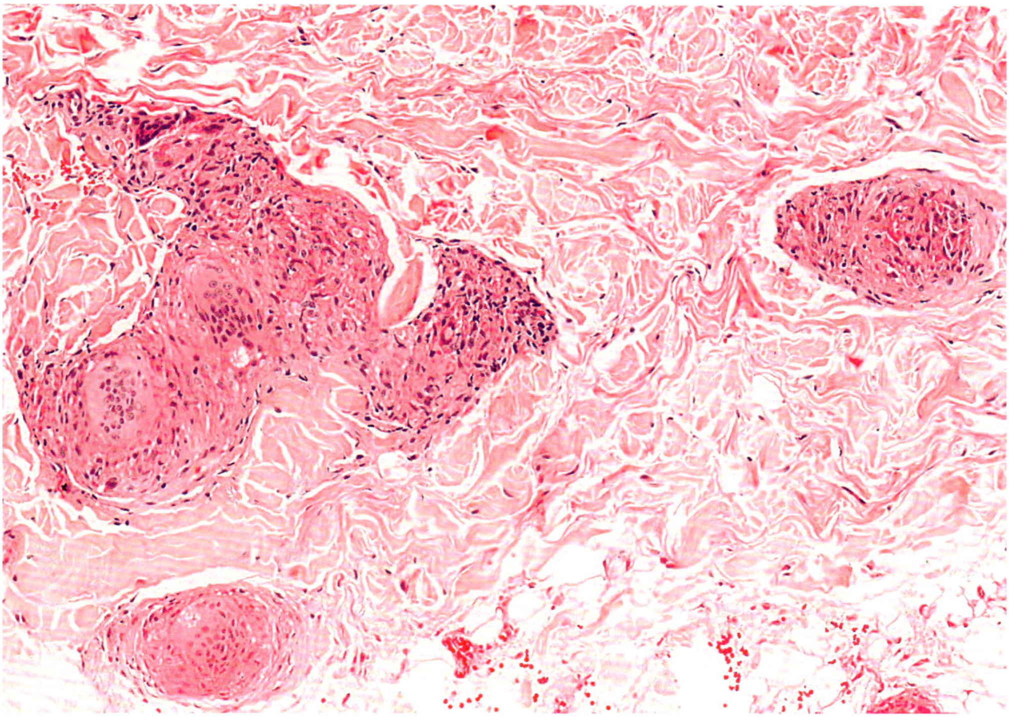

结节病：真皮内组织细胞结节状团块，周围几乎没有炎症细胞浸润

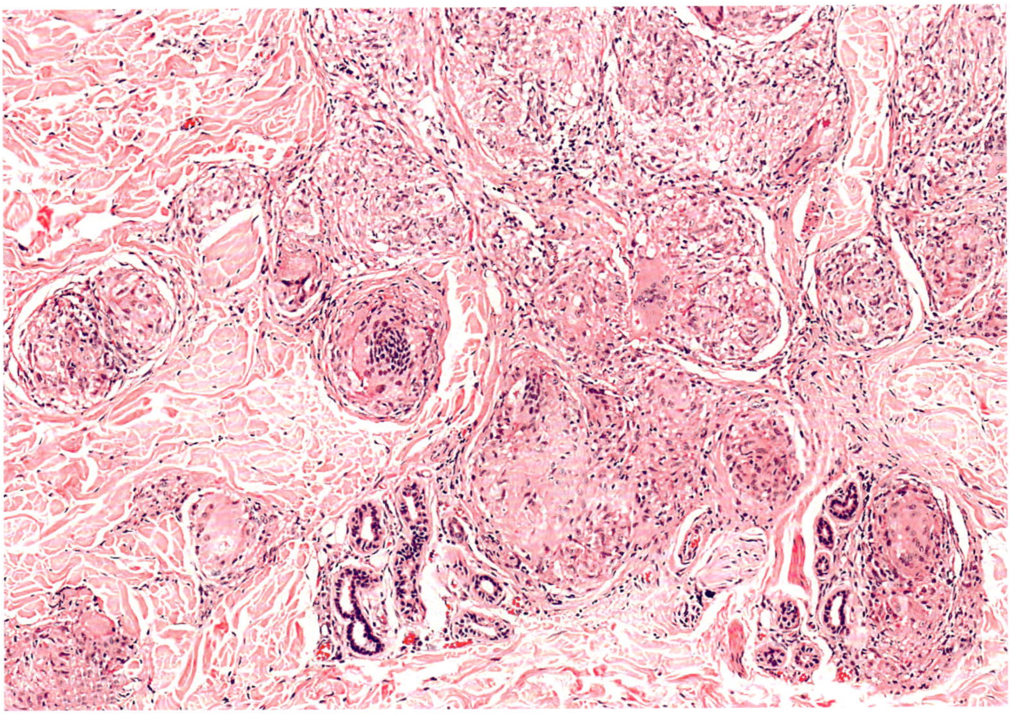

结节病： 真皮内组织细胞结节状浸润，周围几乎没有炎症细胞浸润

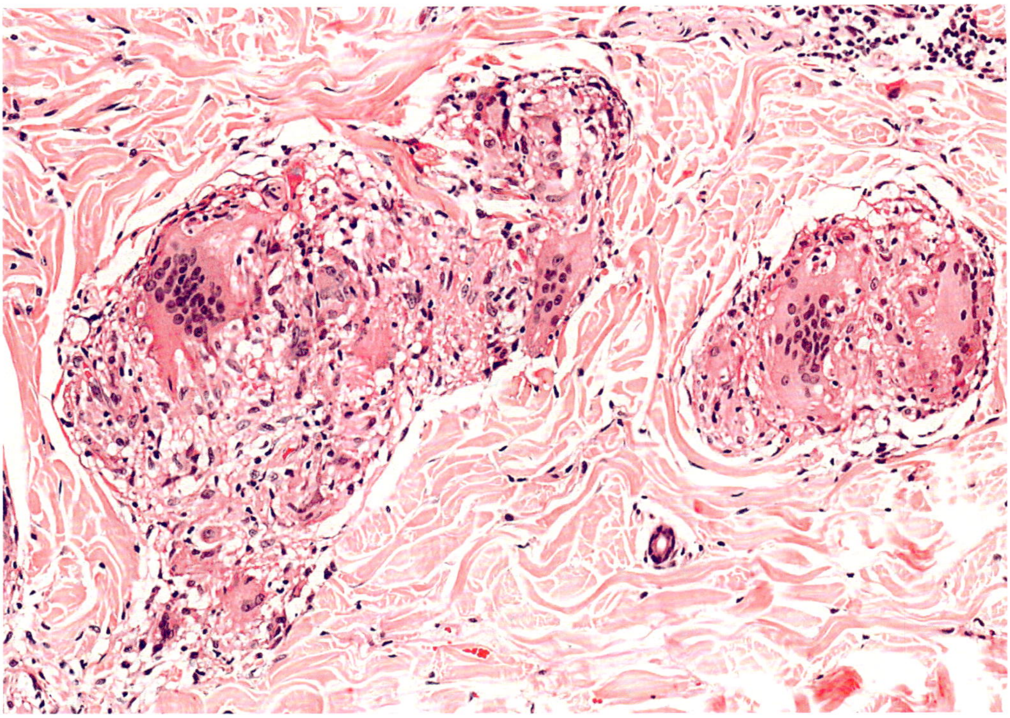

结节病： 结节内可见多核巨细胞

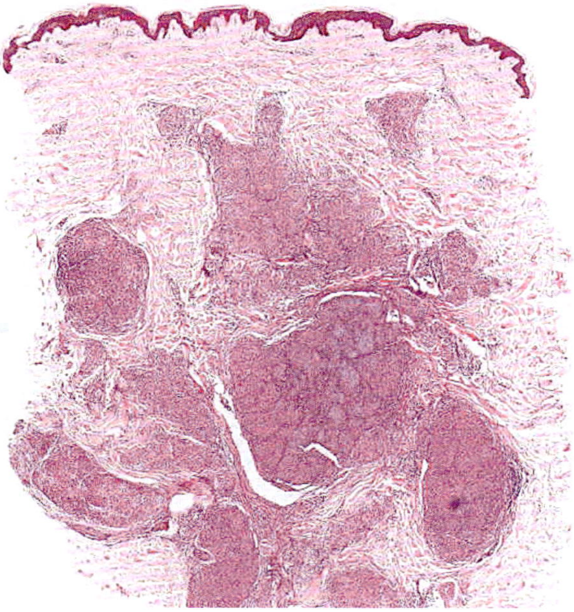

结节病：真皮内组织细胞结节状团块，侵及真皮深部

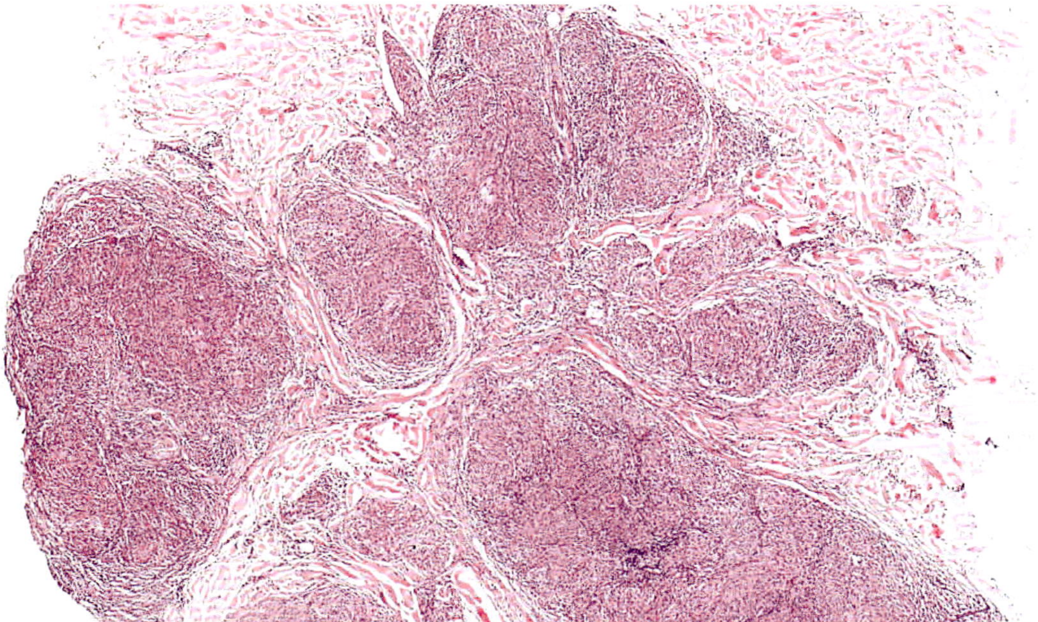

结节病：真皮内组织细胞结节状团块

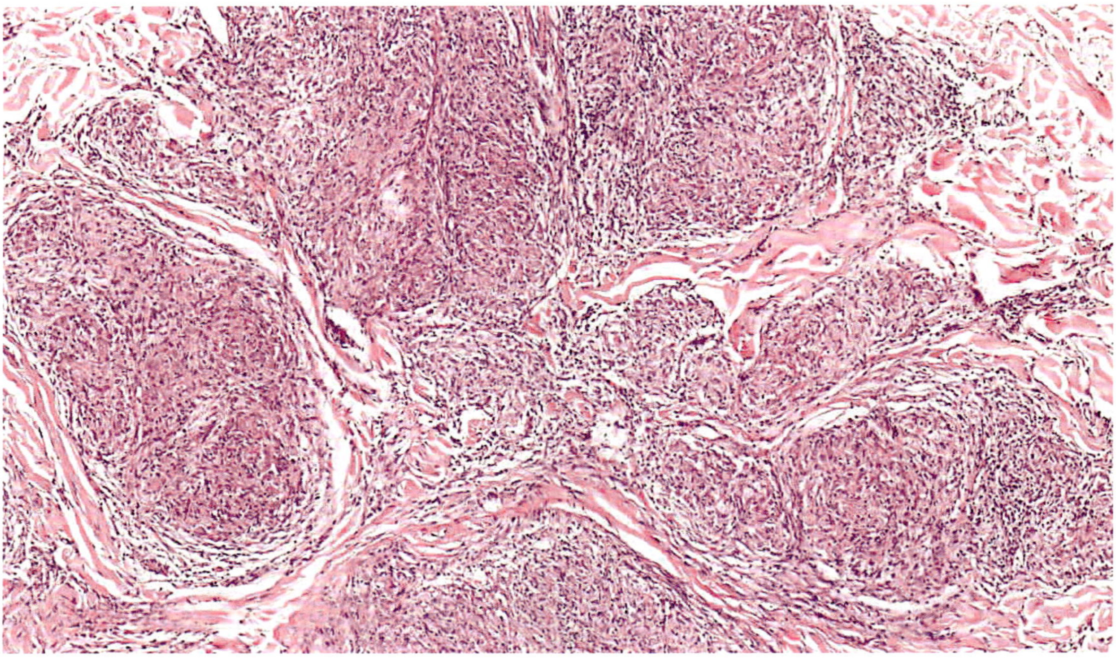

结节病：组织细胞结节状团块，周围炎症细胞较少

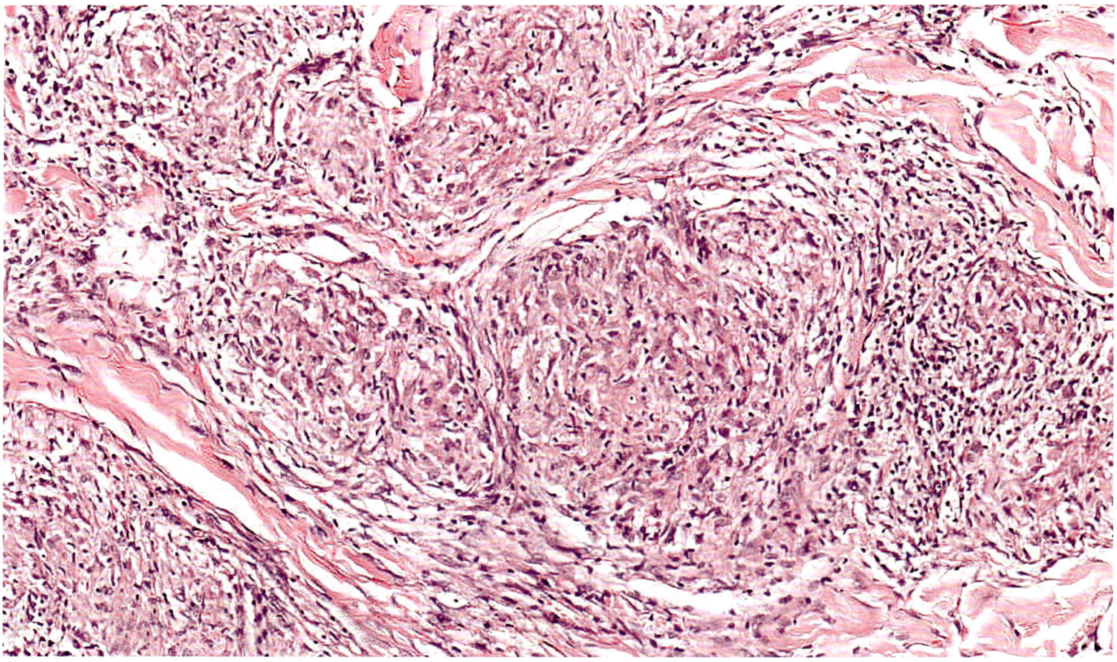

结节病：组织细胞结节状团块，周围炎症细胞较少

81. 黄色肉芽肿
Xanthogranuloma

- 表皮大致正常或萎缩
- 真皮和（或）皮下组织出现以组织细胞为主的混合细胞浸润
- 成熟损害中可见泡沫样组织细胞及Touton巨细胞
- 泡沫细胞较大，胞质淡染，呈气球状
- Touton巨细胞核呈花环状排列，周围是泡沫样胞质，中间为嗜酸性胞质
- 淋巴细胞多见，伴中性粒细胞、浆细胞及嗜酸性粒细胞浸润
- 晚期出现间质纤维化及成纤维细胞增生
- 多数浸润细胞CD68阳性，CD1a阴性
- 临床分为幼年黄色肉芽肿和成人黄色肉芽肿
- 好发于头颈部、躯干上部及四肢近端
- 红棕色丘疹或结节
- 单发或多发
- 一般无自觉症状

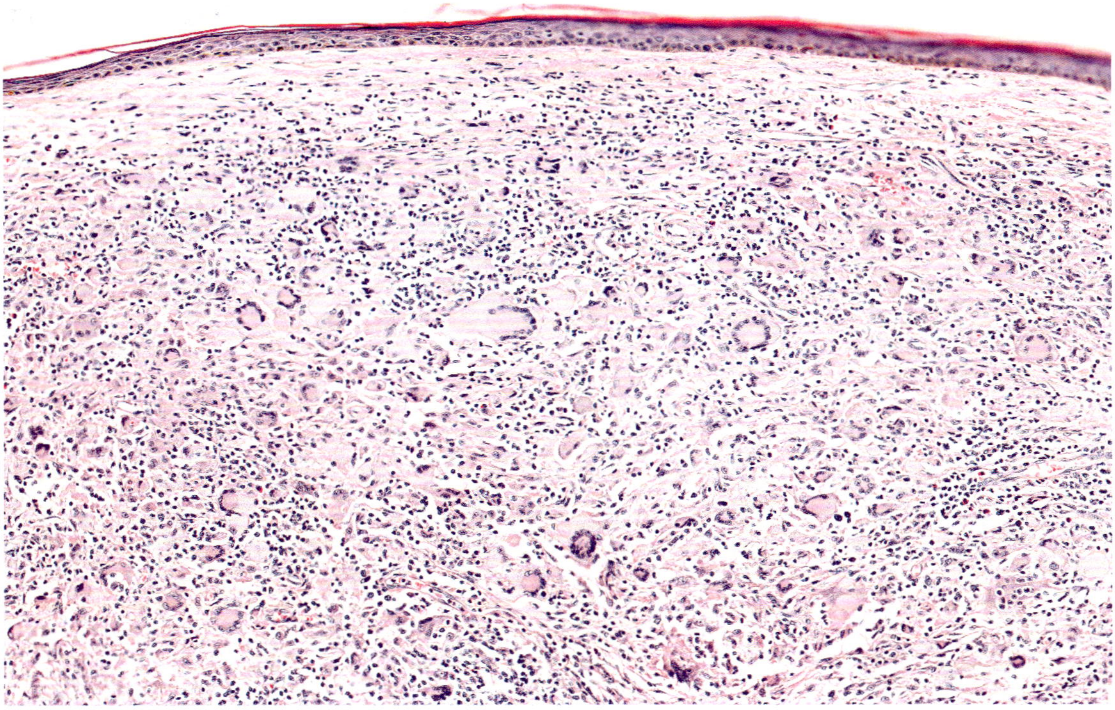

黄色肉芽肿： 表皮萎缩，真皮内混合炎症细胞浸润，可见较多Touton巨细胞

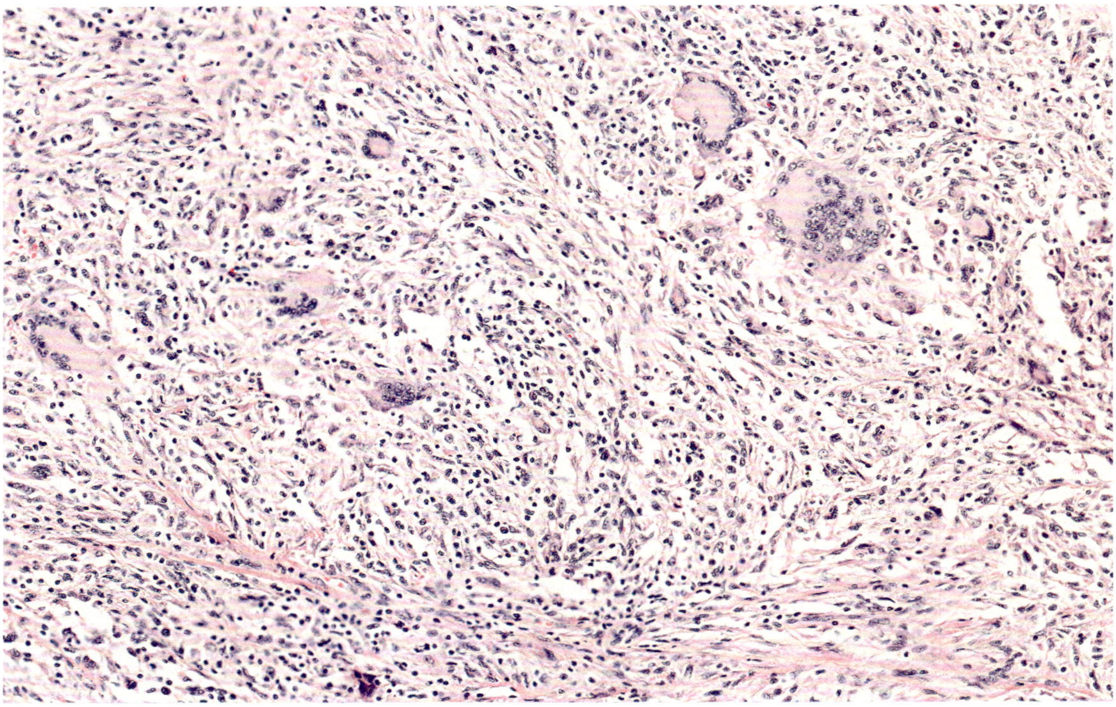

黄色肉芽肿： 真皮内混合炎症细胞浸润，可见Touton巨细胞

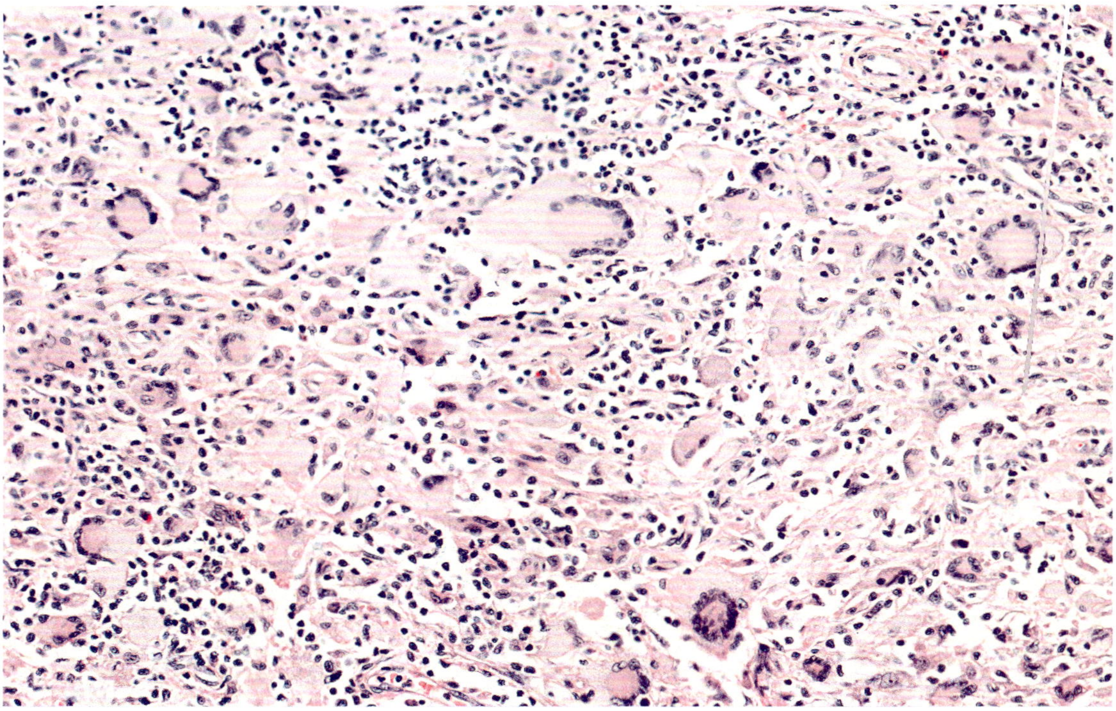

黄色肉芽肿： 真皮内混合炎症细胞浸润，可见Touton巨细胞、组织细胞、淋巴细胞及中性粒细胞

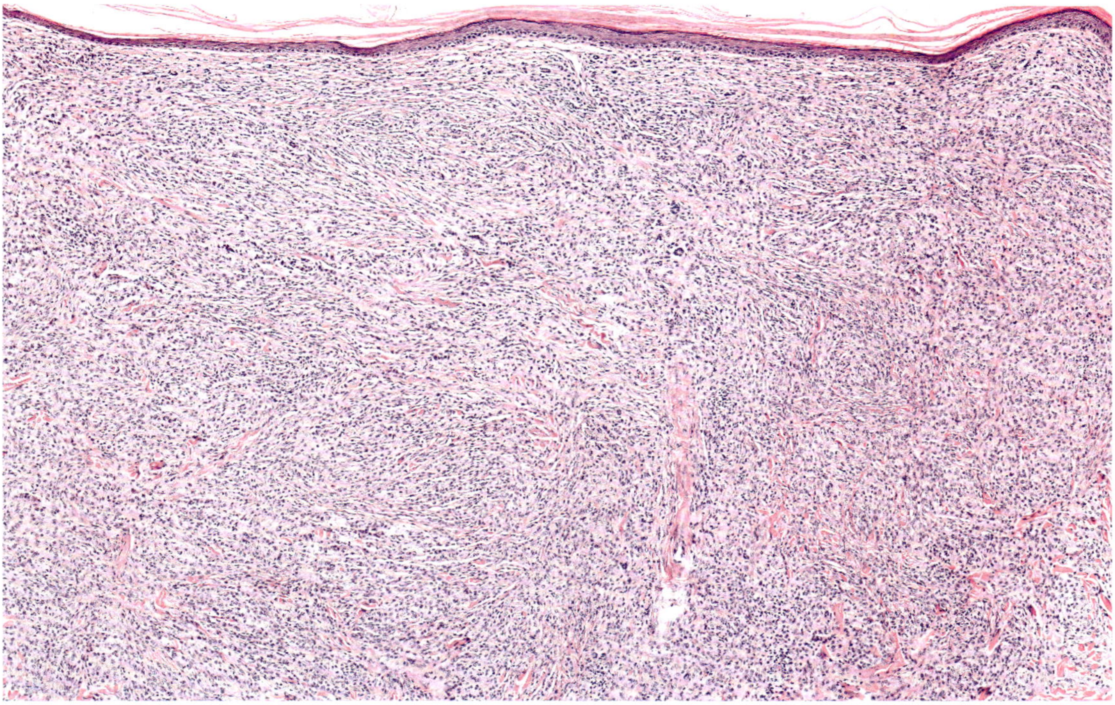

黄色肉芽肿：表皮萎缩，真皮内混合炎症细胞浸润，主要为组织细胞，可见Touton巨细胞

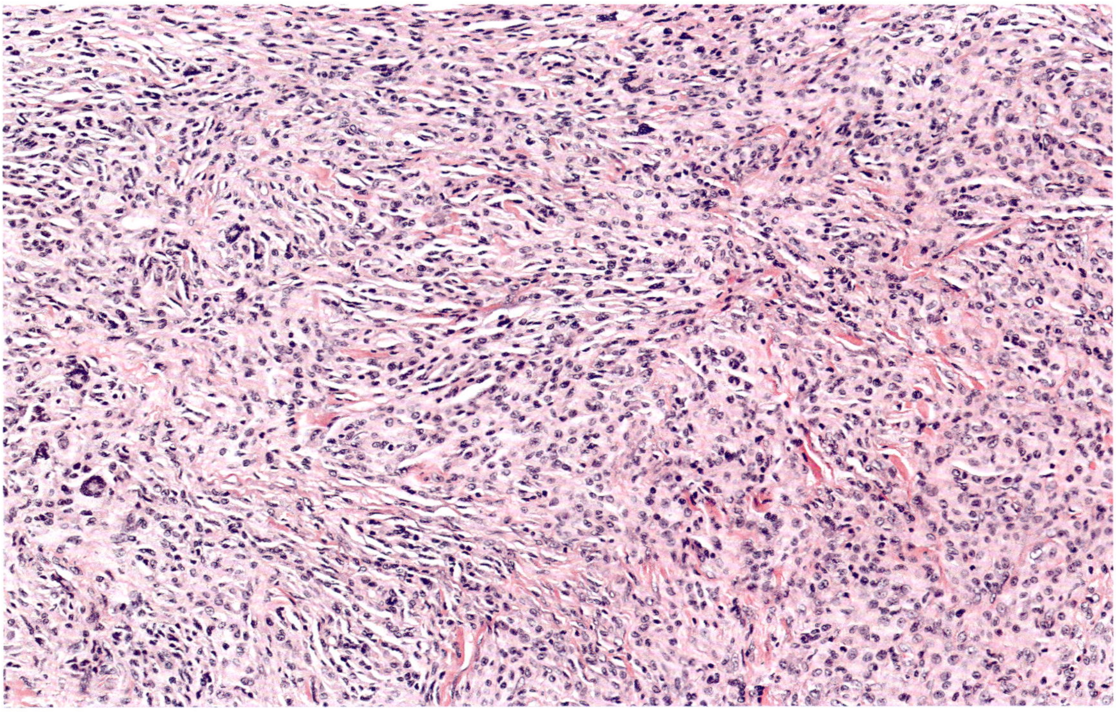

黄色肉芽肿：真皮内混合炎症细胞浸润，主要为组织细胞，可见Touton巨细胞

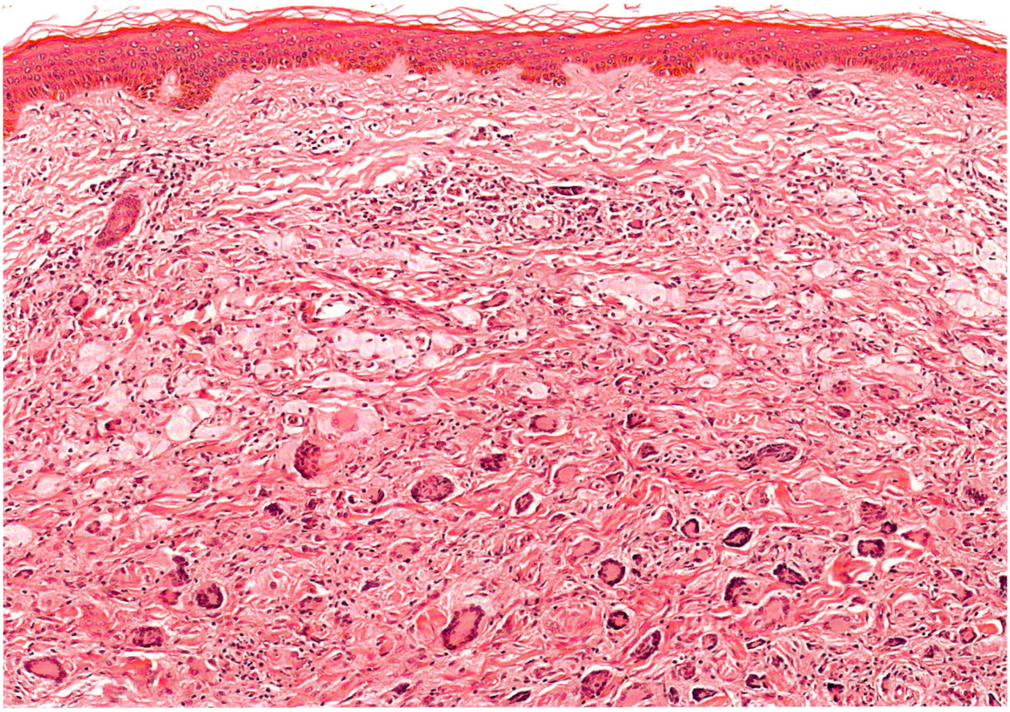

黄色肉芽肿：真皮内混合炎症细胞浸润，可见泡沫细胞及Touton巨细胞

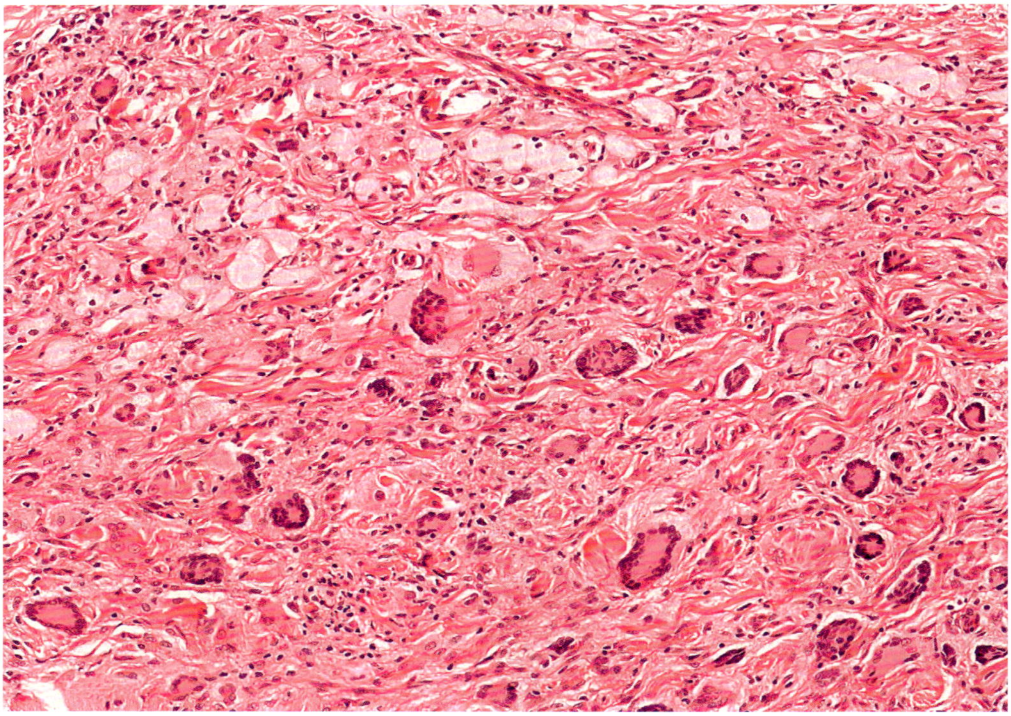

黄色肉芽肿：真皮内混合炎症细胞浸润，可见泡沫细胞及Touton巨细胞

82. 黄色瘤
Xanthoma

- 表皮正常或萎缩
- 真皮内泡沫状组织细胞浸润
- 呈结节状或弥漫状分布
- 稀疏淋巴细胞浸润，可见组织细胞及中性粒细胞
- 成熟皮损中可见Touton多核巨细胞
- 皮损中可见脂质
- 除播散型黄瘤外，多与脂代谢异常相关
- 发疹性黄瘤临床表现为泛发性橘黄色丘疹，臀部及四肢伸侧多见
- 结节性黄瘤临床表现为橘黄色结节或斑块，多位于大关节伸侧
- 腱黄瘤发生于跟腱及手足背伸肌腱处
- 睑黄瘤以上睑内眦部多见
- 播散性黄瘤好发于身体屈侧，可累及黏膜，部分伴尿崩症

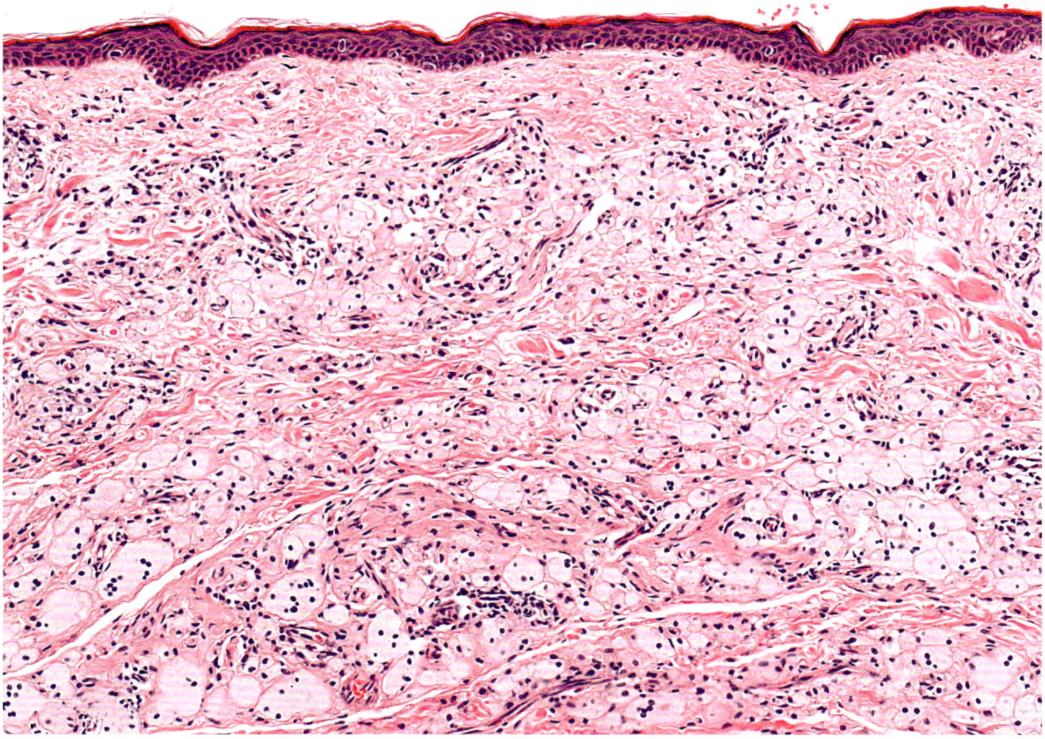

黄色瘤： 表皮萎缩，真皮内大量泡沫细胞

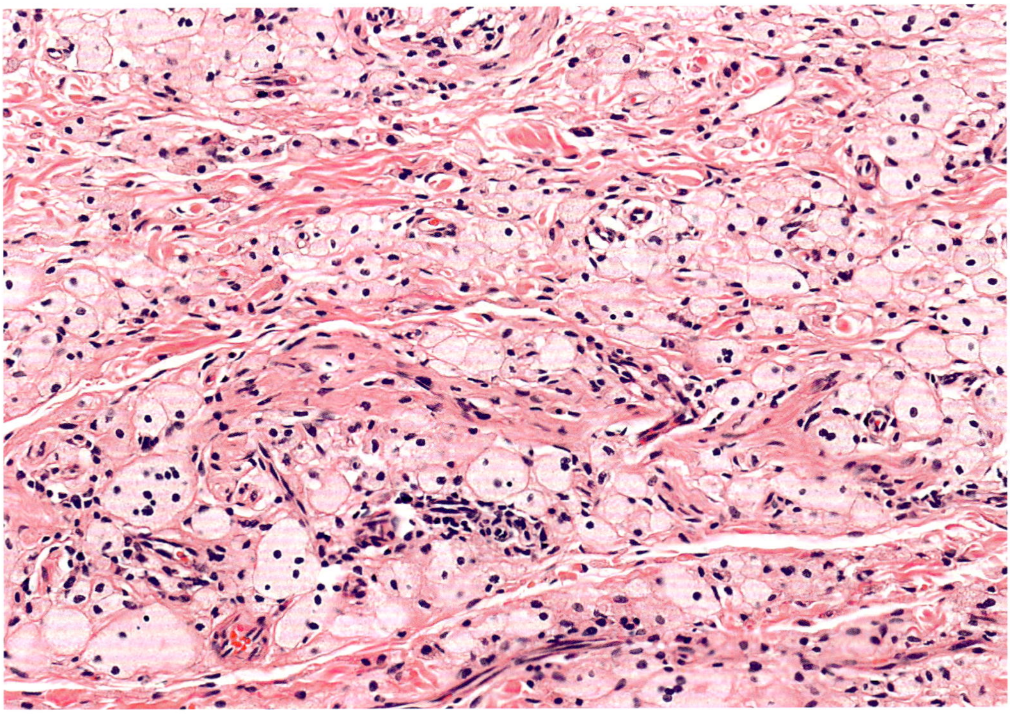

黄色瘤： 真皮内大量泡沫细胞

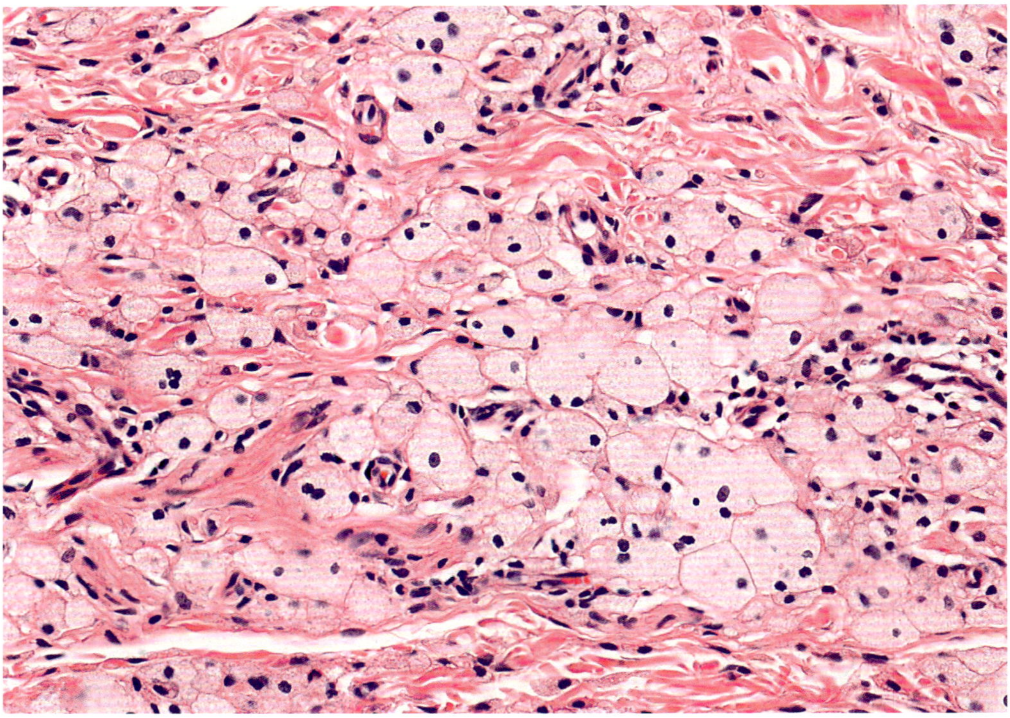

黄色瘤： 真皮内大量泡沫细胞

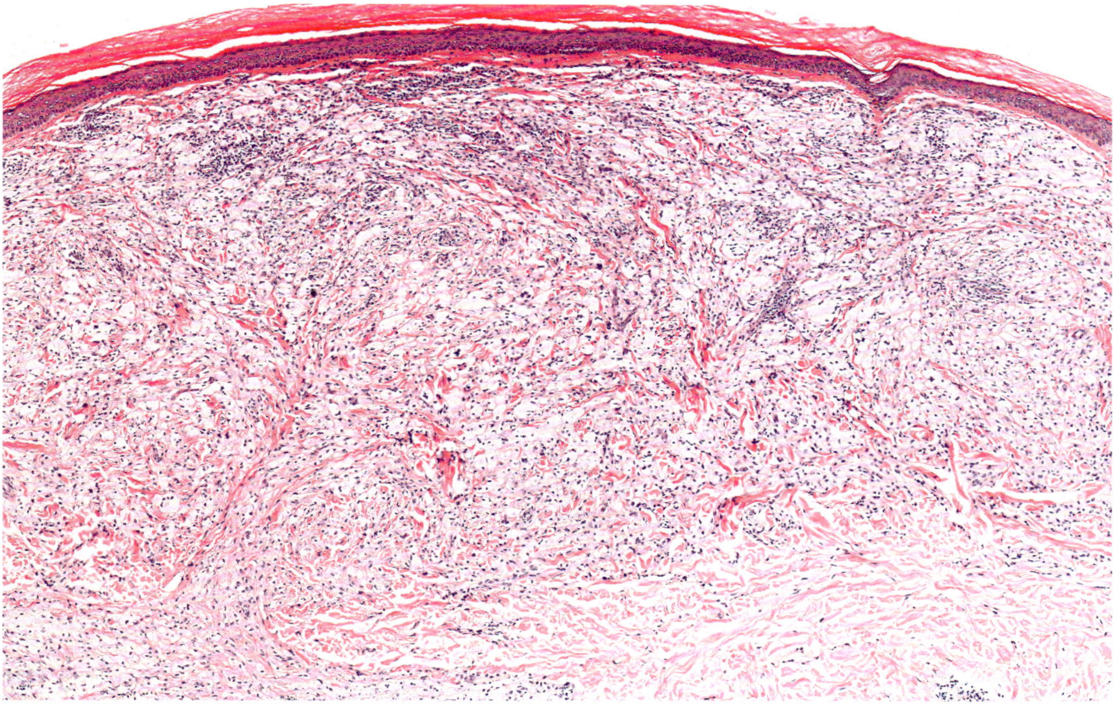

黄色瘤：表皮萎缩，真皮内大量泡沫状细胞，散在淋巴细胞

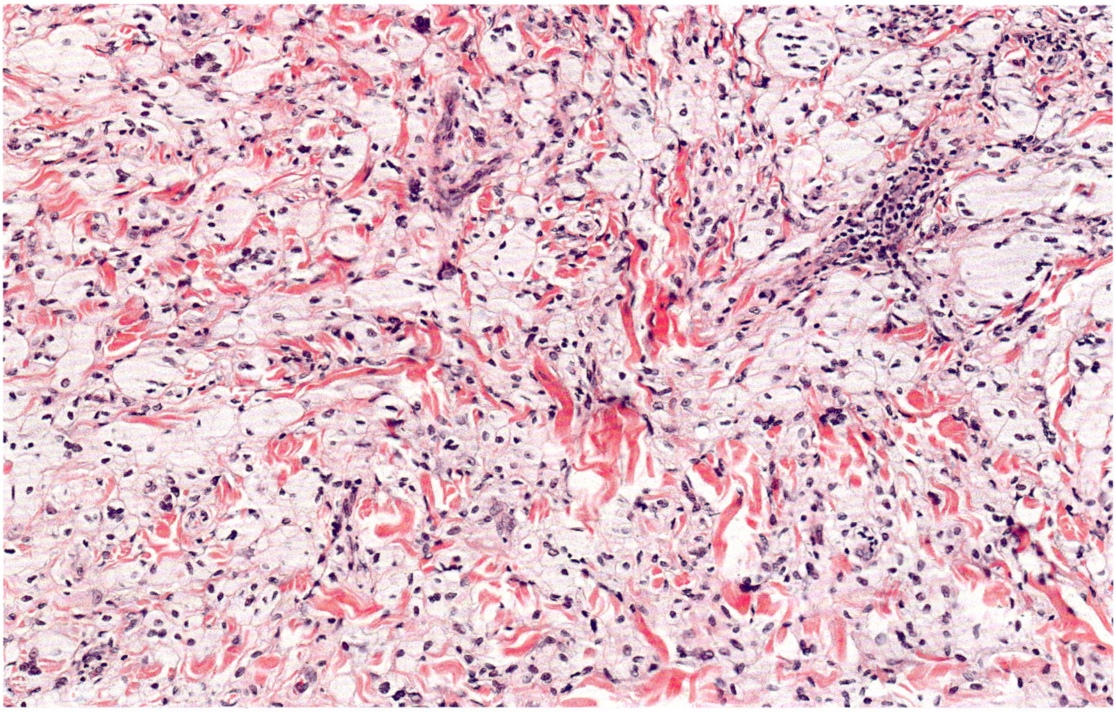

黄色瘤：真皮内大量泡沫状细胞，散在淋巴细胞

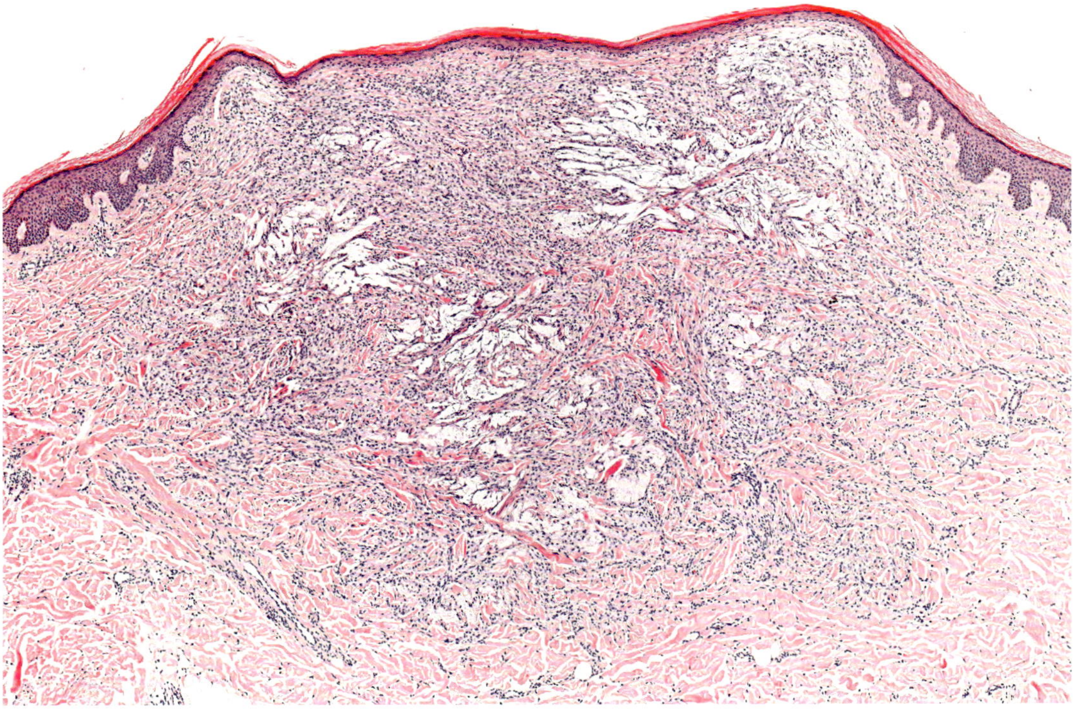

黄色瘤：表皮萎缩，真皮内主要为组织细胞浸润，可见脂质沉积

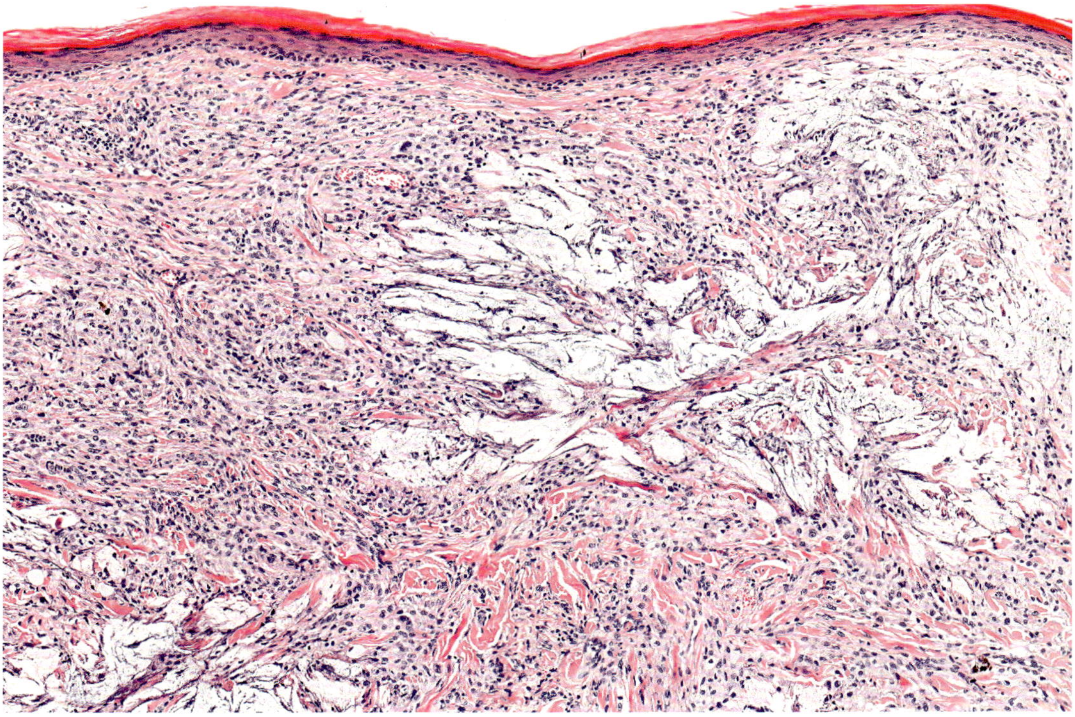

黄色瘤：表皮萎缩，真皮内主要为组织细胞浸润，可见脂质沉积

83. 胫前黏液性水肿
Pretibial myxedema

- 表皮角化过度
- 棘层肥厚
- 真皮内黏蛋白沉积，呈淡蓝色，阿申兰染色阳性
- 可见呈星状的成纤维细胞
- 可见肥大细胞
- 发生于胫前
- 临床表现为皮肤肿胀，呈皮色或淡褐色
- 毛囊口扩大时可呈橘皮状外观
- 压之为非可凹性肿胀
- 多伴有甲状腺功能异常

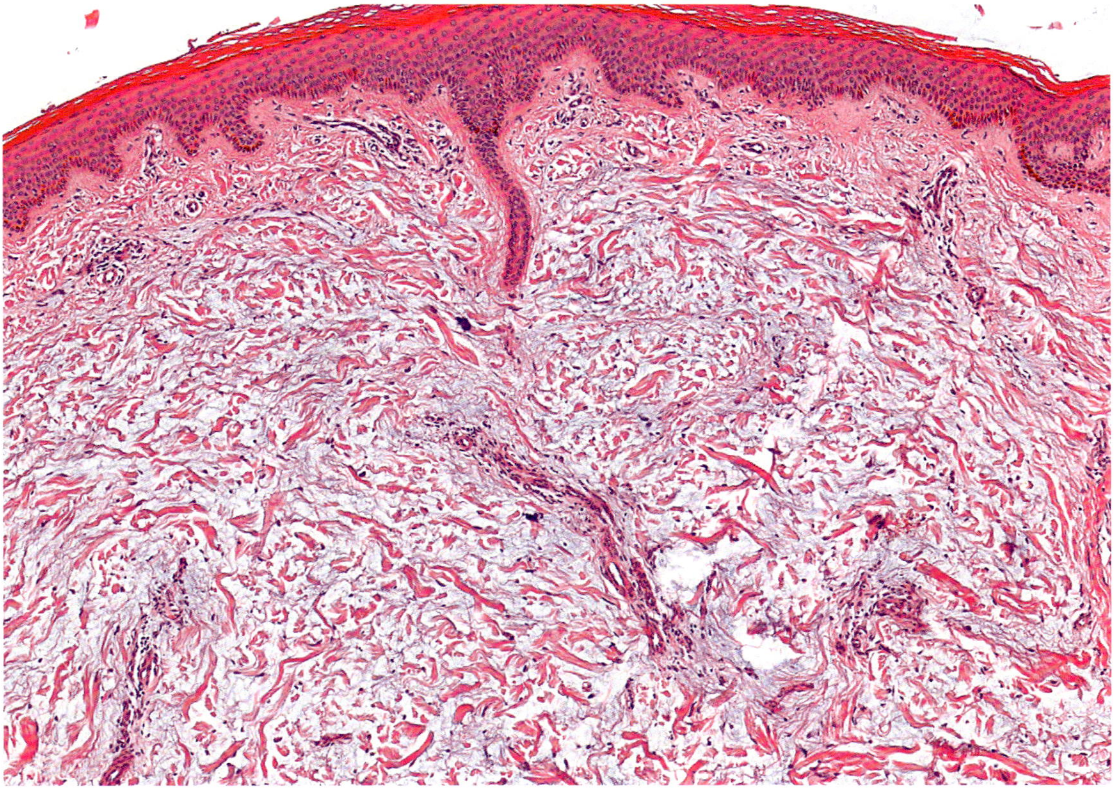

胫前黏液性水肿：真皮胶原纤维间黏蛋白沉积，呈淡蓝色

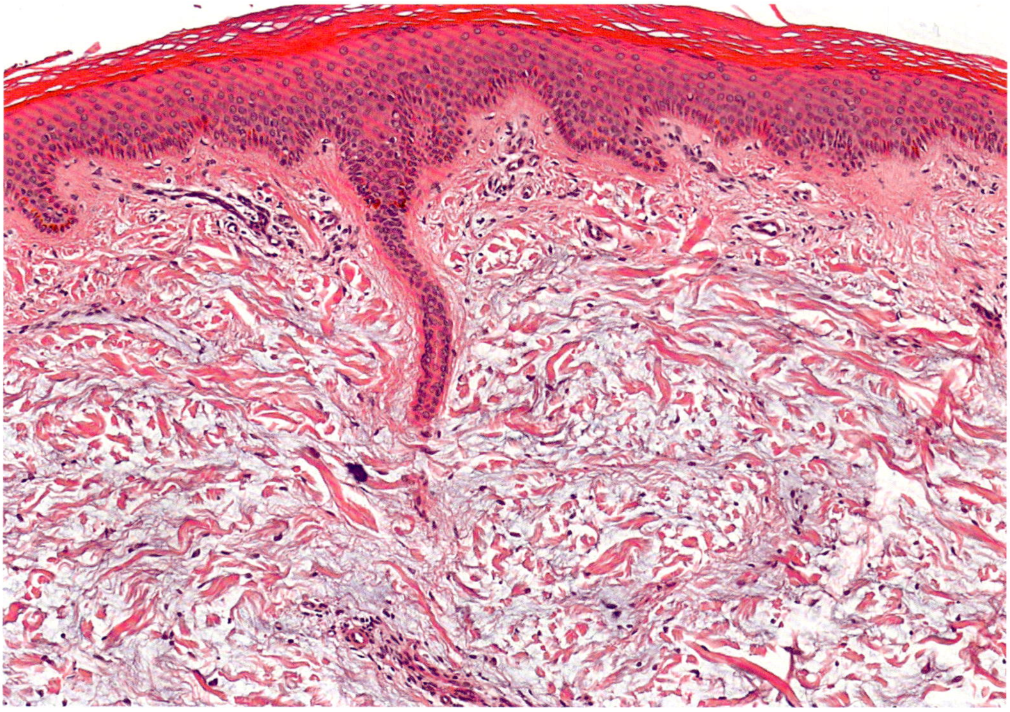

胫前黏液性水肿： 真皮胶原纤维间黏蛋白沉积，呈淡蓝色

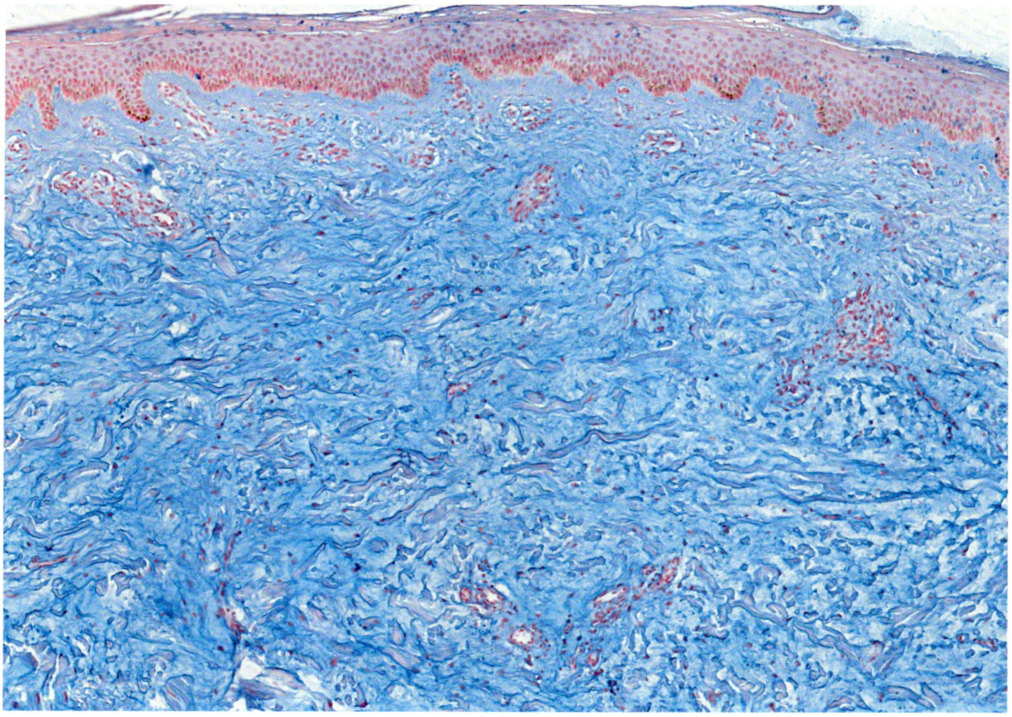

胫前黏液性水肿： 阿申蓝染色阳性

84. 皮肤局灶性黏蛋白沉积症
Cutaneous focal mucinosis

- 又称为皮肤黏液瘤（cutaneous myxoma）
- 表皮可出现萎缩
- 真皮网状层大量黏蛋白沉积
- 胶原纤维被黏蛋白分离
- 在黏蛋白沉积部位成纤维细胞明显增生
- 可见胞体较大、有星状突起的细胞
- 皮损单发
- 皮色或淡红色丘疹或结节
- 好发于面部、躯干及四肢

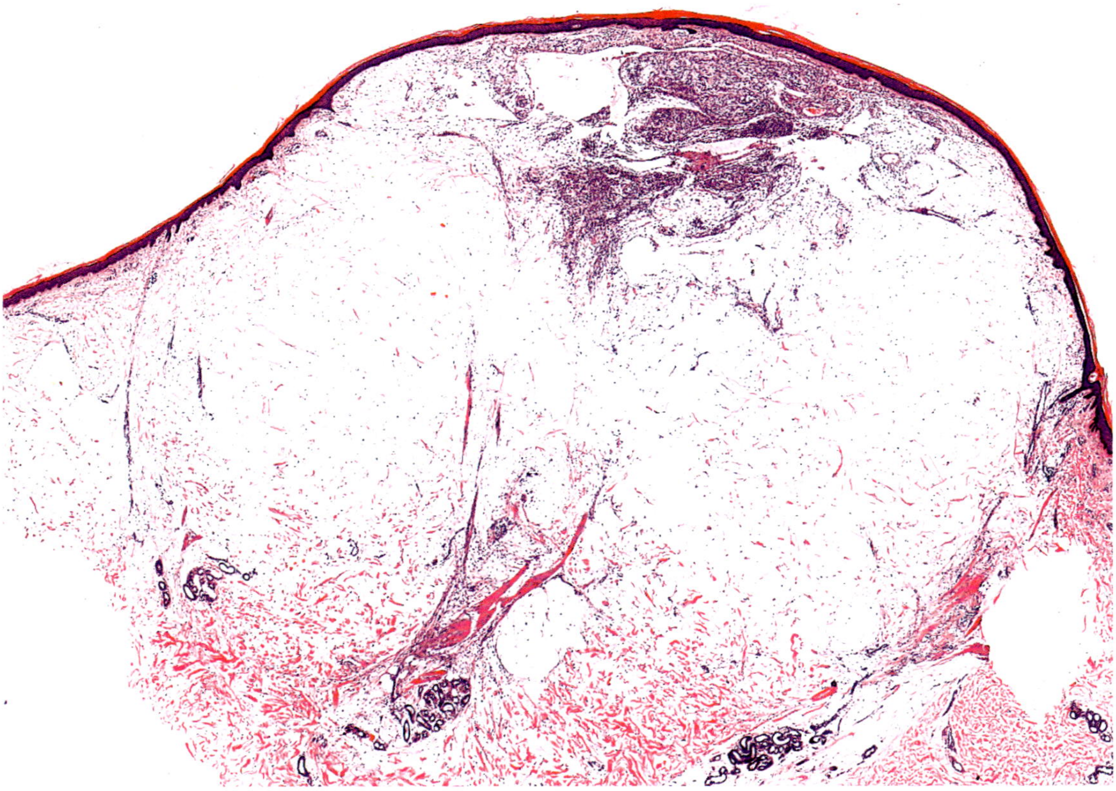

皮肤局灶性黏蛋白沉积症：表皮萎缩，真皮网状层大量黏蛋白沉积

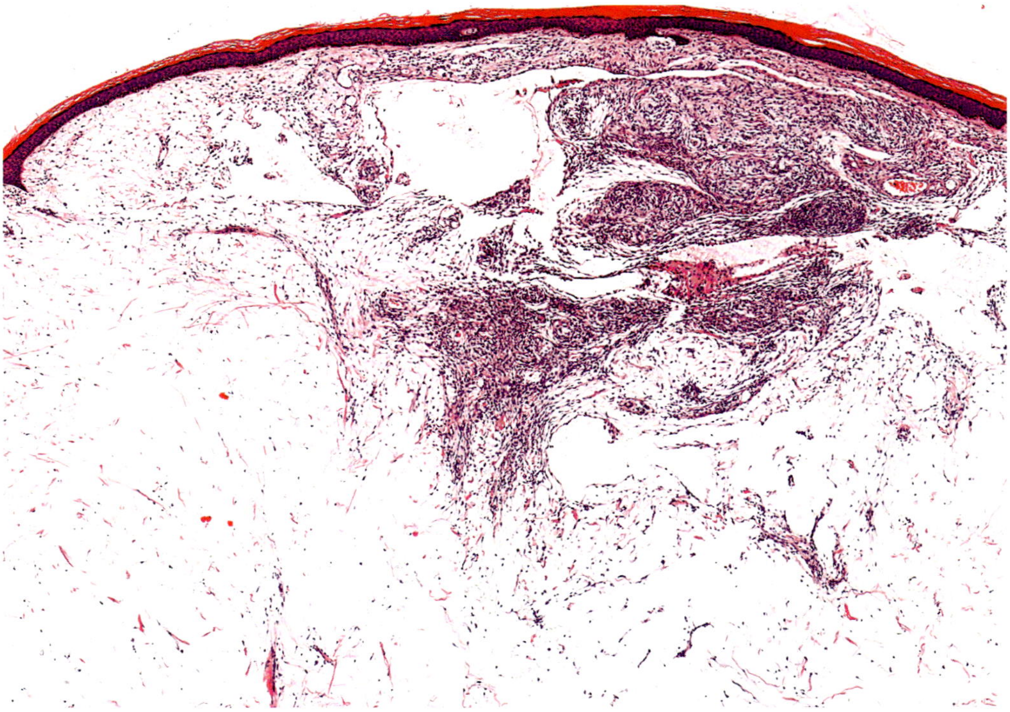

皮肤局灶性黏蛋白沉积症：真皮大量黏蛋白沉积，胶原纤维被黏蛋白分离

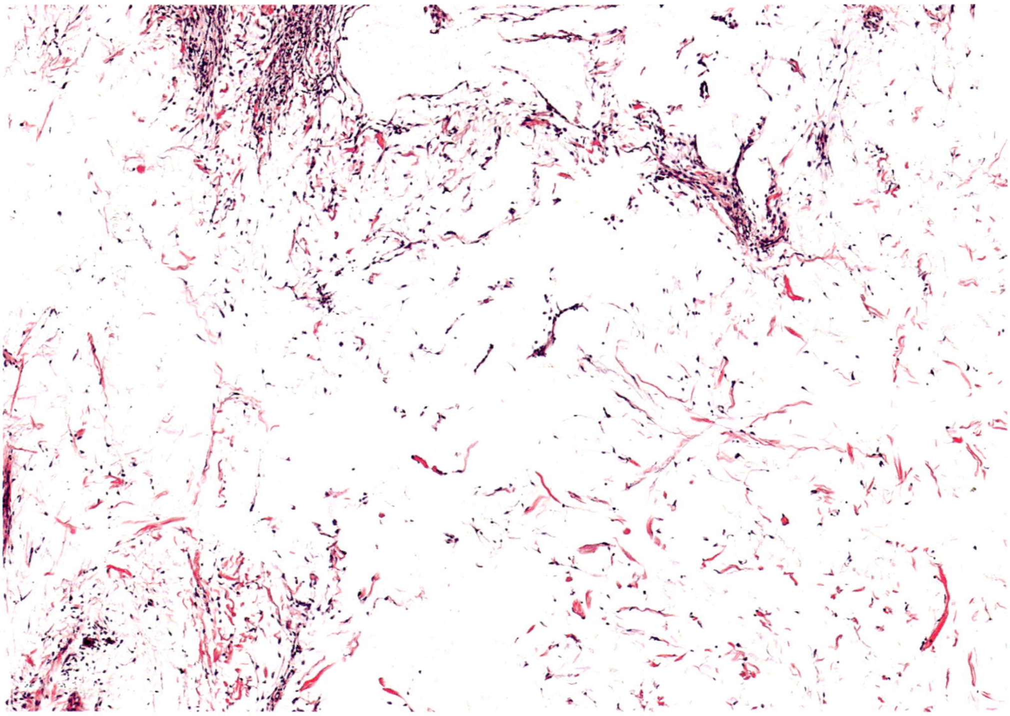

皮肤局灶性黏蛋白沉积症：真皮大量黏蛋白沉积，胶原纤维被黏蛋白分离

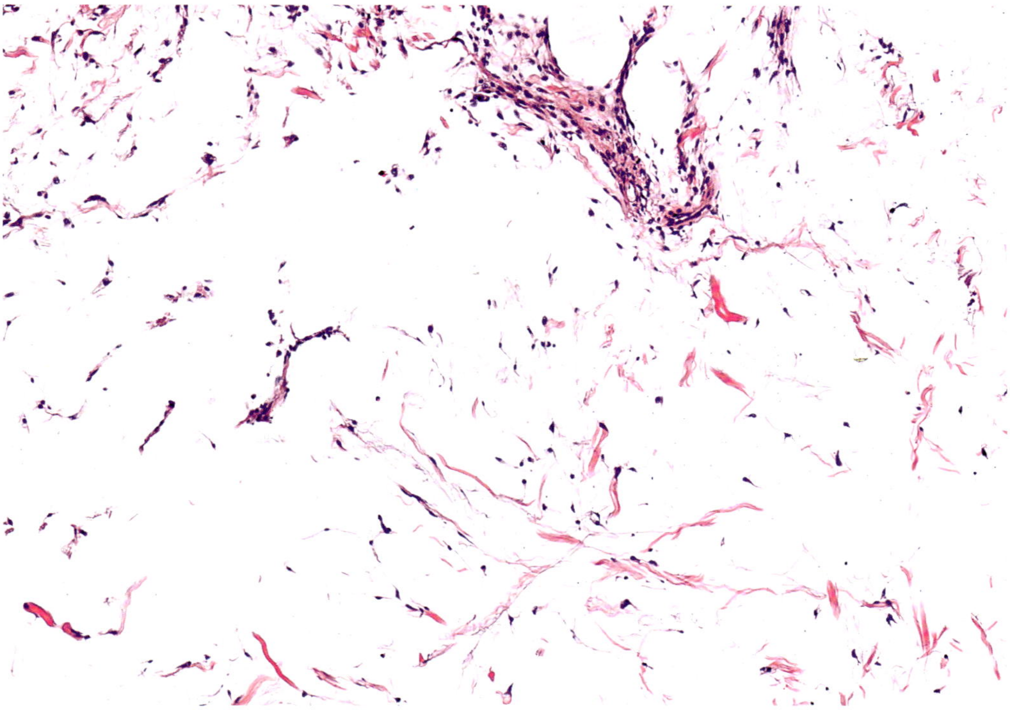

皮肤局灶性黏蛋白沉积症：可见星状突起的细胞

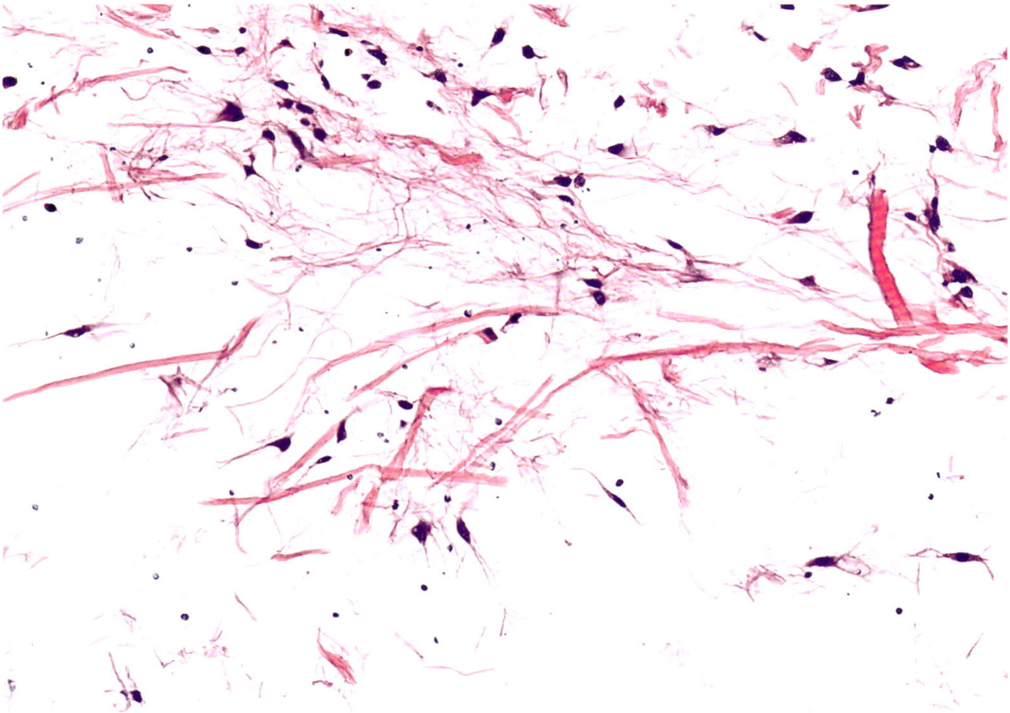

皮肤局灶性黏蛋白沉积症：可见胞体较大有星状突起的细胞

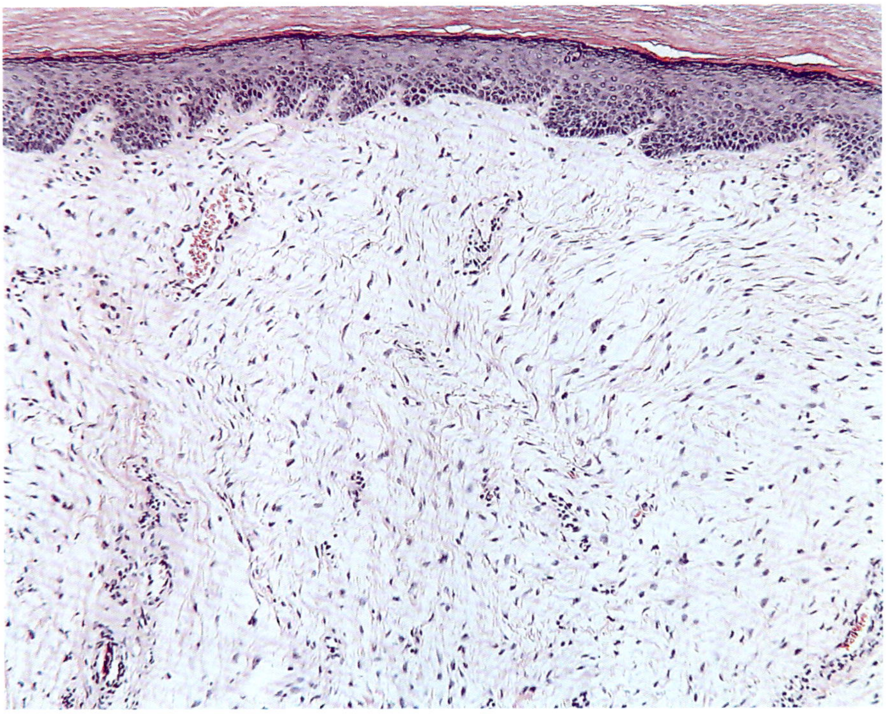

皮肤局灶性黏蛋白沉积症： 真皮黏蛋白沉积，成纤维细胞明显增生

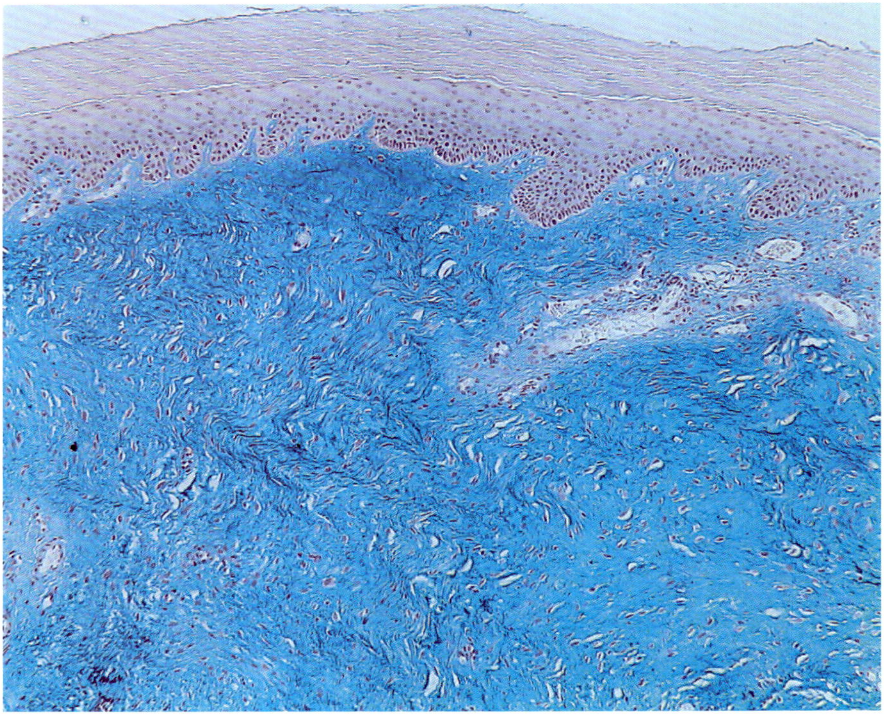

皮肤局灶性黏蛋白沉积症： 黏蛋白阿申蓝染色阳性

85. 肢端持续性丘疹性黏蛋白沉积症
Acral persistent papular mucinosis

- ➢ 真皮上部黏蛋白沉积
- ➢ 胶原纤维束间隙增宽
- ➢ 偶见纺锤形或星状成纤维细胞
- ➢ 散在多发、表面光滑的小丘疹
- ➢ 持续存在
- ➢ 好发于女性
- ➢ 好发于手背、手腕伸侧或前臂，不发生于躯干及面部
- ➢ 可能是黏液性水肿苔藓的局限型

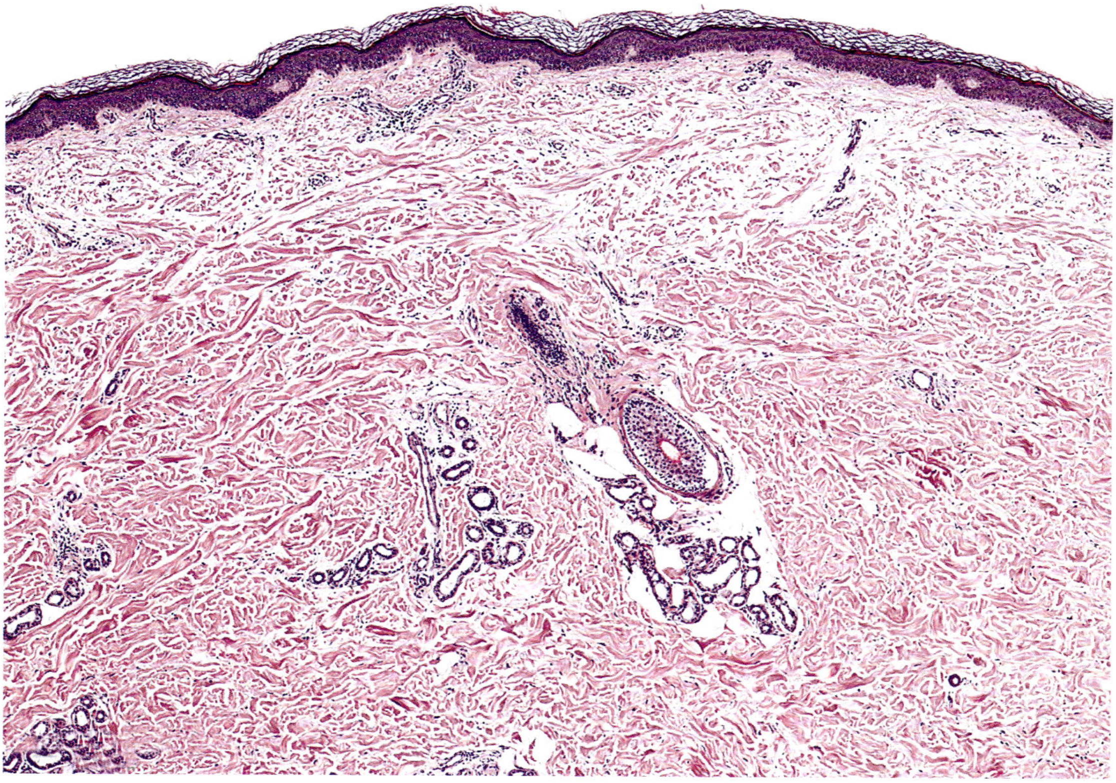

肢端持续性丘疹性黏蛋白沉积症：真皮上部黏蛋白沉积

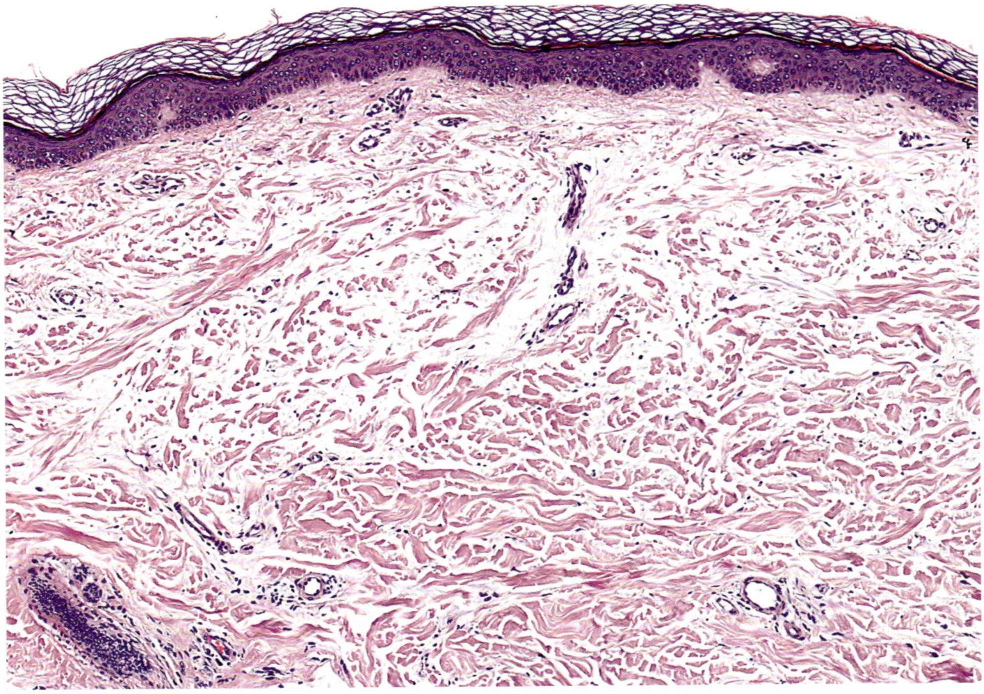

肢端持续性丘疹性黏蛋白沉积症：真皮上部黏蛋白沉积，胶原纤维束间隙增宽

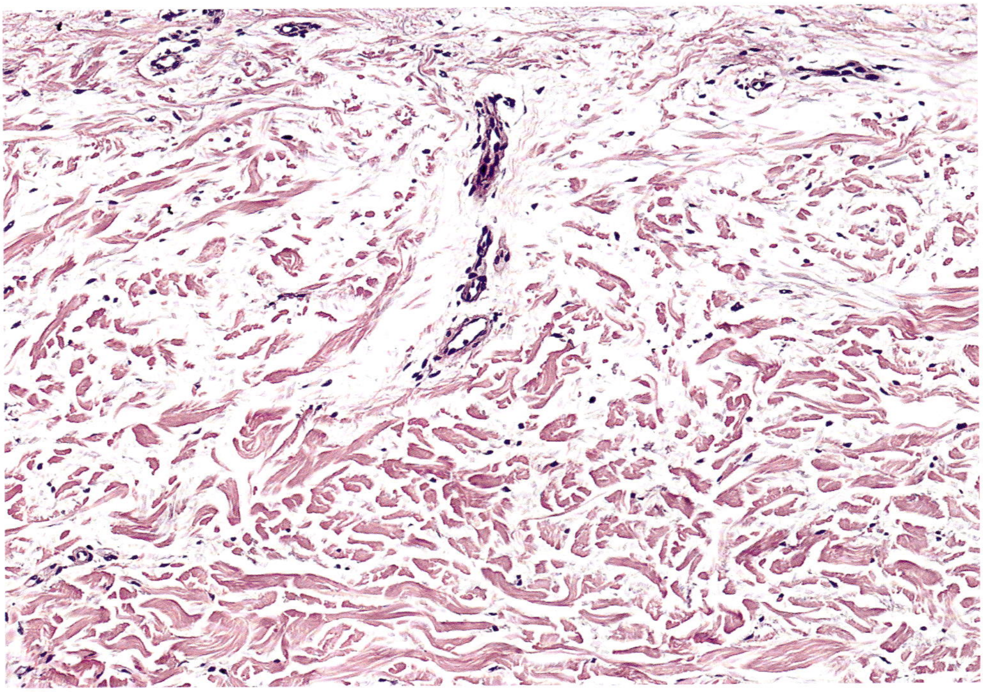

肢端持续性丘疹性黏蛋白沉积症：真皮上部黏蛋白沉积，胶原纤维束间隙增宽，可见星状成纤维细胞

86. 原发性皮肤淀粉样变
Primary cutaneous amyloidosis

- 表皮角化过度，棘层肥厚
- 真皮乳头内淀粉样蛋白沉积
- 为轻度红染的团块，与表皮间出现裂隙
- 刚果红或结晶紫染色可清楚显示团块的形状
- 真皮浅层可见噬色素细胞，斑样皮肤淀粉样变更为明显
- 临床上分为苔藓样型及斑样型
- 苔藓样型好发于小腿胫前，为多发褐色角化性丘疹或结节，密集排列，一般不融合
- 斑样型好发于背部肩胛区域，为褐色网状或波纹状斑片，可伴有丘疹

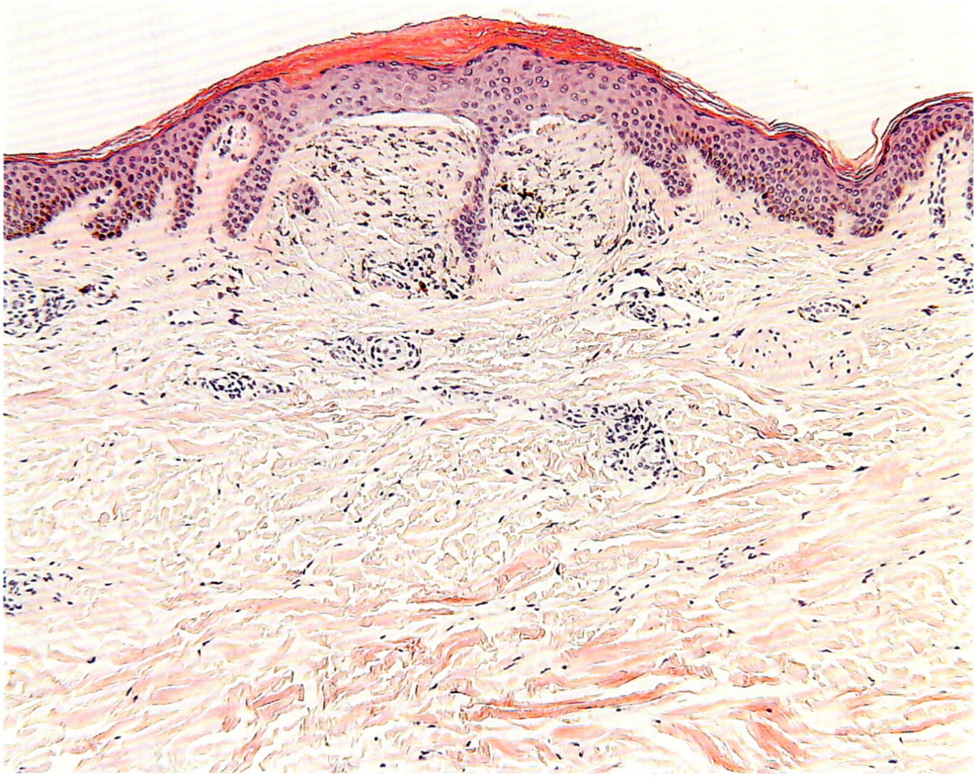

原发性皮肤淀粉样变：真皮乳头内淀粉样蛋白沉积

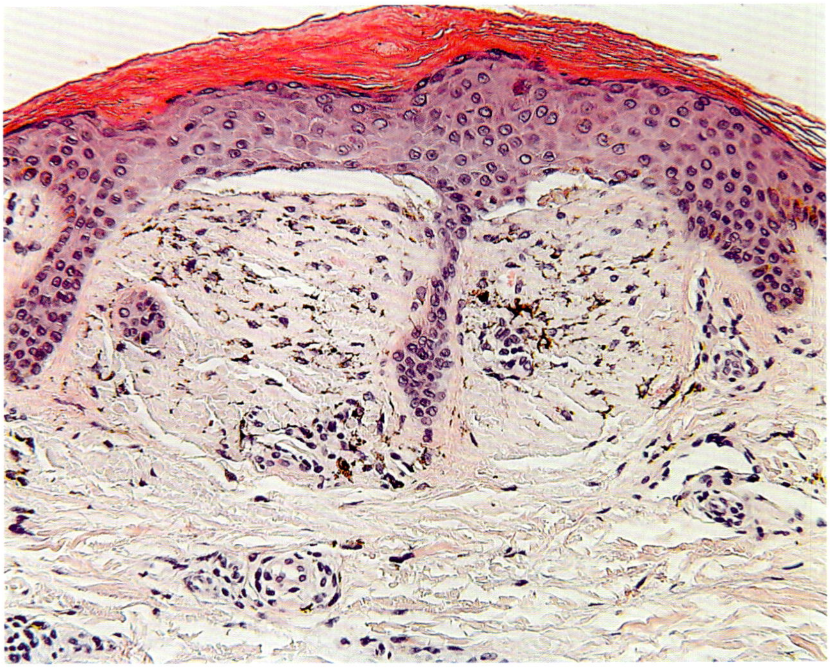

原发性皮肤淀粉样变： 真皮乳头内淀粉样蛋白沉积，内有色素颗粒及噬色素细胞，团块内及与表皮间出现裂隙

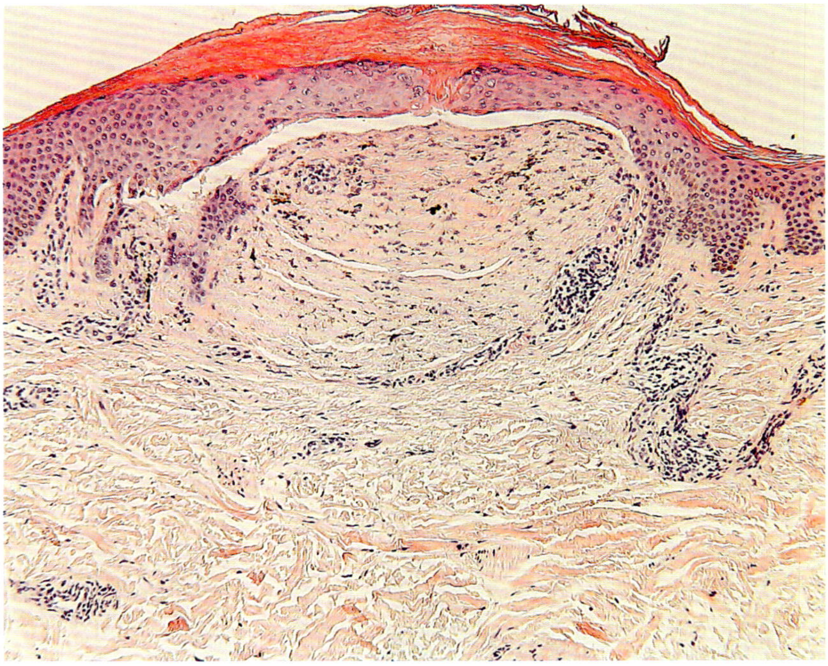

原发性皮肤淀粉样变： 真皮乳头内淀粉样蛋白沉积，内有色素颗粒及噬色素细胞，团块内及与表皮间出现裂隙

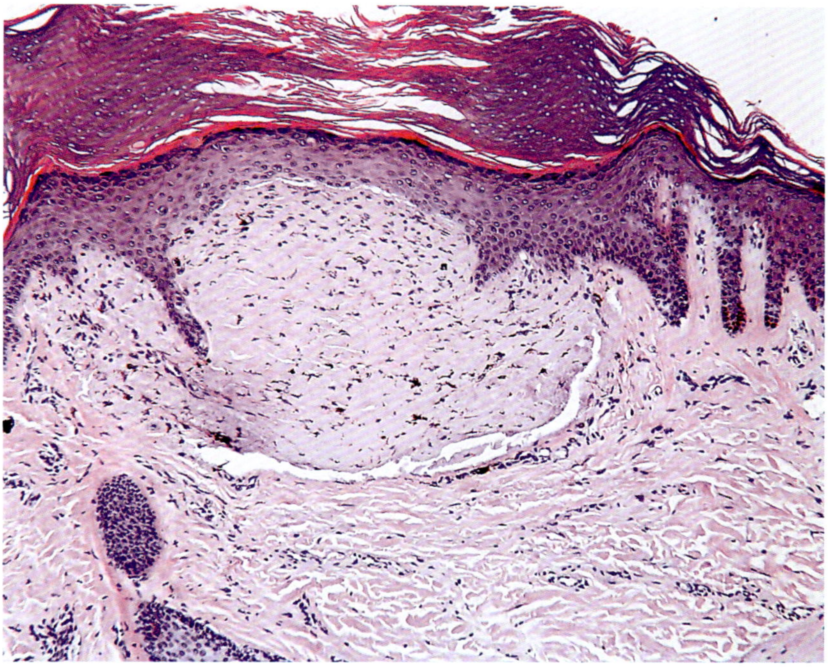

原发性皮肤淀粉样变：真皮乳头内淀粉样蛋白沉积，内有色素颗粒及噬色素细胞，团块内及与表皮间出现裂隙

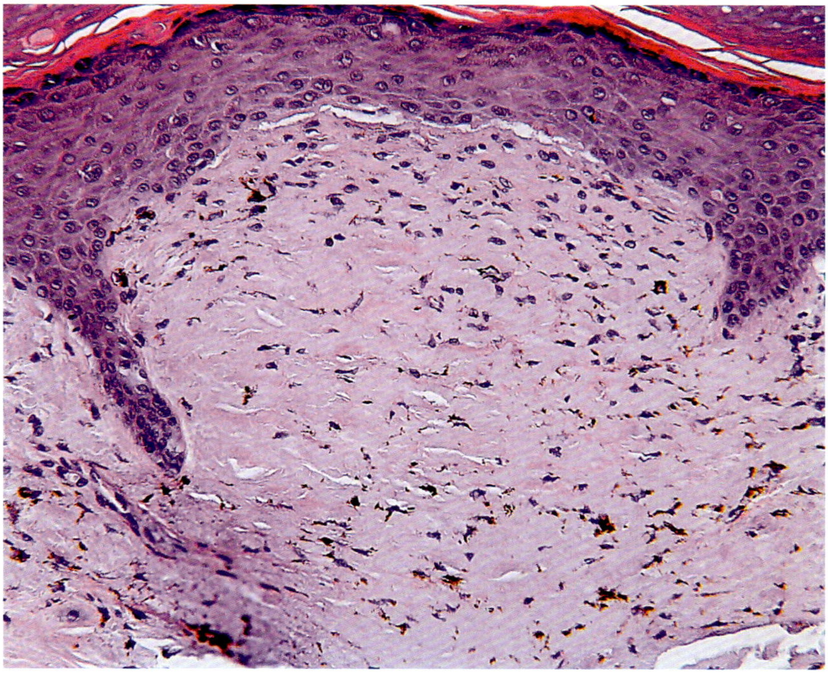

原发性皮肤淀粉样变：真皮乳头内淀粉样蛋白沉积，内有色素颗粒及噬色素细胞，团块内及与表皮间出现裂隙

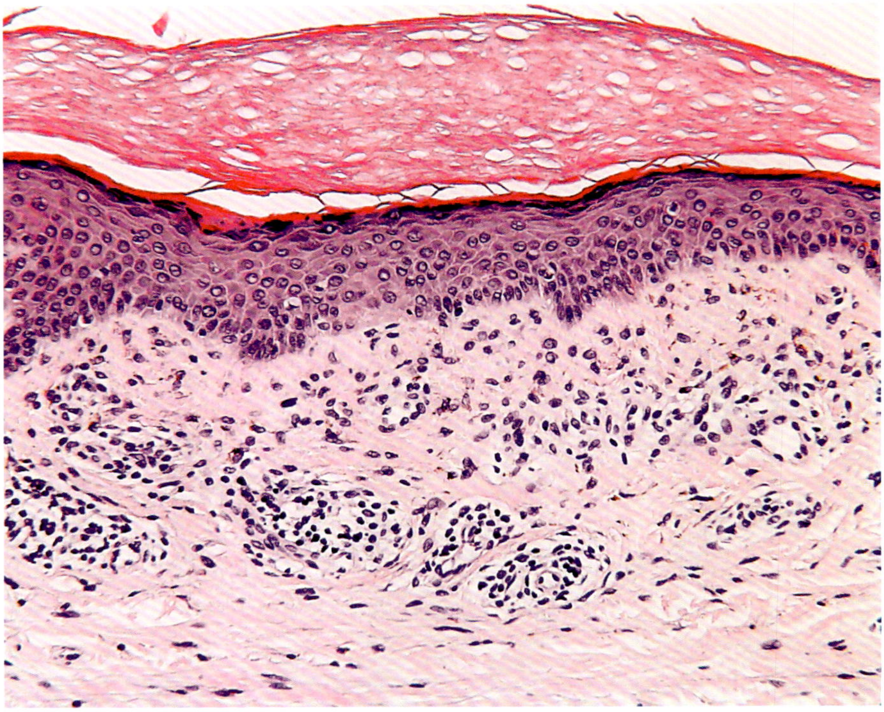

原发性皮肤淀粉样变： 斑样皮肤淀粉样变，真皮乳头的淀粉样蛋白不明显，可见噬色素细胞及色素颗粒

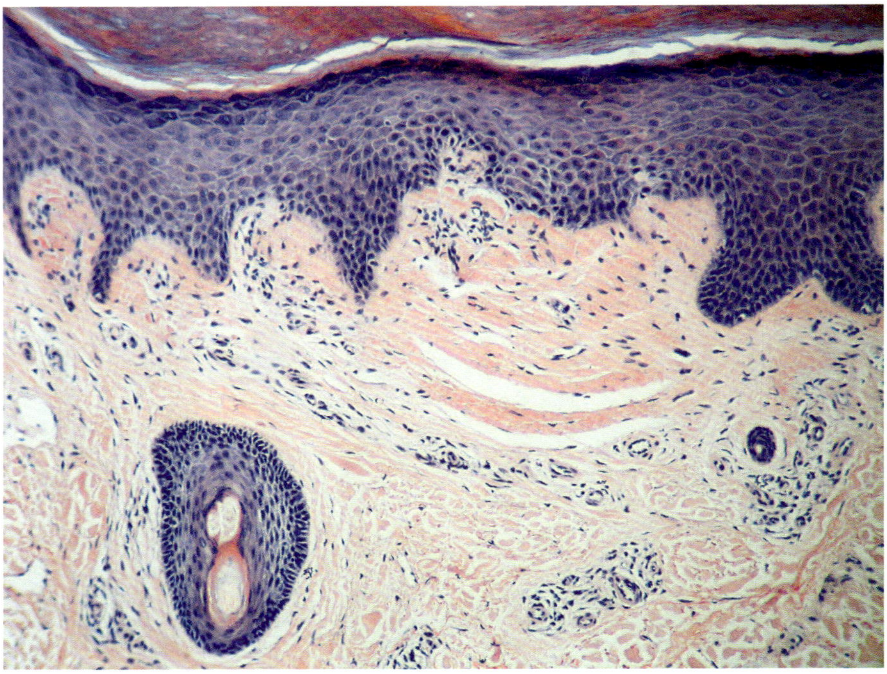

原发性皮肤淀粉样变： 刚果红染色可见真皮乳头淀粉样蛋白团块

87. 结节性淀粉样变
Nodular amyloidosis

- 表皮萎缩
- 真皮内团块状淀粉样蛋白沉积，呈淡红色
- 淀粉样蛋白常在血管及附属器周围沉积
- 淀粉样蛋白刚果红染色阳性
- 在淀粉样蛋白团块周围可有淋巴细胞、浆细胞等混合炎症细胞浸润
- 临床上为皮色或黄红色结节或斑块，多有光泽
- 单发或多发，无自觉症状
- 约15%患者可发展为系统性淀粉样变

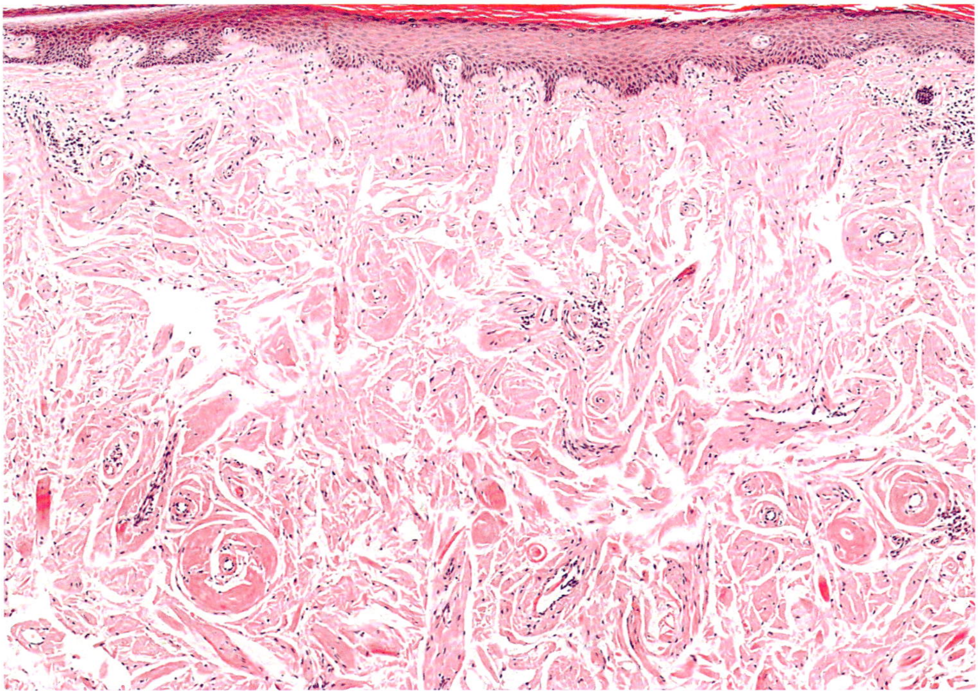

结节性淀粉样变：真皮内及血管周围团块状淀粉样蛋白沉积

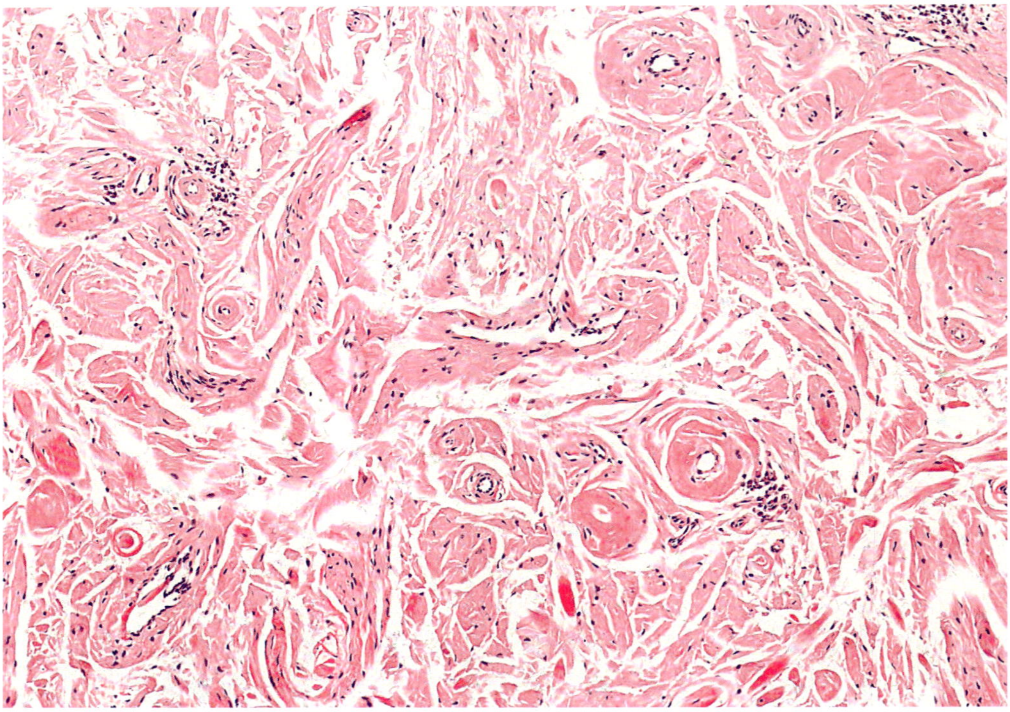

结节性淀粉样变： 真皮内及血管周围团块状淀粉样蛋白沉积

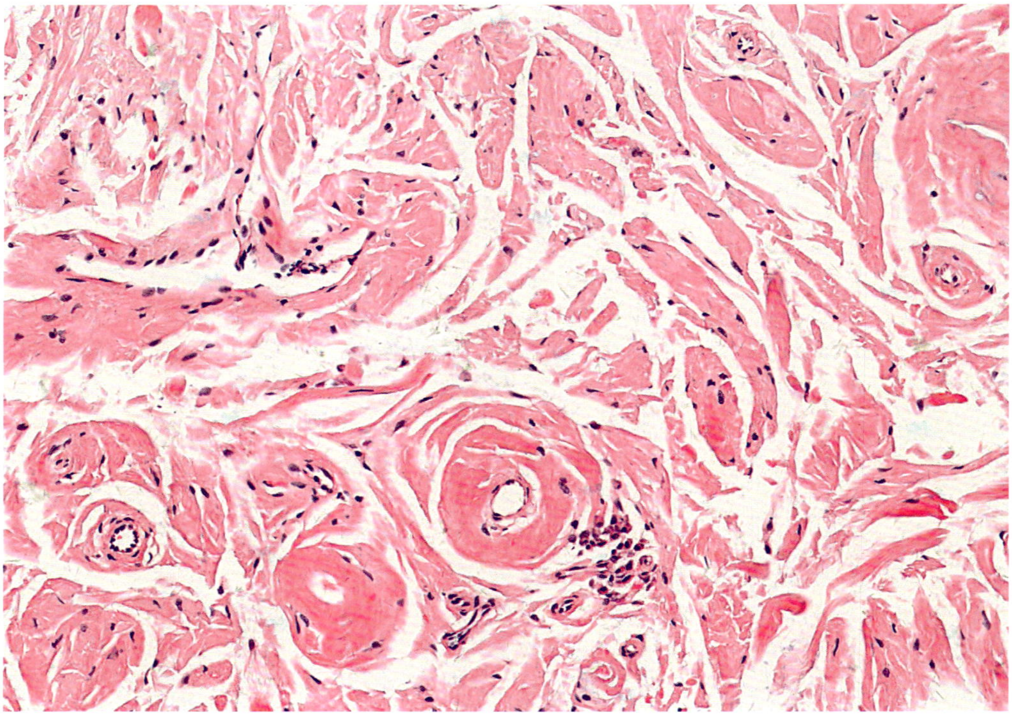

结节性淀粉样变： 真皮内及血管周围团块状淀粉样蛋白沉积，可见浆细胞

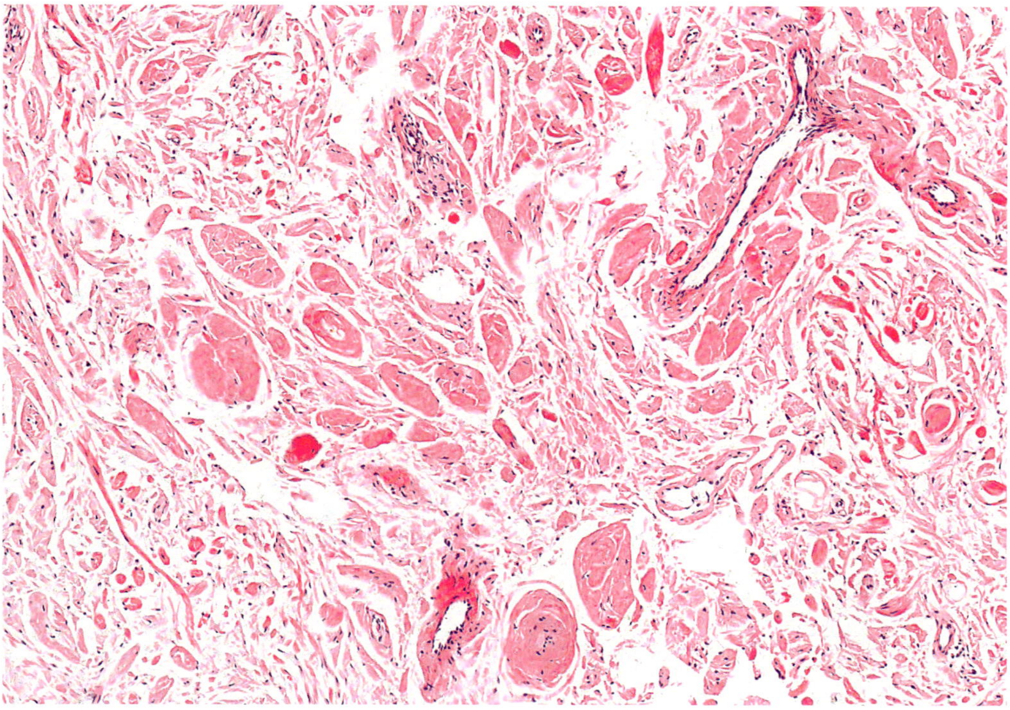

结节性淀粉样变： 血管周围团块状淀粉样蛋白沉积

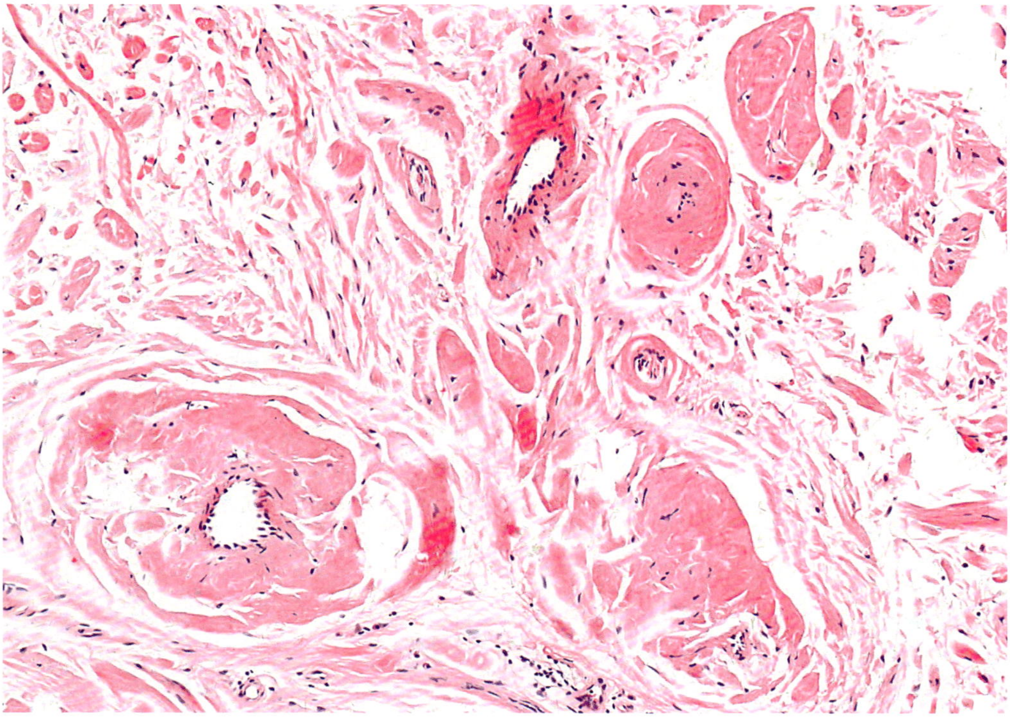

结节性淀粉样变： 血管周围团块状淀粉样蛋白沉积

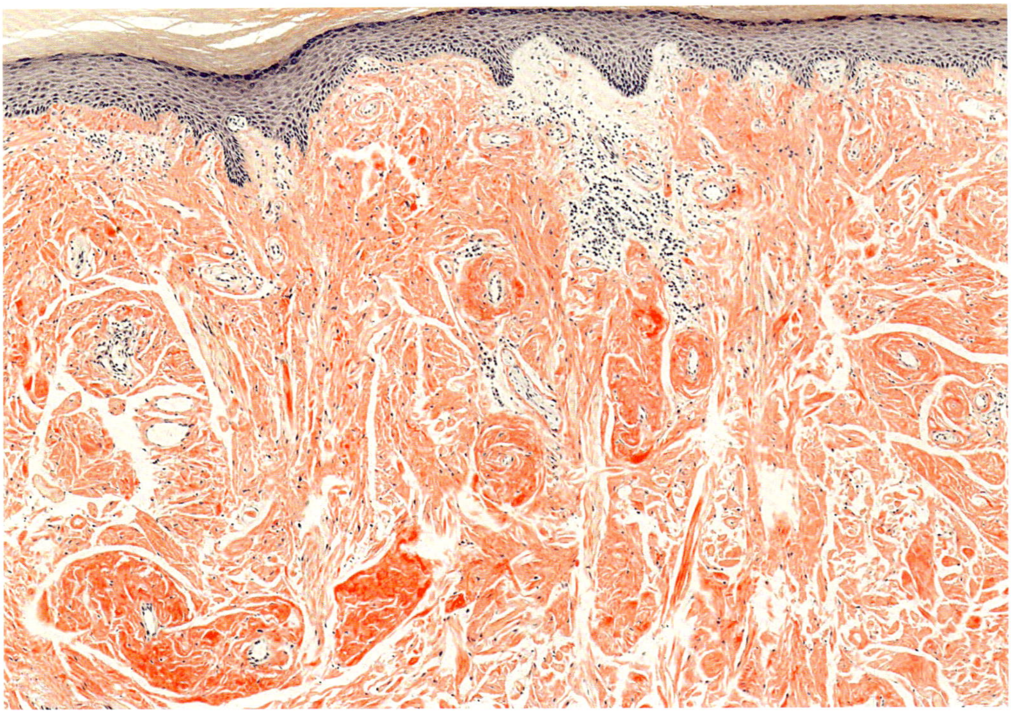

结节性淀粉样变：刚果红染色可见真皮内及血管周围团块状淀粉样蛋白沉积

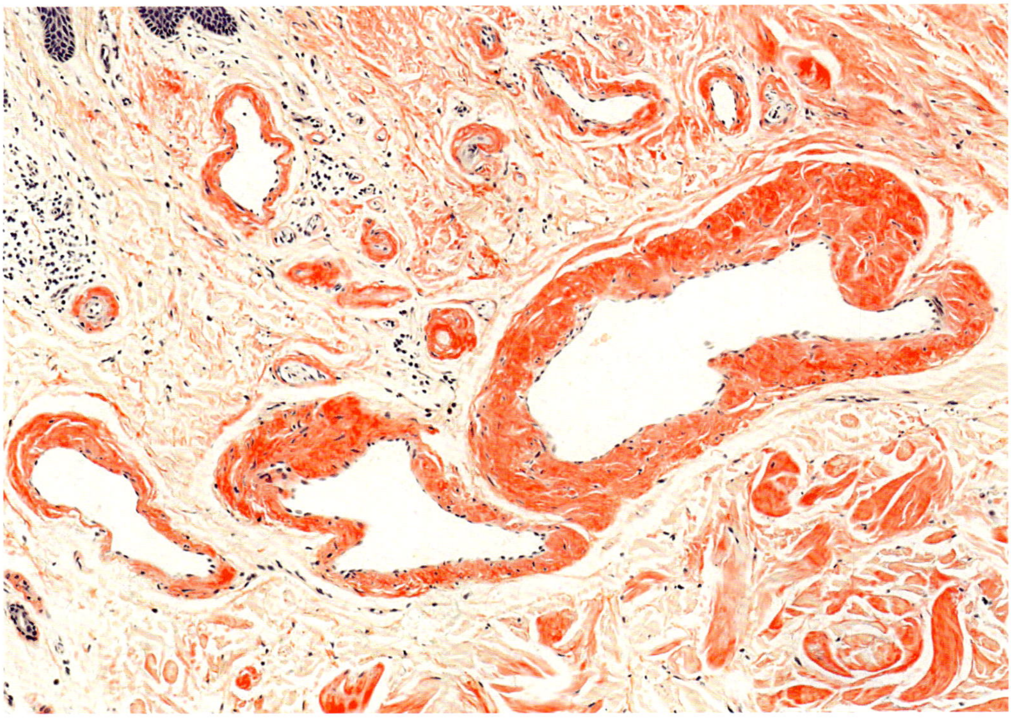

结节性淀粉样变：刚果红染色可见血管周围团块状淀粉样蛋白沉积

88. 皮肤钙质沉着
Calcinosis cutis

- 表皮可出现角化过度及棘层肥厚
- 表皮可出现溃疡
- 真皮内蓝色的钙质沉积，可呈团块状、片状或颗粒状
- 团块周围可出现异物反应，可出现多核巨细胞
- 团块周围可出现纤维组织增生
- 临床上表现为坚硬的丘疹、结节或斑块
- 触之较硬，并有压痛
- 破溃后可流出乳白色颗粒状物质
- 引起钙质沉着症的原因很多，可为钙磷代谢障碍所致，也可继发于某些皮肤病

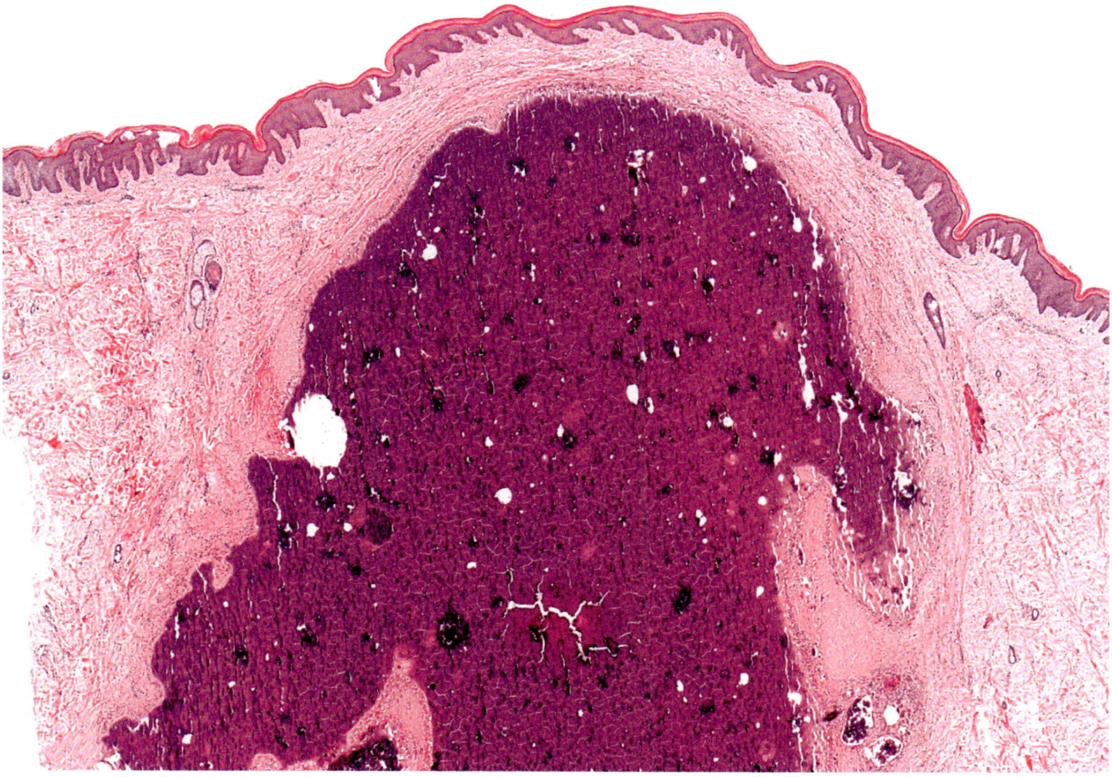

皮肤钙质沉着：真皮内境界清楚的蓝色团块

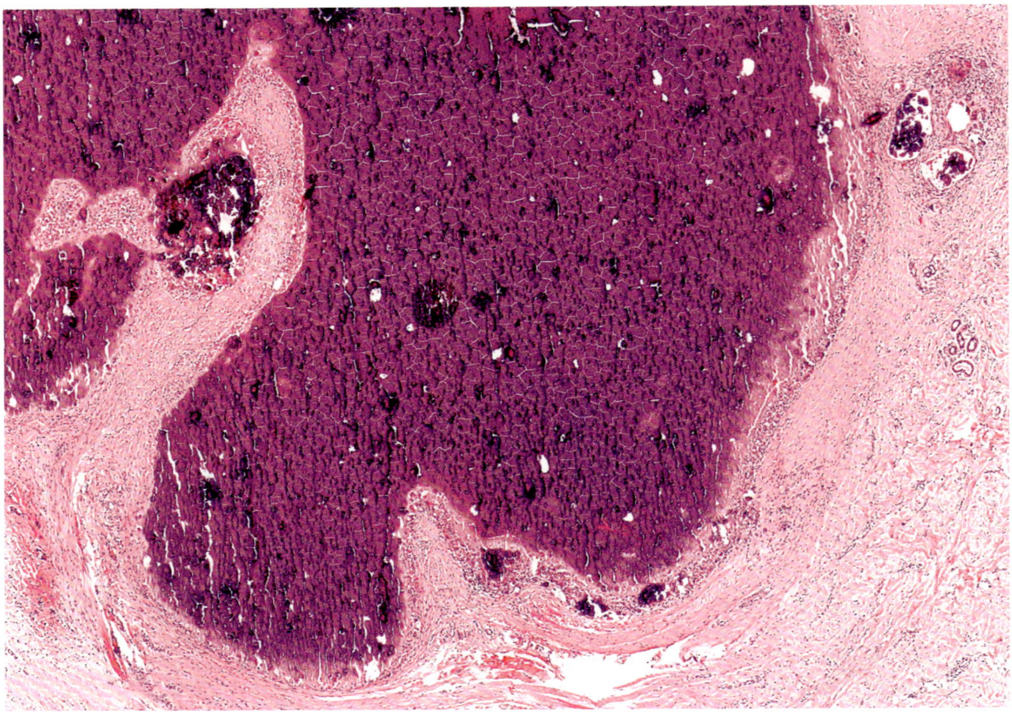

皮肤钙质沉着： 团块境界清楚，周围可见纤维组织增生

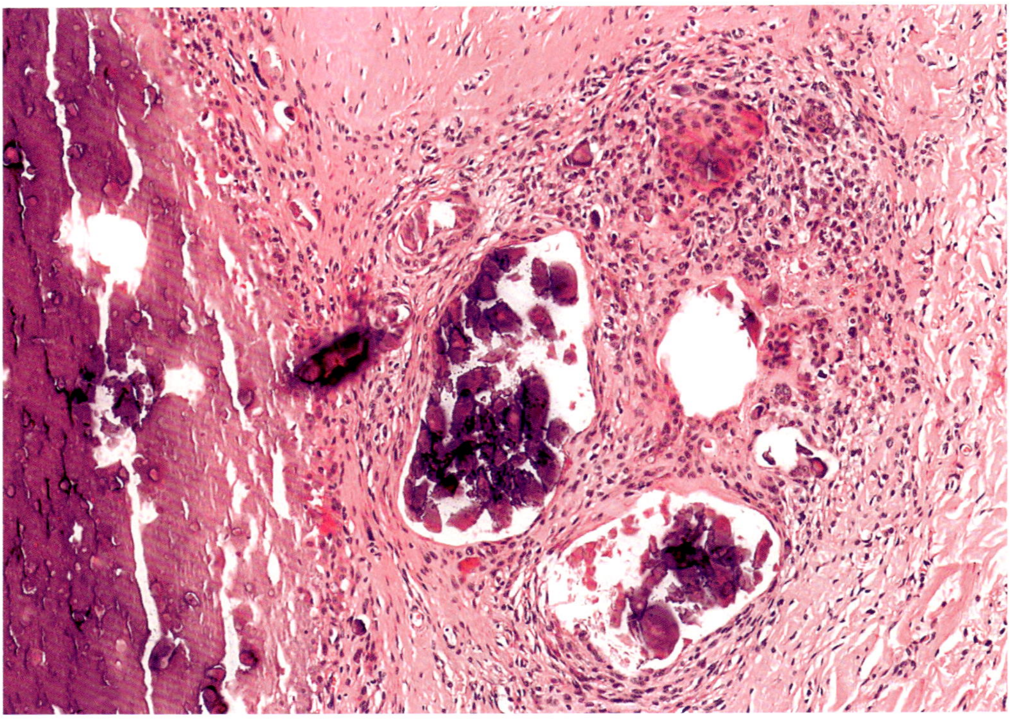

皮肤钙质沉着： 钙质团块周围出现异物反应

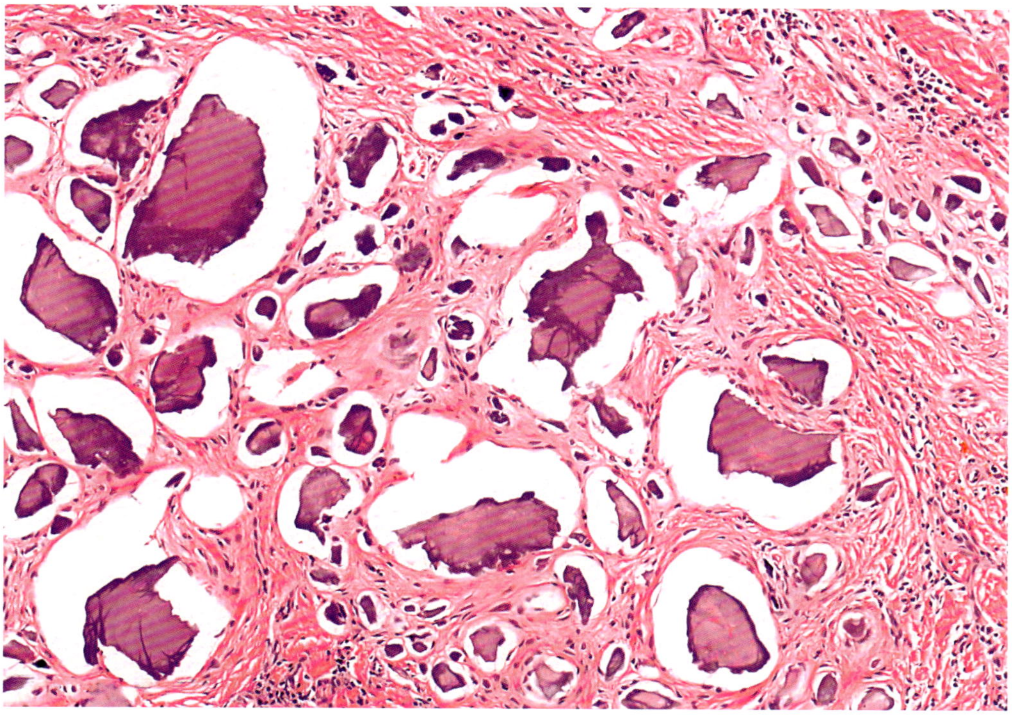

皮肤钙质沉着： 团块周围纤维组织增生

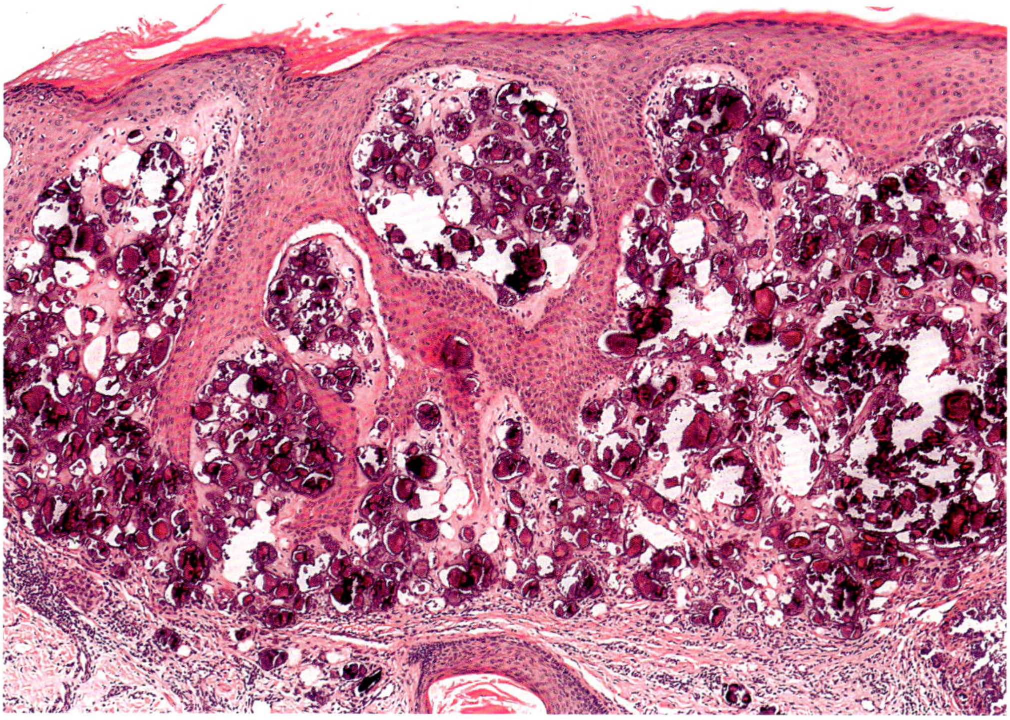

皮肤钙质沉着： 真皮上部不均一的钙质团块，伴有表皮不规则增生

89. 痛风
Gout

- 表皮正常
- 尿酸盐结晶排出表皮后可出现局部溃疡
- 真皮或皮下大小不等、境界清楚的尿酸盐结晶（即痛风石）
- 结晶内可有针状裂隙
- 结晶周围组织细胞、多核巨细胞以及淋巴细胞浸润
- 结晶周围常有纤维组织增生
- 陈旧性皮损可发生钙化
- 甲醛固定下，尿酸盐溶解为粉色无定形物质
- 偏振光显微镜下呈双折光性棒状结晶
- 中年男性好发
- 由于嘌呤代谢异常，血尿酸升高，尿酸盐沉积于皮肤形成痛风石
- 为橙红色或乳白色结节
- 好发于耳轮及指趾关节、腕、踝、肘伸侧
- 无症状或可伴疼痛

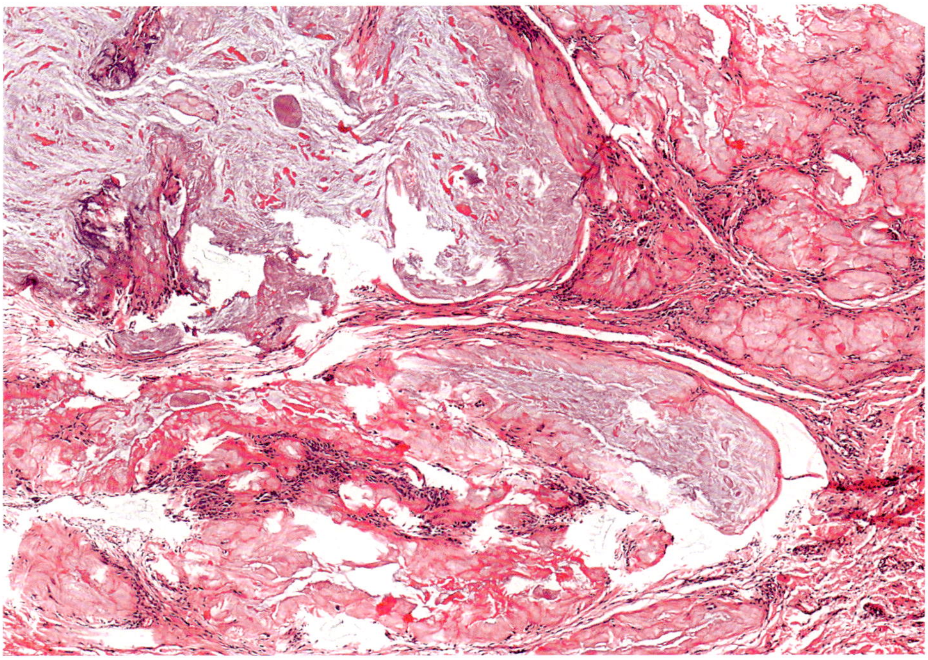

痛风：真皮内大小不等、境界清楚的尿酸盐结晶

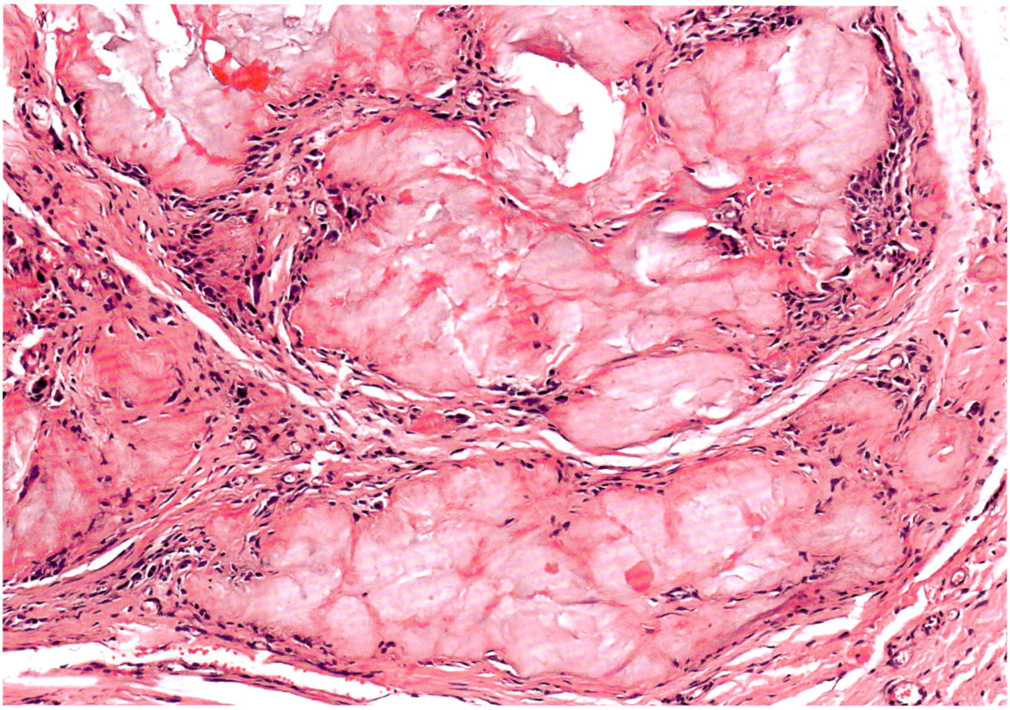

痛风：真皮内境界清楚的尿酸盐结晶，周围炎症细胞浸润及纤维组织增生

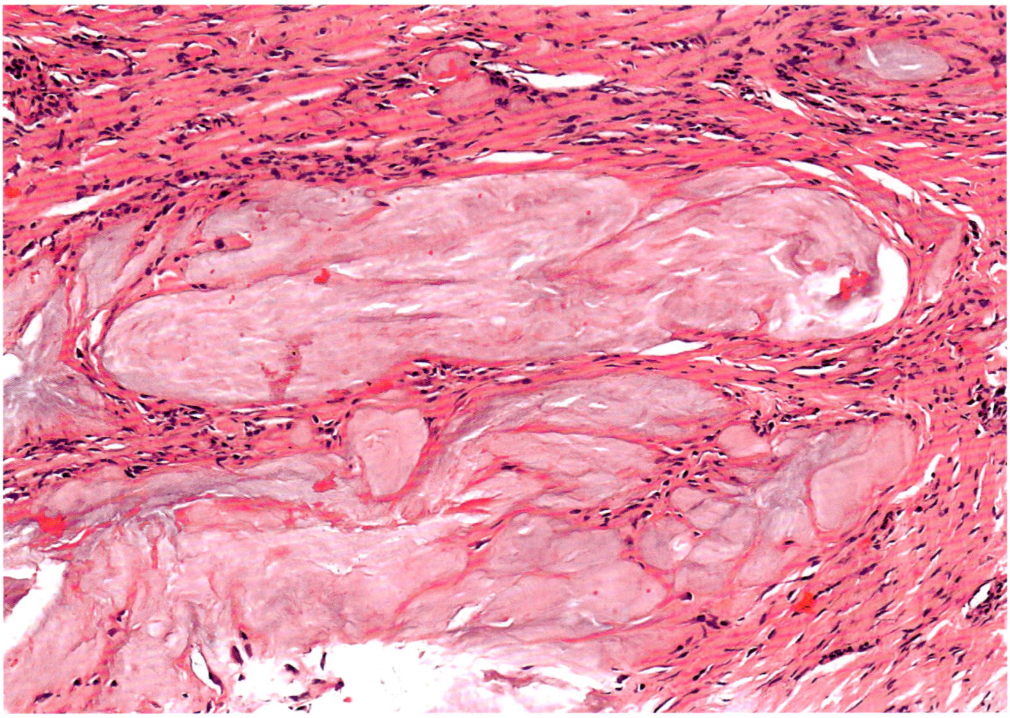

痛风：真皮内境界清楚的尿酸盐结晶，周围炎症细胞浸润及纤维组织增生

90. 胶样粟丘疹
Colloid milium

- 真皮乳头层嗜伊红的均质胶样团块
- 与表皮间常有一个狭窄的无浸润带
- 均质样团块内可见成纤维细胞
- 常有日光弹力纤维变性及毛细血管扩张
- PAS、刚果红染色阳性
- 为光老化的特征性临床表现之一
- 好发于面、颈和手背等长期光暴露部位
- 临床表现为密集分布的半透明黄色丘疹

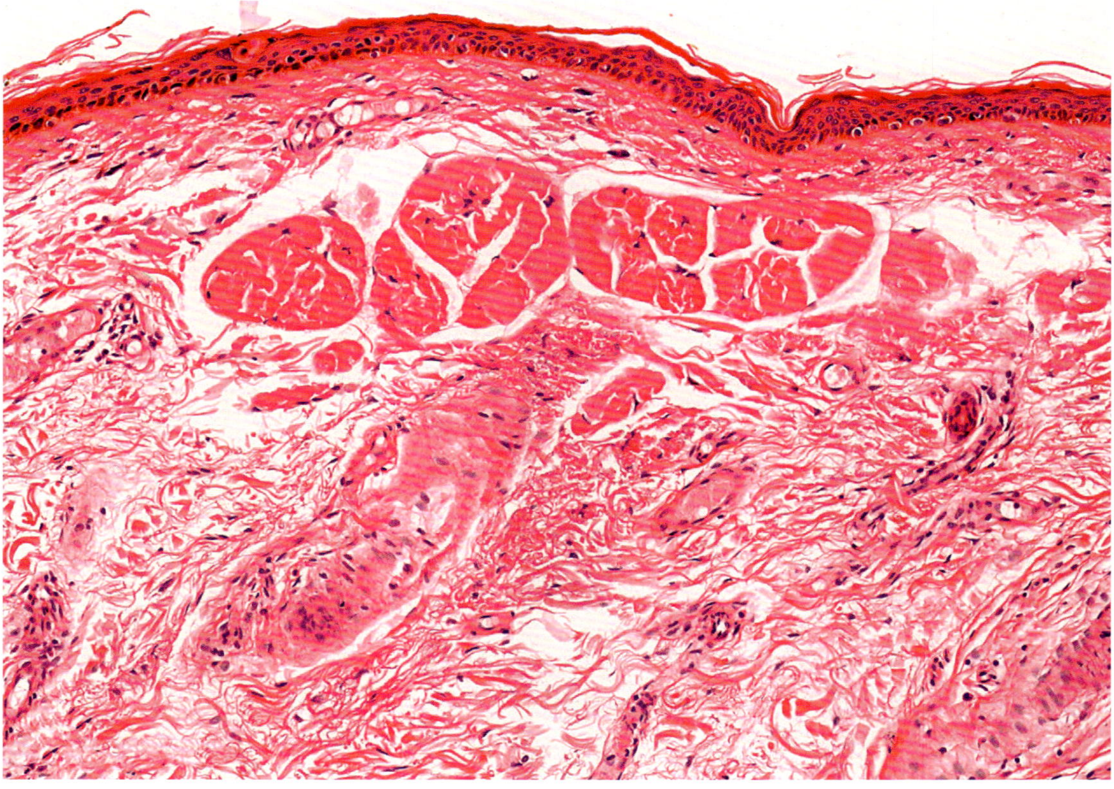

胶样粟丘疹：真皮乳头层嗜伊红的均质胶样团块

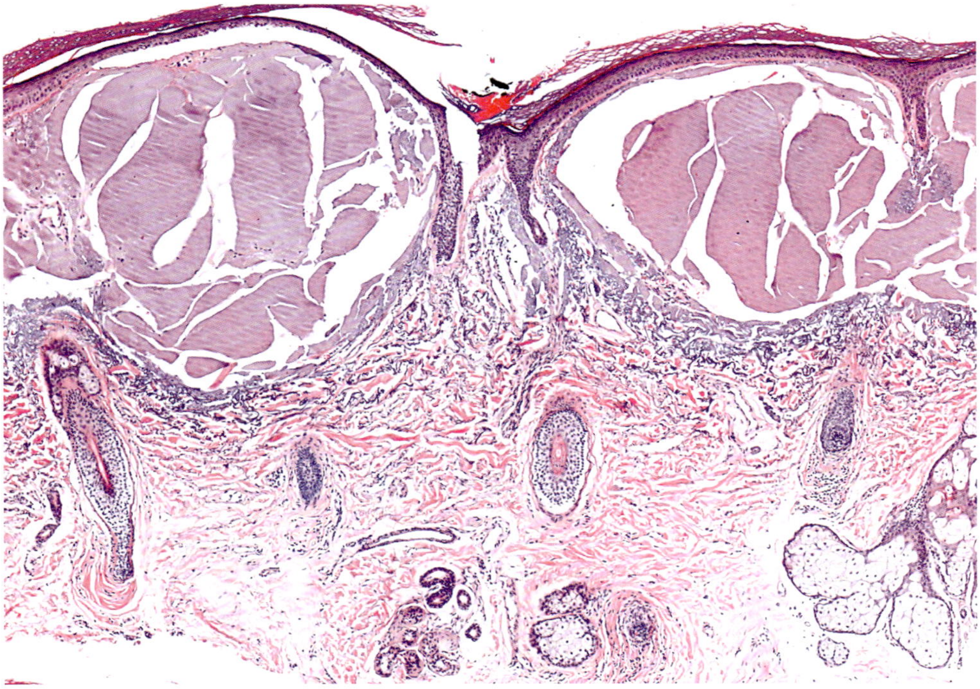

胶样粟丘疹：真皮乳头层嗜伊红的均质胶样团块，团块内可见日光弹力纤维变性

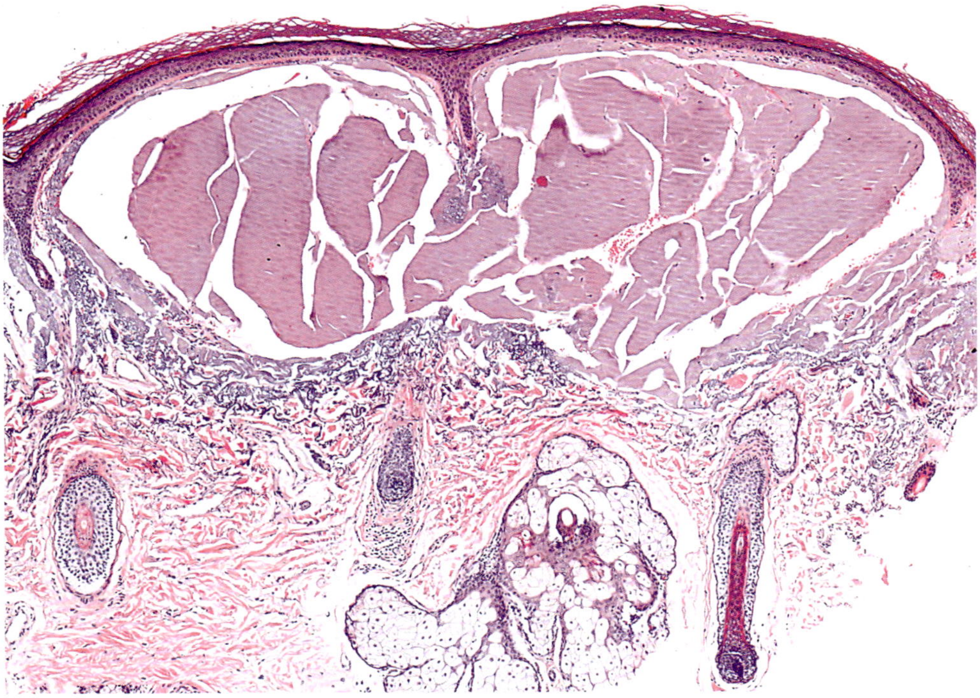

胶样粟丘疹：真皮乳头层嗜伊红的均质胶样团块，与表皮间有一个狭窄的无浸润带，团块周围可见日光弹力纤维变性

91. 耳轮结节性软骨皮炎 Chondrodermatitis nodularis helicis

- 皮肤常有溃疡
- 溃疡边缘表皮增生，角化过度
- 溃疡下方胶原纤维出现纤维素样坏死
- 耳廓软骨的表浅区域出现坏死，呈嗜酸性改变
- 溃疡周围以及片状坏死软骨周围可见中性粒细胞与淋巴细胞浸润
- 可见血管扩张
- 有时在软骨周可见小动脉阻塞性增厚
- 疾病早期皮肤未出现溃疡时可仅表现为真皮上部水肿，胶原纤维纤维素样坏死
- 好发于40岁左右的男性
- 位于耳轮的单发圆顶状结节，上方常有坚硬的痂皮，常伴有剧烈疼痛

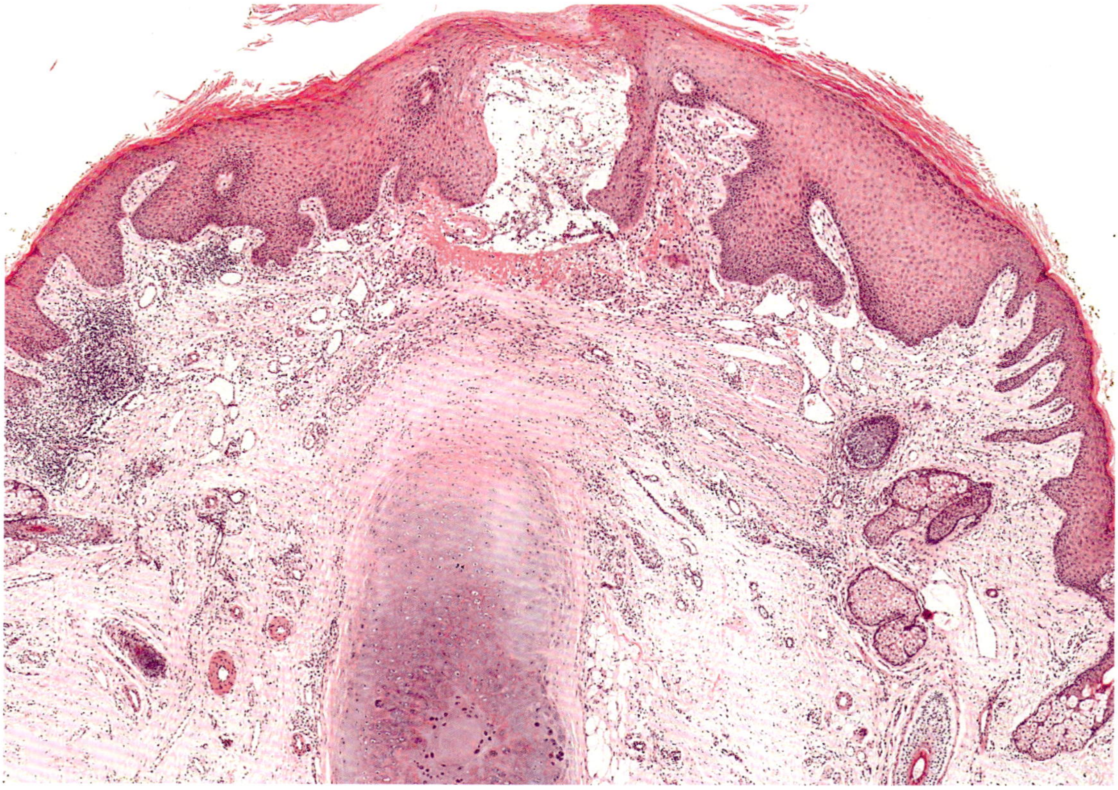

耳轮结节性软骨皮炎：表皮出现溃疡

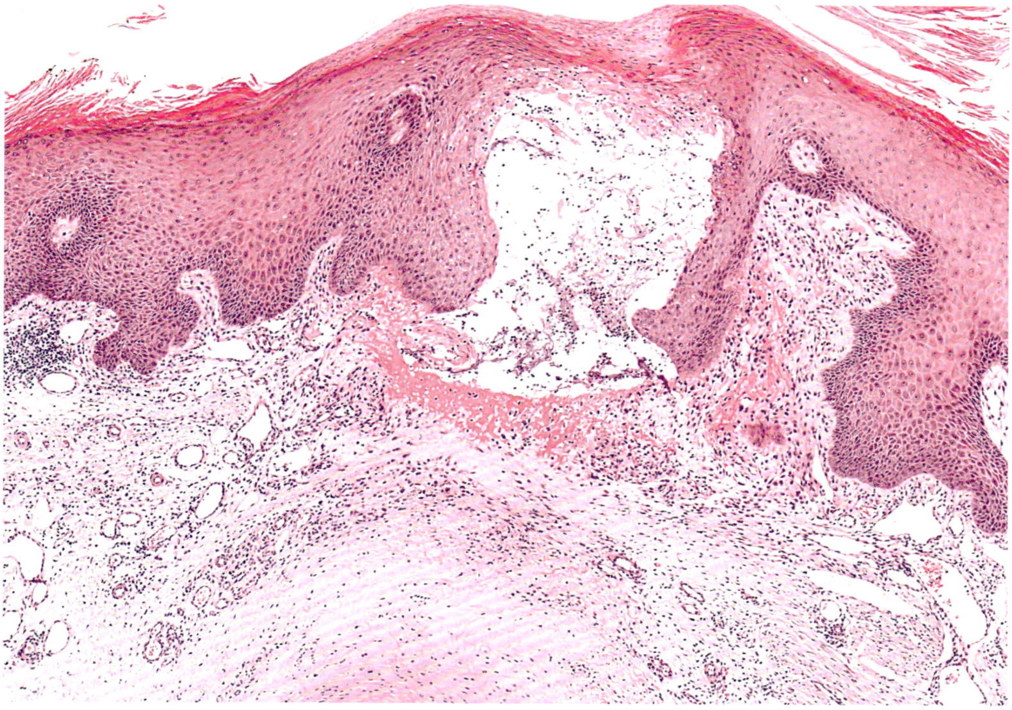

耳轮结节性软骨皮炎： 溃疡边缘表皮增生，角化过度

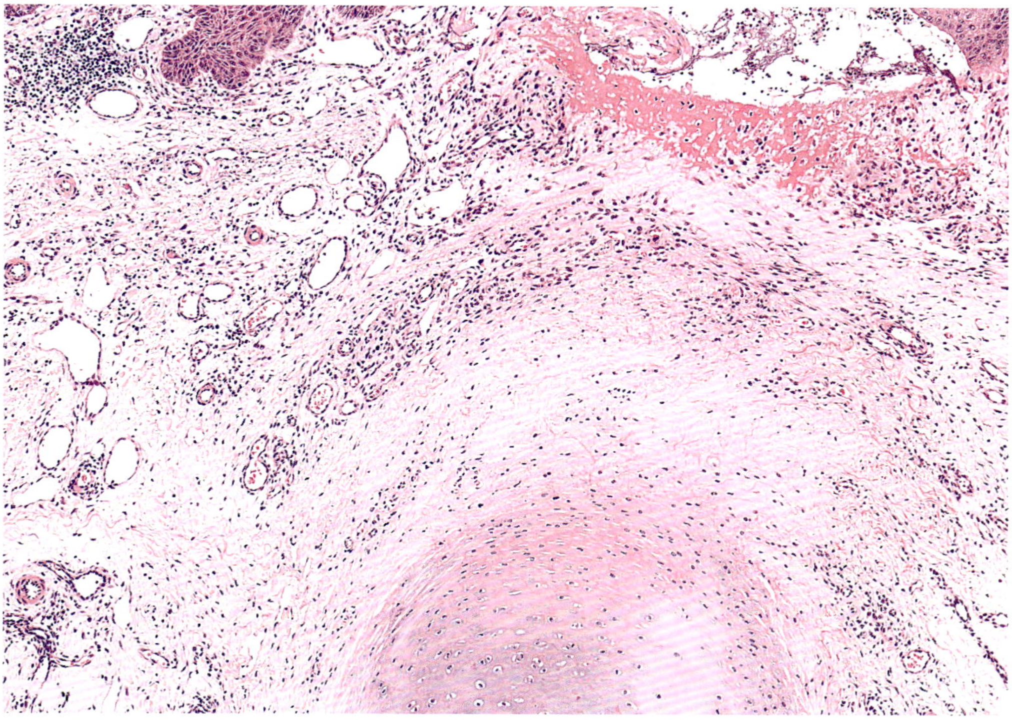

耳轮结节性软骨皮炎： 溃疡下方胶原纤维出现纤维素样坏死，软骨表浅区域出现坏死

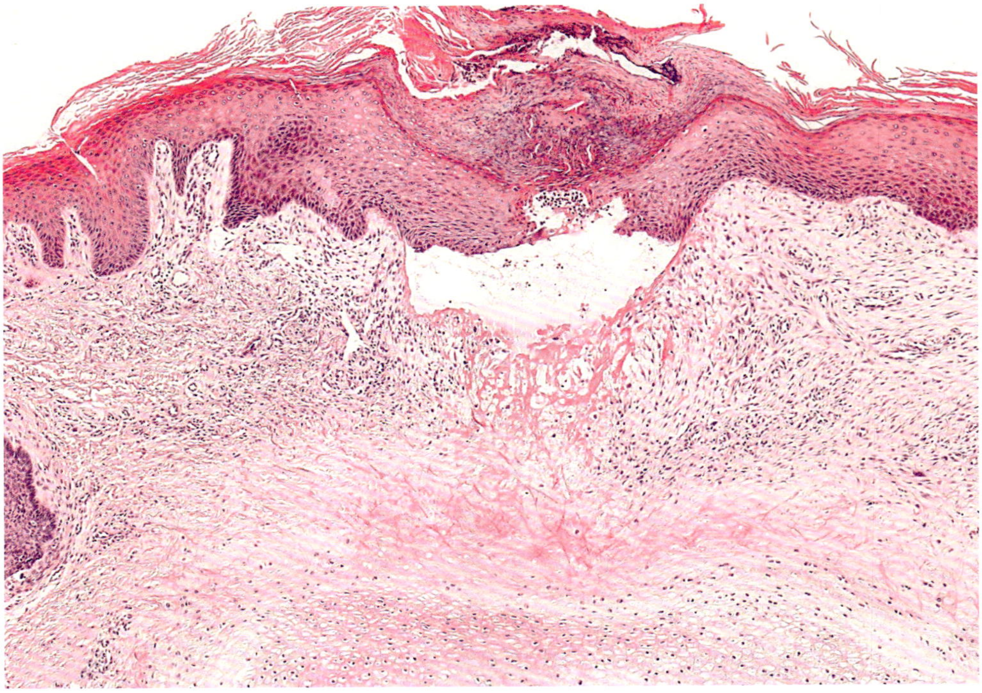

耳轮结节性软骨皮炎： 溃疡边缘表皮增生，角化过度

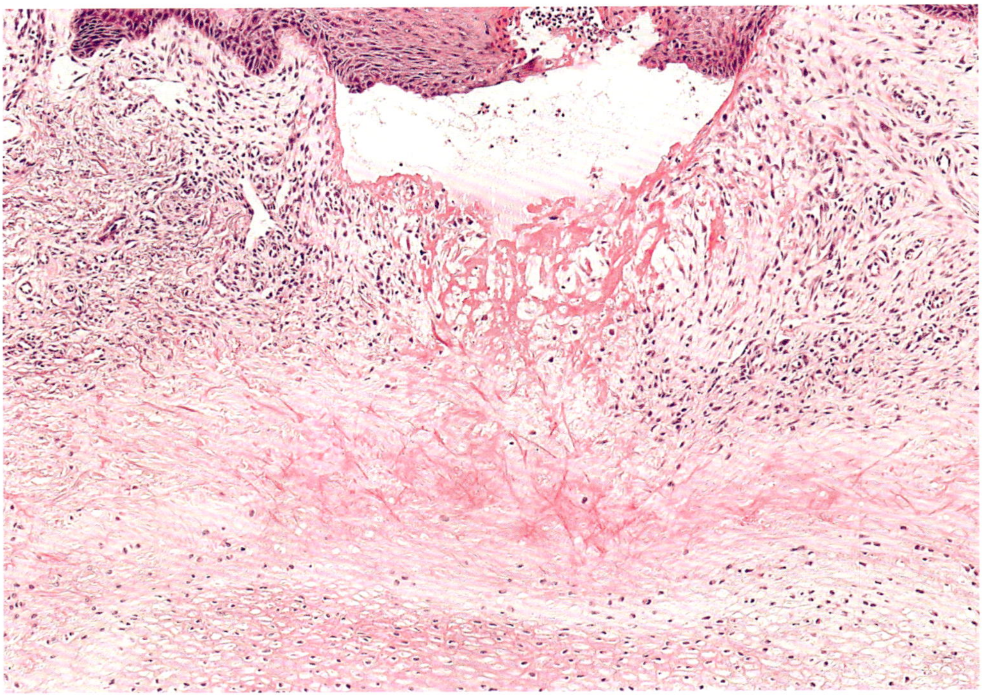

耳轮结节性软骨皮炎： 溃疡下方胶原纤维出现纤维素样坏死，软骨的表浅区域出现坏死，呈嗜酸性改变

92. 间质肉芽肿性皮炎
Interstitial granulomatous dermatitis

- 真皮中下部弥漫的炎症细胞浸润
- 主要为组织细胞，散布于胶原纤维束间
- 部分围绕于小片胶原坏死灶周围
- 在胶原坏死灶周围可见中性粒细胞和嗜酸性粒细胞浸润
- 一般没有多核巨细胞和黏蛋白的沉积
- 好发于中年女性
- 主要表现为丘疹和结节
- 常排列成条索状、弧形或斑块
- 条索状皮损好发于躯干两侧和双上肢，质地较硬，如绳索状
- 斑状皮损好发于大腿内侧
- 皮损无自觉症状
- 常伴有关节炎等自身免疫性疾病

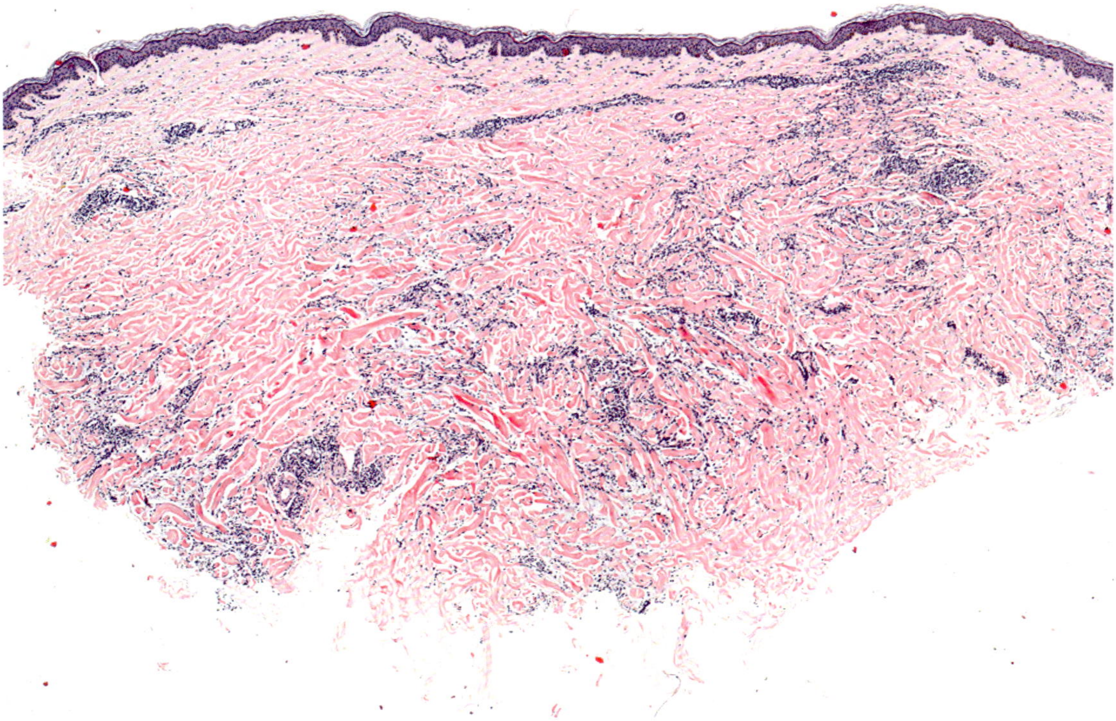

间质肉芽肿性皮炎：真皮全层炎症细胞浸润

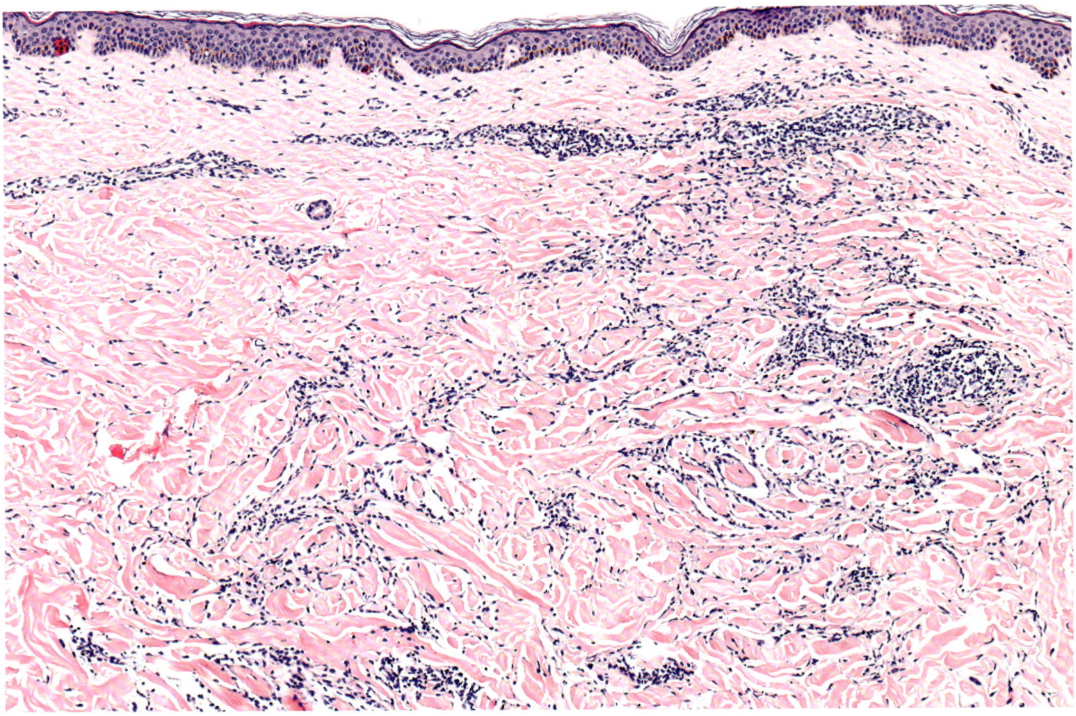

间质肉芽肿性皮炎： 真皮全层炎症细胞浸润，主要在胶原纤维束间

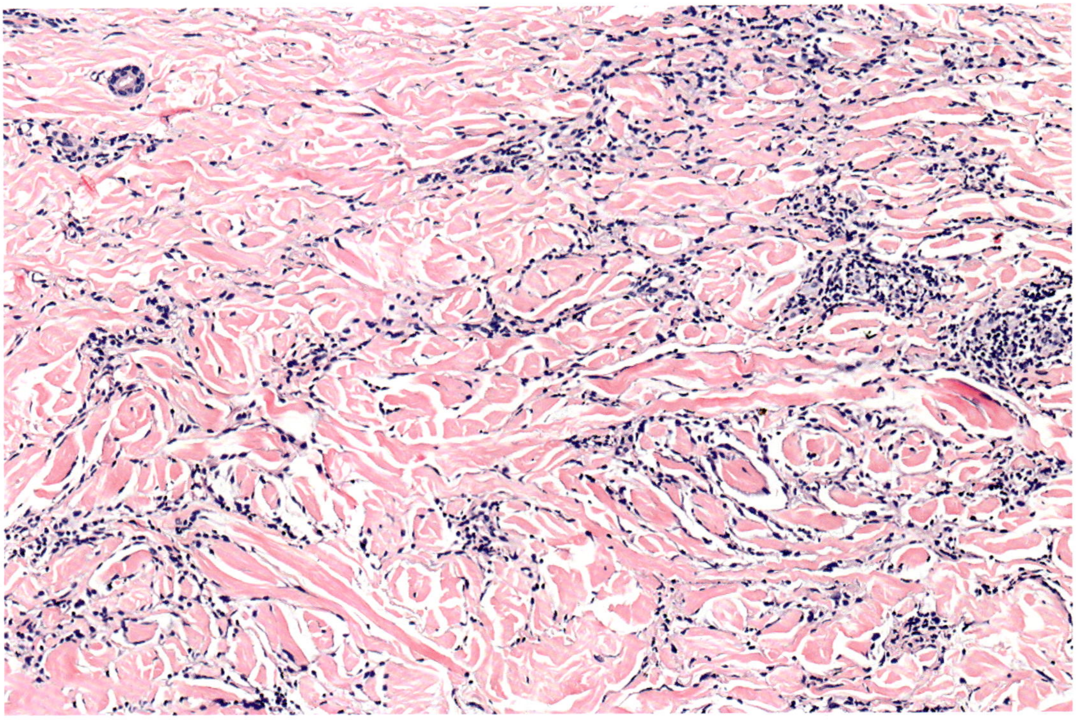

间质肉芽肿性皮炎： 真皮全层炎症细胞浸润，主要在胶原纤维束间

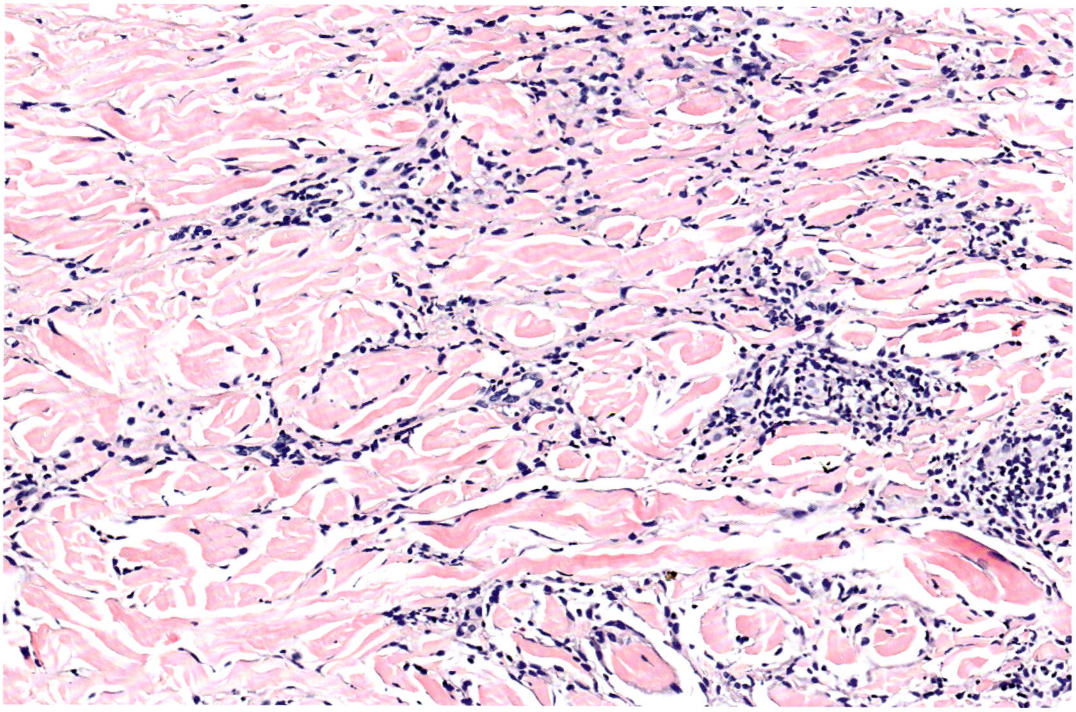

间质肉芽肿性皮炎：浸润细胞主要为组织细胞，散在中性粒细胞

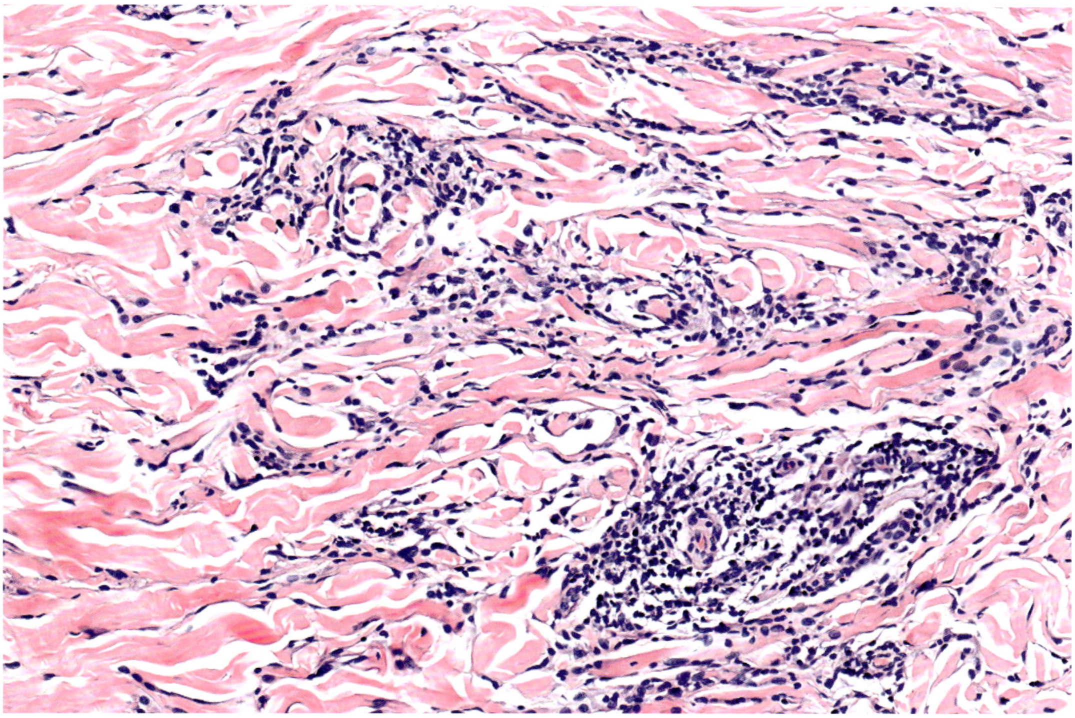

间质肉芽肿性皮炎：浸润细胞主要为组织细胞，散在中性粒细胞

93. 间质肉芽肿性药物反应
Interstitial granulomatous drug reaction

- 真皮内肉芽肿改变
- 浸润细胞主要是组织细胞、淋巴细胞、嗜酸性粒细胞、浆细胞
- 可伴有巨细胞吞噬胶原纤维及弹力纤维碎片
- 组织细胞可呈栅栏状浸润及多少不等的黏蛋白沉积
- 有时炎症细胞呈苔藓样浸润
- 可伴有界面皮炎改变
- 主要皮疹为紫红色斑疹
- 可出现瘙痒、疼痛
- 引起的主要药物：肿瘤化疗药物、钙通道阻滞剂、血管紧张素转换酶抑制剂、β受体阻滞剂、利尿剂、降血脂药、抗惊厥药等
- 从摄入致病药物到发病历时较长，平均5年

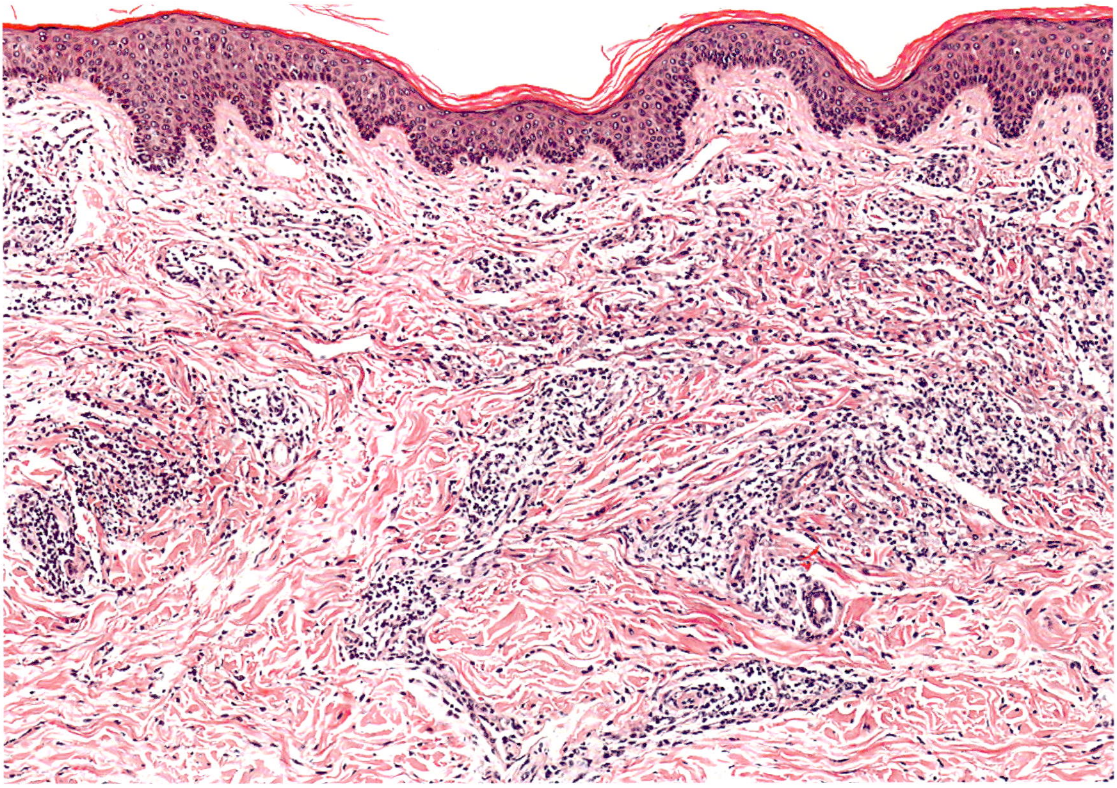

间质肉芽肿性药物反应：真皮血管周围及胶原纤维间组织细胞为主的混合炎症细胞浸润

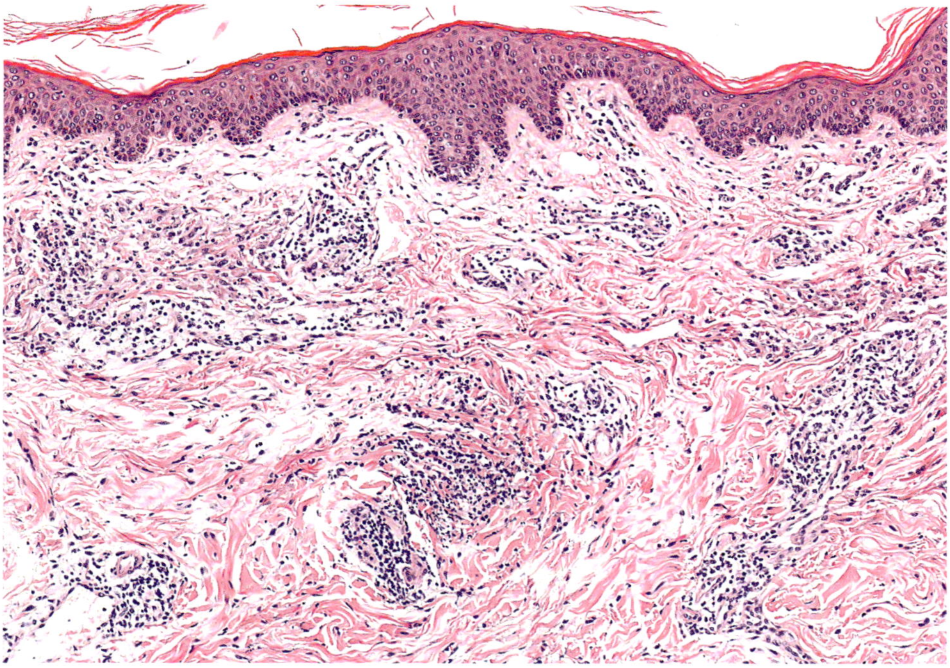

间质肉芽肿性药物反应：真皮血管周围及胶原纤维间组织细胞、淋巴细胞、中性粒细胞、嗜酸性粒细胞浸润

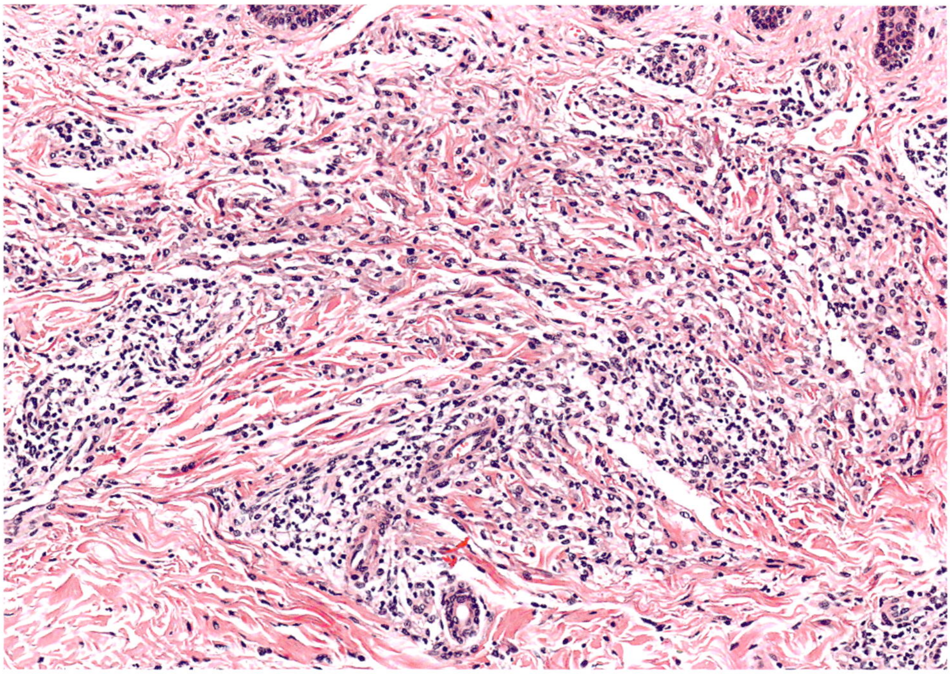

间质肉芽肿性药物反应：真皮血管周围及胶原纤维间组织细胞、淋巴细胞、中性粒细胞、嗜酸性粒细胞浸润

94. 获得性反应性穿通性胶原病
Acquired reactive perforating collagenosis

- 表皮角化不全伴浅表结痂
- 表皮呈杯状凹陷
- 凹陷内含由角质、角质形成细胞碎片及嗜酸性变性的胶原纤维等构成
- 嗜碱性胶原束自下方真皮进入表皮排出
- 真皮浅层血管周围淋巴细胞浸润
- 多见于成人
- 常合并糖尿病等系统性疾病
- 通常分布在四肢和背部
- 临床表现为轻微外伤或搔抓后出现角化性丘疹
- 丘疹逐渐增大，中央出现脐凹，边缘呈火山口样隆起
- 中央坏死结痂，内有棕褐色、不易去除的角质栓

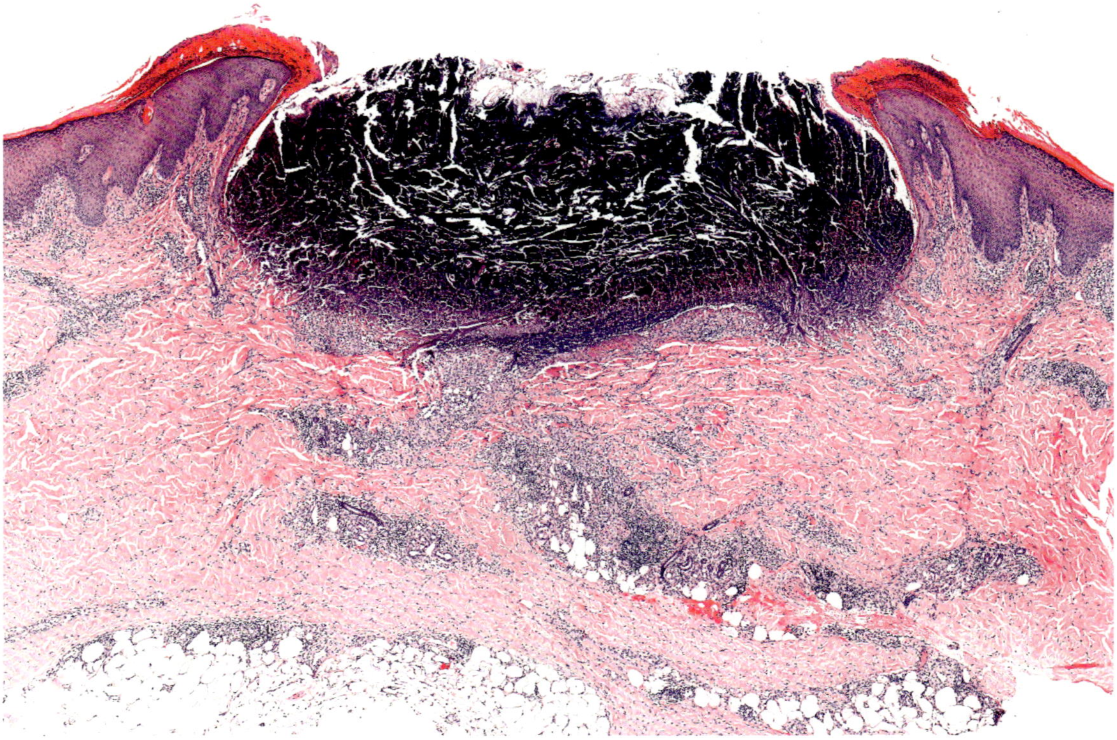

获得性反应性穿通性胶原病：表皮呈杯状凹陷，内充褐色角质物

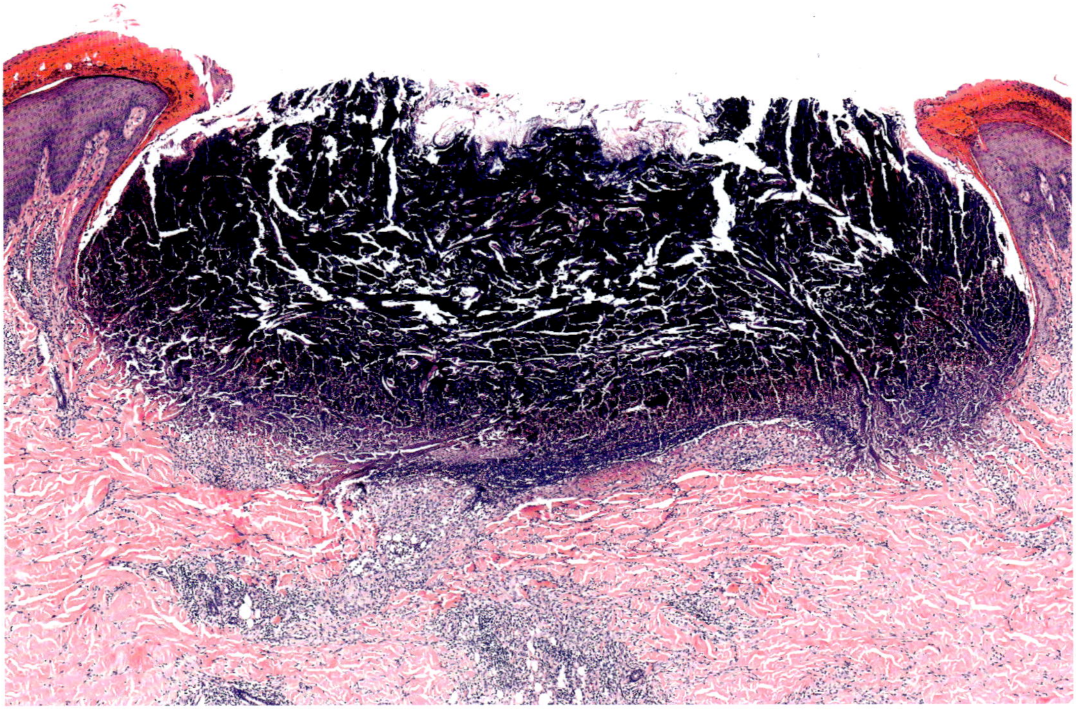

获得性反应性穿通性胶原病： 表皮呈杯状凹陷，内充褐色角质物

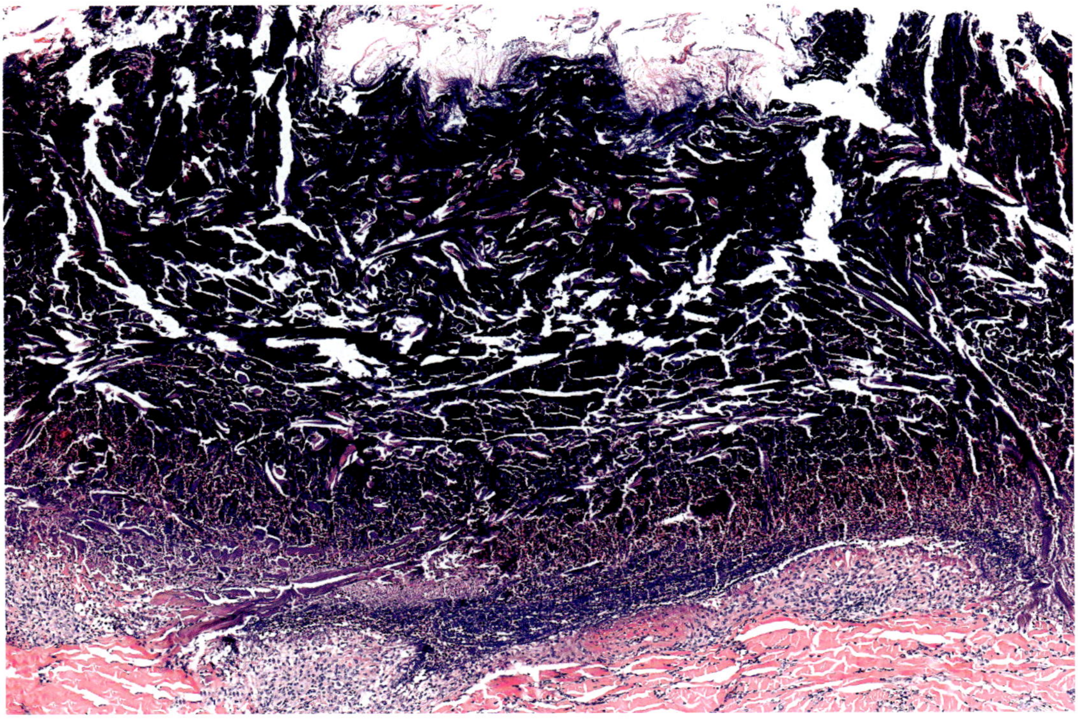

获得性反应性穿通性胶原病： 褐色角质物中可见胶原纤维

95. 弹力纤维假黄瘤
Pseudoxanthoma elasticum

- 表现为真皮中部弹力纤维退行性改变
- 真皮乳头及深部网状层不受累
- 真皮中部可见颗粒状变性的弹力纤维
- 呈嗜碱性，多呈带状分布
- 有时可出现栗粒状钙质沉着
- 本病是泛发性弹力纤维退行性病变
- 皮肤、眼及心血管系统是最常见受累的器官和系统
- 多在20岁左右发病
- 女性多见
- 皮肤损害表现为淡黄色丘疹，呈鹅卵石样外观
- 好发于颈部、腋窝、脐周、肘窝、腘窝等屈侧部位
- 可伴发皮肤松弛

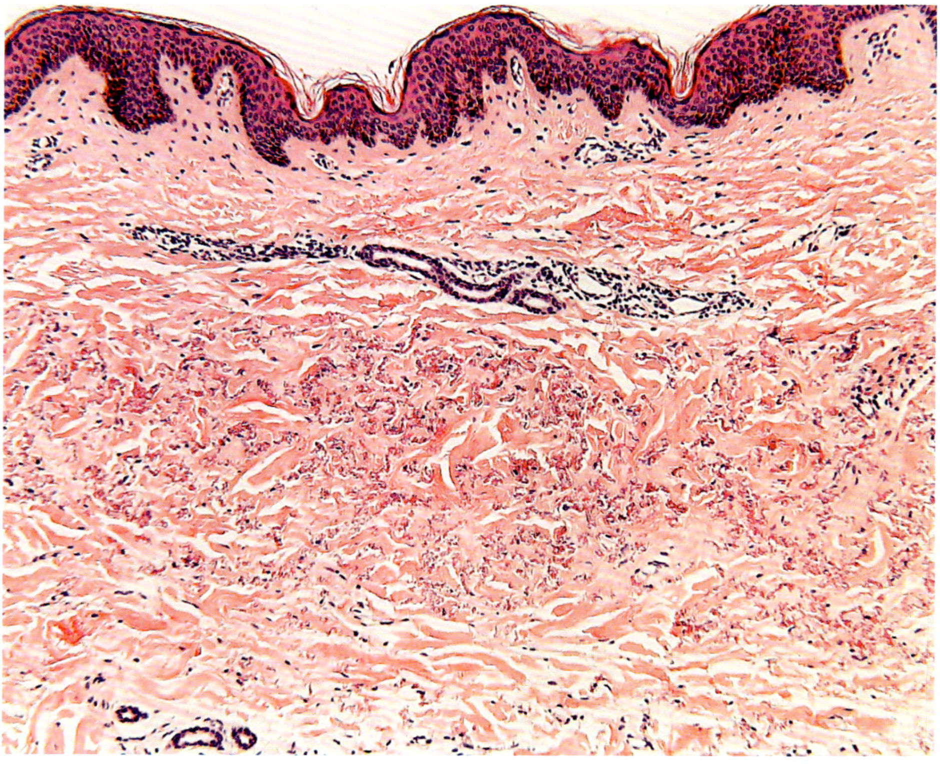

弹力纤维假黄瘤：真皮中部可见颗粒状变性的弹力纤维

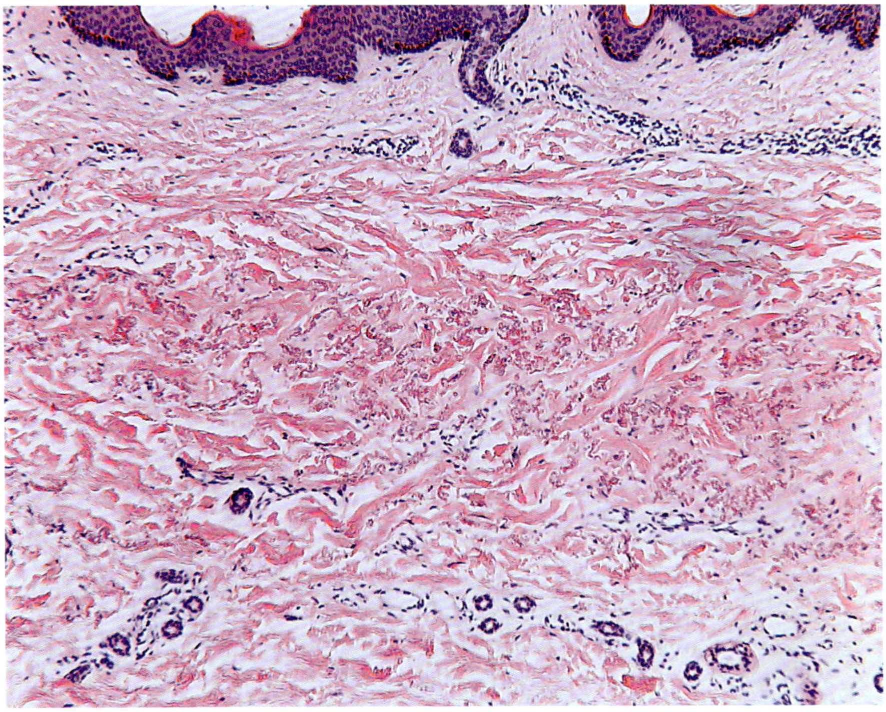

弹力纤维假黄瘤：真皮中部可见颗粒状变性的弹力纤维

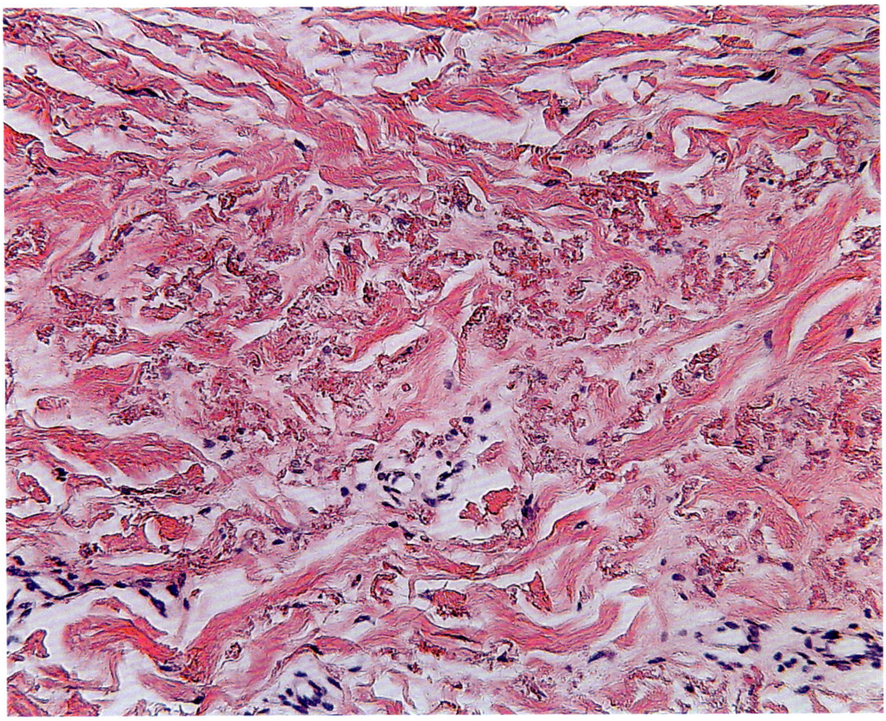

弹力纤维假黄瘤：弹力纤维增粗，碎裂，排列紊乱

96. 汗孔角化症
Porokeratosis

- 表皮角化过度
- 表皮出现角化不全柱，与表皮长轴大约成45度角
- 角化不全柱下方表皮变薄，颗粒层消失，可见角化不良细胞
- 真皮内炎症细胞浸润及噬色素细胞，通常在角化不全柱的下方
- 皮损为圆形或椭圆形角化型斑块
- 边缘隆起，中央平坦
- 呈淡褐色
- 一般无自觉症状
- 临床上有斑块型、浅表播散型、浅表播散光线型、线状型等

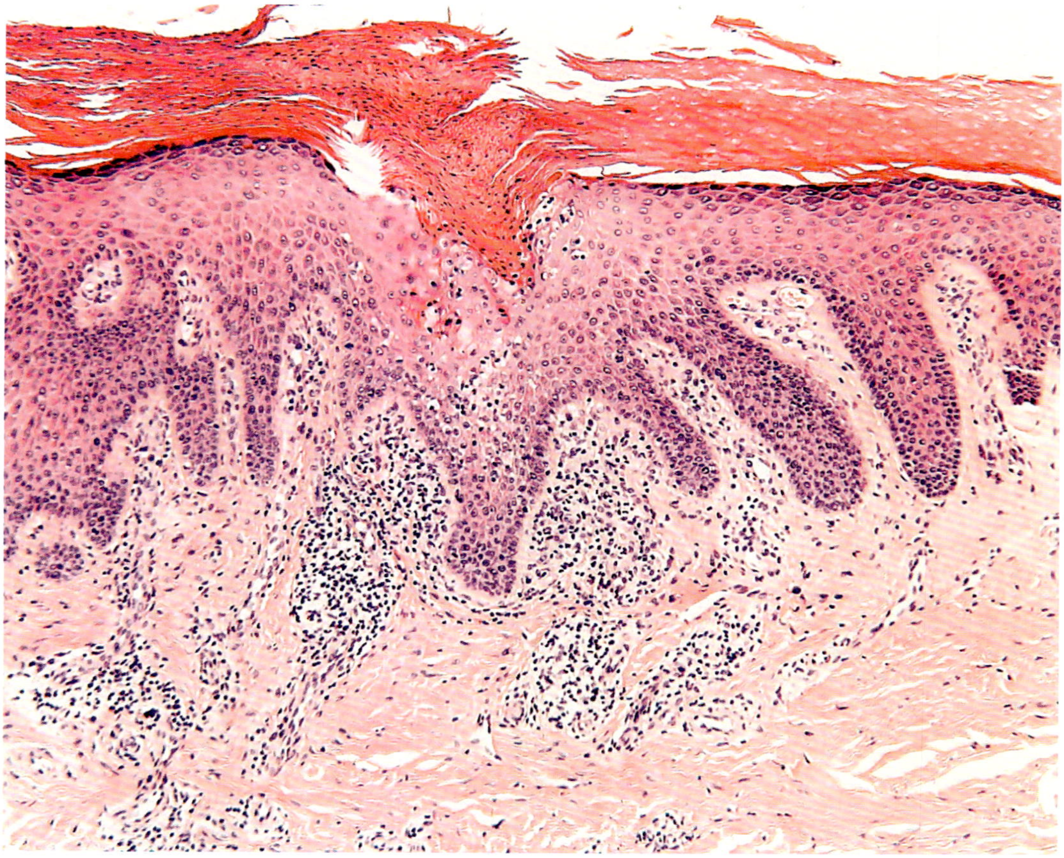

汗孔角化症：表皮角化过度，角化不全柱下方表皮变薄，颗粒层消失，可见角化不良细胞，真皮内有炎症细胞浸润

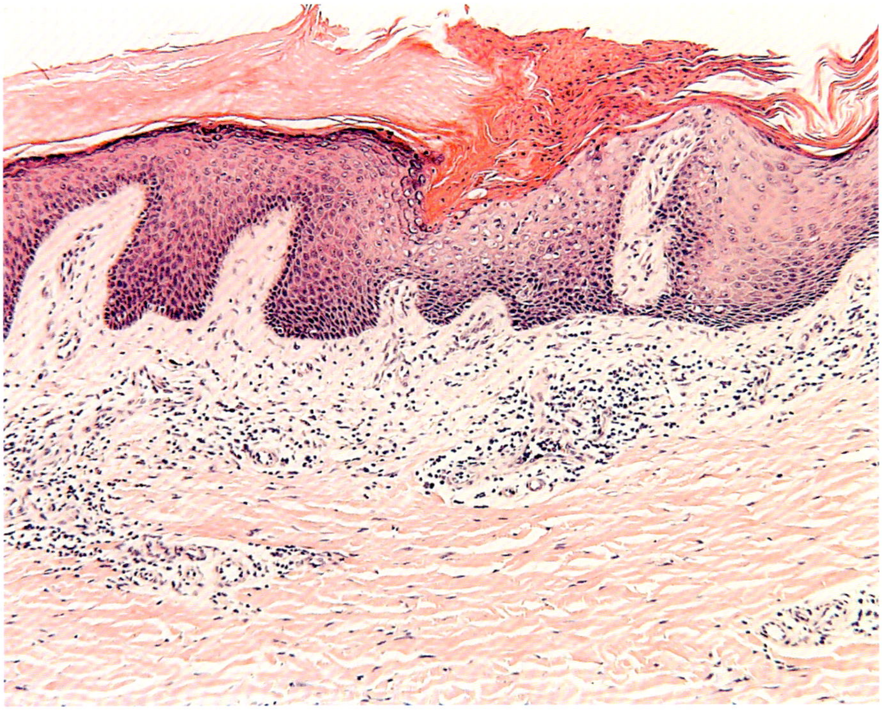

汗孔角化症： 角化过度，可见角化不全柱

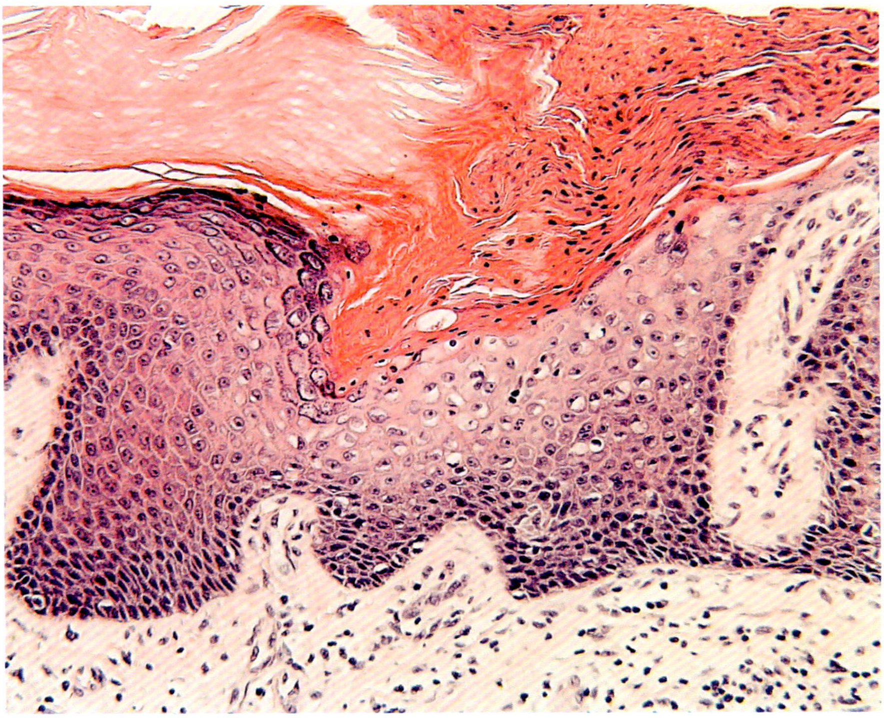

汗孔角化症： 角化不全柱，与表皮约成45度角

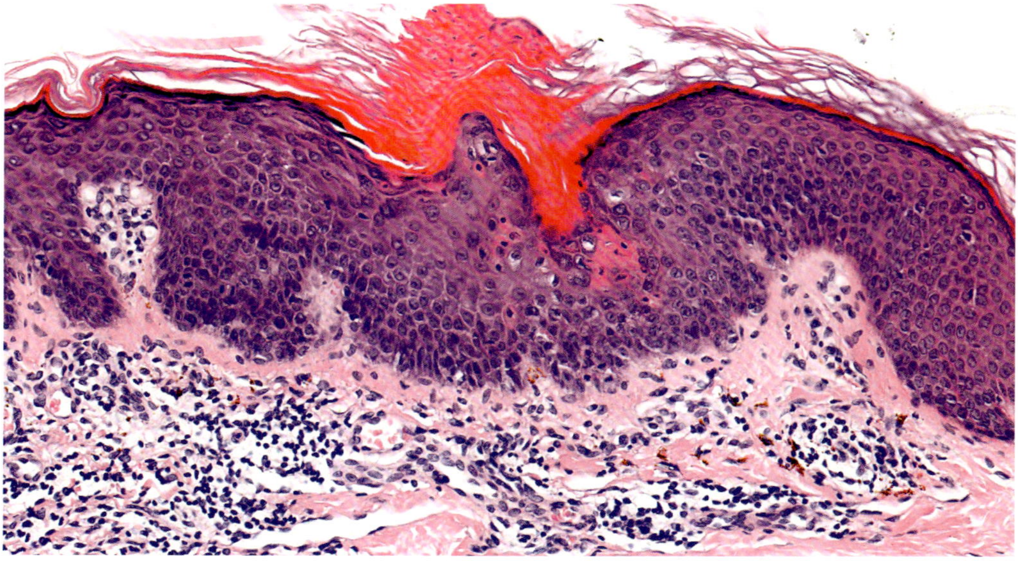

汗孔角化症：角化不全柱下方表皮变薄，颗粒层消失，可见角化不良细胞，真皮内有炎症细胞浸润及噬色素细胞

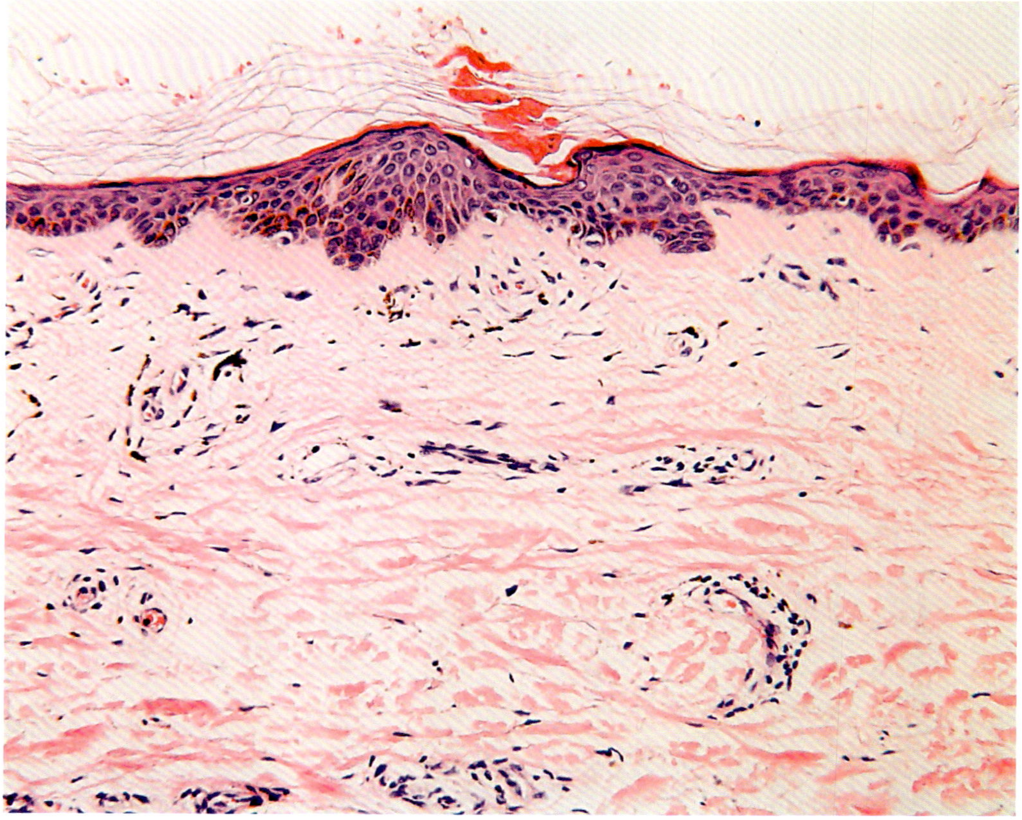

汗孔角化症：浅表播散型汗孔角化症，纤细的角化不全柱与表皮成45度角

97. 棘状角皮症
Spiny keratoderma

- 角化过度
- 可见与表皮垂直的角化不全柱
- 角化不全柱下方颗粒层减少
- 临床上表现为手掌或足跖多发的指状突起
- 质地较硬

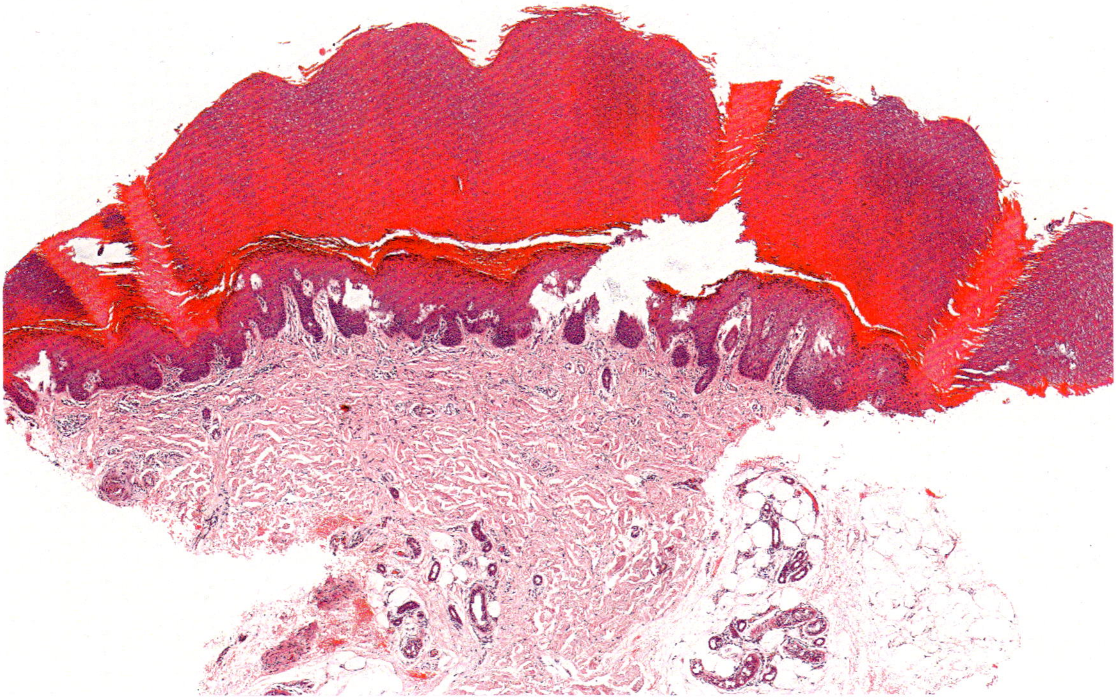

棘状角皮症： 角化过度，可见多个角化不全柱

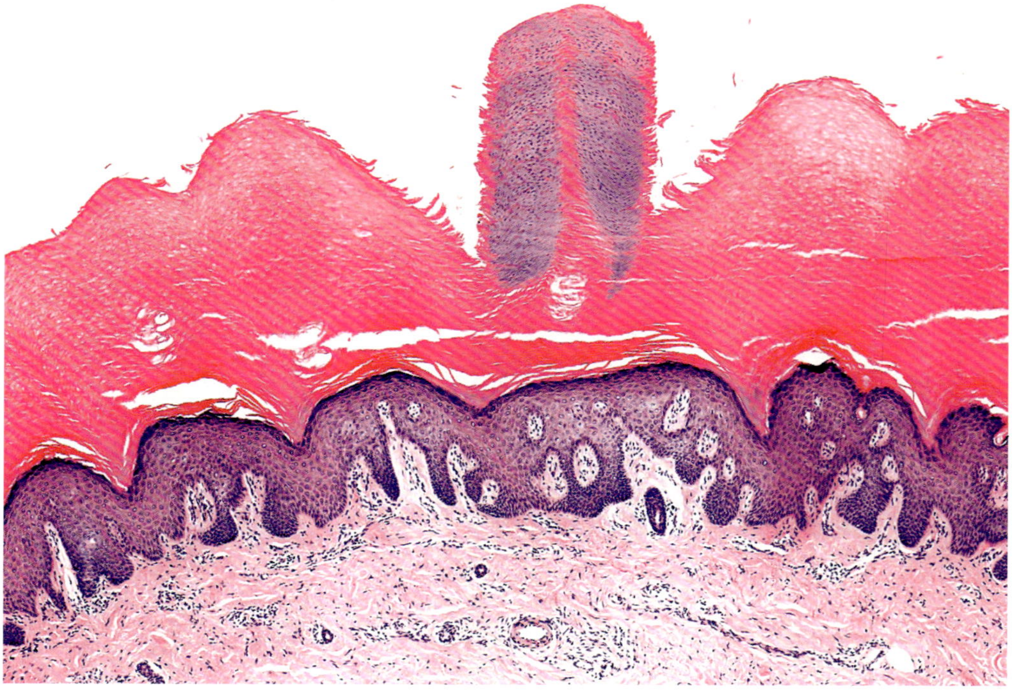

棘状角皮症： 角化过度，可见角化不全柱

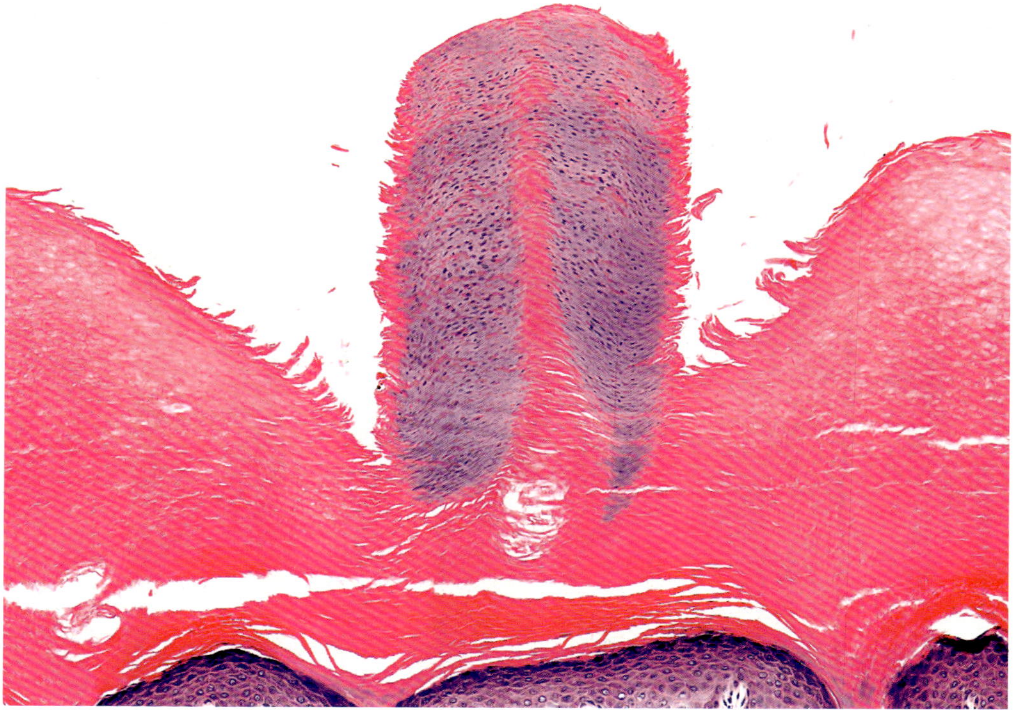

棘状角皮症： 角化过度，可见角化不全柱，与表皮垂直

98. 局限性手掌角化不足
Circumscribed palmar hypokeratosis

- 表现为表皮角质层突然减少
- 界线清楚
- 变薄的角质层下方颗粒层减少
- 下方的角质形成细胞形态正常
- 真皮浅层血管周围稀疏炎症细胞浸润
- 女性好发
- 皮损多单发，好发于右手
- 好发于大小鱼际处
- 圆形或卵圆形的凹陷，边缘有鳞屑
- 直径大约1.5 cm

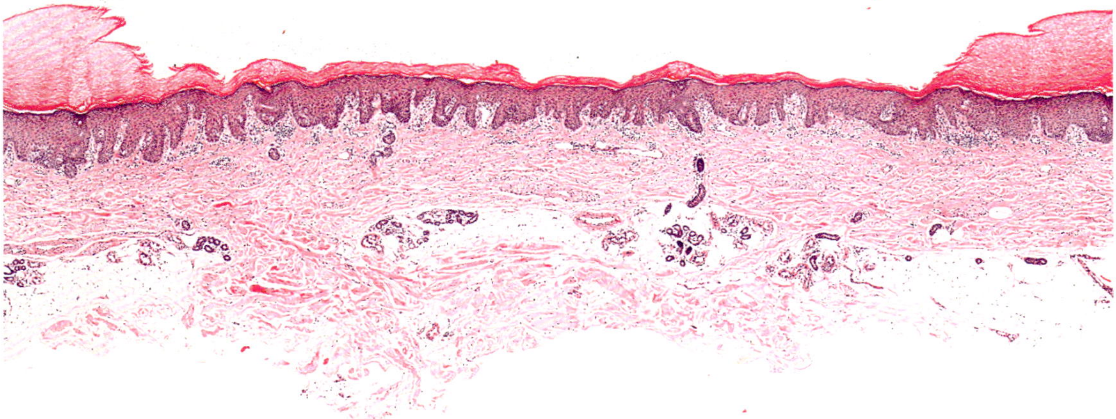

局限性手掌角化不足： 中央区域表皮角质层减少

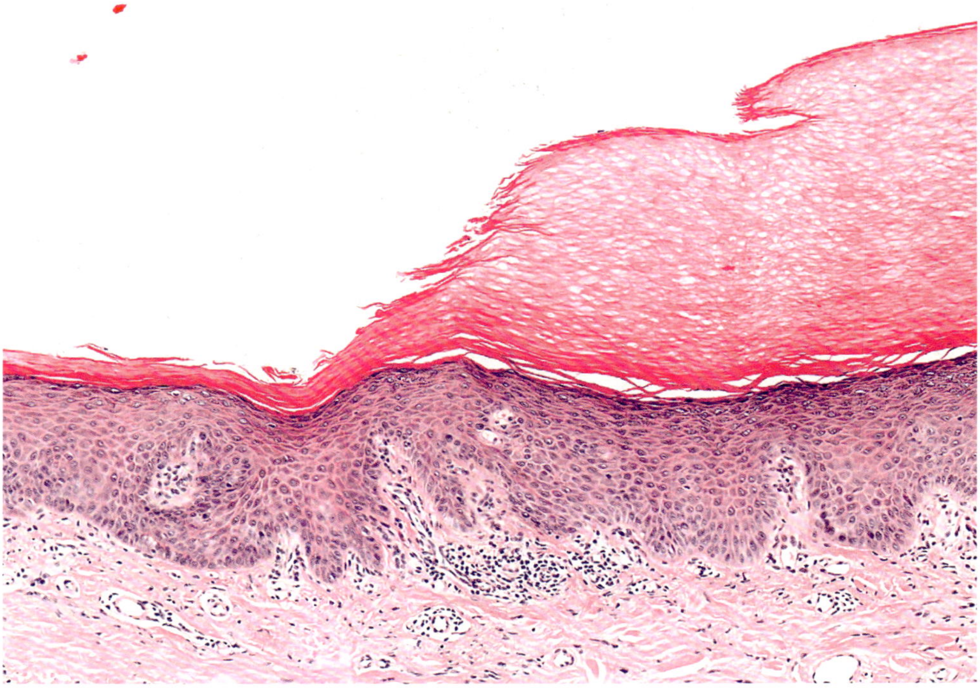

局限性手掌角化不足：角质层呈梯度减少，角质层减少区域颗粒层也减少

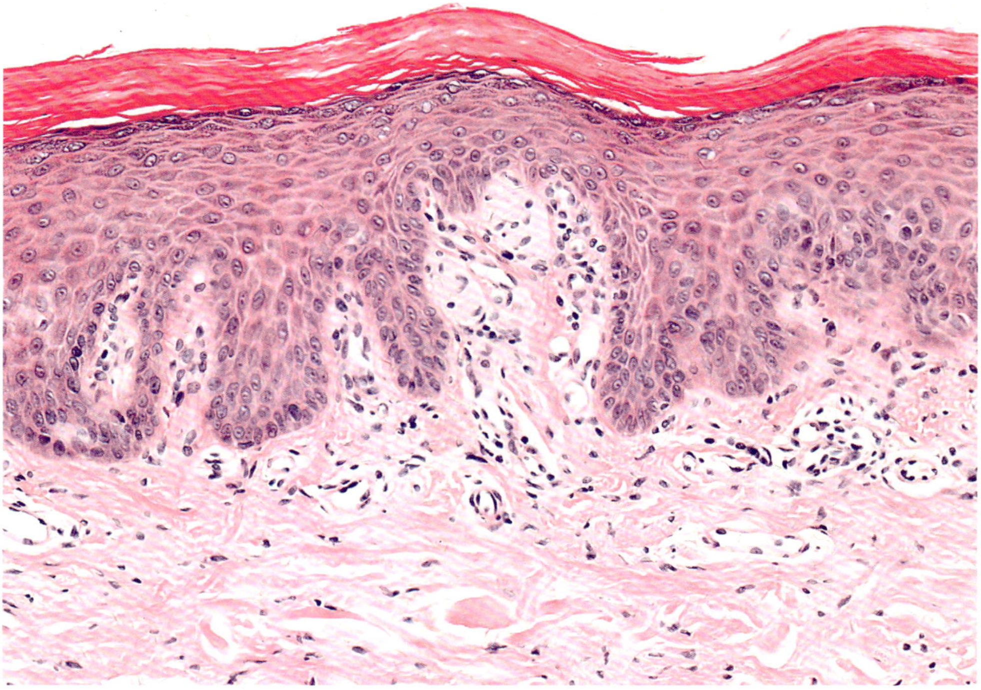

局限性手掌角化不足：角质层减少区域颗粒层减少，下方棘细胞层未见异常，真皮浅层血管周围稀疏炎症细胞浸润

99. 黑踵
Black heel

- 角质层内可见黄棕色片状无定形物质，为溶解的红细胞
- 棘层细胞间可见红细胞
- 真皮乳头可见血管外红细胞
- 临床表现为黑褐色斑，压之不退色
- 发生于掌跖
- 无自觉症状
- 常为挤压摩擦所致

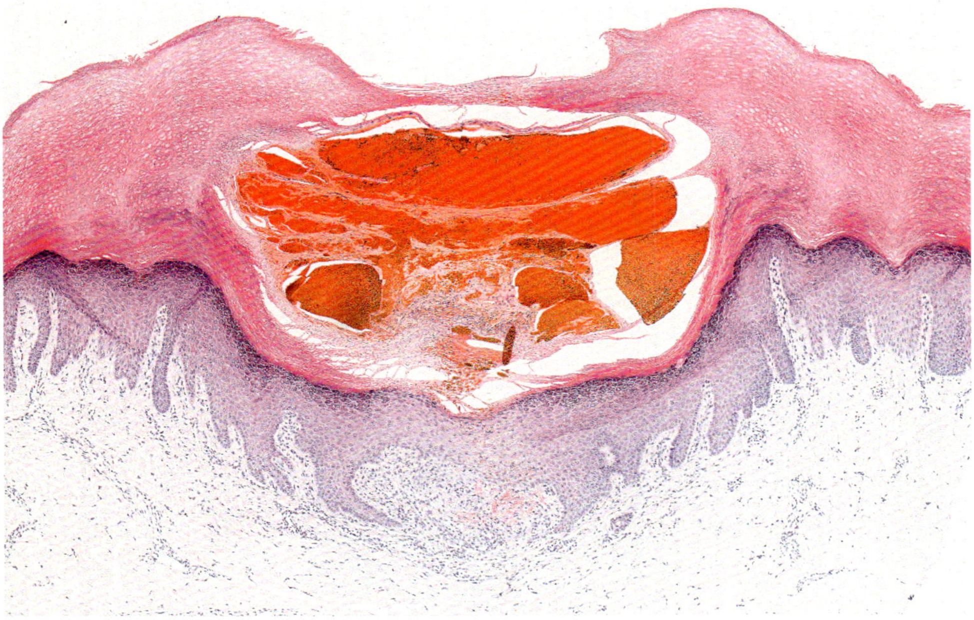

黑踵：角质层内棕黄色片状无定形物质

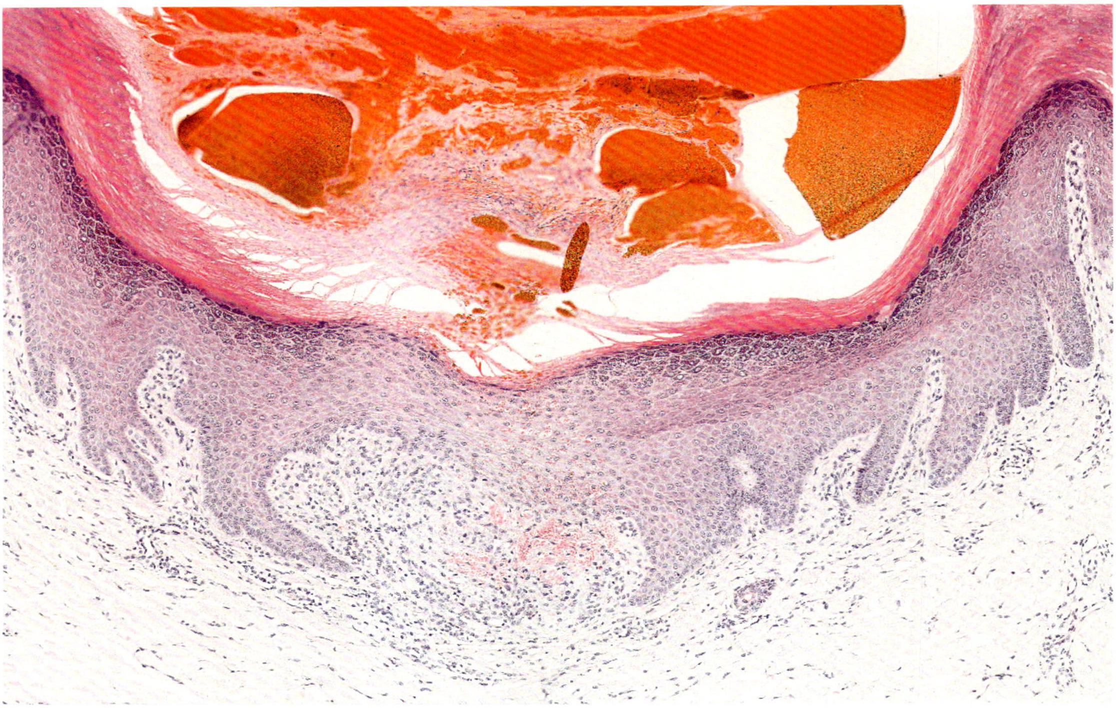

黑踵：角质层内棕黄色片状无定形物质

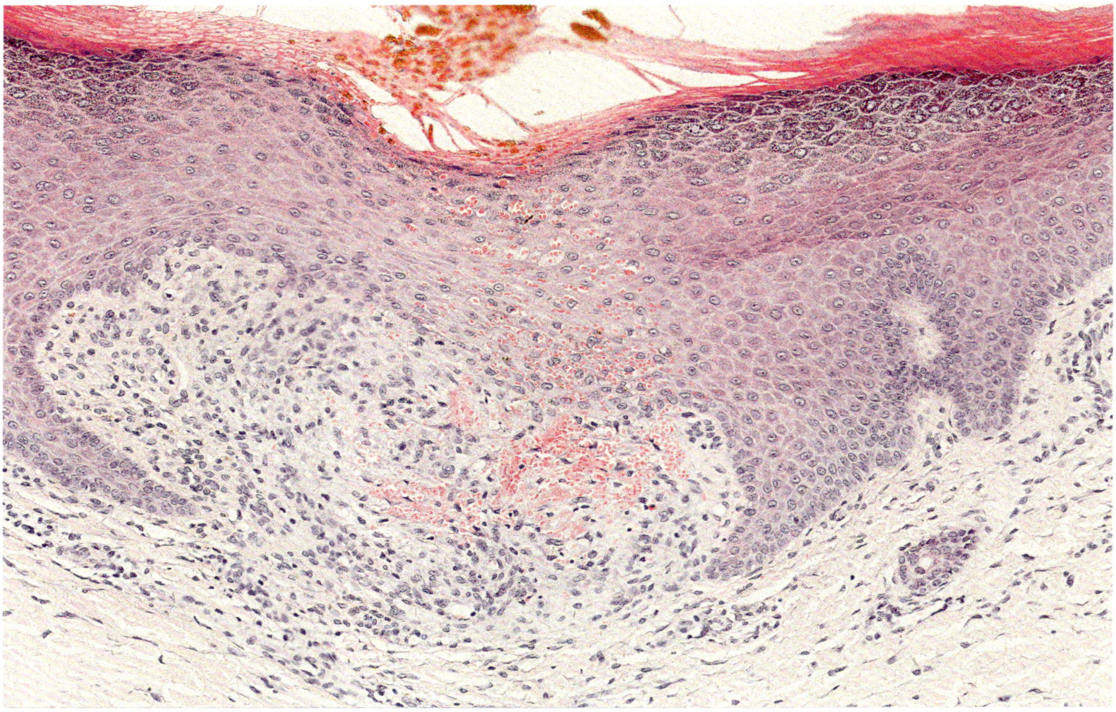

黑踵：棘层细胞间及真皮乳头可见血管外红细胞

100. 文身 Tattoo

- 真皮内可见游离的颜料颗粒
- 颜料颗粒可被组织细胞吞噬
- 颜料颗粒周围可出现淋巴细胞、组织细胞、嗜酸性粒细胞浸润
- 可出现异物肉芽肿反应
- 临床上表现为各种颜料注入皮肤形成的图案
- 可为意外因素导致的意外文身

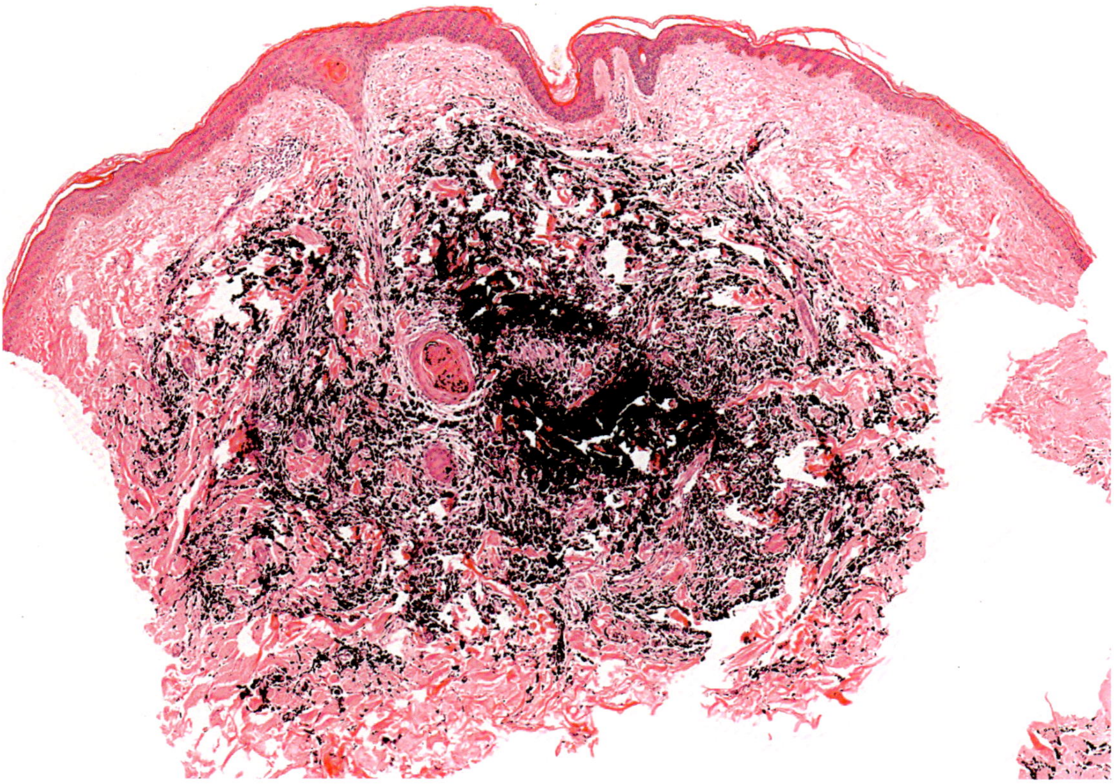

文身： 真皮内颜料颗粒

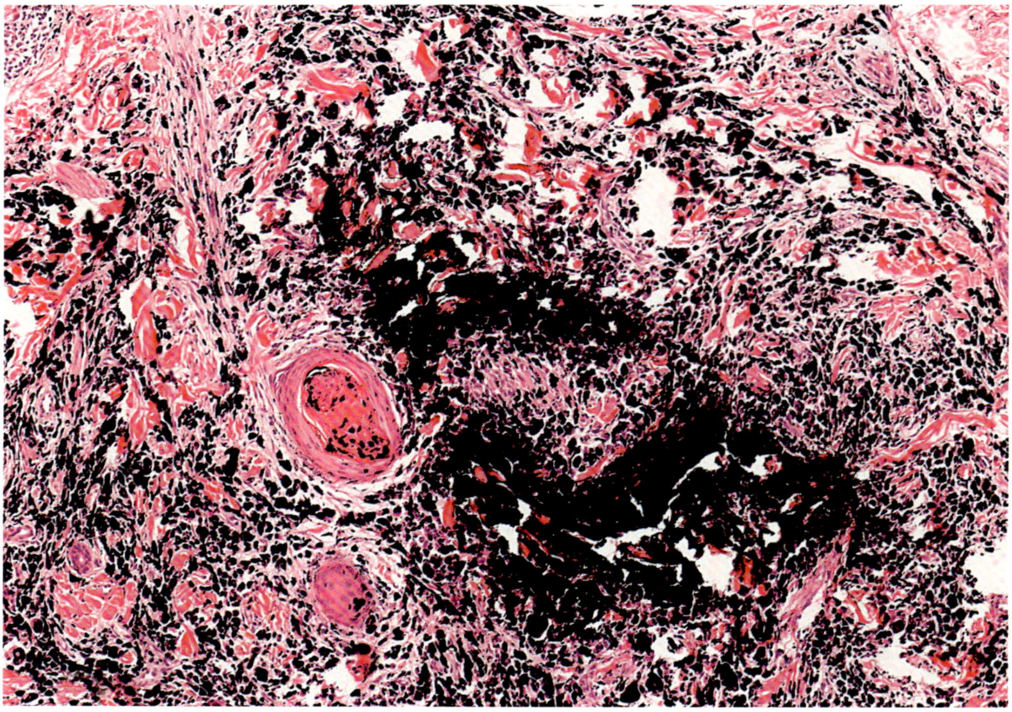

文身： 真皮内颜料颗粒

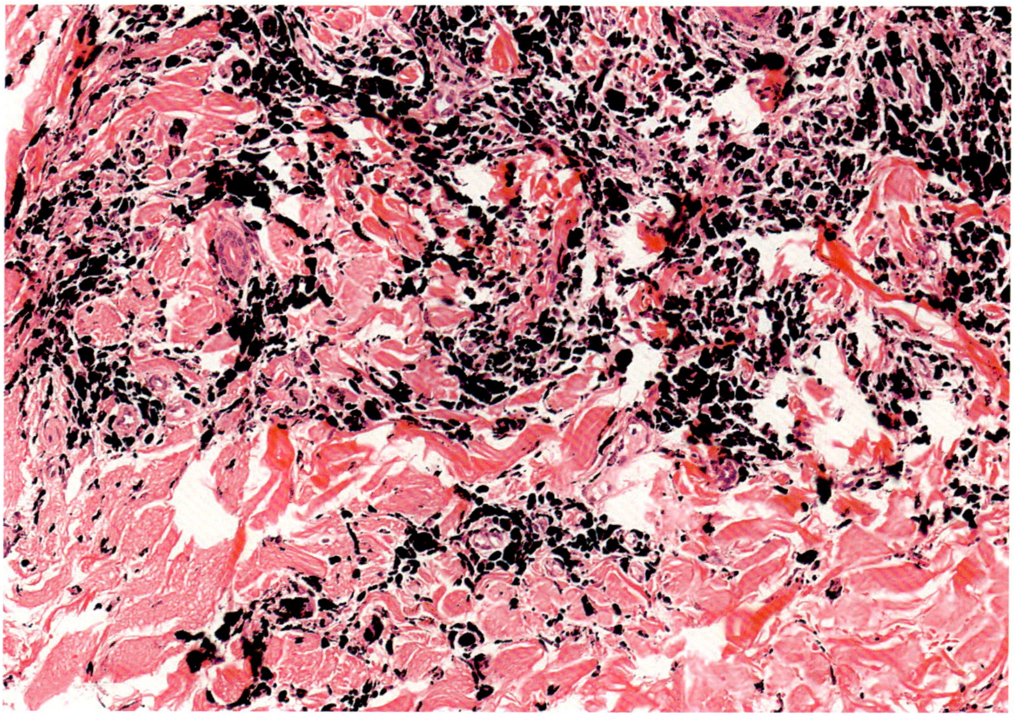

文身： 真皮内颜料颗粒

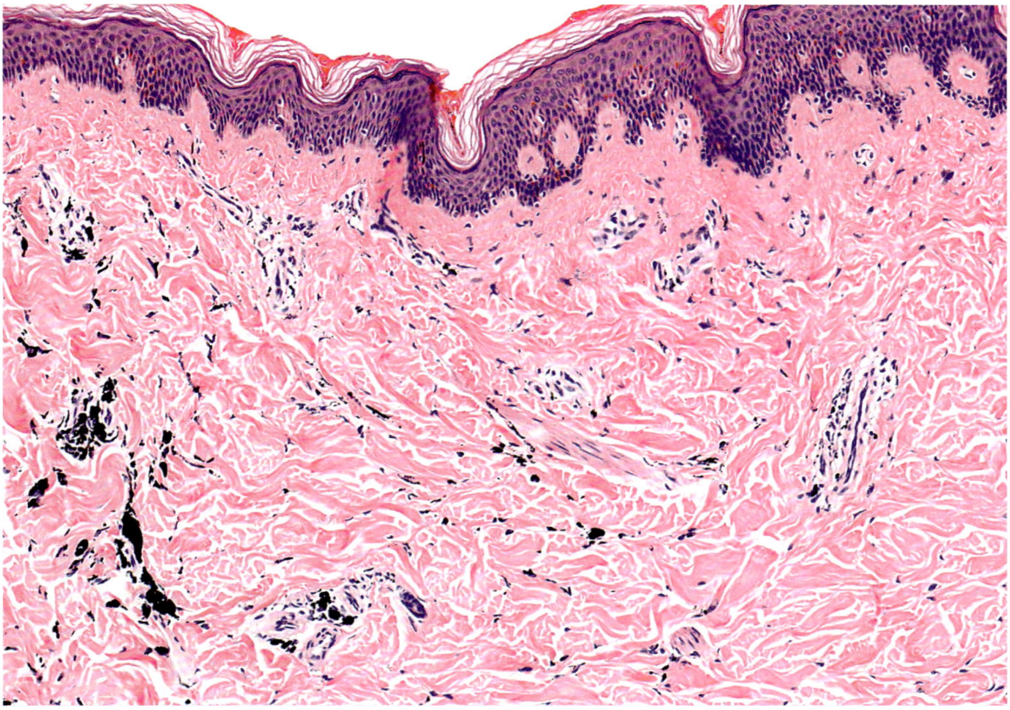

文身： 意外文身，真皮内可见色素颗粒

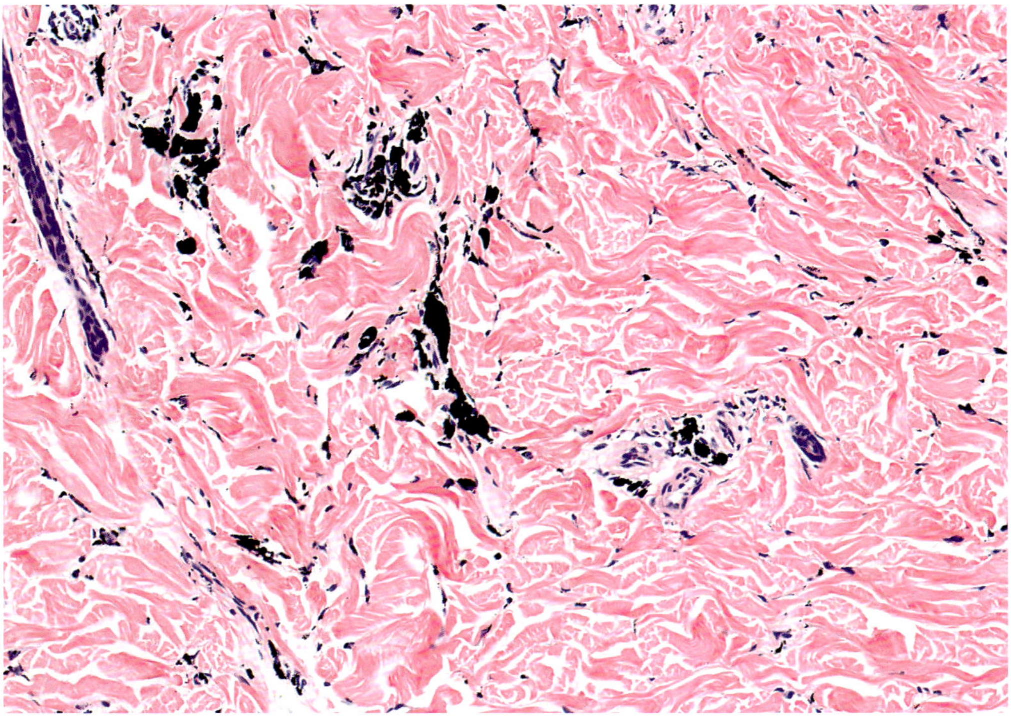

文身： 意外文身，真皮内可见色素颗粒